PATYS ŠILČIAUSI LINKĖJIMAI!

NUO PAČIŲ MAŽIAUSIŲ IKI DIDŽIAUSIŲ.

KAD VISKAS PRAEITŲ LENGVAI, SKLANDŽIAI
IR GREITAI!!!

P.S. DIANA IR AURELIJA.

NĖŠTUMAS IR NAUJAGIMIO PRIEŽIŪRA

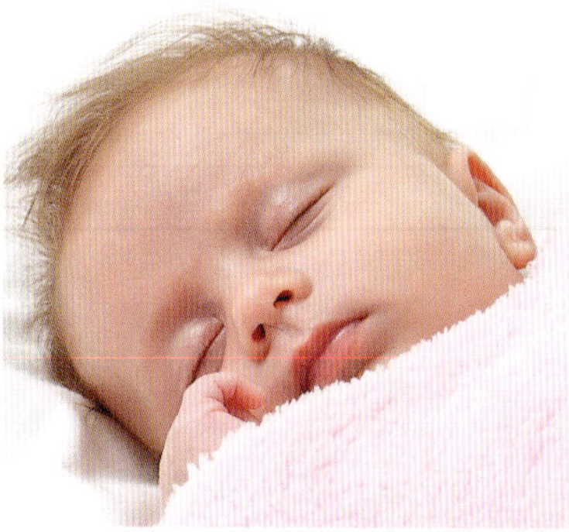

Aktėja

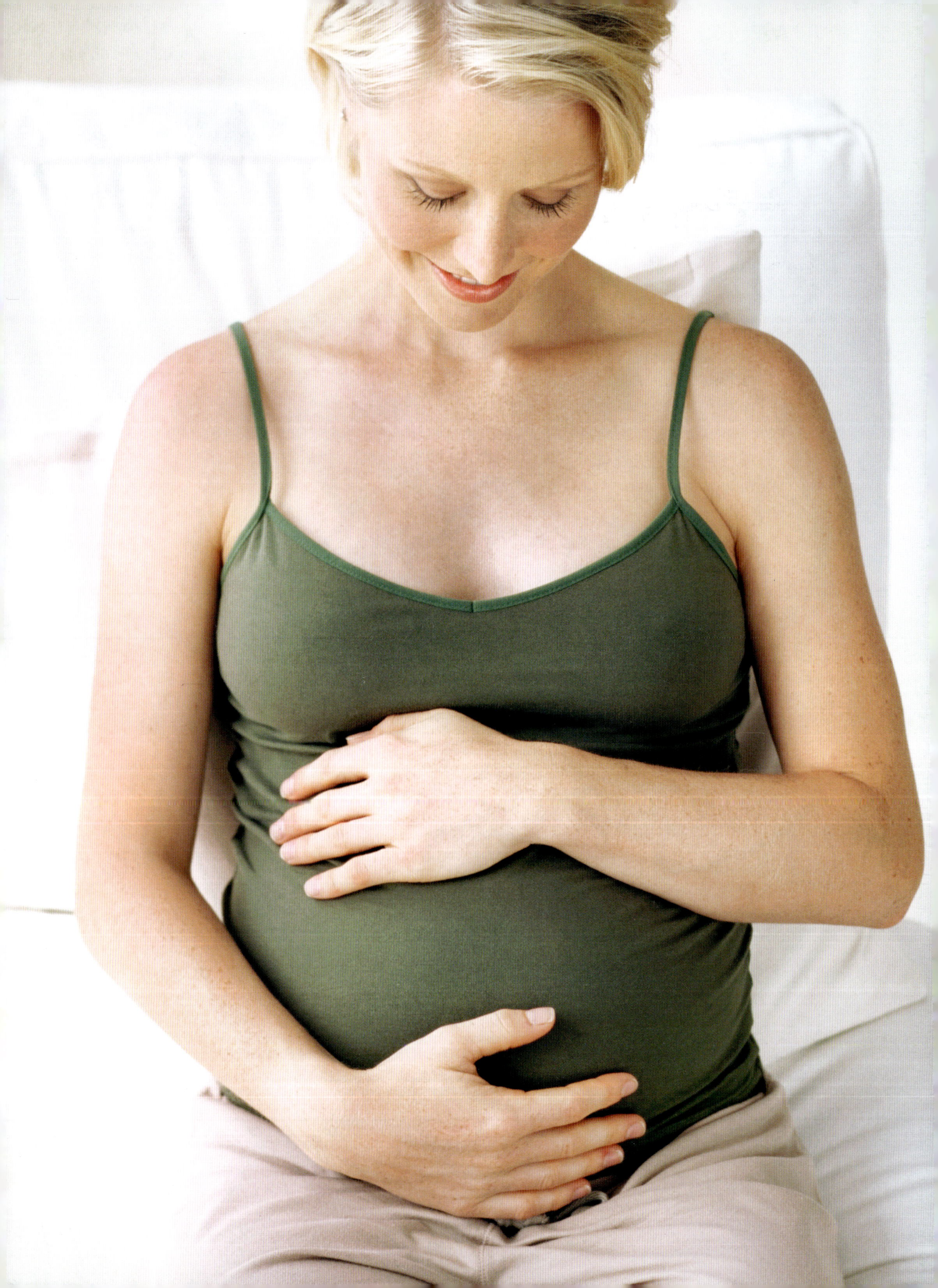

NĖŠTUMAS IR NAUJAGIMIO PRIEŽIŪRA

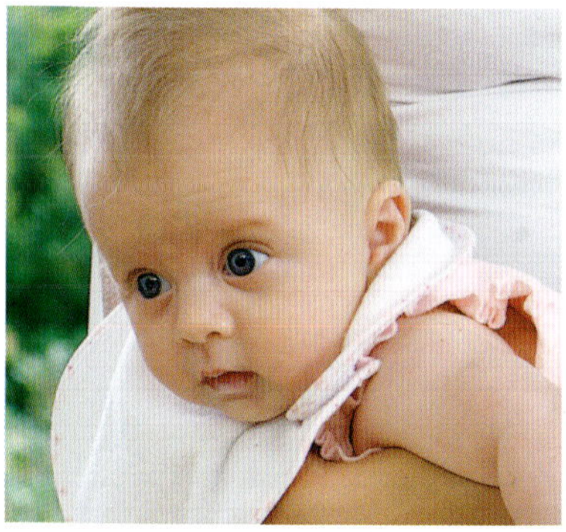
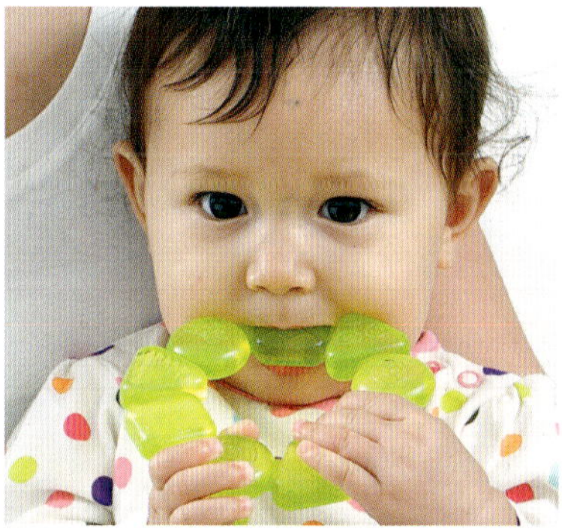
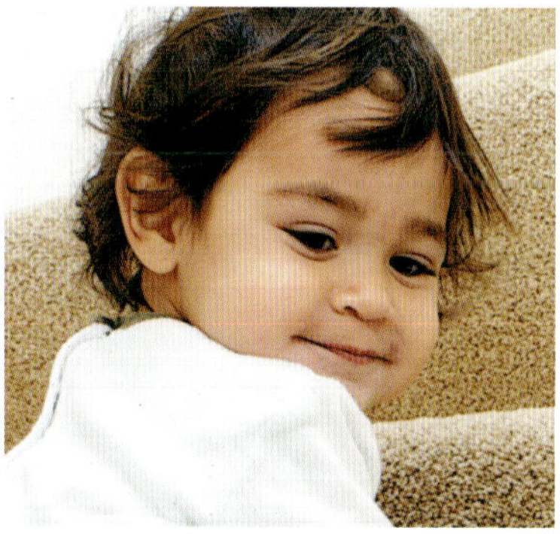

Tai jūsų vadovas **laimingam** ir **sveikam nėštumui** bei **vaiko priežiūrai** per pirmuosius **tris** jo amžiaus metus

Aktėja

UDK 618.2
Ne-168

Versta iš: My Pregnancy & Baby

Iš anglų kalbos vertė Linas Balčiauskas

Redaktorė Emily Cook
Fotografas Jules Selmes

M. Marcinkevičiaus g. 11, Vilnius
Tel. +3705 2102508

Prekyba internetu: *www. knygosinternetu.eu*
info@knygosinternetu.eu
tel. +37061688669

ISBN 978-9955-21-394-9

Spausdino AB „Spauda"
Tiražas 2000 egz.

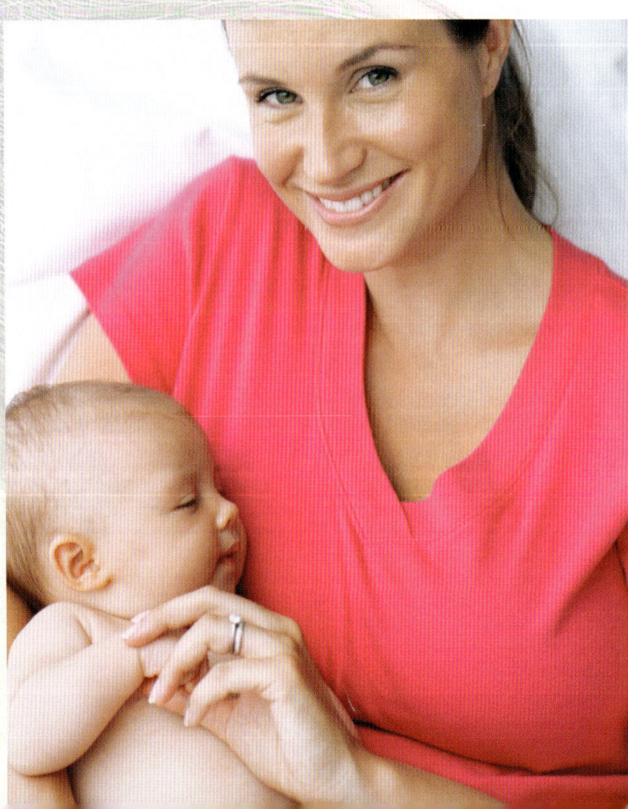

Turinys

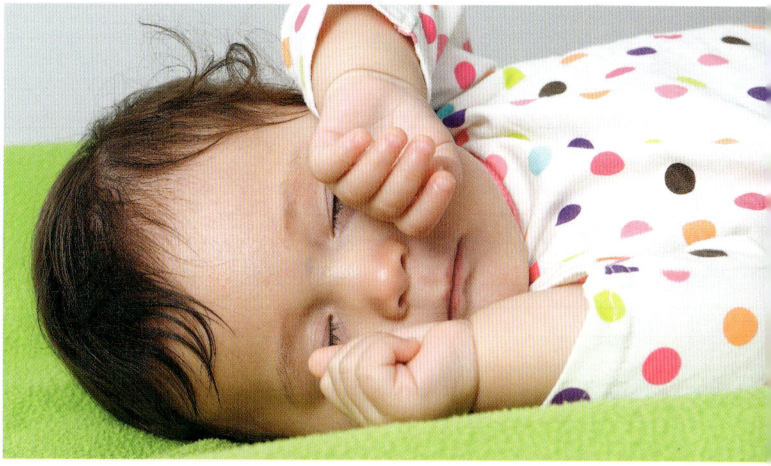

Pratarmė

Moterys sutvertos, kad turėtų vaikų. Jeigu jūs tam rengiatės, nusiteikite didžiausiam savo gyvenimo pertvarkymui. Pasirinkdamos šią knygą nėštumo ir kūdikio priežiūros vadovu, patenkate į geras rankas. Knygoje rasite viską tam, kad jūsų instinktai ir siekiai duotų kūdikiui tik tai, kas geriausia. Turbūt jau daug žinote apie tai, kaip apsaugoti save ir kūdikį; tai, ko galbūt nežinojote, rasite čia.

Jūs visada būsite svarbiausia savo kūdikio sergėtoja; tai prasidės dar iki jūsų nėštumo, kai rūpinsitės tinkama mityba, mankštinsitės ir vengsite galimų grėsmių. Kūdikiui gimus, pažinosite jį geriau už bet ką kitą, pirmoji suvoksite jo poreikius ir juos patenkinsite. Šią knygą parašėme norėdami palaikyti jus, padėti jūsų norui duoti savo kūdikiui visa ką galite geriausio. Mes neduodame jums nurodymų, mes siekiame kartu su jumis rūpintis jūsų vaiku. Knygoje rasite visą informaciją, kurios reikės norint apsispręsti, ji padės elgtis teisingai. Pavyzdžiui, skyreliai *Žinovų patarimai* ir *Nenaudoju*, leis jums naudotis geriausia patirtimi. Specialus nėštumo kalendorius parodys, kaip vaisius auga ir vystosi gimdoje. Labai išsamiai aprašyti saugumo, pirmosios pagalbos ir sveikatos klausimai leis išvengti nelaimių ir ligos komplikacijų, o netikėtų bėdų ar vaiko ligos atveju – veikti greitai ir teisingai.

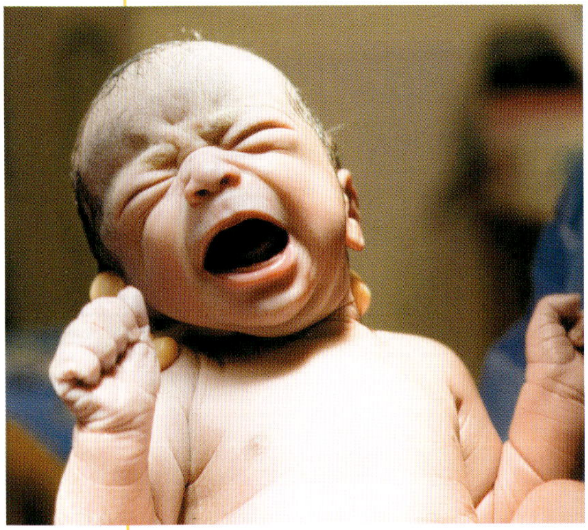

Kuriant šią knygą buvo remiamasi daugelio nėštumo specialistų žiniomis. Joje aprašomi nėščiosios jausmai ir abejonės – kaip ji išnešios ir pagimdys sveiką kūdikį (ši moteris nori mergaitės). Tai natūralus jausmas, būdingas kiekvienai nėščiajai. Manome, kad taip ir turi būti: visi mes kilome iš bendro protėvio, vardu Ieva, o vystymosi pradžioje, kol vyriški hormonai nesuformuoja kitos lyties, vaisius irgi būna moteriškas. Tačiau sakome toms moterims, kurios tikisi berniuko – viskas tinka ir jūsų kūdikiui, jei nenurodyta kitaip.

Nebūna dviejų vienodų nėštumų, todėl nebijokite, jeigu jūsų pojūčiai skirsis nuo aprašytųjų knygoje. Galų gale, tai Jūsų nėštumas ir Jūsų kūdikis.

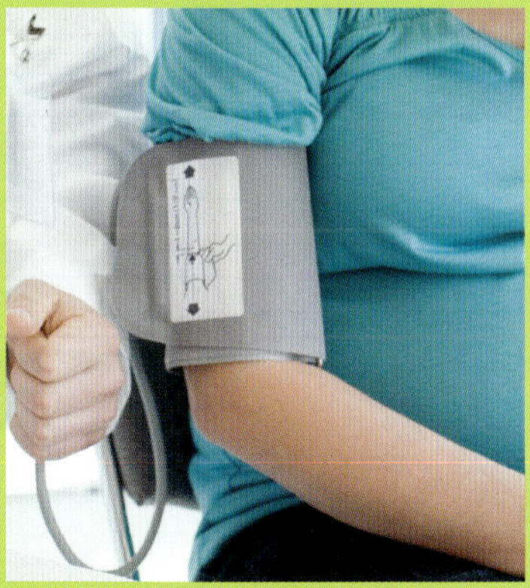 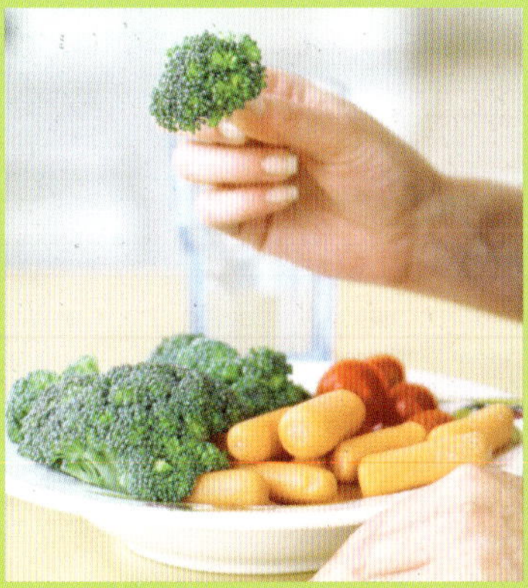 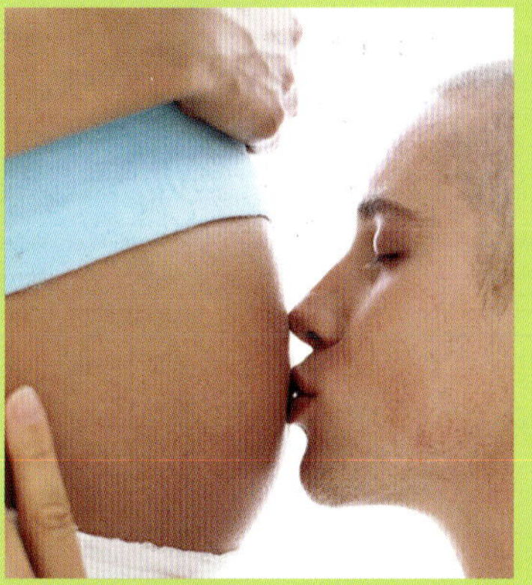

I DALIS Nėštumas

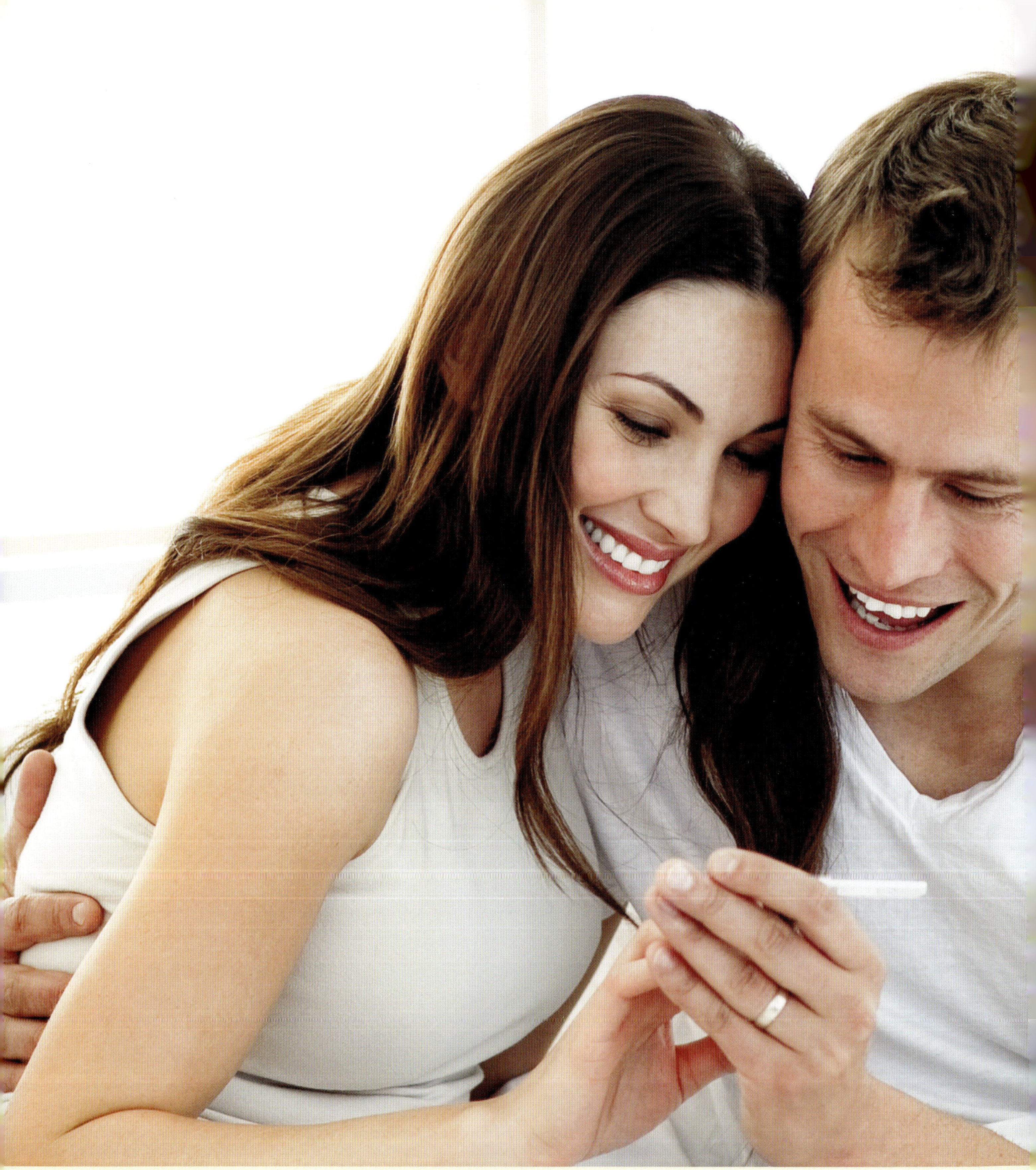

I DALIS Nėštumas

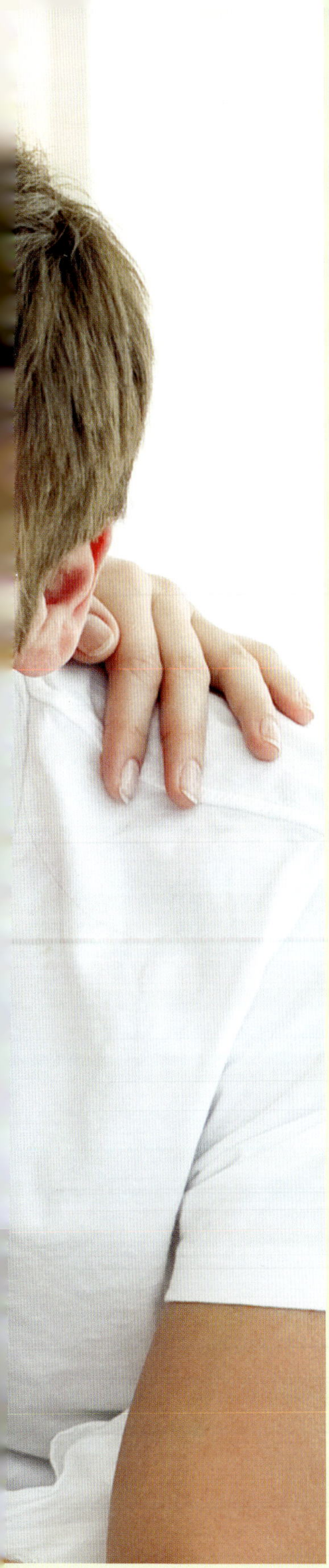

Aš nėščia!

Suvokti, kad esate nėščia – turbūt viena iš labiausiai jaudinančių patirčių. Tačiau beveik iš karto jaudulį pakeičia nerimas – ar esate tinkama, ar pasirengusi tapti motina? Laimei, šios neigiamos mintys išsisklaidys, vos tik pagalvosite, kad jums nežinant apie tai, jau įvyko stebuklas: viena jūsų kiaušialąstė apvaisinta ir davė pradžią naujai gyvybei. Daugelį ateinančių mėnesių vyks visokeriopi jūsų ir jūsų kūdikio vystymosi sukelti pokyčiai.

Pirmosios dienos

Norite kūdikio ir manote, kad esate nėščia? Kūnas kažkoks kitoks, tačiau ryškių ženklų nejuntate? Nėštumo testas turėtų išsklaidyti jūsų abejones, tačiau dėl nereguliarių mėnesinių arba pačioje nėštumo pradžioje jis gali būti neigiamas. Jei vis dar jaučiatės kitaip, pakartokite testą po 5–7 dienų. Galite kreiptis į gydytoją, kuris jus ištirs arba pasiūlys atlikti kraujo tyrimą.

NĖŠTUMO TESTAI

Nėštumo testai yra kelių rūšių, tačiau visi jie tikrina, ar šlapime neatsirado žmogaus chorioninio gonadotropino (ŽGC). Tai hormonas, kurį išskiria besivystanti placenta. Pasirinkite testą, kurį galima naudoti nuo pirmosios mėnesinių nebuvimo dienos. Šis testas tiksliausias, jei naudosite pirmąjį ryto šlapimą, kuris yra labiau koncentruotas, todėl jame išryškės net ir mažiausias ŽGC kiekis. Šis testas veikia taip – pirma reikia pasišlapinti į švarų indelį, o tada užlašinti kelis lašus šlapimo į testo langelį. Kitokio tipo testo lazdelę reikia palaikyti šlapimo srovėje. Rezultatas paaiškėja po keleto minučių – testo langelyje pasirodo spalvota linija. Dažnai testas parodo dar vieną spalvotą liniją, kuri reiškia, kad viską atlikote teisingai.

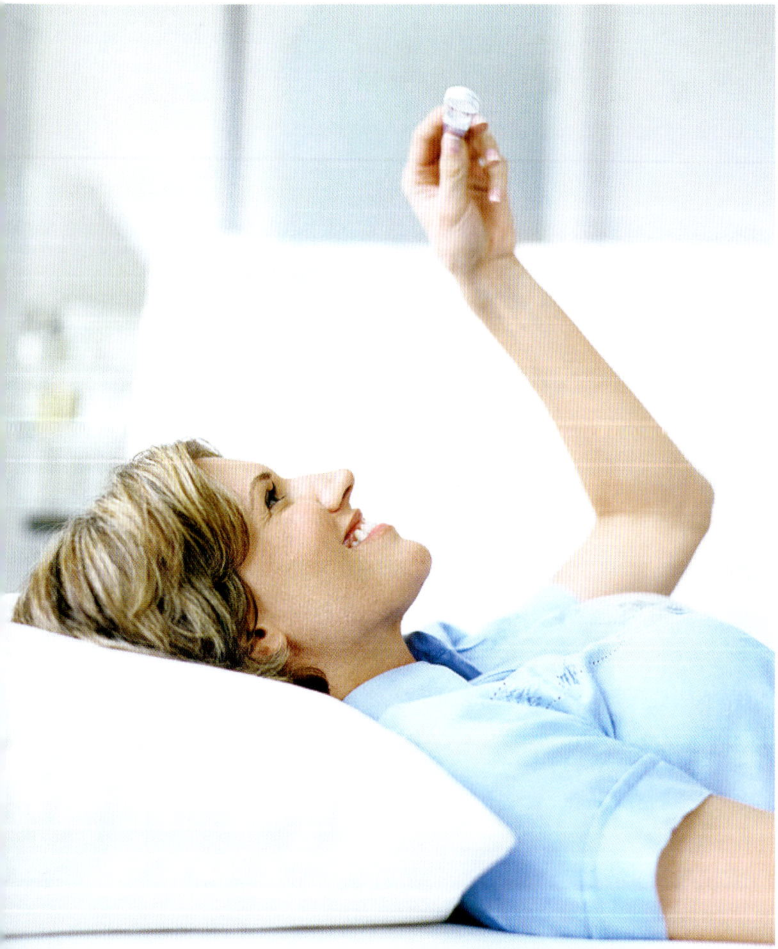

AR ESATE NĖŠČIA?

Štai klasikiniai nėštumo požymiai, nors tokie simptomai gali pasireikšti ne vienu metu.

- ☐ Šį mėnesį nebuvo mėnesinių.
- ☐ Krūtys jautrios ir padidėjusios.
- ☐ Pykina rytais, o kartais ir naktį. Jau bent kelis kartus vėmėte.
- ☐ Jaučiatės tikrai pavargusi, sunkiai keliatės iš lovos ryte, o vakare, vos tik parėjusi namo, vėl norite gultis.
- ☐ Šlapinatės dažniau nei įprastai.
- ☐ Pastebėjote, kad užkietėjo viduriai.
- ☐ Netoleruojate kai kurių kvapų arba skonių. Neretai burnoje jaučiate keistą metalo prieskonį, o kava nebeskani.
- ☐ Jūsų nuotaika labai nepastovi; kartais būnate per daug emocinga ir verkiate.

Sausis	**1**	**2**	**3**	**4**	**5**	**6**	**7**	**8**	**9**	**10**	**11**	**12**	**13**	**14**	**15**	**16**	**17**	**18**	**19**	**20**	**21**	**22**	**23**	**24**	**25**	**26**	**27**	**28**	**29**	**30**	**31**
Spal./Lapkr.	8	9	10	11	12	13	14	15	16	17	18	19	20	21	22	23	24	25	26	27	28	29	30	31	1	2	3	4	5	6	7
Vasaris	**1**	**2**	**3**	**4**	**5**	**6**	**7**	**8**	**9**	**10**	**11**	**12**	**13**	**14**	**15**	**16**	**17**	**18**	**19**	**20**	**21**	**22**	**23**	**24**	**25**	**26**	**27**	**28**			
Lapkr./Gr.	8	9	10	11	12	13	14	15	16	17	18	19	20	21	22	23	24	25	26	27	28	29	30	1	2	3	4	5			
Kovas	**1**	**2**	**3**	**4**	**5**	**6**	**7**	**8**	**9**	**10**	**11**	**12**	**13**	**14**	**15**	**16**	**17**	**18**	**19**	**20**	**21**	**22**	**23**	**24**	**25**	**26**	**27**	**28**	**29**	**30**	**31**
Gr./Saus.	6	7	8	9	10	11	12	13	14	15	16	17	18	19	20	21	22	23	24	25	26	27	28	29	30	31	1	2	3	4	5
Balandis	**1**	**2**	**3**	**4**	**5**	**6**	**7**	**8**	**9**	**10**	**11**	**12**	**13**	**14**	**15**	**16**	**17**	**18**	**19**	**20**	**21**	**22**	**23**	**24**	**25**	**26**	**27**	**28**	**29**	**30**	
Saus./Vas.	6	7	8	9	10	11	12	13	14	15	16	17	18	19	20	21	22	23	24	25	26	27	28	29	30	31	1	2	3	4	
Gegužė	**1**	**2**	**3**	**4**	**5**	**6**	**7**	**8**	**9**	**10**	**11**	**12**	**13**	**14**	**15**	**16**	**17**	**18**	**19**	**20**	**21**	**22**	**23**	**24**	**25**	**26**	**27**	**28**	**29**	**30**	**31**
Vas./Kov.	5	6	7	8	9	10	11	12	13	14	15	16	17	18	19	20	21	22	23	24	25	26	27	28	1	2	3	4	5	6	7
Birželis	**1**	**2**	**3**	**4**	**5**	**6**	**7**	**8**	**9**	**10**	**11**	**12**	**13**	**14**	**15**	**16**	**17**	**18**	**19**	**20**	**21**	**22**	**23**	**24**	**25**	**26**	**27**	**28**	**29**	**30**	
Kov./Bal.	8	9	10	11	12	13	14	15	16	17	18	19	20	21	22	23	24	25	26	27	28	29	30	31	1	2	3	4	5	6	
Liepa	**1**	**2**	**3**	**4**	**5**	**6**	**7**	**8**	**9**	**10**	**11**	**12**	**13**	**14**	**15**	**16**	**17**	**18**	**19**	**20**	**21**	**22**	**23**	**24**	**25**	**26**	**27**	**28**	**29**	**30**	**31**
Bal./Geg.	7	8	9	10	11	12	13	14	15	16	17	18	19	20	21	22	23	24	25	26	27	28	29	30	1	2	3	4	5	6	7
Rugpjūtis	**1**	**2**	**3**	**4**	**5**	**6**	**7**	**8**	**9**	**10**	**11**	**12**	**13**	**14**	**15**	**16**	**17**	**18**	**19**	**20**	**21**	**22**	**23**	**24**	**25**	**26**	**27**	**28**	**29**	**30**	**31**
Geg./Birž.	8	9	10	11	12	13	14	15	16	17	18	19	20	21	22	23	24	25	26	27	28	29	30	31	1	2	3	4	5	6	7
Rugsėjis	**1**	**2**	**3**	**4**	**5**	**6**	**7**	**8**	**9**	**10**	**11**	**12**	**13**	**14**	**15**	**16**	**17**	**18**	**19**	**20**	**21**	**22**	**23**	**24**	**25**	**26**	**27**	**28**	**29**	**30**	
Birž./Liep.	8	9	10	11	12	13	14	15	16	17	18	19	20	21	22	23	24	25	26	27	28	29	30	1	2	3	4	5	6	7	
Spalis	**1**	**2**	**3**	**4**	**5**	**6**	**7**	**8**	**9**	**10**	**11**	**12**	**13**	**14**	**15**	**16**	**17**	**18**	**19**	**20**	**21**	**22**	**23**	**24**	**25**	**26**	**27**	**28**	**29**	**30**	**31**
Liep./Rugpj.	8	9	10	11	12	13	14	15	16	17	18	19	20	21	22	23	24	25	26	27	28	29	30	31	1	2	3	4	5	6	7
Lapkritis	**1**	**2**	**3**	**4**	**5**	**6**	**7**	**8**	**9**	**10**	**11**	**12**	**13**	**14**	**15**	**16**	**17**	**18**	**19**	**20**	**21**	**22**	**23**	**24**	**25**	**26**	**27**	**28**	**29**	**30**	
Rugpj./Rugs.	8	9	10	11	12	13	14	15	16	17	18	19	20	21	22	23	24	25	26	27	28	29	30	31	1	2	3	4	5	6	
Gruodis	**1**	**2**	**3**	**4**	**5**	**6**	**7**	**8**	**9**	**10**	**11**	**12**	**13**	**14**	**15**	**16**	**17**	**18**	**19**	**20**	**21**	**22**	**23**	**24**	**25**	**26**	**27**	**28**	**29**	**30**	**31**
Rugs./Spal.	7	8	9	10	11	12	13	14	15	16	17	18	19	20	21	22	23	24	25	26	27	28	29	30	1	2	3	4	5	6	7

GIMDYMO DATOS APSKAIČIAVIMAS

Nėštumas skaičiuojamas nuo pirmosios paskutinio mėnesinių periodo dienos ir vidutiniškai trunka 280 dienų. Aukščiau pateikta lentelė skirta gimdymo datai apskaičiuoti. Pirmiausia tamsesniu šriftu atspausdintoje eilutėje susiraskite, kad prasidėjo paskutinės mėnesinės. Po ja esantis skaičius rodo numatomą gimdymo datą. Pavyzdžiui, jei paskutinės mėnesinės buvo lapkričio 1 dieną, gimdyti turėtumėte kitų metų rugpjūčio 8 dieną. Tačiau ši lentelė nėra labai tiksli, nes skirta moterims, kurių mėnesinių ciklo ilgis yra 28 dienos. Jei jūsų ciklo ilgis yra kitoks, reikalinga pataisa. Pavyzdžiui, jei ciklo ilgis yra 26 dienos, nuo paskutinių mėnesinių pradžios atskaičiuokite 9 mėnesius ir dar 5 dienas (iš viso 278 dienas), o jei ciklas trunka 32 dienas – 9 mėnesius ir dar 11 dienų (iš viso 284 dienas).

DAUGIAVAISIS NĖŠTUMAS

D. Britanijoje kasmet 12 000 gimdymų būna daugiavaisiai, tad vienas iš 34 kūdikių yra dvynys. Tai gydymo nuo nevaisingumo pasekmė, nes gydant vaistais stimuliuojamos kiaušidės ir jose subręsta po kelias kiaušialąstes. Maždaug trečdalis dvynių yra identiški, arba monozigotiniai, o du trečdaliai – neidentiški, arba dizigotiniai. Identiški dvyniai pradeda vystytis įprastai, kai vieną kiaušialąstę apvaisina vienas spermatozoidas. Vėliau apvaisintas kiaušinėlis skyla pusiau ir išsivysto du embrionai; jei jie skyla į tris dalis, išsivysto trynukai, ir taip toliau. Identiški dvyniai gali turėti tik vieną placentą ir amnioną (vandenmaišį), tačiau bambagyslės būna atskiros. Gimsta genetiškai vienodi tos pačios lyties kūdikiai. Jų akių ir plaukų spalva bei kraujo grupė būna vienodi.

Dizigotiniai dvyniai atsiranda vienu metu subrendus daugiau nei vienai kiaušialąstei. Kiaušialąstes gali išskirti viena arba abi kiaušidės. Kiekvieną jų apvaisina skirtingas spermatozoidas, todėl gimsta genetiškai nevienodi kūdikiai. Jų lytis gali skirtis arba būti ta pati; išvaizda bus tiek pat panaši, kiek ir kitų brolių ir seserų.

Gimus trims, keturiems arba daugiau kūdikių, tarp jų gali būti identiškų ir neidentiškų vaikų (dar žr. p. 17).

Antenatalinė priežiūra

PRIŽIŪRINTYS GYDYTOJAI

Nėščiąsias prižiūri dauguma bendrosios praktikos gydytojų, vietinės ligoninės, kuriose gimdoma, taip pat bendruomenės pribuvėjos. Įprasta, kad dažniausiai nėščiųjų apžiūros vyksta pas bendrosios praktikos gydytoją, o ligoninėje – tik skenavimas (echoskopija). Kai kur nėščiąsias prižiūri tik pribuvėjos. Jos rūpinasi nėščiąja, priima gimdymą ligoninėje arba namuose ir prižiūri kūdikį po gimimo. Galima pasirinkti privatų kabinetą, kur jus prižiūrės gydytojas akušeris. Tai gydytojas, kuris specializuojasi nėščiųjų ir gimdyvių gydyme ir priežiūroje. Akušeris konsultuos jus privačiai viso nėštumo metu, priims gimdymą ir rūpinsis jumis po gimdymo. Yra ir privačių pribuvėjų. Joms padedant dažniausiai gimdoma namie.

Jeigu kažkuo sergate, jūsų ankstesnis nėštumas arba gimdymas buvo komplikuotas, arba yra kitų veiksnių, dėl kurių nėštumo rizika padidėja, jus nėštumo metu prižiūrės ligoninėje dirbantis akušeris.

KOMPLIKUOTAS NĖŠTUMAS

Daugiau tyrimų skiriama ir dažniau pas gydytoją lankytis tenka vyresnėms kaip 35 metų moterims; moterims, sergančioms astma arba cukriniu diabetu; moterims, kurių ankstesni nėštumai baigėsi komplikacijomis; toms, kurios nešioja dvynius ar daugiau kūdikių.

Vyresnėms kaip 35 metų moterims bus siūloma amniocentezės arba choriono gaurelių tyrimas. Cukriniu diabetu sergančių ir aukštą kraujospūdį turinčių moterų vaisiaus vystymasis bus dažniau tiriamas ultragarsu. Besilaukiančioms dvynių bus dažniau matuojamas kraujospūdis ir tiriamas šlapimas, papildomai skiriama vitaminų, o jų kūdikių augimas gimdoje ir vystymasis dažniau tiriamas ultragarsu. Šie vaikai turės būti gimdomi ligoninėje.

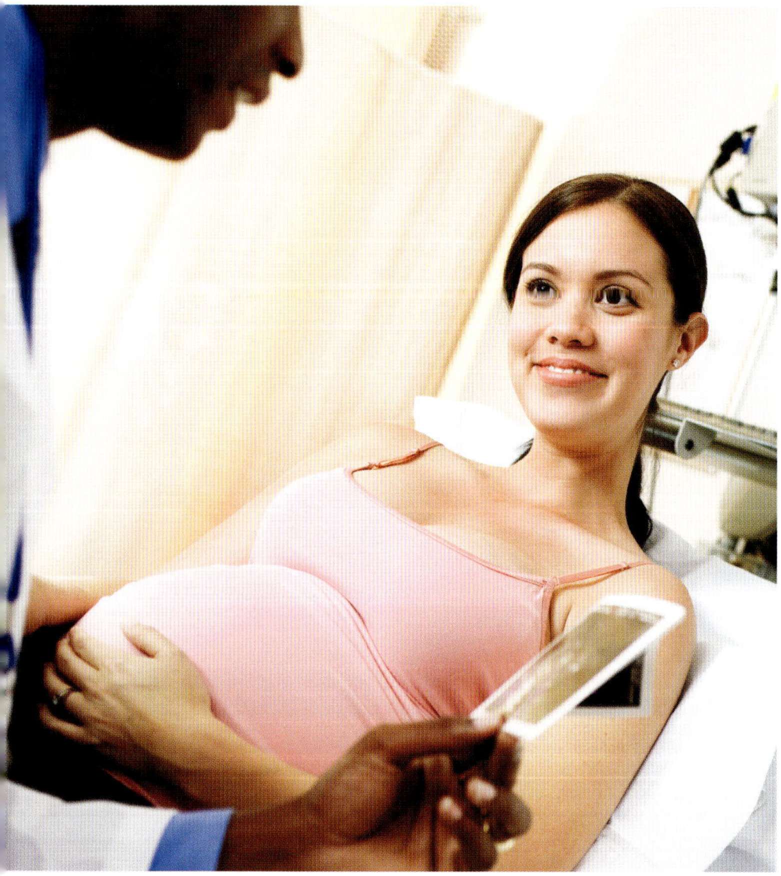

LANKYMASIS PAS GYDYTOJĄ

Nėštumo metu teks nuolatos lankytis pas gydytoją įvairiems tyrimams (p. 32–35), kurie parodys, ar jūsų ir kūdikio sveikata yra gera. Po pirmojo apsilankymo iki 28 nėštumo savaitės pas gydytoją pakaks lankytis kartą per mėnesį, tada iki 38 nėštumo savaitės lankysitės kas dvi savaites, o dar vėliau – kas savaitę.

Pirmasis apsilankymas

Praėjus 8–12 savaičių po paskutinių mėnesinių, pirmojo ilgo vizito metu bus atliekama daug tyrimų, teks atsakyti į daug klausimų, ir jūs sužinosite numatomą gimdymo datą.

Gydytojas arba pribuvėja peržiūrės jūsų ir jūsų partnerio medicinines korteles ir įvertins šeimos gyvenimo būdą, kad nuspręstų, ar kūdikiui gali kilti grėsmių. Jei šeimoje buvo genetinio pobūdžio ligų, jums bus atlikti papildomi kraujo tyrimai. Bus pamatuotas jūsų ūgis ir svoris; pagal svorį sprendžiama apie dubens dydį. Bus išklausyta širdis ir plaučiai. Jei gydytojui dėl ko nors kils abejonių, gali būti atlikta vidinė apžiūra; pirmojo apsilankymo metu ji dažniausiai nėra atliekama. Tiriant šlapimą bus nustatytas baltymo ir cukraus kiekis – jie parodo cukrinį diabetą ir įvairias infekcijas. Bus pamatuotas kraujospūdis ir paimta kraujo, norint nustatyti kraujo grupę ir rezus faktorių; taip pat bus ištirta, ar nesate anemiška, nesergate hepatitu B arba sifiliu, ar turite imunitetą raudonukei. Jums bus pasiūlytas ir ŽIV tyrimas.

Jei per paskutinius trejus metus nedarėte gimdos kaklelio tepinėlio, bus rekomenduotas ir šis tyrimas.

Kiti apsilankymai

Kitų apsilankymų metu arba papildomai bus atliekami keli skenavimai ultragarsu; kas kartą bus matuojamas kraujospūdis ir tiriama, ar kraujuje nėra baltymų (preeklampsijos pradinei diagnozei). Gydytojas išklausys vaiko širdies plakimą, apčiupinės pilvą ir įvertins kūdikio augimą.

KŪDIKIO TYRIMAI

Sekdamas, kaip auga kūdikis, kiekvieno vizito metu gydytojas apčiuops pilvą ir nustatys gimdos dydį – atstumą tarp jos viršaus ir gaktikaulio. Vaikui augant atstumas didėja, gimda pasiekia krūtinkaulį. Pagal šį atstumą nustatomas vaisiaus dydis ir amžius. Šis atstumas apytiksliai atitinka nėštumo savaitę, nors matuojamas ir nurodomas centimetrais. Jei atrodo, kad kūdikis yra per mažas arba per didelis pagal nėštumo trukmę, tikslesni matavimai atliekami skenuojant ultragarsu.

Nuo 16 nėštumo savaitės kiekvieno apsilankymo metu gydytojas išklauso vaiko širdies plakimą.

Po 35 savaičių kiekvieno apsilankymo metu yra tiriamas pilvas, nustatant vaisiaus padėtį gimdoje (žr. p. 97).

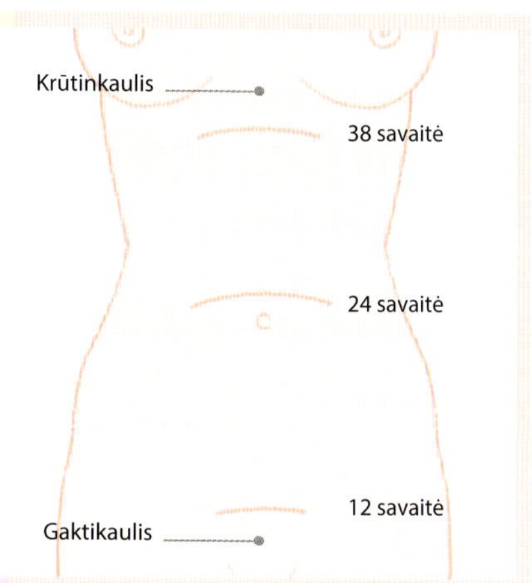

Gimdos aukštis

Aš būtinai...

NEPRALEISIU NĖ VIENO APSILANKYMO

Gera antenatalinė priežiūra užtikrina nėščiosios ir vaiko sveikatą. Gydytojas ir atliekami tyrimai:

✓ **Nustato nėščiosios sveikatos būklę.** Išaiškinami visi sveikatos sutrikimai, pavyzdžiui, aukštas kraujospūdis. Šių sutrikimų eiga sekama kiekvieno apsilankymo metu, nurodoma, ko galima tikėtis nėštumo metu ir kaip tai gali paveikti kūdikį.

✓ **Įvertina nėščiosios savijautą.** Prižiūrintis gydytojas seka fizinę, emocinę ir psichinę nėščiosios sveikatą.

✓ **Įvertina kūdikio būklę.** Įvairūs tyrimai parodo, ar jis auga ir vystosi normaliai. Vos tik pastebėjus nukrypimus, atliekami papildomi tyrimai, kurie patvirtina problemos buvimą ir nustato jos priežastį. Nėščiajai paaiškinama, kaip rūpintis kūdikio sveikata.

✓ **Aptinka komplikacijų.** Kraujo ir šlapimo tyrimai gali atskleisti „paslėptas“ problemas (pvz., rezus nesuderinamumą arba cukrinį diabetą), todėl jos gali būti sėkmingai gydomos. Nėščiajai paaiškinama, kaip palengvinti mažiau rimtus, tačiau įprastus negalavimus – pykinimą ir kojų tinimą.

✓ **Padeda pasiruošti gimdymui.** Gydytojai padeda nėščiajai ir jos partneriui apsispręsti, kokiu būdu gimdyti, ir palaiko juos gimdymo metu.

✓ **Moko ir parengia motinystei.** Gydytojas nurodo, kur galima lankyti mokyklėlę būsimiems tėvams.

Datos jūsų dienoraščiui

Apsilankymo pas gydytoją ir antenatalinių tyrimų laikas gali skirtis, priklausomai nuo ligoninės, gydytojo arba jūsų asmeninių aplinkybių. Tinkamas datas ir tyrimus galite susižymėti šiame grafike.

APSILANKYMAS

Vieta	Data ir laikas
Vieta	**Data ir laikas**
Vieta	**Data ir laikas**
Vieta	**Data ir laikas**
Vieta	**Data ir laikas**
Vieta	**Data ir laikas**
Vieta	**Data ir laikas**
Vieta	**Data ir laikas**
Vieta	**Data ir laikas**
Vieta	**Data ir laikas**
Vieta	**Data ir laikas**
Vieta	**Data ir laikas**

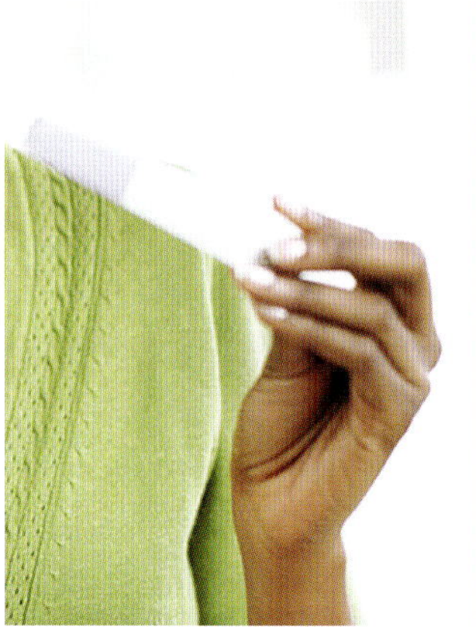

8–12 SAVAITĖ

Numatomas pirmasis apsilankymas pas gydytoją. Bus atliekama fizinė apžiūra, matuojamas kraujospūdis, daromi įprasti kraujo ir šlapimo tyrimai. Gali būti atliktas kraujo genetinis tyrimas. Numatoma gimdymo data.

16 SAVAITĖ

Apsilankymas skirtas pirmųjų tyrimų rezultatams aptarti. Gali būti siūloma pamatuoti kraujospūdį ir atlikti kraujo tyrimą Dauno sindromui nustatyti. Bus išklausytas vaiko širdies plakimas. Gali būti atliktas apsigimimų tyrimas. Gali būti atlikta amniocentezė. Gali būti tiriamas vaisiaus alfa fetoproteino kraujo serume buvimas.

18 SAVAITĖ

Gali būti tiriamas vaisiaus alfa fetoproteino kraujo serume buvimas. Gali būti atliktas apsigimimų tyrimas. Gali būti atlikta amniocentezė.

26 IR 27 SAVAITĖ*

Gali būti atliktas gliukozės toleravimo tyrimas. Gali būti tiriamas vaisiaus kraujas.

* Antrojo trimestro pabaiga

36 SAVAITĖ

Antenatalinių tyrimų laikas. Matuojamas kraujospūdis, ieškoma preeklamsijos požymių. Šlapimo tyrimas. Klausomasi vaisiaus širdies plakimo. Gali būti siūloma atlikti Group B Strep tyrimą. Gali būti tiriamas vaisiaus kraujas.

1 TRIMESTRAS 2 TRIMESTRAS 3 TRIMESTRAS

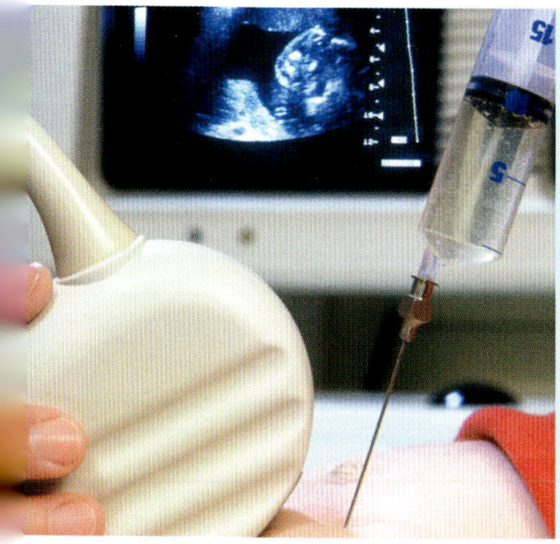

11 IR 12 SAVAITĖ*

Gali būti atlikta pirmoji echoskopija ir kaklo raukšlės storio tyrimas. Gali būti atliktas choriono gaurelių ir serumo tyrimas.

* Pirmojo trimestro pabaiga

13–15 SAVAITĖ

Gali būti atlikta pirmoji echoskopija ir kaklo raukšlės storio tyrimas. Gali būti atliktas choriono gaurelių ir serumo tyrimas.

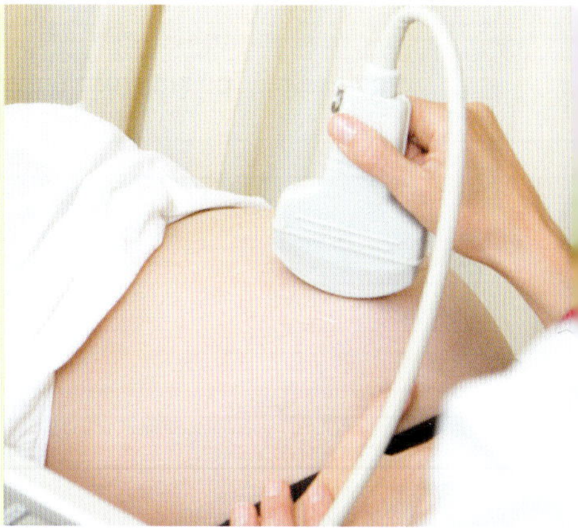

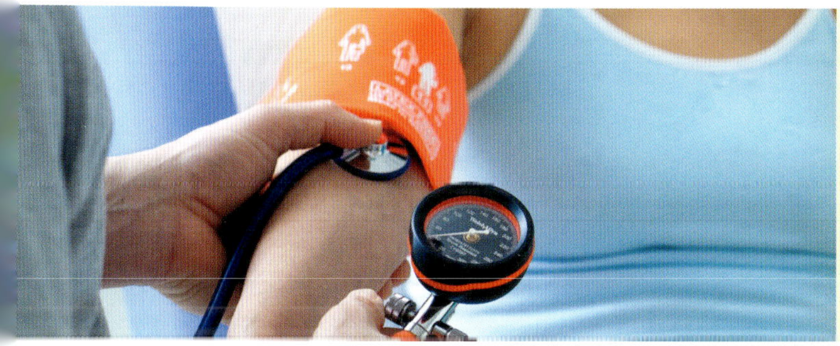

17 SAVAITĖ

Gali būti atliekami serumo tyrimai, taip pat ir vaisiaus alfa fetoproteino tyrimas. Gali būti atlikta amniocentezė.

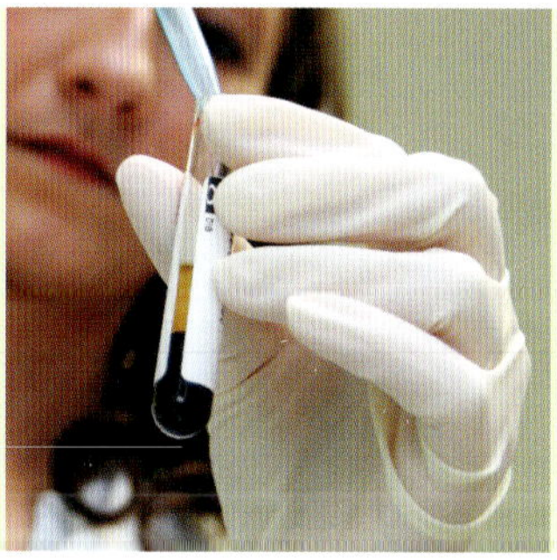

20–23 SAVAITĖ

Antenatalinių tyrimų laikas. Matuojamas kraujospūdis, ieškoma preeklampsijos požymių. Klausomasi vaisiaus širdies plakimo. Gali būti atliekami serumo tyrimai, taip pat ir vaisiaus alfa fetoproteino tyrimas. Gali būti atliktas apsigimimų ir vaisiaus kraujo tyrimas.

24 SAVAITĖ

Antenatalinių tyrimų laikas. Matuojamas kraujospūdis, ieškoma preeklampsijos požymių. Klausomasi vaisiaus širdies plakimo. Gali būti atliktas vaisiaus kraujo tyrimas.

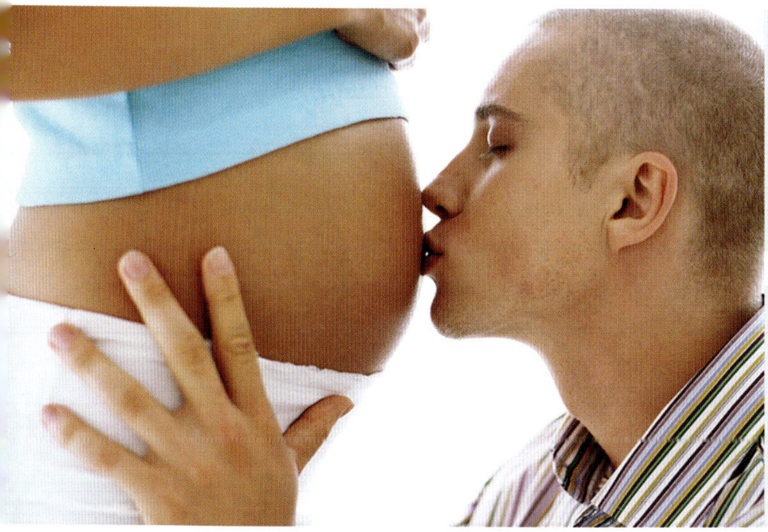

28, 30, 32 IR 34 SAVAITĖS

Antenatalinių tyrimų laikas. Matuojamas kraujospūdis, ieškoma preeklampsijos požymių. Klausomasi vaisiaus širdies plakimo. Gali būti atliktas kraujo tyrimas anemijai ir gliukozės kiekiui nustatyti. Gali būti atliktas vaisiaus kraujo tyrimas.

37–40 SAVAITĖS

Antenatalinių tyrimų laikas. Matuojamas kraujospūdis, ieškoma preeklampsijos požymių. Šlapimo tyrimas. Klausomasi vaisiaus širdies plakimo. Nustatomas vaisiaus dydis ir jo padėtis. Gali būti atliktas vaisiaus kraujo tyrimas.

Pirmosios savaitės

Iš pirmų keturių nėštumo savaičių vaisius atsiranda tik per paskutines dvi. Yra priimta, kad nėštumo laikas skaičiuojamas nuo paskutinių mėnesinių pradžios, nors daugumai moterų ovuliacija įvyksta po dviejų savaičių nuo to laiko. Dėl šios priežasties nėštumo ir vaisiaus vystymosi laiką skiria dviejų savaičių tarpas.

3 SAVAITĖ

Kai vienas iš milijonų vyro ejakuliacijos metu išskirtų spermatozoidų nukeliauja per makštį, gimdos kaklelį ir gimdą iki kiaušintakių ir ten susijungia su kiaušialąste, įvyksta apvaisinimas. Spermatozoidų gyvybingumą palaiko ejakuliacijos metu išskirtos ir makštyje esančios cheminės medžiagos. Kai „laimingasis" spermatozoidas prasiskverbia į kiaušialąstę, jis pragręžia išorinį sluoksnį (spindulinį vainiką, *corona radiata*) į skaidriąją zoną ir susilieja su branduoliu, sudarydamas naują ląstelę. Naujoje ląstelėje yra 46 chromosomos – po 23 iš abiejų tėvų. Šios informacijos pakanka naujai gyvybei atsirasti.

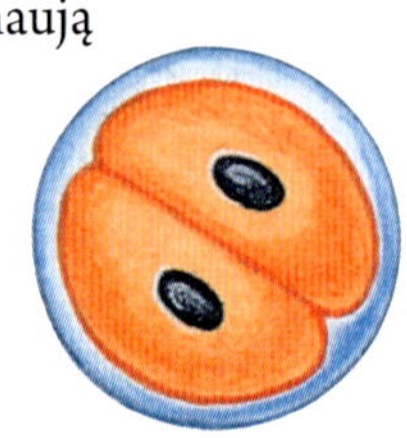

LYTIS

Apvaisinimo metu paaiškėja, ar kūdikis bus berniukas, ar mergaitė. Spermatozoide yra arba viena X (moteriška) arba Y (vyriška) chromosoma, o kiaušialąstėje būna tik X chromosoma. Kai X chromosomą turintis spermatozoidas apvaisina kiaušialąstę, gimsta mergaitė. Kai kiaušialąstę apvaisina Y chromosomą turintis spermatozoidas, gimsta berniukas.

MERGAITĖ

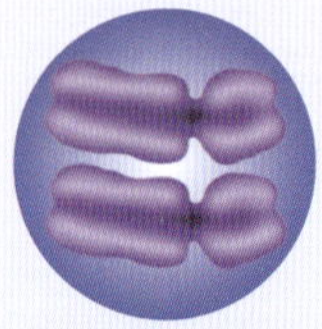

X+X chromosomos

BERNIUKAS

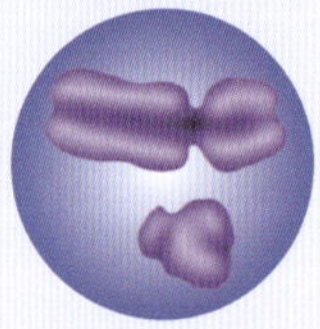

X+Y chromosomos

Zigota

Apvaisinta kiaušialąstė vadinama zigota. Praėjus 12–20 valandų po apvaisinimo, zigota dalijasi pusiau, o jos DNR padvigubėja. Besidalindama zigota kiaušintakiu slenka gimdos link. Ją stumia kiaušintakių plaukeliai.

APVAISINIMAS

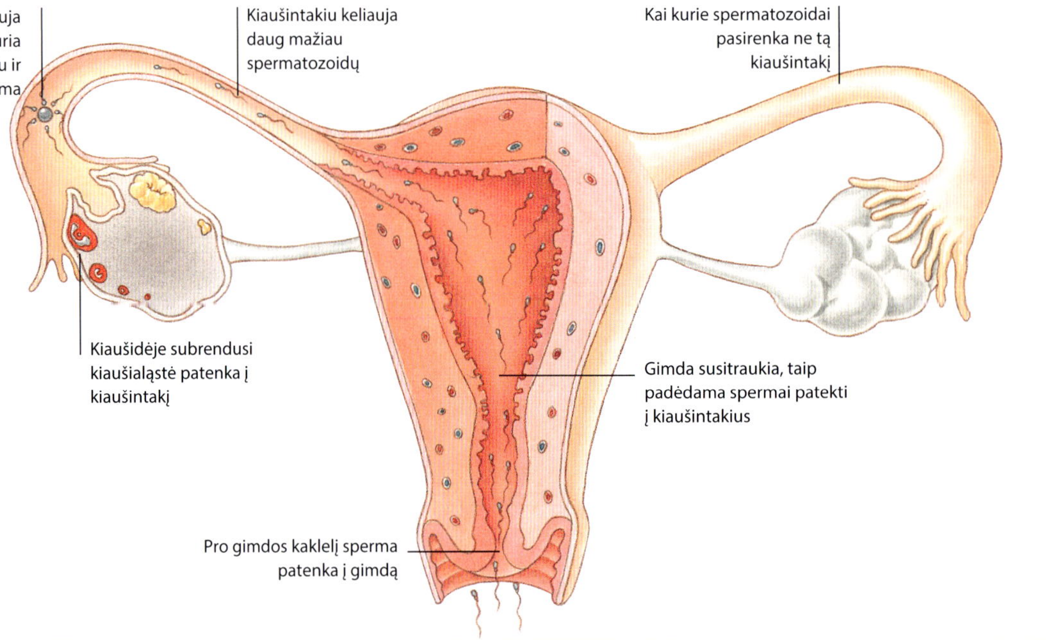

Morulė

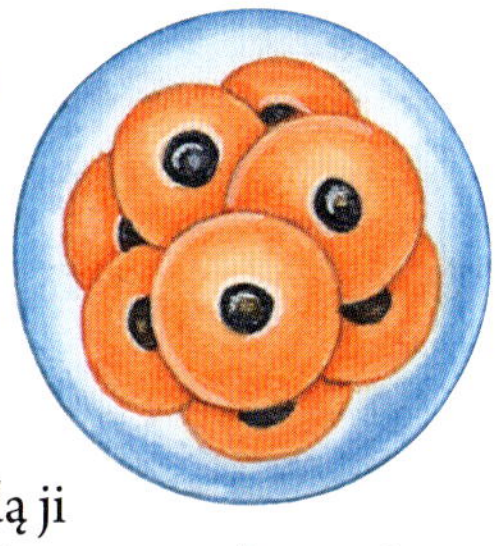

Zigota ir toliau dalijasi pusiau, kol tampa smeigtuko galvutės dydžio kietu kamuoliuku, kurį sudaro 16–32 ląstelės. Jis vadinamas morule. Morulė ir toliau keliauja gimdos link, dalindamasi kas 15 valandų. Gimdą ji pasiekia per maždaug 90 valandų, kai joje jau būna 64 ląstelės. Tik nedaugelis jų virsta embrionu; kitos ląstelės suformuoja placentą ir gimdos dangalus.

Blastulė

Morulė keičiasi – iš kieto kamuoliuko ji tampa pilnu skysčio ląstelių kamuoliu. Tai vadinamoji blastulė. Blastulės paviršių dengia vienas sluoksnis didelių plokščių ląstelių, vadinamų trofoblastais. Šios ląstelės vėliau taps placenta. Vidinėje blastulės ertmėje esantis ląstelių kamuoliukas pavirs embrionu.

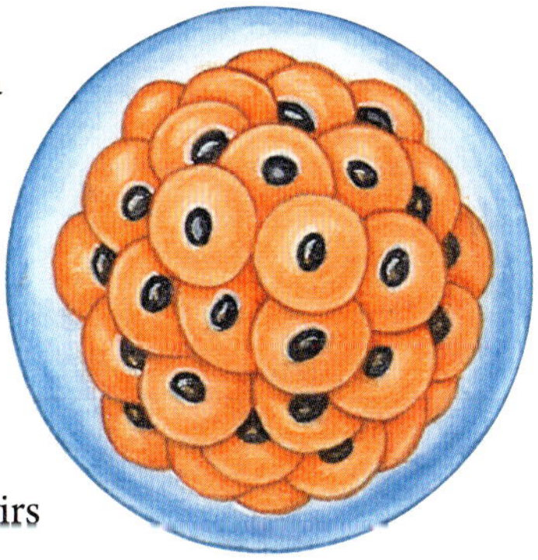

4 SAVAITĖ

Implantacija

Blastulei pasiekus gimdą, joje jau yra šimtai ląstelių. Ji įsitvirtina gimdos sienelėje, nes trofoblastų išaugos prasiskverbia į gimdos gleivinę. Šios ląstelės tampa choriono gaureliais, o vėliau virsta placenta. Išskiriami fermentai ardo gimdos gleivinės ląsteles, audinys suyra, o choriono gaureliai minta maistingais kraujo kūneliais. Per 13 dienų blastulė įsitvirtina gimdoje.

Blastulei įsitvirtinus, jos ląstelės ima sluoksniuotis. Viršutinis sluoksnis virsta embrionu ir amniono ertme, apatinis – trynio maišeliu. Embrione susidaro trys sluoksniai: vidinis (geltonas) sluoksnis greit virsta plaučiais, kepenimis, virškinimo sistema ir kasa, vidurinis (rausvas) sluoksnis tampa griaučiais, raumenimis, inkstais, kraujagyslėmis ir širdimi, išorinis (mėlynas) sluoksnis – nervų sistema, oda ir dantimis.

DVYNIAI

Jeigu vienu metu išskiriamos dvi kiaušialąstės, kurias apvaisina du spermatozoidai, gimsta du neidentiški kūdikiai. Jie gali būti skirtalyčiai ir kiekvienas turi savo placentą. Tokie dvyniai panašūs tik tiek, kiek broliai ir seserys.

Tačiau jei spermatozoidas apvaisina vieną kiaušialąstę, kuri vėliau pasidalija į dvi, susiformuoja du identiški embrionai. Kadangi jie atsiranda iš tos pačios kiaušialąstės, identiškų dvynių visos chromosomos yra vienodos, jie būna tos pačios lyties ir panašūs išoriškai. Nors bambagyslės būna atskiros, identiški dvyniai gali dalintis placenta ir amnionu.

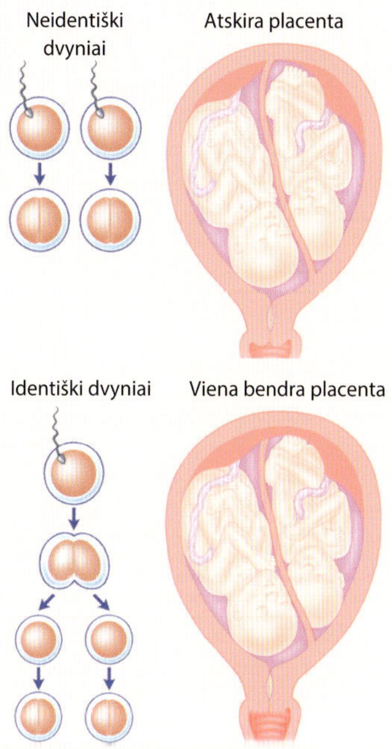

Trynukai ir didesnis skaičius embrionų gali būti ir identiški, ir neidentiški, o taip pat visi įmanomi šių variantų deriniai.

EMBRIONO VYSTYMASIS

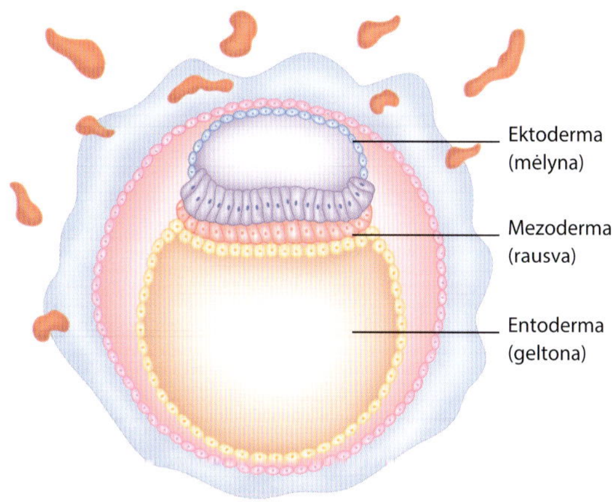

NĖŠTUMO KALENDORIUS

5

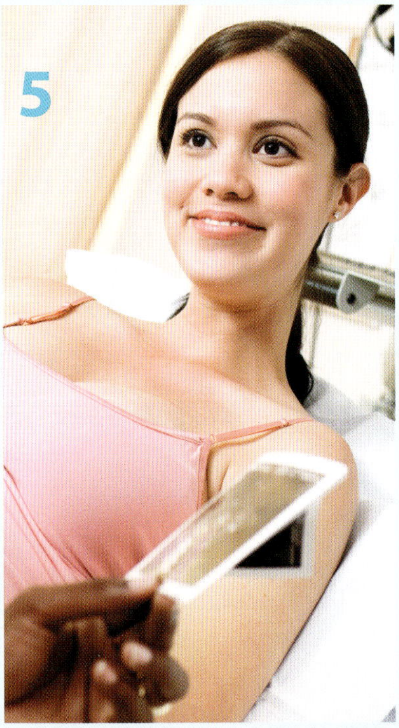

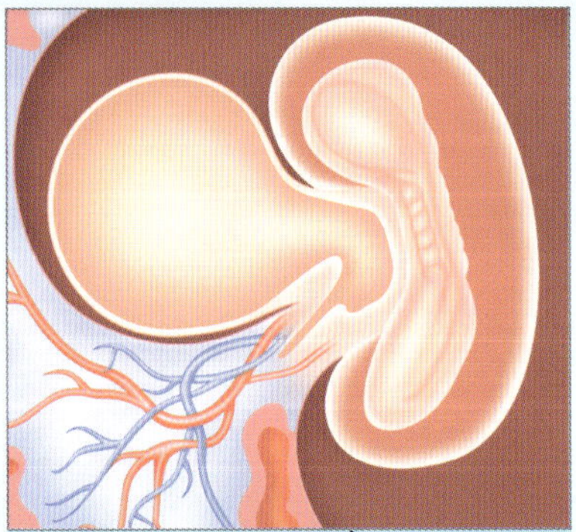

5 SAVAITĖ
Nėštumas 3 savaitė

MANO KŪDIKIS

Embrionas šiuo metu primena gimnastikos svarmenį. Auga gumbas, kuriame išsivystys širdis; jame jau yra kraujagyslių užuomazgos. Galva auga greit, kad atsirastų vietos smegenims, o iš įlinkimo nugaroje formuojasi nervinis vamzdelis. Abipus nervinio vamzdelio atsiranda specializuotas audinys – somitai, kurie taps raumenimis ir kitais dariniais. Šioje stadijoje embrioną maitina ne placenta, o trynio maišelis. Jis teikia maisto medžiagų ir gamina kraujo bei lytines ląsteles.

6 BŪSIMOS MOTINOS SAVAITĖ

Praeitą savaitę mėnesinių nebuvo. Nereceptinis nėštumo testas patvirtino, kad esu nėščia. Nenuostabu, nes krūtys padidėjo ir tapo jautrios, o aš jaučiuosi labai pavargusi. Paskutinėmis dienomis mane pykino, ypač ryte, todėl dabar valgau nedidelėmis porcijomis, neaštrų maistą ir tikiuosi, kad skrandis nusiramins. Užsirašiau pas gydytoją.

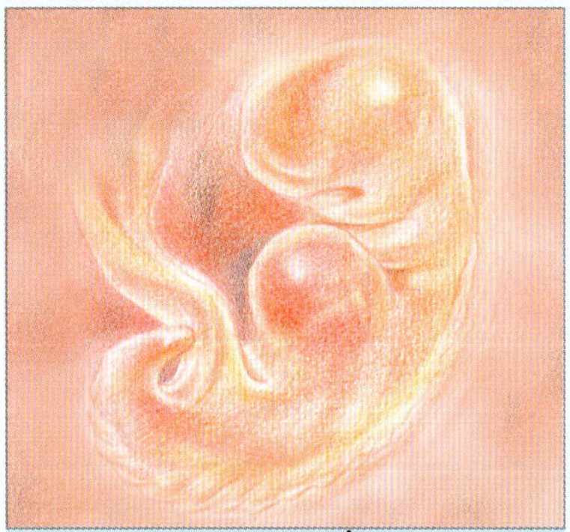

6 SAVAITĖ
Nėštumas 4 savaitė

ILGIS
2–4 mm nuo viršugalvio iki stuburgalio

MANO KŪDIKIS

Jos mažutė širdelė pradeda plakti, nors ji dar vamzdelio formos. Nervinis vamzdelis užsidaro ir ruošiasi virsti nugaros smegenimis; pradeda formuotis kiti vidaus organai. Jos smegenys auga ir užpildo galvą. Akių pūslelėse (sekliuose įdubimuose abipus galvos) ima formuotis pigmentas. Atsirado rankų ir kojų užuomazgos, tačiau ji vis dar su uodega.

7 BŪSIMOS MOTINOS SAVAITĖ

Pajutau kai kuriuos pokyčius: atrodo, kad mano širdis plaka tankiau, kvapo ir skonio pojūčiai tapo aštresni. Gimdos ir jos kaklelio sienelės suminkštėjo, kad vaisius galėtų įsitvirtinti. Sutirštėjusios gleivės užkimšo gimdos kaklelį. Gimda užsidarė iki gimdymo.

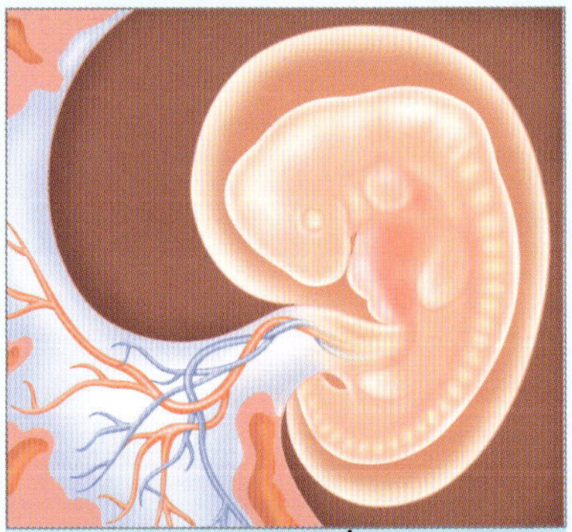

7 SAVAITĖ
Nėštumas 5 savaitė

ILGIS
4–5 mm nuo viršugalvio iki stuburgalio

MANO KŪDIKIS

Pradeda formuotis veido ypatybės. Akys – tai du pigmentuoti diskai galvos šonuose, šnervės – tai mažos angelės, o burna – brūkšnelis. Formuojasi alkūnės, pečiai ir peleko formos plaštakos bei pėdos. Plaučiuose formuojasi oro takai, vystosi žarnynas. Vidiniai lyties organai jau beveik išsivystę. Bręstant placentai, auga ir bambagyslė.

8

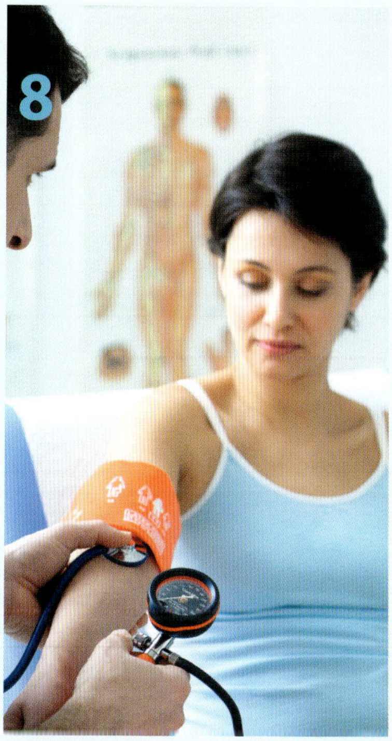

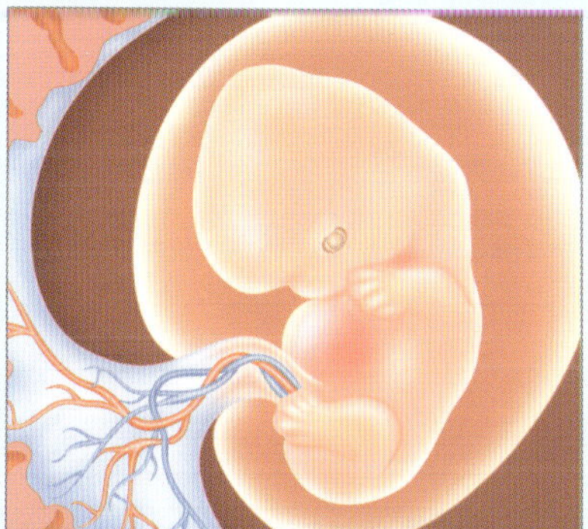

8 SAVAITĖ
Nėštumas 6 savaitė

ILGIS
14–20 mm nuo viršugalvio iki stuburgalio

MANO KŪDIKIS

Jos kūnas šiek tiek išsitiesė, o rankos ir kojos tapo ilgesnės. Pradėjo augti nagai ir pirštai. Atsirado nosies ir liežuvio užuomazgos, formuojasi viršutinė lūpa. Atmerktos akys yra toli viena nuo kitos. Formuojasi akių vokai ir vidinė ausis. Jau susiformavo visi vidaus organai; žarnynas toks ilgas, kad vystosi bambagyslėje, o ne pilvo ertmėje.

9 BŪSIMOS MOTINOS SAVAITĖ

Pirmojo antenatalinio apsilankymo pas gydytoją metu mane apžiūrėjo, pamatavo kraujospūdį, atliko įprastinius kraujo ir šlapimo tyrimus. Gimda dabar dvigubai didesnė; nors to dar nesimato, drabužiai yra kiek ankštesni per liemenį. Plaukai tapo riebesni, juos reikia dažniau plauti; veidas tapo lygesnis, papurtęs, o kartais jame atsiranda dėmių.

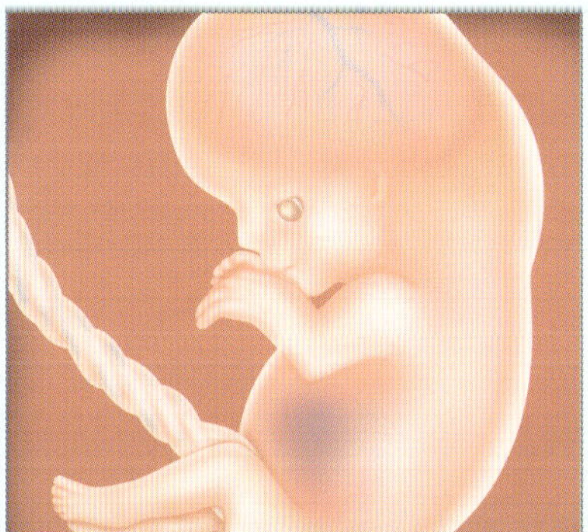

9 SAVAITĖ
Nėštumas 7 savaitė

ILGIS
22–30 mm nuo viršugalvio iki stuburgalio

MANO KŪDIKIS

Embrionas jau panašesnis į kūdikį. Galva didelė, tačiau nebeliko uodegos, nugara darosi tiesesnė. Atsirado nosis ir žandikaulis, formuojasi kaklas. Akis dengia ir saugo plėveliniai vokai, oda storėja, vystosi plaukų folikulai. Pirštai jau beveik išsivystė ir atsiskyrė vienas nuo kito, auga rankų ir kojų nagai. Rankos ir kojos ilgėja, susidarė alkūnių ir kelių sąnariai. Šonkauliai baigia susijungti ir saugo širdį.

10 BŪSIMOS MOTINOS SAVAITĖ

Dėl hormonų kiekio pokyčių ir nerimo mano nuotaika labai nepastovi, aš greit susierzinu. Dėl kraujospūdžio pokyčių man kartais svaigsta galva, ypač tą jaučiu po staigių judesių. Kad turėčiau energijos, valgau daug baltymų ir sveikų užkandžių.

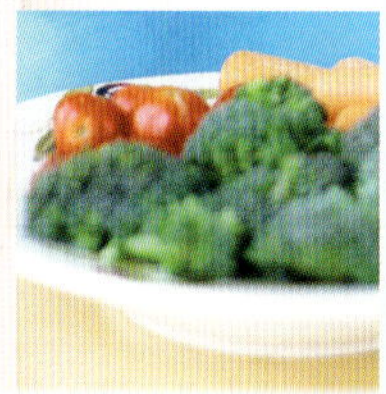

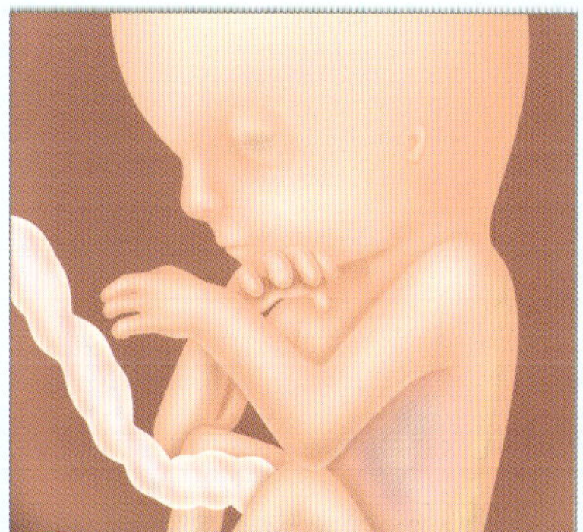

10 SAVAITĖ
Nėštumas 8 savaitė

ILGIS
31–42 mm nuo viršugalvio iki stuburgalio

SVORIS 5 gramai

MANO KŪDIKIS

Jau vadinamas vaisiumi ir kūnas susiformavo. Akys aiškiai matomos, jas dengia suaugę vokai. Dantenose formuojasi dantų užuomazgos, turi nagus, riešus ir čiurnas, pirštai atsiskyrę, todėl judesiai tapo įvairesni. Nervų sistema funkcionuoja, širdies forma nebesikeičia. Širdis plaka 140 kartų per minutę dažniu. Plaučiai, skrandis ir žarnynas tebeauga, inkstai slenka į pilvo viršutinę dalį. Jei ji būtų berniukas, išorinių lyties organų dar nesimatytų, nors jau gamintųsi testosteronas.

NĖŠTUMO KALENDORIUS

11 BŪSIMOS MOTINOS SAVAITĖ

Aš priaugau beveik 1 kg, tačiau nėštumo pradžioje neretai netenkama svorio, ypač, jei rytais stipriai pykina. Problemų kelia nuovargis, man sunku miegoti. Dėl to, kad mano kūne teka daugiau kraujo, aš jaučiuosi sukaitusi ir ištroškusi. Ant krūtų spenelių atsirado mažų kauburėlių.

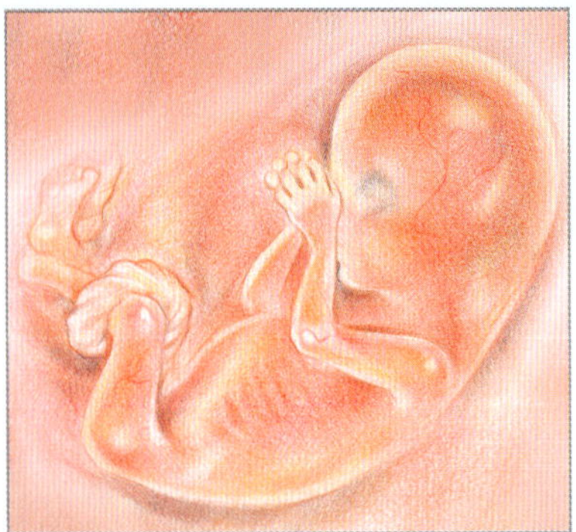

11 SAVAITĖ
Nėštumas 9 savaitė

ILGIS
44–60 mm nuo viršugalvio iki stuburgalio

SVORIS 8 gramai

MANO KŪDIKIS

Visi jos svarbiausi organai jau susiformavo ir dabar auga. Per dvi savaites jos ilgis padvigubėjo, tačiau galva vis dar labai didelė. Šios savaitės pabaigoje susiformuos vidinės ausys, akyse vystosi rainelės. Skenuojant matėsi, kiek ji turi pirštų. Ji gali žiovauti, ryti ir čiulpti. Rizika, kad išsivystys apsigimimai, jau sumažėjo.

12 BŪSIMOS MOTINOS SAVAITĖ

Fantastiška – skenuojant ultragarsu aš mačiau savo kūdikį. Buvo ištirtas kaklo raukšlės storis, parodantis Dauno sindromo riziką. Rytais jau nebepykina. Nors dėl hormonų kiekio oda atrodo švelnesnė, aš vis dar išberta spuogų. Tenka dažniau šlapintis; spėju, kad didėjanti gimda spaudžia šlapimo pūslę.

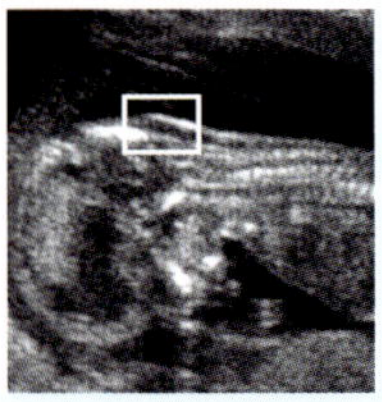

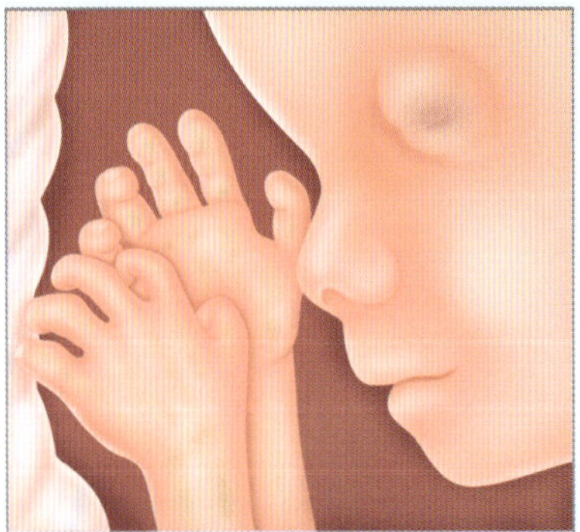

12 SAVAITĖ
Nėštumas 10 savaitė

ILGIS
61 mm nuo viršugalvio iki stuburgalio

SVORIS 8–14 gramų

MANO KŪDIKIS

Ji nebe tik judina galvą ir galūnes – ji sukinėjasi ir įgijo refleksus, tačiau visi judesiai dar nesąmoningi. Auga plaukai ir nagai, o kaulai kietėja. Matomi jos lyties organai, o smegenyse esanti kankorėžinė liauka gamina hormonus. Pradeda formuotis balso stygos. Virškinimo sistema jau gali susitraukinėti ir stumti maistą žemyn bei įsiurbti gliukozę. Žarnos vėl yra pilvo ertmėje.

13 BŪSIMOS MOTINOS SAVAITĖ

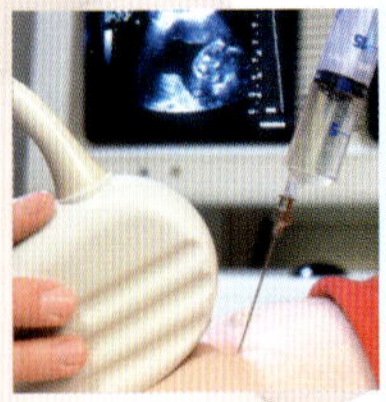

Tai pirmoji antro nėštumo trimestro savaitė. Aš jaučiuosi gerai; sumažėjo persileidimo rizika. Mažiau svyruoja nuotaika. Atliktas choriono gaurelių tyrimas, parodantis galimas kūdikio genetines ligas ar chromosominius sutrikimus.

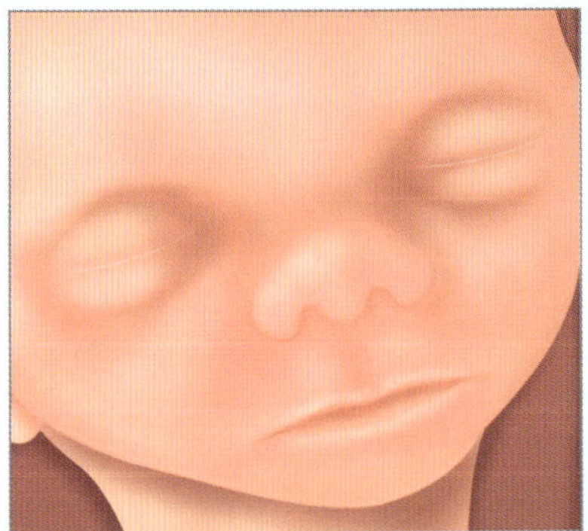

13 SAVAITĖ
Nėštumas 11 savaitė

ILGIS
75 mm nuo viršugalvio iki stuburgalio

SVORIS 20 gramų

MANO KŪDIKIS

Nors aš to negaliu pajausti, kūdikis nuolatos šokinėja aukštyn ir žemyn. Besidalijančios nervų ląstelės suformuoja sinapses, todėl jos refleksai darosi sudėtingesni. Veidas jau turi išraišką – akys priartėjo viena prie kitos (tačiau vokai dar 4 mėnesius bus suaugę), o ausys jau beveik reikiamose vietose. Jos kepenys jau gamina tulžį, o inkstai išskiria šlapimą į šlapimo pūslę.

14 BŪSIMOS MOTINOS SAVAITĖ

Jau matosi pilvas, todėl pradėjau galvoti apie nėščiosioms skirtus drabužius. Kartais užkietėja viduriai, taip atsitinka dėl padidėjusio progesterono kiekio ir dėl to, kad auganti gimda spaudžia žarnyną. Pradėjau gerti daugiau vandens ir valgyti daug skaidulų turinčių vaisių ir daržovių. Placenta jau susiformavo ir gamina visus reikiamus hormonus. Pradėjau vėl jaustis energinga.

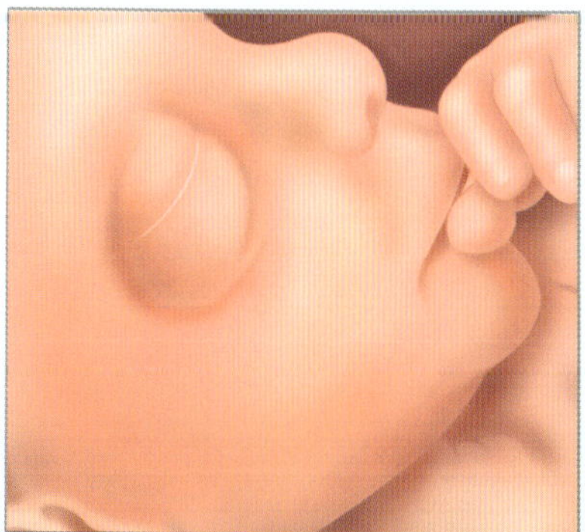

14 SAVAITĖ
Nėštumas 12 savaitė

ILGIS
80–93 mm nuo viršugalvio iki stuburgalio

SVORIS 25 gramai

MANO KŪDIKIS

Rankų judesiai jau gana sudėtingi; ji gali judinti nykštį atskirai nuo kitų pirštų, įsikišti jį į burną ir čiulpti. Nervų sistema funkcionuoja. Matosi skruostai, o akys užėmė tikrąją vietą. Išryškėjo nosis – vis labiau matosi nosies nugarėlė. Ji bando kvėpuoti. Lytį nustatyti lengviau, nes geriau išsivystė išoriniai lyties organai.

15 BŪSIMOS MOTINOS SAVAITĖ

Nėštumą palaikantys hormonai paveikė ir mano odą, plaukus bei dantenas. Man reikia dažniau drėkinti burną ir masažuoti dantenas, kad jose geriau cirkuliuotų kraujas. Pastebėjau, kad keičiasi odos pigmentacija. Kitą savaitę vėl eisiu pas gydytoją. Sužinosiu ankstesnio kraujo tyrimo rezultatus, galėsiu ultragarso monitoriuje paklausyti kūdikio širdies plakimo.

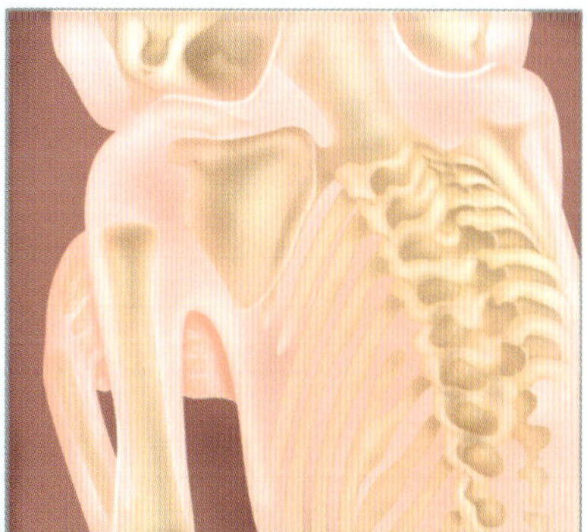

15 SAVAITĖ
Nėštumas 13 savaitė

ILGIS
104–114 mm nuo viršugalvio iki stuburgalio

SVORIS 50 gramų

MANO KŪDIKIS

Kadangi jos griaučiuose vis daugiau kaulų, ji vis lengviau juda ir gali sugniaužti kumščius. Jos ploną permatomą odelę dengia labai švelnūs plaukai, vadinami pūkeliais; pūkeliai padeda reguliuoti kūno temperatūrą. Be pūkelių, jai išaugo antakių ir galvos plaukai. Jos vidurinėje ausyje esantys mažyčiai kauleliai kietėja, tačiau kol kas ji dar normaliai negirdi. Tačiau ji jau gali parodyti keletą grimasų ir suraukti antakius.

16

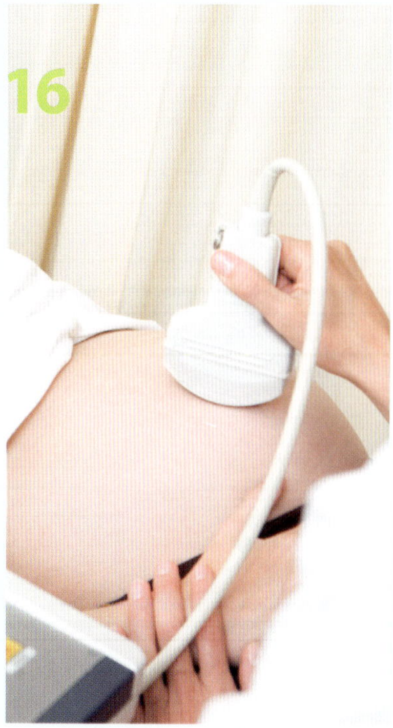

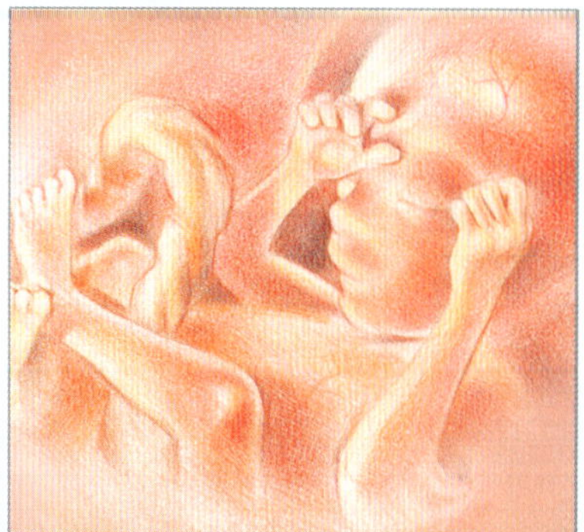

16 SAVAITĖ
Nėštumas 9 savaitė

ILGIS
108–116 mm nuo viršugalvio iki stuburgalio

SVORIS 80 gramų

MANO KŪDIKIS

Rankos ir kojos pilnutinai išsivystė; kojos jau ilgesnės už rankas. Visi sąnariai lankstūs, o kauluose kaupiasi vis daugiau kalcio. Kai kurie atliekami judesiai yra greiti ir sudėtingi, juos vis labiau valdo smegenys. Jos nervų sistema ir raumenys atsako į smegenų impulsus, todėl spardantis, vartantis ir raitantis ji jau gali koordinuoti judesius. Imuninė sistema pradeda gaminti apsauginius antikūnus.

NĖŠTUMO KALENDORIUS

17 BŪSIMOS MOTINOS SAVAITĖ

Mano krūtys tapo jautrios, teko pasirinkti didesnio dydžio liemenėlę. Gimda pakilo aukštyn, ji nebespaudžia šlapimo pūslės, todėl šlapinuosi nebe taip dažnai. Didesnis cirkuliuojančio kraujo kiekis apkrauna smulkesnes kraujagysles, todėl kartais man kraujuoja iš nosies. Dėl vandens susikaupimo organizme kartais man patinsta rankos ir kojos.

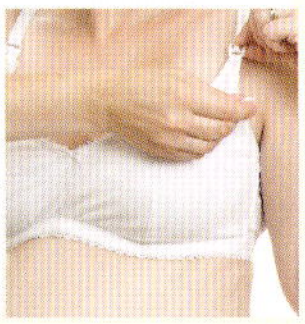

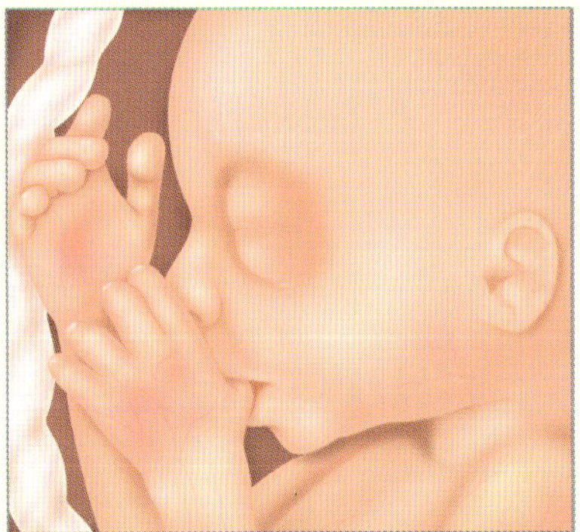

17 SAVAITĖ
Nėštumas 15 savaitė

ILGIS
11–12 cm nuo viršugalvio iki stuburgalio

SVORIS 100 gramų

MANO KŪDIKIS

Jos kraujotakos ir šlapimo sistemos jau veikia; šlapimo pūslė pripildė amnioną, todėl kūdikis praryja skysčio perteklių. Per parą jos širdis perpumpuoja 24 litrus kraujo. Galva labiau atitinka kūno dydį, tačiau dėl riebalų stokos veidinė dalis dar maža. Akys jau didelės; dar auga galvos ir veido plaukai bei blakstienos, kaupiasi riebalai, kurie padės palaikyti kūno temperatūrą gimus.

18

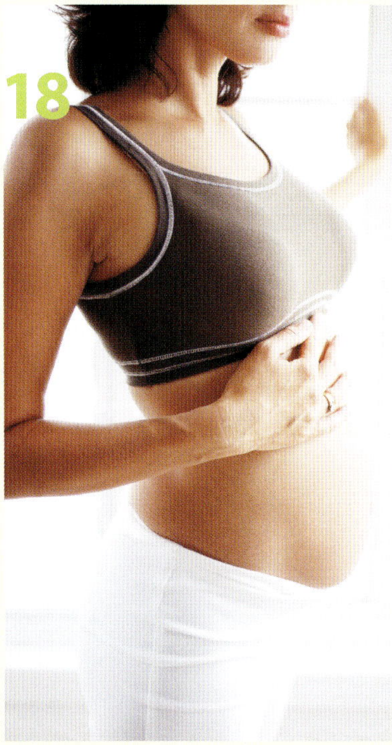

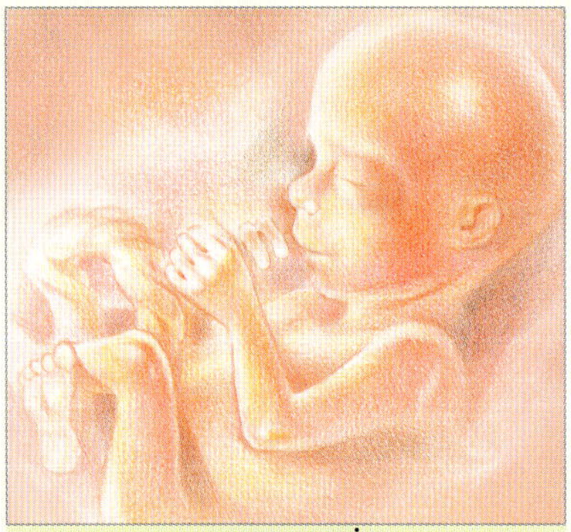

18 SAVAITĖ
Nėštumas 16 savaitė

ILGIS
12,5–14 cm nuo viršugalvio iki stuburgalio

SVORIS 150 gramų

MANO KŪDIKIS

Plaučiuose vystosi mažyčiai oro maišeliai, vadinami alveolėmis. Susiformavo rankų ir kojų pirštų pagalvėlės, matosi pirštų atspaudų užuomazgos. Rankos gali judėti visaip, ji gali suspausti kumščius, stumti ir griebti. Akys savo vietose, veide daugiau riebalų. Žarnose kaupiasi nesuvirškintos praryto amniono skysčio liekanos, vadinamos mekonijumi; jo dėka žarnynas pradės judėti.

19 BŪSIMOS MOTINOS SAVAITĖ

Pirmą kartą pajutau kūdikį judant – tai tikrai įspūdinga! Mano energingumas visiškai atsistatė, o lytinis potraukis padidėjo (papildomas estrogeno kiekis skatina kraujo pritekėjimą į dubenį). Visi tvirtina, kad aš „sužydėjau". Tikiuosi jie nenori tuo pasakyti, kad mano šlaunys ir sėdmenys padidėjo! Darau lengvą mankštelę, kuri turėtų palengvinti nėštumą ir ruošia mane gimdymui.

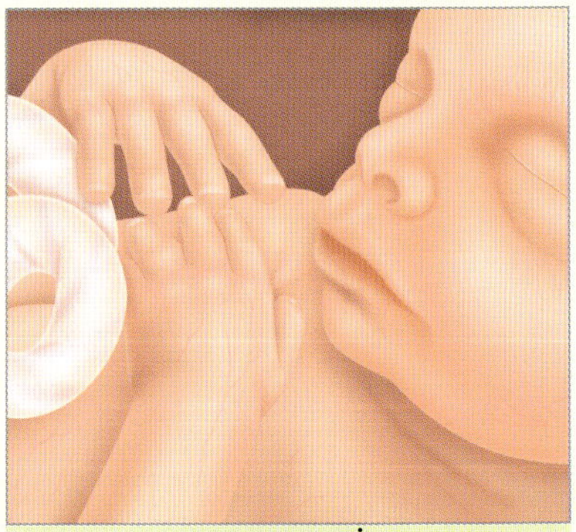

19 SAVAITĖ
Nėštumas 17 savaitė

ILGIS
13–15 cm nuo viršugalvio iki stuburgalio

SVORIS 200 gramų

MANO KŪDIKIS

Pradeda susidaryti apsauginė, vandeniui nelaidi danga, vadinama varškiniu tepalu (*vernix caseosa*); tai balta riebi medžiaga. Viduje jos nervus padengia riebalinis dangalas, vadinamas mielinu. Informacijos srautas yra tikslus ir greitas, todėl ji geba atlikti sąmoningus ir koordinuotus judesius. Skrandis pradėjo gaminti skrandžio sultis; jos padeda sugerti amniono skystį, pernešti jį į kraujotakos sistemą, kur skystis filtruojamas. Susiformavo speneliai, visi vidiniai lyties organai jau savo vietose. Berniukų lyties organai jau susiformavę ir gerai matomi.

20 BŪSIMOS MOTINOS SAVAITĖ

Apsilankymo metu gydytojas skenavo mane ultragarsu, norėdamas pamatyti kūdikį ir įvertinti jo vystymąsi. Pilvas labiau matosi; aš priaugau svorio, pasikeitė mano laikysena – aš tapau ori. Kadangi lenkiuosi į priekį, pradėjo skaudėti nugarą, o gulėti lovoje tapo nepatogu. Patogiau, kai tarp kelių ir po pilvu pasidedu pagalvių.

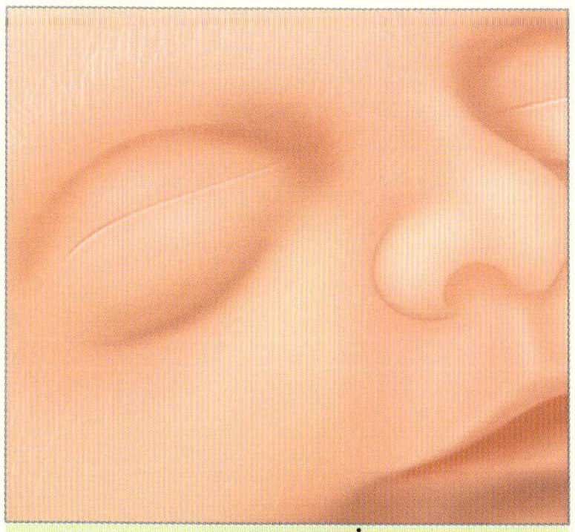

20 SAVAITĖ
Nėštumas 18 savaitė

ILGIS
14–16 cm nuo viršugalvio iki stuburgalio

SVORIS 255 gramai

MANO KŪDIKIS

Jos vystymasis jau įpusėjo. Smegenys gamina daugiau nervinių ląstelių, kurios svarbios jutimams; atsiranda sinapsės, būtinos atminčiai ir mąstymui. Oda darosi ketursluoksnė. Viename sluoksnyje yra raukšlių, iš kurių susidarys pirštų, delnų ir pėdų paviršiaus struktūros. Širdelės plakimas jau girdimas stetoskopu. Ji turi 300 kaulų (bręstant kai kurie jų susilies, todėl liks tik 206) ir apie 6 milijonus kiaušialąsčių kiaušidėse (bet gimus jų bus likęs tik milijonas).

21 BŪSIMOS MOTINOS SAVAITĖ

Dėl priaugusio svorio aš daugiau prakaituoju; gimdos raiščiams tempiantis jaučiu pilvo skausmus. Pilvo viduryje atsirado vertikali ruda linija. Jaučiu, kur pilvo viršuje baigiasi gimda – ji pasiekia bambą, kuri dabar išsivertusi į išorę. Auganti gimda spaudžia plaučius, todėl neretai aš uždūstu.

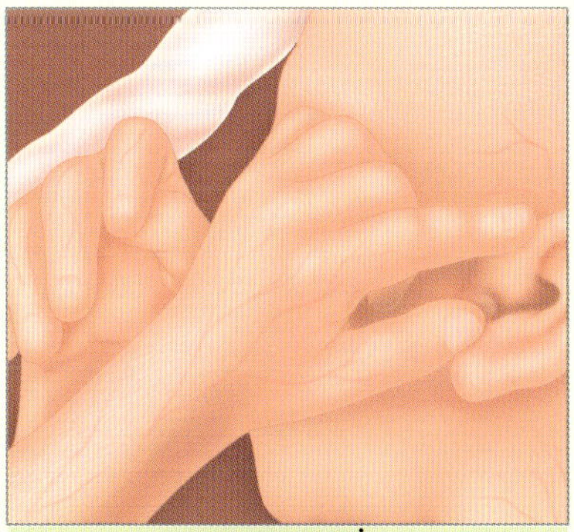

21 SAVAITĖ
Nėštumas 19 savaitė

ILGIS
16 cm nuo viršugalvio iki stuburgalio

SVORIS 300 gramų

MANO KŪDIKIS

Ji vis dar priauga svorio, kurio jai gyvybiškai reikės, kad gimus galėtų išlaikyti kūno šilumą. Virškinimo sistema dirba įsiurbdama prarytą amniono skystį, kurį filtruoja inkstai. Dauguma jos šalinamų produktų per mano kraujotaką patenka į mano inkstus, inkstai juos pašalina. Liežuvyje yra skonio kauburėlis. Lietimo pojūtis pagerėjo, jį stimuliuoja atliekami glostomieji judesiai. Skenuojant matoma, kaip kūdikis glosto sau veidą ar bambagyslę.

22 BŪSIMOS MOTINOS SAVAITĖ

Man neretai kojas traukia mėšlungis; ypač blogai jaučiuosi naktį. Bandau palengvinti mėšlungį – vaikštau basa, ištiesiu ir sulenkiu kojas. Jei tik galiu, laikau kojas pakeltas. Mano apetitas pagerėjo, tačiau stengiuosi nevalgyti nesveiko maisto ir užkandžių, tačiau kartais labai norisi ko nors netinkamo.

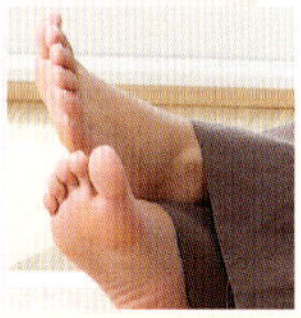

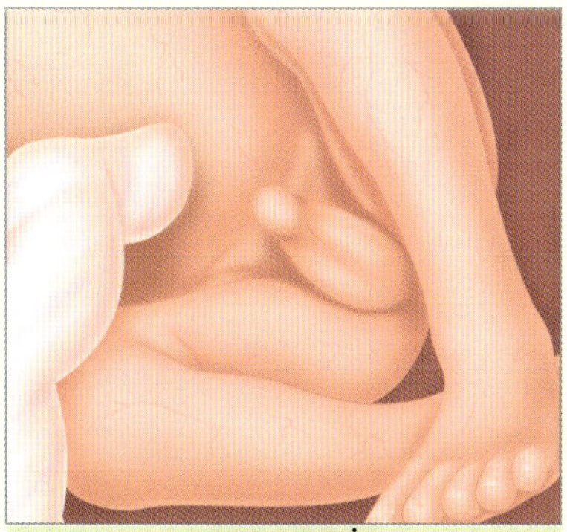

22 SAVAITĖ
Nėštumas 20 savaitė

ILGIS
19 cm nuo viršugalvio iki stuburgalio

SVORIS 350 gramų

MANO KŪDIKIS

Jos būdravimo periodus keičia miegas. Kai ji miega, gali pabusti jei patapšnoju sau per pilvą arba jei išgirsta garsų triukšmą. Dabar jos smegenys auga gana greitai, ypač ta vieta, kuri gamina smegenų ląsteles. Jos vidaus organų veikla vis labiau specializuojasi. Oda jau mažiau permatoma; ji vis dar raudona, raukšlėta ir apaugusi pūkeliais. Išsivystė prakaito liaukos. Berniukų sėklidės iš pilvo ertmės leidžiasi į kapšelį; jose jau gaminasi sperma.

NĖŠTUMO KALENDORIUS

23 BŪSIMOS MOTINOS SAVAITĖ

Dėl padidėjusio pilvo man prasidėjo nevirškinimo ir rėmens priepuoliai; dabar kasdien valgau kelis kartus po nedaug, o pavalgius pasivaikštau, tai padeda geriau virškinti. Plaukai sustorėjo, nes jie nebeslenka. Iš krūtų kartais išteka keli lašai priešpienio.

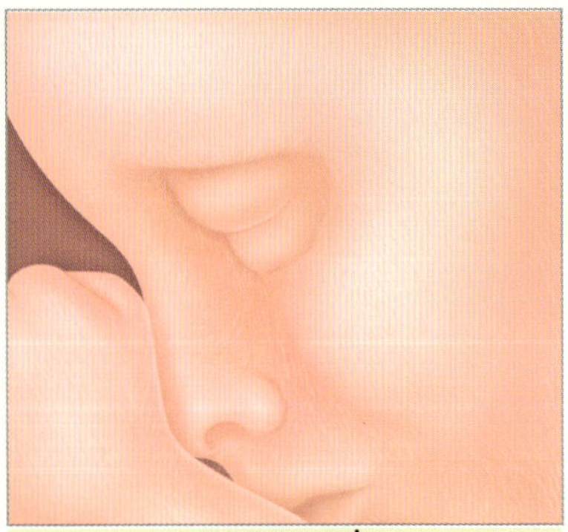

23 SAVAITĖ
Nėštumas 21 savaitė

ILGIS
20 cm nuo viršugalvio iki stuburgalio

SVORIS 455 gramai

MANO KŪDIKIS

Ji jau primena naujagimį, tik oda dar raukšlėta ir permatoma; kūno plaukai gali būti tamsesni. Labiau matomos lūpos, o dantų užuomazgos yra žemiau dantenų. Vidinės ausies kaulai jau sukietėjo, todėl pagerėjo jos klausa; ji geriau girdi žemus, o ne aukštus tonus. Vystosi kasa; vėliau ji ims gaminti insuliną, labai reikalingą riebalų kaupimuisi jos audiniuose.

24 BŪSIMOS MOTINOS SAVAITĖ

Pradėjau jausti nereguliarius ir neskausmingus „bandomuosius“ Brakstono-Hikso sąrėmius, kurie padeda kūnui pasirengti gimdymui. Dubens dugno raumenims sutvirtinti pradėjau daryti Kegelio pratimus. Vis sunkiau atlikti įprastus darbus, nes kai kurie judesiai dabar negrabūs, o daugiau pavalgius kankina rėmuo. Man reikia daug ilsėtis.

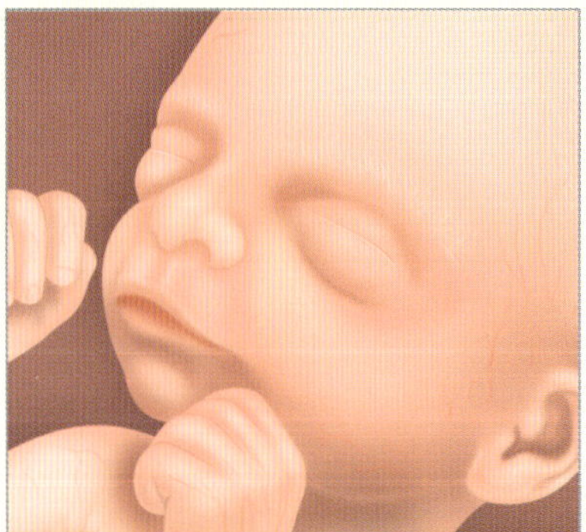

24 SAVAITĖ
Nėštumas 22 savaitė

ILGIS
21 cm nuo viršugalvio iki stuburgalio

SVORIS 540 gramų

MANO KŪDIKIS

Jei gimtų dabar, mano kūdikis gydytojų prižiūrimas jau išgyventų ir ne gimdoje, tačiau jis vis dar vystosi, o dauguma vidaus organų dar nesubrendo, ypač plaučiai. Galva vis dar didelė, lyginant su kūnu; kūnas labai plonas ir vis dar ilgėja. Veidas jau susiformavo, ji atrodo panašiai kaip atrodys gimusi; jau yra ir antakiai, ir blakstienos. Plaučiuose formuojasi kraujagyslės, bronchai ir alveolės. Pradėjo gamintis tepalas, kuris bus gyvybiškai svarbus pirmam įkvėpimui gimus.

25

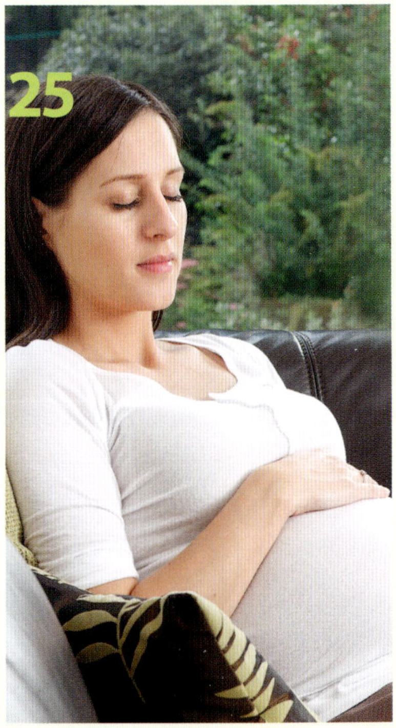

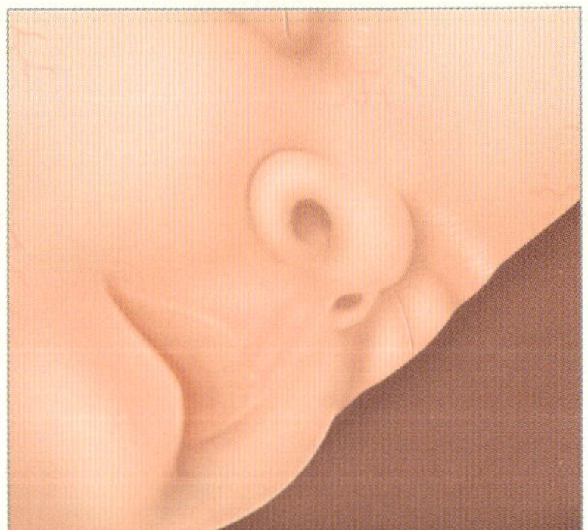

25 SAVAITĖ
Nėštumas 23 savaitė

ILGIS
22 cm nuo viršugalvio iki stuburgalio

SVORIS 700 gramų

MANO KŪDIKIS

Dienos miego ir aktyvumo režimas jau susiformavo; kai ji nemiega, galiu jausti jos spyrius ir baksnojimus. Proporcijos keičiasi, tačiau kūnas ir oda vis dar ploni. Atsiveria šnervės. Giliai dantenose iš užuomazgų pradėjo augti nuolatiniai dantys. Jos burną ir lūpas supantys nervai tapo jautresni; ji rengiasi krūties žindimui, čiulpdama savo kūno dalis. Dauguma svarbių vidaus organų jau yra gerai išsivystę.

26 BŪSIMOS MOTINOS SAVAITĖ

Mano pilvo ir krūtų odoje atsirado strijų; pilvui didėjant, dėl laikysenos pokyčių pradeda skaudėti nugarą ir po šonkauliais. Bandau gulėdama pakreipti dubenį, pamasažuoti jį arba pasiversti ant šono; ieškau patogesnės pozos. Pradėjau domėtis, kur arčiausiai namų vyksta užsiėmimai gimdyvėms.

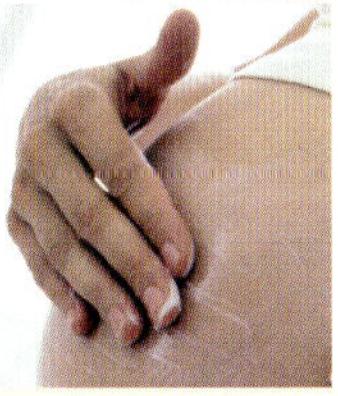

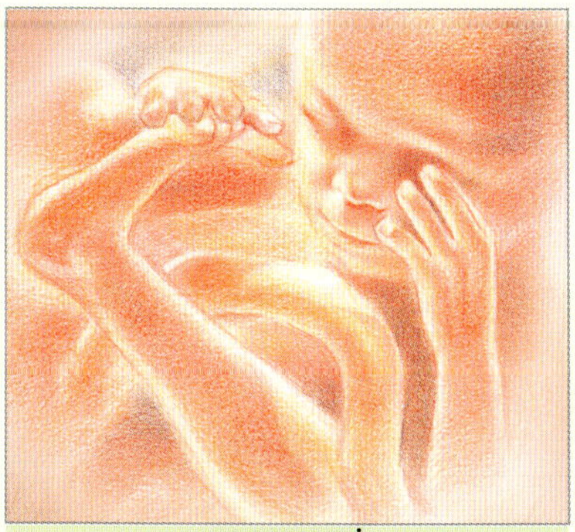

26 SAVAITĖ
Nėštumas 24 savaitė

ILGIS
23 cm nuo viršugalvio iki stuburgalio

SVORIS 910 gramų

MANO KŪDIKIS

Jai visiškai susiformavo antakiai, blakstienos ir pirštai, o sustiprėjęs stuburas gali palaikyti kūną. Ji geba atsiliepti į palietimą ir garsą; girdint muziką jos pulsas pagreitėja, ji gali judėti į taktą. Tėvas gali girdėti, kaip plaka jos širdis, jei priglaudžia galvą man prie pilvo. Ji mokosi kvėpavimo judesių. Berniukams padidėja sėklidžių ląstelės; tai svarbu, nes jos gamina testosteroną.

27 BŪSIMOS MOTINOS SAVAITĖ

Aš kartais nesulaikau šlapimo, apsišlapinu besijuokdama ar čiaudėdama, todėl dėviu įklotus ir tęsiu dubens dugno raumenų treniruotes. Darausi užuomarša, todėl nešiojuosi mažą knygelę su įvairiais priminimais, o namuose visur pridėlioju raštelių.

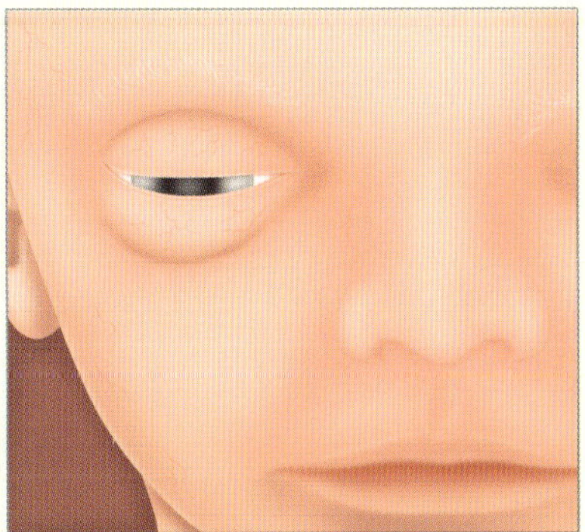

27 SAVAITĖ
Nėštumas 25 savaitė

ILGIS
24 cm nuo viršugalvio iki stuburgalio

SVORIS 1 kilogramas

MANO KŪDIKIS

Akių dugne susiformavo tinklainė, o vokai kartais prasimerkia. Blakstienos jau gali apsaugoti akis. Ji stambėja, nes po oda susikaupė šiek tiek riebalų; skonio receptoriai liežuvyje jau veikia. Tačiau jos plaučiai vis dar tebeauga, todėl ji pati kvėpuoti dar negalėtų. Be to, dar neišsivystė kepenys, o imuninė sistema per silpna. Nors smegenų veikla ir darosi sudėtingesnė, joms dar reikia daug vystytis.

28 BŪSIMOS MOTINOS SAVAITĖ

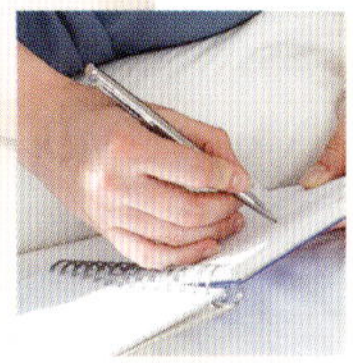

Nuo dabar iki 36 nėštumo savaitės pas gydytoją lankysiuosi du kartus per mėnesį. Bus matuojamas geležies ir gliukozės kiekis kraujuje. Aš vis storėju, todėl patiriu daug nepatogumų: užkietėjo viduriai, kojas traukia mėšlungis, dūstu ir skauda nugarą. Yra ir gerų žinių – vis labiau jaučiu, kada ji miega ir kada juda.

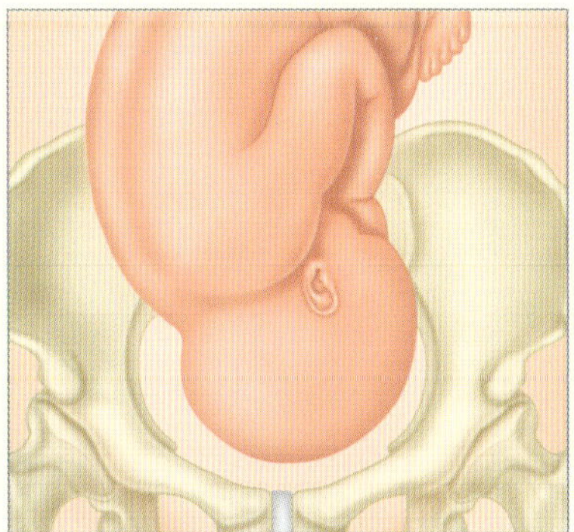

28 SAVAITĖ
Nėštumas 26 savaitė

ILGIS
25 cm nuo viršugalvio iki stuburgalio

SVORIS 1,1 kilogramo

MANO KŪDIKIS

Nors vietos nedaug, ji vis dar juda; kasdien jaučiu bent keletą spyrių. Nors plaučiai jau gali kvėpuoti oru, jie dar nepakankamai išsivystę; jei gimtų dabar, kvėpuoti jai būtų labai sunku. Kartais ji žagsi; aš jaučiu, kaip ji krūpteli kelis kartus. Dabar ji sveria trečdalį to, kiek svers gimusi, o po jos oda kaupiasi riebalai. Raumenys vis labiau išsivystę. Klausos nervai susiformavo, ji girdi vis daugiau.

NĖŠTUMO KALENDORIUS

29 BŪSIMOS MOTINOS SAVAITĖ

Iš mano krūtų išteka daugiau priešpienio; tai bus pirmasis mano vaiko maistas. Į liemenėlę įdedu kelis įklotus. Valgau tinkamus užkandžius, kad kasdien gaučiau papildomai 250–300 kalorijų. Pradėjau planuoti, kaip norėčiau gimdyti.

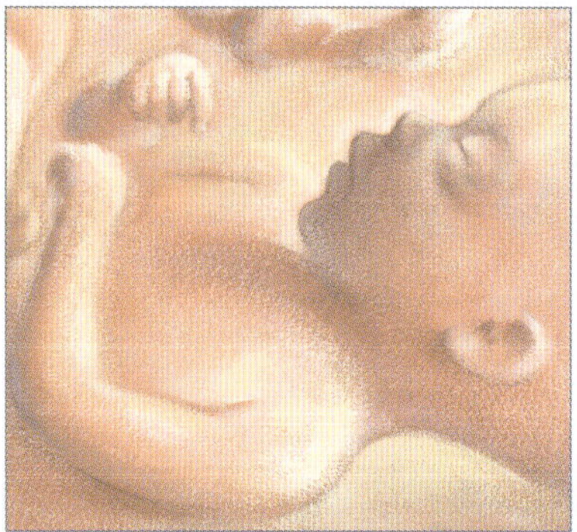

29 SAVAITĖ
Nėštumas 27 savaitė

ILGIS
26 cm nuo viršugalvio iki stuburgalio

SVORIS 1,25 kilogramo

MANO KŪDIKIS

Minkšti ir išsitempiantys jos kaukolės kaulai leidžia smegenims greit augti. Juose atsiranda raukšlių ir vagelių, kurias suformuoja besijungdamos nervinės ląstelės; daugėja smegeninio audinio. Vis didėjantis nervinių ląstelių sinapsių kiekis sukūrė keletą naujų kūno funkcijų – temperatūros kontrolę ir kvėpavimą. Jautresni tapo pojūčiai; akys labiau atsako į šviesą, ji daugiau girdi, liečia ir jaučia skonį.

30 BŪSIMOS MOTINOS SAVAITĖ

Mano gimda ir vėl spaudžia šlapimo pūslę, todėl aš vis dažniau noriu šlapintis; sunku gerai išsimiegoti. Prisideda nugaros skausmai, nuovargis, dusulys, tinimai ir vidurių užkietėjimas, todėl jaučiuosi išsekusi. Nakčiai išgeriu šilto pieno, bandau pamiegoti dienos metu.

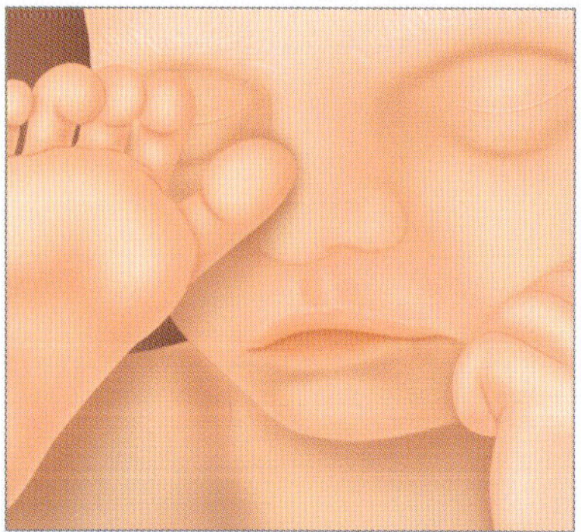

30 SAVAITĖ
Nėštumas 28 savaitė

ILGIS
27 cm nuo viršugalvio iki stuburgalio

SVORIS 1,36 kilogramo

MANO KŪDIKIS

Jai dingsta pūkeliai, todėl gimus ant kūno jų bus likę nebent keli lopeliai. Plaukai pastorėjo, oda mažiau raukšlėta. Ji atrodo apvalesnė; kaulų čiulpuose gaminasi eritrocitai, kietėja griaučiai. Smegenys, plaučiai ir raumenys vis brandesni, ji kvėpuoja ritmiškai. Judesius varžo vietos stoka gimdoje.

31 BŪSIMOS MOTINOS SAVAITĖ

Dabar esu dar lėtesnė ir nerangesnė; iš tikrųjų esu visai nekoordinuota. Svoris pakeitė mano pusiausvyrą, dėl gimdymo hormonų poveikio palaisvėjo sąnarių raiščiai, todėl turiu būti labai atsargi lipdama laiptais, po lietaus ir keldamasi iš lovos. Prieš atsikeldama privalau pasiversti ant šono.

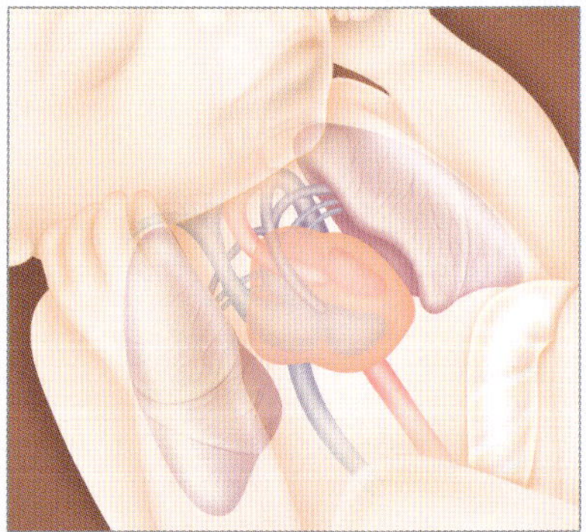

31 SAVAITĖ
Nėštumas 29 savaitė

ILGIS
28 cm nuo viršugalvio iki stuburgalio

SVORIS 1,59 kilogramo

MANO KŪDIKIS

Ji jau pilnutinai subrendusi (išskyrus plaučius ir virškinamąjį traktą) ir vis dar priauga svorio. Akys rengiasi gyventi išorėje – jos jau mato spalvas, tiesa, dar ne visas. Aktyvumo metu jos vokai atsimerkia, miegant – užsimerkia. Alveolėse vis dar gaminasi tepalas, kuris neleidžia sulipti sienelėms; tepalas gimus padės plaučiams išsiplėsti. Tai gyvybiškai svarbu, nes ji kvėpuos pati.

32 BŪSIMOS MOTINOS SAVAITĖ

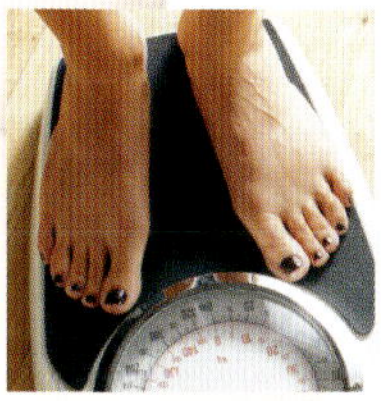

Mano gimda artėja į aukščiausią tašką – jos viršus yra apie 12 cm aukščiau bambos. Aš priaugau 8,6 kilogramo – tai ne vien kūdikis, bet ir placenta, amniono skystis, padidėjęs kraujo kiekis, krūtys ir gimda. Mano vidaus organai pasislinkę, bet tai normalu.

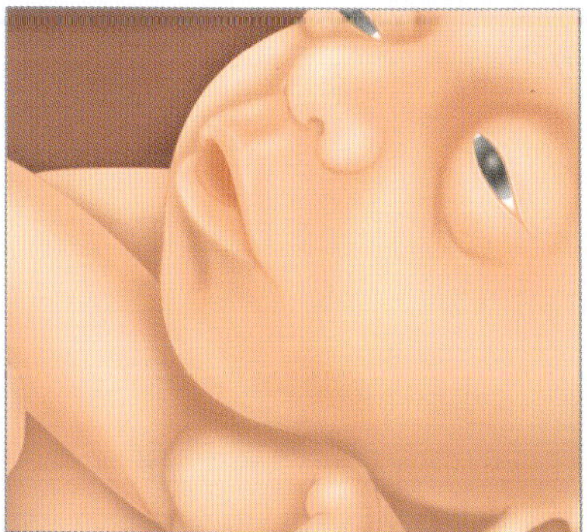

32 SAVAITĖ
Nėštumas 30 savaitė

ILGIS
29 cm nuo viršugalvio iki stuburgalio

SVORIS 1,8 kilogramo

MANO KŪDIKIS

Visi jos pojūčiai jau veikia, o rankų, kojų ir kūno dydis atitinka galvos dydį. Vidaus organai vis dar bręsta, ji tankiai kvėpuoja. Didžiąją dienos dalį ji miega (ir, galbūt, sapnuoja), o pabudusi atsimerkia ir aktyviai juda. Iš jos šlapimo pūslės teka šlapimas. Nagai gerai išsivystę, ant galvos išaugo daugiau plaukų. Gimdoje ji pasisuko galva žemyn. Berniukų sėklidės jau nusileidusios į kapšelį.

33 BŪSIMOS MOTINOS SAVAITĖ

Staiga tapo lengviau kvėpuoti, nes kūdikis pasisuko galva žemyn. Dabar geriau virškinu, tačiau man skauda, kai ji spiria aukštyn. Dėl skysčių užsilaikymo organizme man sutino pirštai ir kulkšnys. Nustojau dirbti daugumą darbų, perku kūdikiui drabužėlius ir daiktus.

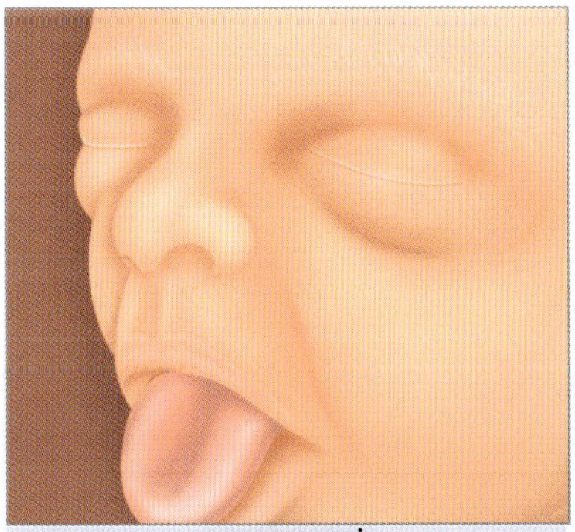

33 SAVAITĖ
Nėštumas 31 savaitė

ILGIS
30 cm nuo viršugalvio iki stuburgalio

SVORIS 2 kilogramai

MANO KŪDIKIS

Jos galva dar padidėjo, tačiau yra proporcinga pagal kūno dydį. Kaulai minkšti, tačiau visiškai išsivystę; ji kaupia vėlesniam kaulų vystymuisi gyvybiškai svarbią geležį, kalcį ir fosforą. Kūno temperatūros reguliavimo mechanizmas jau veikia teisingai; ji turi daugiau riebalų, dėl kurių odelė tapo rausva. Ji jau pažįsta artimiausią aplinką, prabudusi mokosi, o smegenyse daugėja jungčių.

34

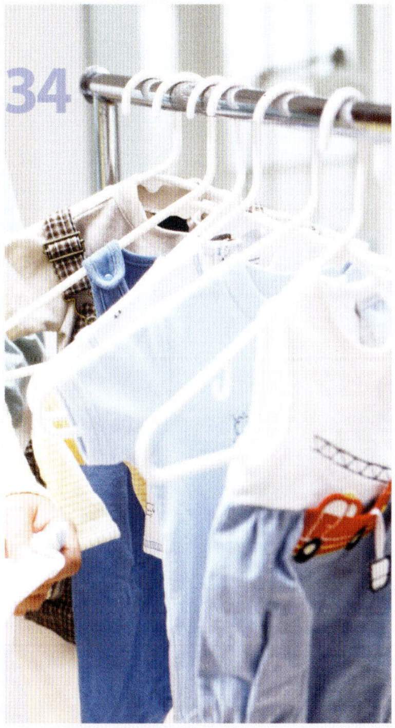

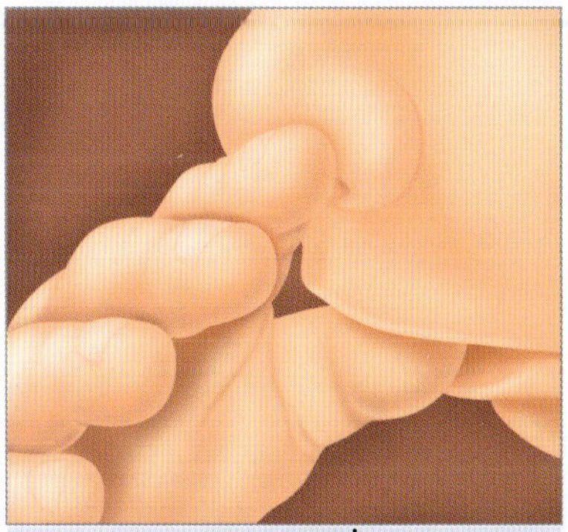

34 SAVAITĖ
Nėštumas 32 savaitė

ILGIS
32 cm nuo viršugalvio iki stuburgalio

SVORIS 2,3 kilogramo

MANO KŪDIKIS

Greit vystosi jos imuninė sistema, kuriai teks kovoti su nedidelėmis infekcijomis. Kūną dengiantis varškinio tepalo sluoksnis tapo storesnis, oda mažiau susiraukšlėjusi, rausvos spalvos. Maži rankų nagučiai yra aštrūs, jie priaugo pirštų galus. Visi jos kaulai kietėja, išskyrus kaukolę, todėl gimstant ji lengviau praslys gimdymo takais. Jai sunku judėti, todėl judesių mažiau, užtat jie stiprūs.

NĖŠTUMO KALENDORIUS

35 BŪSIMOS MOTINOS SAVAITĖ

Kraujo tūris mano kūne didėjo pirmų dviejų nėštumo trimestrų metu, nuo šiol jis nebesikeis. Vis dažniau jaučiu Brakstono-Hikso sąrėmius, tačiau tai dar ne gimdymo pradžia. Jaučiuosi suvaržyta ir sunki, bandau stovėti kuo trumpiau.

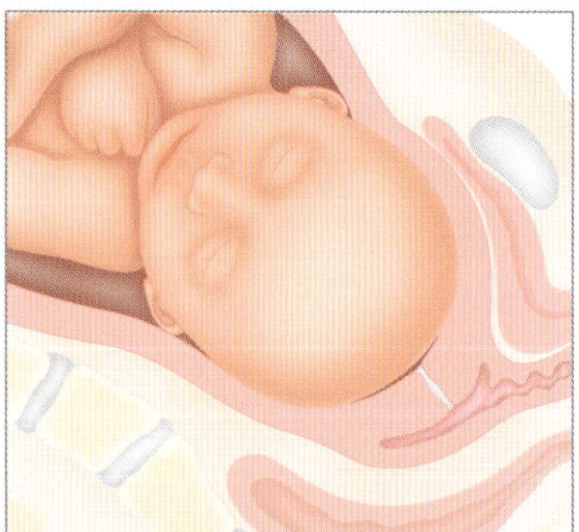

35 SAVAITĖ
Nėštumas 33 savaitė

ILGIS
33 cm nuo viršugalvio iki stuburgalio

SVORIS 2,55 kilogramo

MANO KŪDIKIS

Didėjant riebalų kiekiui kūne mano kūdikis vis apvalėja, jo judesiai vis labiau suvaržyti. Centrinė nervų sistema bręsta, ji vis ilgiau būdrauja. Virškinimo sistema ir plaučiai jau subrendo; kai kvėpuoja, juose gaminasi apsauginis tepalas. Galva įsistatė į gimdymo takus.

36 BŪSIMOS MOTINOS SAVAITĖ

Nuo šiol iki gimdymo tikrinsiuosi kas savaitę. Dėl kūdikio svorio ir besitempiančių dubens raiščių man skauda dubenį ir kojas. Kai ilsiuosi, tenka dažnai keisti kūno padėtį. Krūtys tapo dar didesnės ir sunkesnės, netikri sąrėmiai vis dar vyksta. Kitą savaitę susikrausiu krepšį, kurį reikės vežtis į ligoninę.

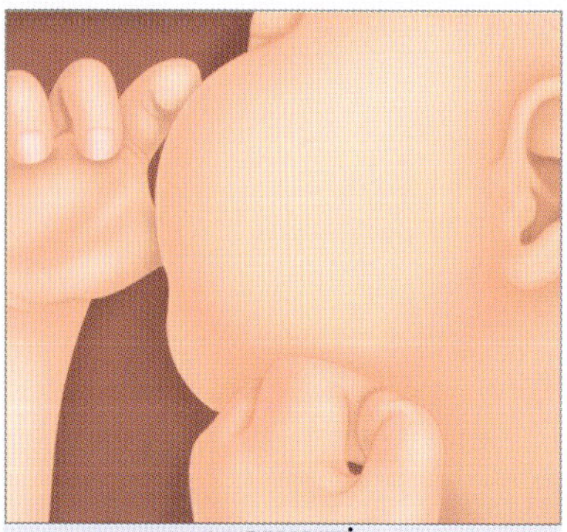

36 SAVAITĖ
Nėštumas 34 savaitė

ILGIS
34 cm nuo viršugalvio iki stuburgalio

SVORIS 2,75 kilogramo

MANO KŪDIKIS

Jos ūgis jau beveik toks, koks bus gimstant, tačiau svoris vis dar auga; šią savaitę priaugo 225 gramus. Veidas išsilygino ir skruostai papilnėjo dėl poodinių riebalų ir čiulpimo raumenų, kurie sustiprėjo mėnesių mėnesiais čiulpiant nykštį. Veidas išreiškia vis daugiau emocijų. Visiškai išsivystė inkstai, o kepenys jau šalina atliekas. Ji pažįsta mano balsą.

37

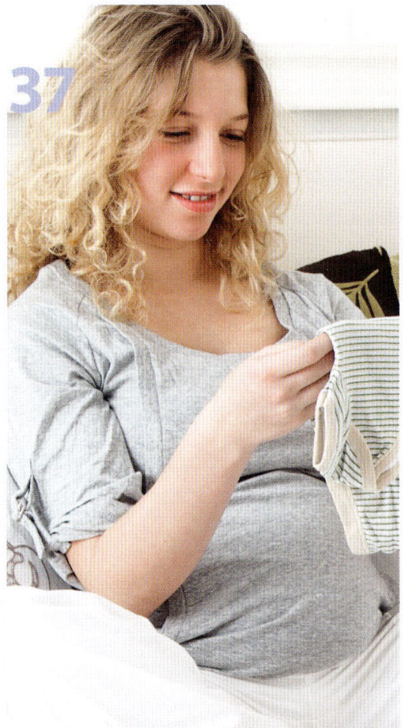

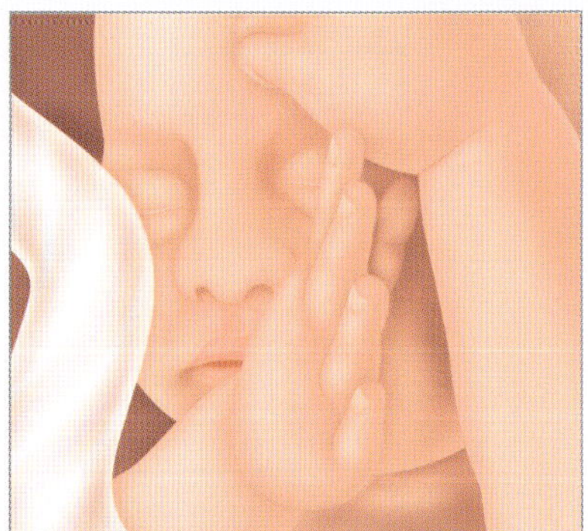

37 SAVAITĖ
Nėštumas 35 savaitė

ILGIS
35 cm nuo viršugalvio iki stuburgalio

SVORIS 2,95 kilogramo

MANO KŪDIKIS

Pradedant šia savaite, ji gali gimti bet kada. Kas skatina sąrėmius, iki šiol nežinoma. Ji vis dar sunkėja, tik nebepriauga į ilgį, o vietos turi tik bruzdėjimui. Toliau vystosi jos smegenys ir imuninė sistema; kartu su mano antikūnais ši sistema saugos ją po gimimo. Plaukų ant galvos dar padaugėjo.

38 BŪSIMOS MOTINOS SAVAITĖ

Jaučiausi tokia pavargusi ir jaudinausi dėl gimdymo, tapau irzli, todėl skiriu laiko nusiraminimui ir bandau medituoti. Jaučiuosi šiek tiek sukaitusi , nes mano kraujotaka papildomai apkrauta. Vaikas jau žemai dubenyje, tad vaikščioti yra nepatogu. Man dažnai tenka šlapintis.

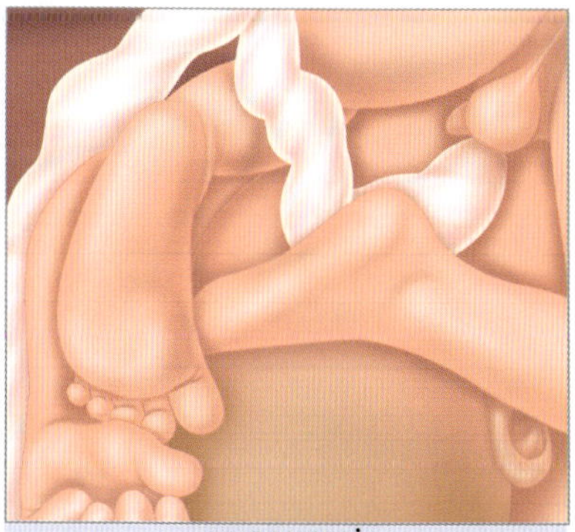

38 SAVAITĖ
Nėštumas 36 savaitė

ILGIS
36 cm nuo viršugalvio iki stuburgalio

SVORIS 3,1 kilogramo

MANO KŪDIKIS

Ji čiulpia pirštą beveik visą laiką, kai nemiega – ruošiasi savarankiškam gyvenimui. Kadangi ji užaugo, vietos judėjimui beveik neliko. Miegui kaitaliojantis su būdravimu, ji vis daugiau laiko yra aktyvi. Dauguma pūkelių jau nuslinko. Ankstyvi gimdos susitraukimai ją spaudžia.

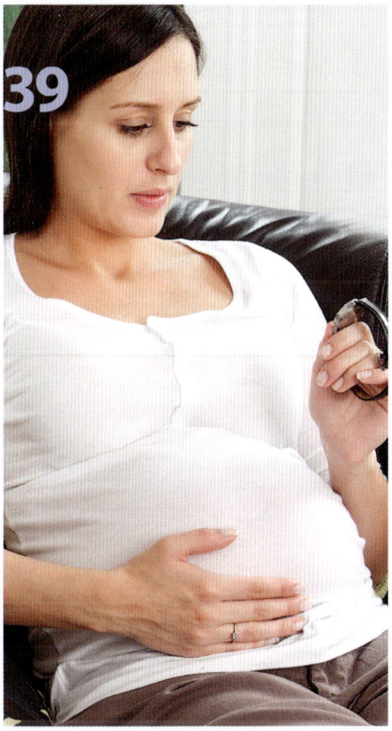

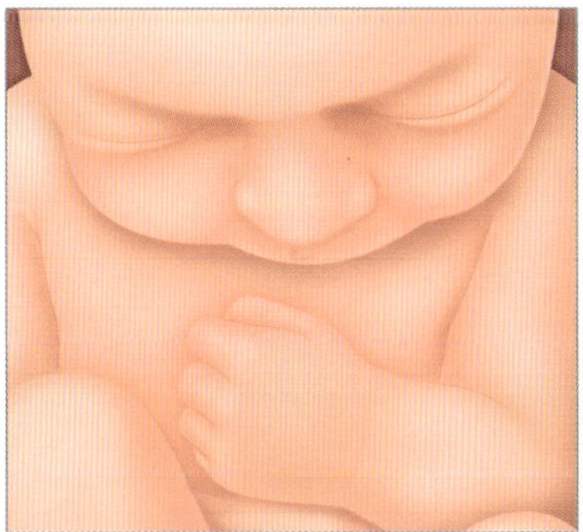

39 SAVAITĖ
Nėštumas 37 savaitė

ILGIS
37 cm nuo viršugalvio iki stuburgalio

SVORIS 3,25 kilogramo

MANO KŪDIKIS

Jos išraiška keičiasi, reaguojant į garsus, lietimą ir kitus aplinkui vykstančius įvykius. Placenta nebe taip efektyviai tiekia maisto medžiagas, tačiau vis dar praleidžia antikūnus, laikinai sužadinančius jos imuninę sistemą. Gimdoje ją supa vis mažiau amniono skysčio.

40 BŪSIMOS MOTINOS SAVAITĖ

Turėčiau gimdyti šią savaitę, tačiau nors man ir prasidėjo netikri gimdymo sąrėmiai (stipresni už Brakstono-Hikso sąrėmius), jie buvo nereguliarūs ir nutrūko man pavaikščiojus. Panašu, kad gimdysiu vėliau. Jau nebepriaugu svorio, tačiau visas svoris tenka dubeniui ir pilvui, todėl man labai nepatogu.

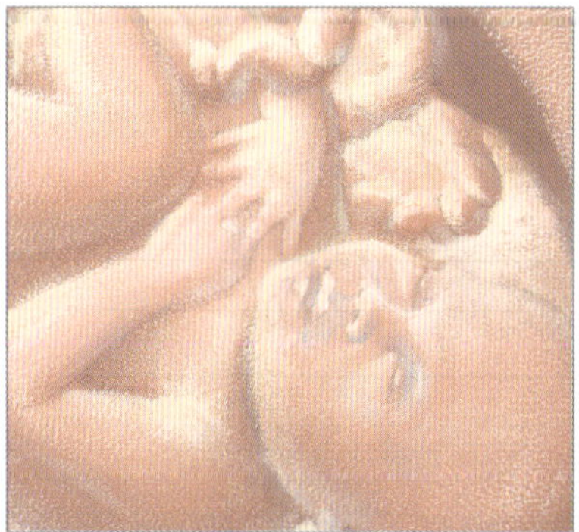

40 SAVAITĖ
Nėštumas 38 savaitė

ILGIS
38 cm nuo viršugalvio iki stuburgalio
Bendras kūno ilgis 48 cm

SVORIS 3,25 kilogramo

MANO KŪDIKIS

Mano kūdikio kūno visos sistemos jau dirba, jos žarnyne yra mekonijaus – lipnios žalsvai baltos medžiagos; tai vaisiaus išmatos. Dabar riebalai sudaro 15 % jos kūno svorio; reaguoti į išorinį pasaulį jai padės 70 refleksų. Jos galva jau gali būti įsistačiusi į gimdymo kanalą. Ji pasirengusi gimti!

Gimdymas

Nors gimdymo takai yra tik 23 cm ilgio, kanalui susiformuoti ir kūdikiui jį įveikti gali prireikti daugelio valandų. Iš pradžių gimdą uždaro gimdos kaklelis. Vėliau gimda atsidaro į makštį, susidaręs gimdymo kanalas išsiplečia tiek, kad jame telpa kūdikis. Tuo pačiu metu kūdikio galva pakeičia formą ir saugiai patenka į išorę. Niekas nežino, kas paskatina gimdymo pradžią, tačiau kai gimdą sutraukia mėšlungis, aš žinau, kad pradėjau gimdyti.

PRADEDA FORMUOTIS GIMDYMO KANALAS

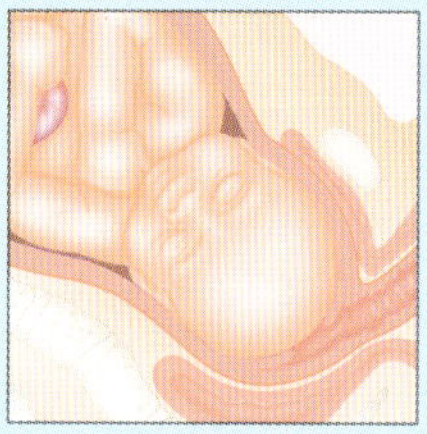

Sąrėmiai prasideda susitraukus ir sutrumpėjus gimdos raumenims. Susitraukimai primena mėšlungį, jie vyksta bangomis: prasideda, stiprėja, pasiekia kulminaciją ir vėl liaujasi. Jų tikslas – stumti kūdikio galvutę į gimdos kaklelį. Šis storas užkimštas išėjimas pamažu plonėja ir atsidaro.

Kūdikis pradeda gimti į gimdos kaklelį atkreiptu veidu. Gimdymo metu jis pasisuka į šoną, todėl plačiausia galvos dalis užima plačiausią dubens vietą.

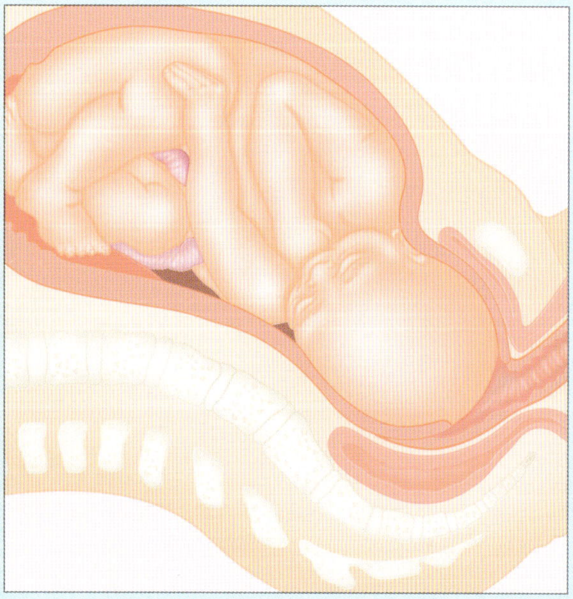

PIRMOJI GIMDYMO STADIJA BAIGIASI

Kai tik kūdikio galva pakankamai stipriai paveikia gimdos kaklelį, jis virsta minkšta anga. Pilnutinai išsiplėtęs kaklelis prasiveria apie 10 cm. Kaklelis apima kūdikio galvutę, kuri yra „įsistačiusi" pačiame jo centre. Taip baigiasi pirmoji gimdymo stadija. Dabar gimdymo kanalas – gimda, gimdos kaklelis ir makštis – yra parengtas.

Kūdikio smakras dabar prispaustas prie krūtinės, o galva ir kūno viršutinė dalis pasisuka; veidas atsisuka į motinos nugarą.

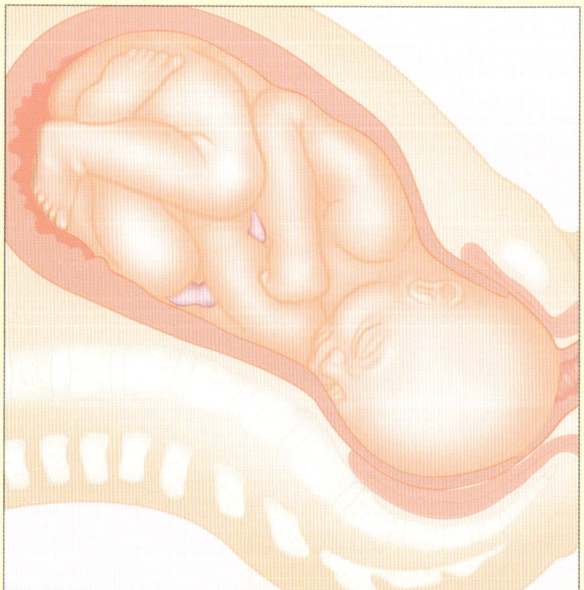

PRASIDEDA „STŪMIMO“ STADIJA

Intensyvus noras stangintis pakeičia banguojančius sąrėmius ir padeda kūdikiui pasirodyti; pats kūdikis irgi prisideda. Jis stumiasi kojomis, įsirėmęs į gimdos sieneles ir skverbiasi galva per gimdos kaklelį į makštį. Galvutei slenkant pro gaktikaulį ir dubens dugno raumenis, jo kaulai persidengia, palengvindami užgimimą. Kūdikis palenkia žemyn smakrą; taip galva susiaurėja, kol praeina pro dubenį. Galiausiai , prasivėrusioje makštyje pasimato vaiko galvutė.

Kūdikis pasisuka 90 ⁰ kampu ir žiūri į motinos nugarą.

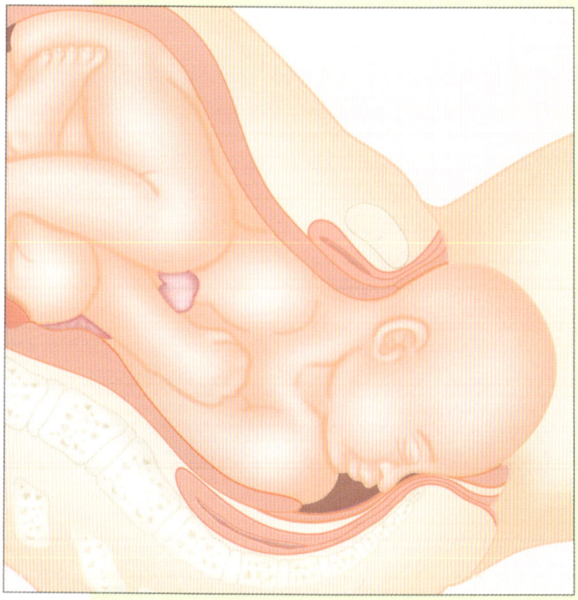

GALVA IR KŪNAS PASIRODO

Kai prasivėrusioje makštyje pasirodo kūdikio viršugalvis, dar po kelių stangų jo galva išlenda į išorę. Sekantis stanginimasis išstumia pečius, vieną po kito; kūdikio rankutės būna kietai prispaustos prie kūno. Pasirodžius pečiams, kūnelis lengvai išslysta į išorę.

Kai galvutė pasirodo, kūdikis pasisuka ir ištiesia kaklą, todėl vėl žiūri į motinos šoną.

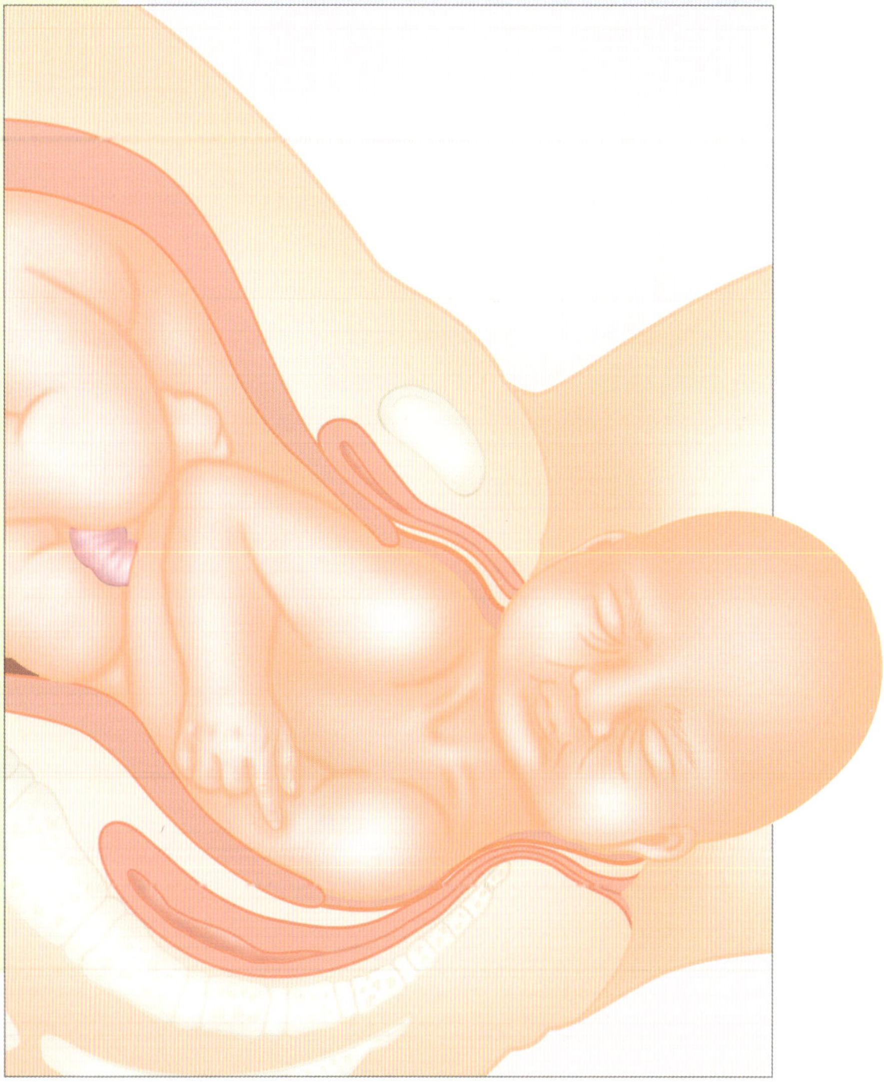

Tyrimai ir procedūros

SKENAVIMAS ULTRAGARSU

Ši garso bangų ir jų atspindžių technologija yra neskausminga ir saugi; ji sukuria gimdos ir besivystančio vaisiaus paveikslą. Iki 8–10 nėštumo savaitės skenavimas gali būti atliekamas naudojant į makštį įkišamą zondą; vėliau naudojamas daviklis, kuris vedžiojamas pilvu. Jei skenuojama 3D formatu, vaisiaus nuotraukos būna trimatės; 4D formatas parodo ir jo judesius.

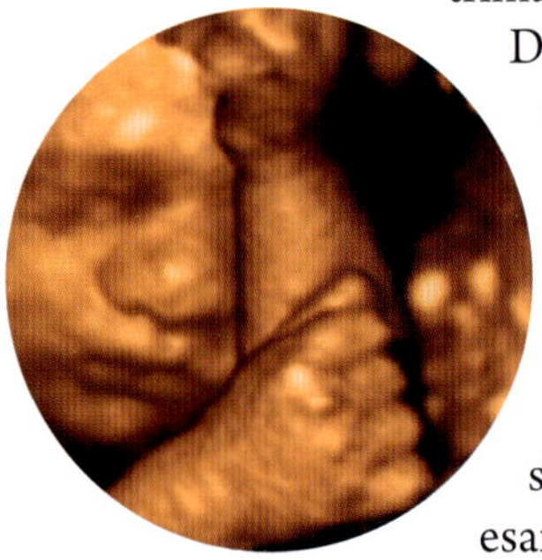

Doplerio bangos parodo, kaip kraujas teka bambagysle iš placentos į kūdikį; jos naudojamos tiriant apsigimimus (p. 33) ir placentos sutrikimus.

Valstybinės sveikatos apsaugos tarnybos pacientėms per nėštumą atliekami du skenavimai. Daugiau skenavimų ir kiti tyrimai atliekami tik esant abejonių. Pilvo oda patepama tepalu, kuriuo ir slysta daviklis. Garso bangos sklinda skysčiu (amnione), jas atspindi kietesni dariniai – širdis, smegenys ir gimdos sienelė. Paveikslėlio vaizdas būna nevienodai kokybiškas.

Pirmasis skenavimas

Dažniausiai atliekamas 11–14 savaitę. Jis skirtas:

- Nustatyti nėštumo vietą;
- Nuspėti tikslią gimdymo datą (po 20 savaitės atliktas skenavimas mažiau tikslus);
- Patikrinti vaikų skaičių. Jei randami dvynukai arba daugiau kūdikių, galima matyti, ar jų placenta yra bendra;
- Patikrinti gimdos ir kiaušidžių būklę;
- Įvertinti Dauno sindromo rizikos laipsnį. Už vaisiaus kaklo yra speciali skysčio pilna ertmė – sprando raukšlė, kuri ir pamatuojama. Jei ji storesnė nei įprasta, Dauno sindromo rizika yra padidėjusi.

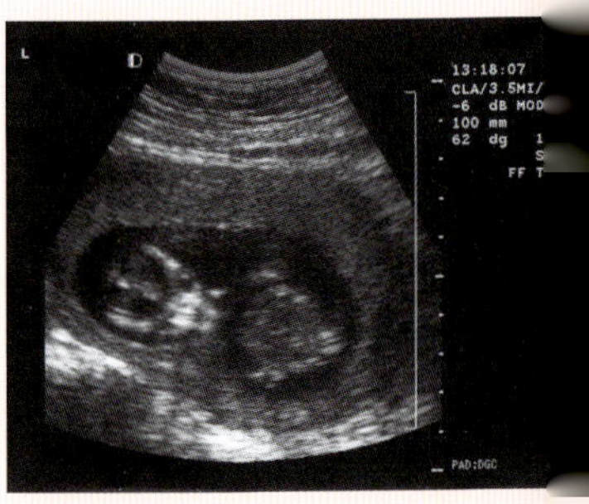

2D ultragarsas

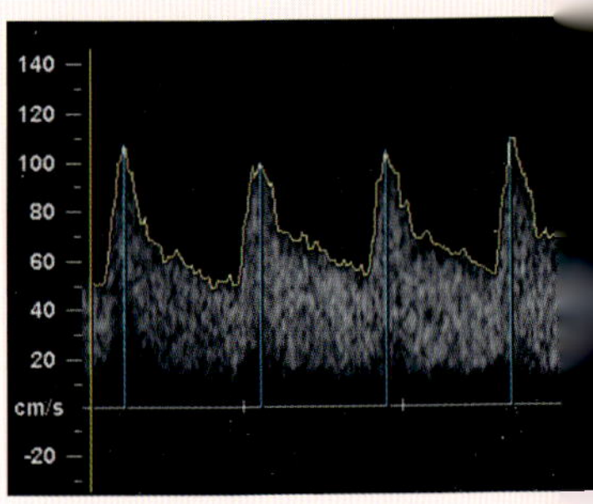

Doplerio atspindys

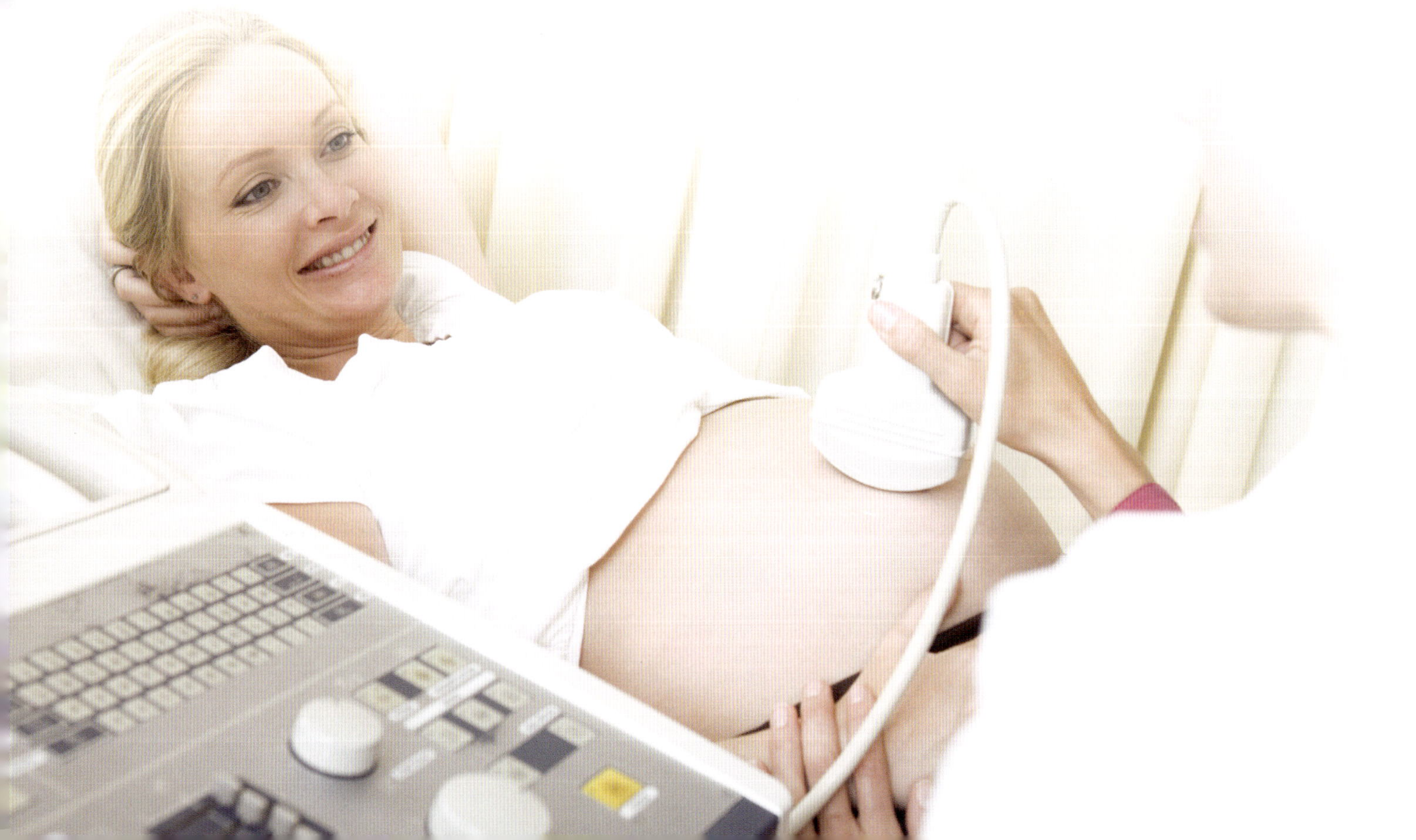

REZUS (RH) FAKTORIUS

Kai motina rezus neigiama, o jos kūdikis rezus teigiamas, jų kraujui susimaišius (pvz., gimdymo metu) motinos organizmas kūdikio kraujui ima gaminti antikūnus. Pirmajam nėštumui tas dažniausiai įtakos neturi, tačiau su antru rezus teigiamu kūdikiu jau gali būti problemų: motinos antikūnai ardo vaisiaus kraujo ląsteles ir jis sunkiai suserga.

Jei motina rezus neigiama, o tėvas – teigiamas, jai 28 ir 34 nėštumo savaitę bei po gimdymo suleidžiama rezus imunoglobulino; tai neleidžia motinos kūnui pagaminti antikūnų. Imunoglobulino taip pat suleidžiama motinai kraujuojant iš makšties po 12 nėštumo savaitės, atlikus choriono gaurelių tyrimą, amniocentezę arba pasukant vaisių ranka (žr. p. 80).

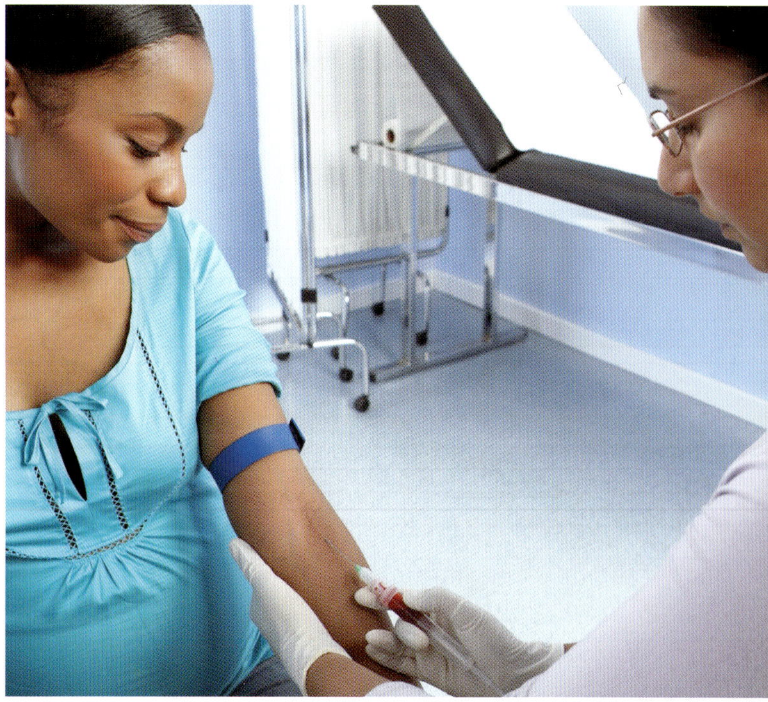

Apsigimimų tyrimas

Šis skenavimas yra detalesnis. Jis atliekamas 16–22 savaitę, norint nustatyti:

- vaisiaus anatomiją;
- nėštumo laiką;
- augimo greitį;
- amniono skysčio kiekį;
- placentos vietą;
- kūdikio lytį.

MOTINOS KRAUJO TYRIMAS

Nėštumo pradžioje motinos kraujas tiriamas nustatant anemiją, kraujo grupę ir rezus faktorių, imunitetą ir anksčiau persirgtas ligas – raudonukę, hepatitą B, sifilį ir ŽIV. Nėštumui vystantis motinos kraujas gali būti tiriamas įvertinant Dauno sindromo riziką.

Jei motinos ir jos partnerio šeimoje buvo sergama paveldimomis ligomis – Tai-Sakso liga, pjautuvine anemija, cistine fibroze arba talasemija, jai gali būti atlikti papildomi kraujo tyrimai kūdikio rizikos laipsniui įvertinti.

DAUNO SINDROMO TYRIMAS

Kūdikiui Dauno sindromo (chromosomų pokyčiai, susiję su visiška protine negalia) rizika nustatoma derinant tyrimą ultragarsu (kaklo raukšlės storio matavimą) ir serumo tyrimą. Tiriant serumą motinos kraujuje ieškoma tam tikrų medžiagų: alfa fetoproteino (AFP), žmogaus chorioninio gonadotropino (ŽCG), Papp-A ir A inhibino. Šios medžiagos į kraują patenka iš vaisiaus ir placentos. Jų kiekis padidėja sergant Dauno liga ir nervinio vamzdelio defektų atveju. Tokiu tyrimu išaiškinama 75 % moterų, kurių kūdikiams grėsmės rizika padidėjusi. Diagnozė patvirtinama tiriant vaisiaus chromosomas, paimtas amniocentezės arba choriono gaurelių tyrimo metu.

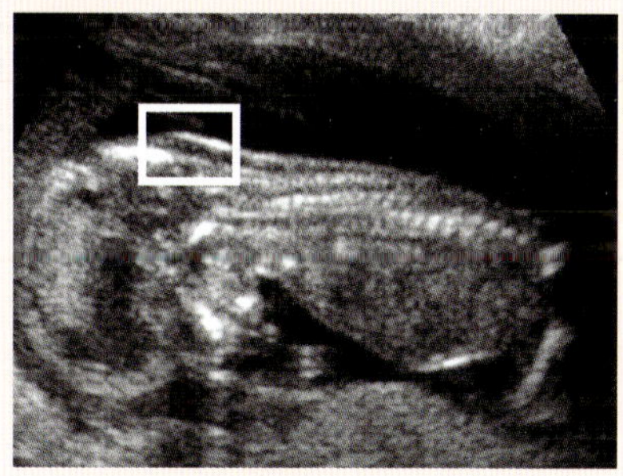

Kaklo raukšlės storio tyrimo metu matuojama, kokio storio yra skysčio pilna raukšlė vaisiaus kakle.

Jungtinėje Karalystėje 35 metų ir vyresnėms nėščioms moterims (ir toms, kurios bus 35 m. gimdydamos) yra siūlomas vienas iš šių invazyvių antenatalinių tyrimų vystymosi anomalijoms nustatyti. Po 35 metų amžiaus moterys daug labiau rizikuoja pagimdyti nenormalų kūdikį. Tyrimas rizikingas; persileidimo tikimybė po tyrimo yra tokia pati, kaip ir apsigimimo tikimybė. Tačiau daugiausia Dauno liga sergančių vaikų pagimdo jaunesnės moterys, nes dauguma jų vaikus gimdo iki 35 metų.

Vaisiaus chromosominį tyrimą gali pasidaryti ir bet kuri jaunesnė kaip 35 metų moteris, jei tik teisingai suvokia šio tyrimo naudą ir galimą grėsmę.

Choriono gaurelių tyrimas

Dažniausiai atliekamas 10–13 savaitę. Tyrimo metu paimami maži audinio, vadinamo choriono gaureliais, gabalėliai – plonos, piršto formos išaugos, iš kurių susidaro placenta. Mėginys paimamas vienu iš dviejų būdų: placentos audinio kartu su choriono gaureliais mėginys paimamas lanksčiu kateteriu, įkištu per gimdos kaklelį, arba tuščiavidure adata, įsmeigiama į gimdą per pilvo sienelę. Ultragarso monitoriuje gydytojas mato reikiamą vietą ir procedūros metu nesužeidžia vaisiaus. Paimtas audinys susidaro iš besidalijančios apvaisintos kiaušialąstės, todėl jo chromosomos ir genetinė medžiaga yra tokia pati, kaip ir vaisiaus. Tiriant laboratorijoje nustatomas audinio kariotipas (chromosomų atvaizdas). Iš atvaizdo matoma, ar normalus chromosomų skaičius ir jų vaizdas. Rezultatai kartais gaunami jau po savaitės, nors atsakymo gali tekti laukti ir 2–3 savaites.

CHORIONO GAURELIŲ TYRIMAS PER GIMDOS KAKLELĮ

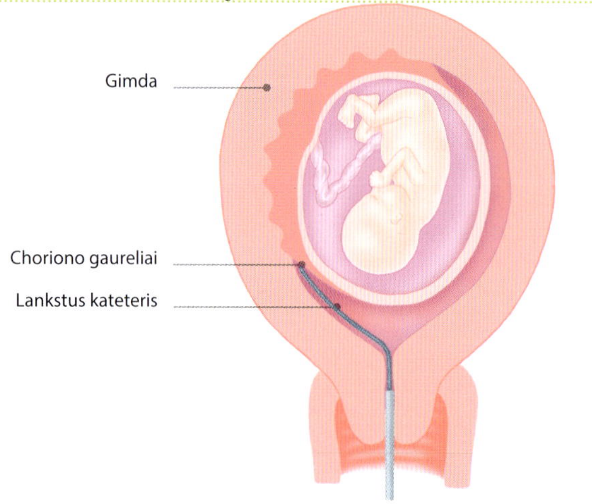

AMNIOCENTEZĖ

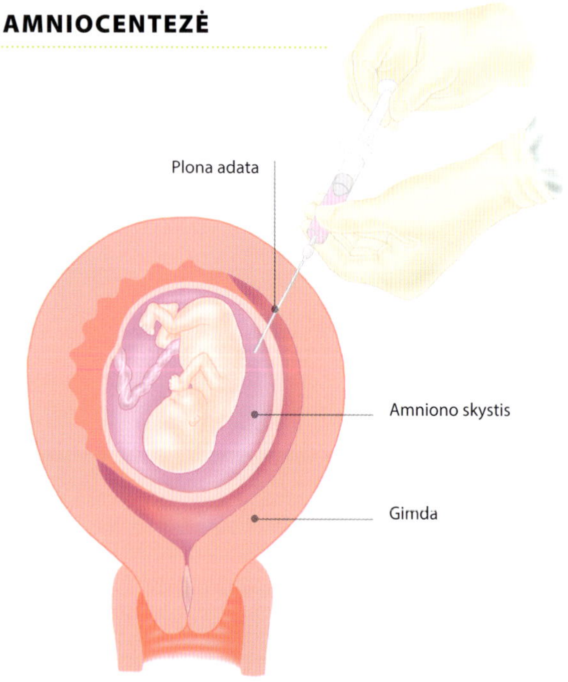

Amniocentezė

Amniocentezė atliekama 15–20 savaitę; plona adata per pilvo sienelę ir gimdą įsmeigiama į amniono maišelį ir iš gimdos ištraukiama 15–20 ml (1–2 šaukštai) amniono skysčio. Skystyje yra vaisiaus chromosomas turinčių ląstelių. Skenuojant ultragarsu pasirenkama ta vieta, kurioje skysčio sankaupa yra toliau nuo vaisiaus. Iš skysčio paimtos ląstelės yra dauginamos inkubatoriuje, todėl rezultato reikia laukti 1–2 savaites. Tyrimas parodo, ar rastos visos 23 chromosomų poros ir ar jų struktūra yra normali. Greičiau atliekamo preliminaraus FISH (fluorescentinės in situ hibridizacijos) testo rezultatas gaunamas per 24–48 valandas. Jis naudotinas, kai yra Dauno ligos, 13-osios chromosomos trisomijos (Patau sindromas) arba 18-osios chromosomos trisomijos (Edvardso sindromas) tikimybė.

Vėliau amniocentezė atliekama tiriant:

- infekcijas,
- rezus sensibilizaciją,
- apsigimimus,
- priešlaikinį gimdymą,
- vaisiaus plaučių brandą.

VAISIAUS KRAUJO TYRIMAS

Kai labai svarbu greitai gauti chromosomų tyrimo rezultatus, vaisiaus kraujo imama iš bambagyslės. Toks tyrimas atliekamas po 18 nėštumo savaitės. Jis dar vadinamas kordocenteze. Atliekamas koreguojant ultragarsu, panašiai kaip amniocentezė. Skirtumas tik tas, kad adata patenka ne į amniono skystį, o į bambagyslę. Atsakymui gauti reikia 3 dienų. Kartais atliekamas, norint diagnozuoti:

- vaisiaus infekcijas,
- vaisiaus anemiją,
- vandenę (amniono skystis kaupiasi vaisiaus organizme).

Kūdikio stebėsena

Nors ir mačiau ją spurdant aukštyn ir žemyn ultragarso tyrimo metu, iki 20 nėštumo savaitės jos judesių nejaučiau. Nebuvau netgi tikra, ar mano pajaustas virpėjimas ir yra jos judesys?

Jai paaugus, judesiai tapo geriau juntami, tačiau jie yra retesni. Panašu, kad vietos gimdoje jos gimnastikai lieka vis mažiau. Nėštumo pabaigoje galiu jausti labai stiprius spyrius į šonkaulius ir šlapimo pūslę, kartais ne tik jaučiu ją judant, bet ir matau, kaip ji ištempia mano pilvo odą.

Pripratusi prie jos judėjimo, imu pastebėti, kad kūdikis suaktyvėja nuo tam tikro mano suvalgyto maisto. Energijos jai suteikia saldumynai ir kiti cukraus turintys produktai, todėl kartais po valgio ji labai aktyvi. Ji reaguoja ir į mano emocijas. Ji ima šokinėti kai žiūriu jaudinantį filmą arba suaktyvėja klausant klasikinės muzikos, ypač lėkščių trenksmo. Dažniausiai jaučiu ją judant naktį arba kai ilsiuosi dienos metu, gal todėl kad guliu, atsipalaidavusi ir rami, niekas neblaško mano dėmesio.

AKTYVUMO TVARKARAŠTIS

Kaip ir naujagimis, mano negimęs kūdikis miega ir būdrauja reguliariai. Ji miega apie 80 % laiko, tačiau miegas būna aktyvus ir neaktyvus. Aktyvaus miego metu ji veikiausiai sapnuoja, nes judina galūnes. Apie 12 % laiko ji yra pabudusi, tačiau tik dalis šio laiko skiriama fiziniam aktyvumui. Likęs laikas skirtas perėjimui iš miego į budravimą ir atgal.

Nuo 28 savaitės man reikės pildyti vaiko judesių grafiką; taip įvertinama jos sveikata. Gydytojai sako, kad per 12 valandų turėčiau suskaičiuoti bent 10 judesių; jei judesių skaičius labai sumažėtų, turiu nedelsdama kreiptis pagalbos.

SPYRIŲ SKAIČIAVIMO LAPAS														
	39 SAVAITĖ							40 SAVAITĖ						
LAIKAS	P	A	T	K	P	Š	S	P	A	T	K	P	Š	S
9														
9.30														
10														
10.30														
11														
11.30														
12														
12.30														
1														
1.30														
2														
2.30														
3														
3.30														
4														
4.30														
5														
5.30														
6														
6.30														
7														
7.30														
8														
8.30														
9														
Jei iki 21 valandos buvo mažiau kaip 10 judesių, pažymėkite jų skaičių														
9														
8														
7														
6														
5														
4														
3														
2														
1														

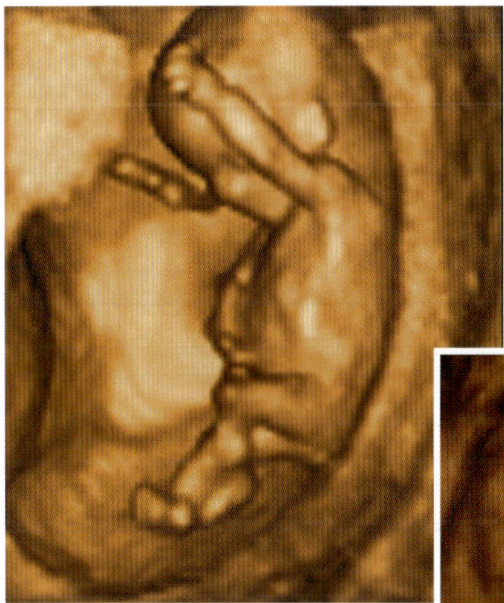

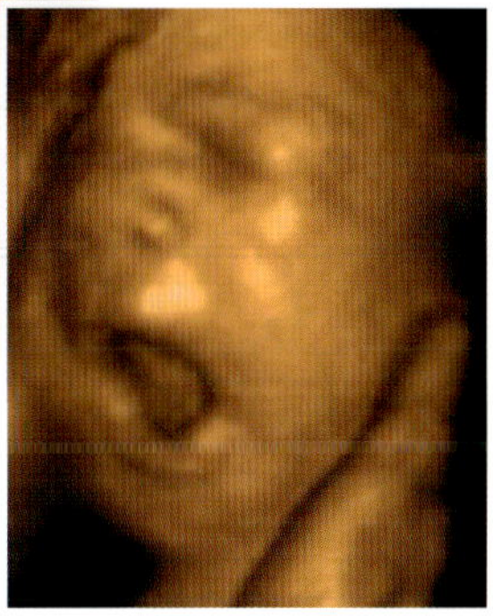

Daug įvairių judesių vaisiui būdinga jau nėštumo pradžioje. Juda visas kūnas ir galūnės (apsivertimas, spyriai ir „ėjimas"), vaisius laikosi už bambagyslės, čiulpia, žiovauja ir žagsi.

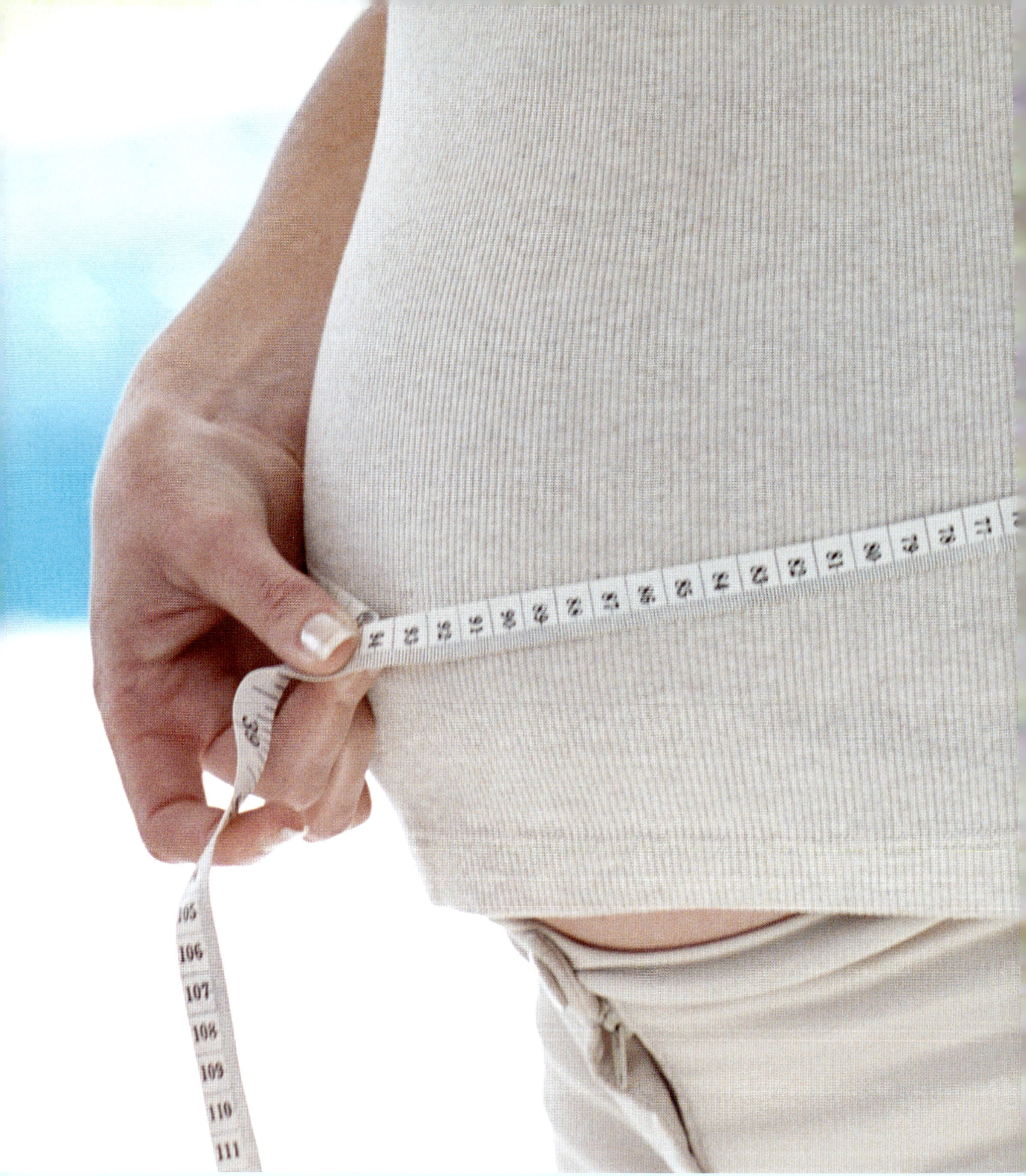

I DALIS Nėštumas

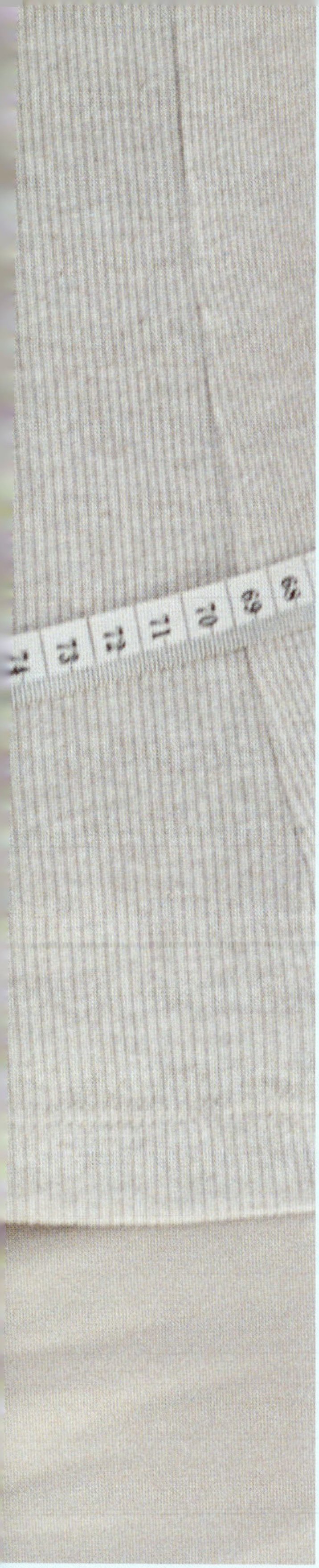

Mano nėščias kūnas

Kai mano kūnas pradeda maitinti ir saugoti jame augantį kūdikį, jame vyksta daugybė vidinių persitvarkymų. Aš apie juos žinau tik iš didėjančio nuovargio ir nuotaikų kaitos. Tačiau ką aš tikrai matau ir kuo žaviuosi – tai didėjantis pilvas. Dabar visi mato, kad aš laukiuosi kūdikio ir gali džiaugtis kartu su manimi. Man teks pakeisti savo dienotvarkę, o mano partneriui reikės priprasti prie mano figūros pokyčių.

Pokyčiai nėštumo metu

Nėštumo metu skirtumas juntamas nuo pat pradžių, tačiau daugelis pokyčių pasireiškia tik vėliau, o apie kai kuriuos sužinosite tik iš jų pasekmių. Pavyzdžiui, vėlai naktį neretai pasijuntate alkana – jūsų kūdikiui maisto reikia nuolatos, o jūs valgote tris kartus per dieną. Bus lengviau, jei dažniau valgysite po nedaug, o tarpuose užkąsite.

DIDESNĖS KRŪTYS

Vienas iš pirmiausių pokyčių – padidėjusios ir jautresnės krūtys. Jos papilnėja nuo pat nėštumo pradžios. Antrojo nėštumo trimestro metu padidėja speneliai, o juos supanti aureolė patamsėja. Krūtys kinta, nes dėl nėštumo hormonų didėja pieno liaukos, kurių prireiks žindant. Vėliau įvyksta kiti pokyčiai. Didėjant aprūpinimui krauju, krūtyse išryškėja venos, o prieš gimdymą iš krūtų gali tekėti priešpienis (šviesus ar gelsvos spalvos skystis, pirmasis kūdikio maistas).

DIDĖJANTIS PILVAS

Pilvas didėja, nes jame turi tilpti augantis vaikas ir visi gimdos dariniai. Maždaug 39 % moters svorio padidėjimo sudaro vaiko svoris, dar 31 % – placenta, amniono skystis ir gimda. Likęs svorio pokytis – tai padidėjusios krūtys ir didesnis kraujo kiekis.

Placenta maitina vaisių, aprūpina jį deguonimi, pašalina išskyras, gamina nėštumo hormonus. Prie placentos vaisius jungiasi bambagysle; ją sudaro vena ir dvi arterijos. Nors motinos ir vaiko kraujas nesusimaišo, vaisius priklausomas nuo motinos, kuri aprūpina maisto medžiagomis, antikūnais ir deguonimi, pašalina išskyras. Viską, ką valgo motina, gauna ir kūdikis, todėl jos mityba turi būti sveika ir visavertė, vengiant žalingų medžiagų (žr. p. 66).

PIENO GAMYBA

Pieną gaminančios ląstelių sankaupos yra alveolėse; pačios alveolės išsidėsčiusios krūties skiltyse. Iš alveolių pienas latakais patenka į ančius, o iš jų per mažas skylutes – į spenelius. Čiulpimas siunčia signalą smegenims, išsiskiria hormonas oksitocinas, kuriam veikiant ima tekėti pienas. Priešpienyje yra daugiau baltymų, negu piene; jame yra visų mineralinių medžiagų , riebalų ir vitaminų, kurių kūdikiui reikės pirmosiomis gyvenimo dienomis. Piešpienyje gausu antikūnų, kurie apsaugo kūdikį nuo infekcijų ir išvalo jo žarnyną nuo mekonijaus (pirmosios tamsiai žalios išmatos). Po priešpienio krūtis gamina priešpienio ir pieno mišinį, o vėliau – tik pieną, kuris yra maistingas ir malšinantis troškulį.

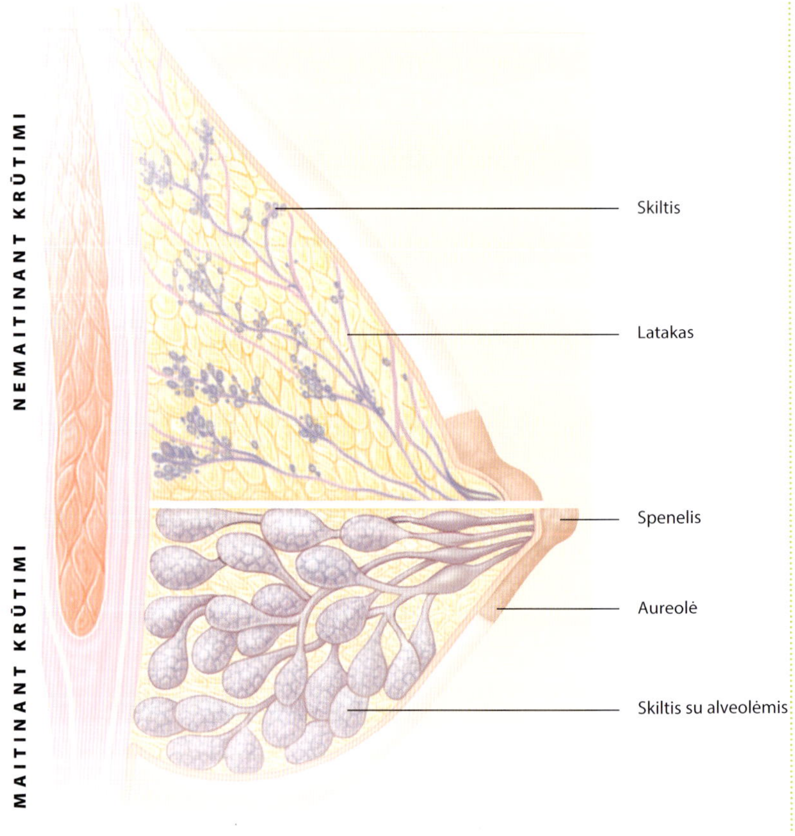

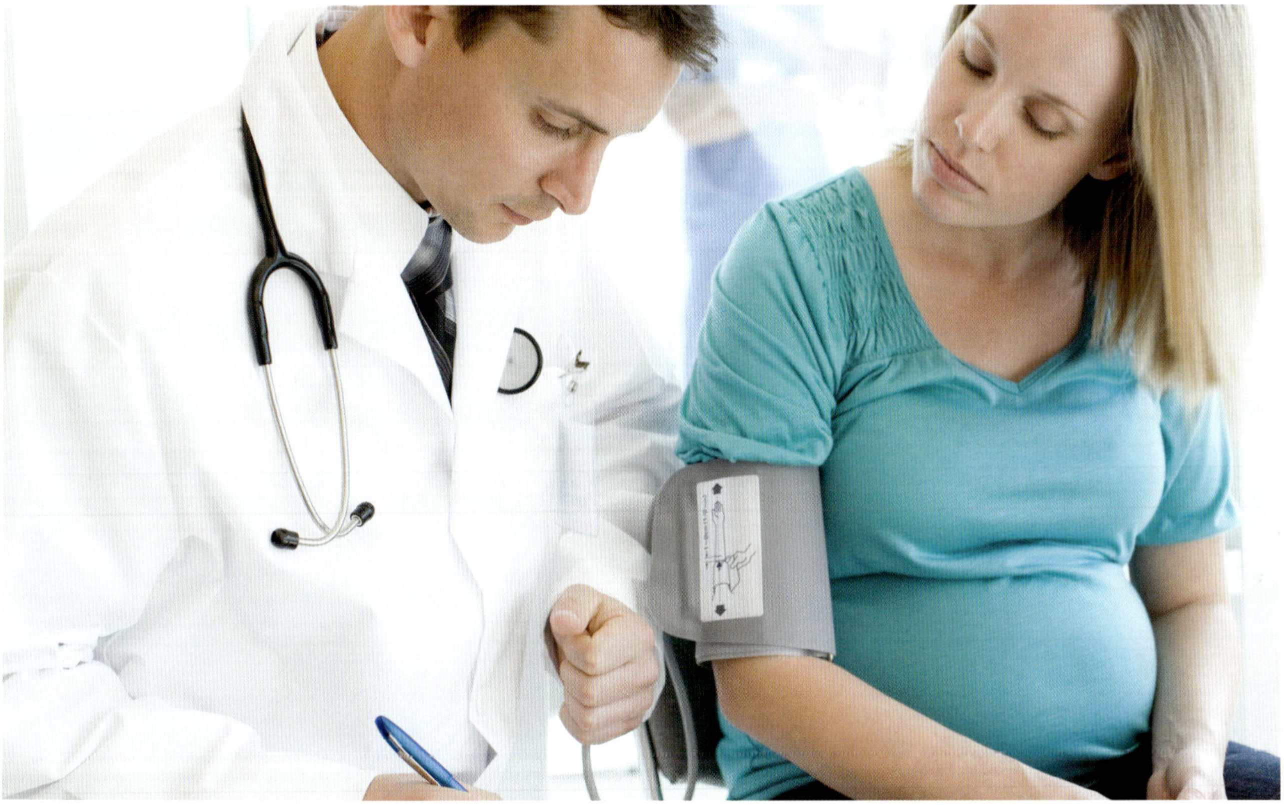

ODOS PIGMENTACIJA

Nėščiųjų pigmentacija dažnai pasikeičia. Apgamai ir dėmės neretai patamsėja, tamsi linija (*linea nigra*) gali atsirasti tarp gaktikaulio ir bambos. Šviesioms moterims veide išryškėja tamsesnė kaukės formos dėmė (chloazma, rudmė), tamsioms moterims rudmės vietoje oda pašviesėja; nuo saulės odai būna blogiau. Dėl didelės estrogeno koncentracijos bet kur kūne gali atsirasti voratinklinių angiomų – mažų raudonų taškų su išryškėjusiomis kraujagyslėmis. Nėštumo metu pakinta ir spuogai; odos būklė gerėja arba blogėja. Neturėjusioms spuogų jie gali atsirasti. Odai tempiantis, gali išryškėti tamsiai rausvos arba raudonos žymės, vadinamos strijomis.

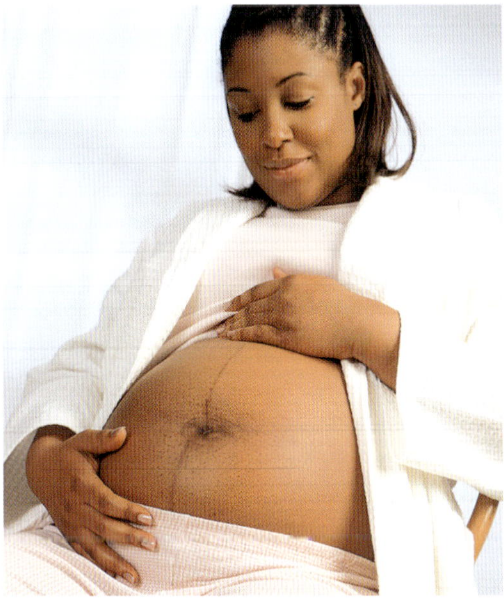

HORMONŲ POVEIKIS

Pradedanti įsitvirtinti gimdoje ir besivystanti placenta išskiria žmogaus chorioninį gonadotropiną (ChCG), kuris skatina ir kitų hormonų gamybą. Jie palaiko nėštumą ir nutraukia mėnesinių ciklą. Manoma, kad būtent dėl hormonų pirmame nėštumo trimestre moteris pykina ir jos vemia.

Progesteronas palaiko placentos veiklą, stiprina pilvo sienelę ir parengia ją gimdymui, atpalaiduoja raumenis ir atlaisvina raiščius. Toks atpalaidavimas turi ir pašalinį poveikį; suglebus žarnyno raumenims užkietėja viduriai, po valgio atsiranda nemalonus pilnumo pojūtis.

Progesteronas atpalaiduoja ir tarp skrandžio bei stemplės esantį sfinkterį (raumeninį žiedą); dėl to kartais graužia rėmuo. Veikiant progesteronui išsiplečia venos, gali išsivystyti venų varikozė. Progesteronas stimuliuoja ir padeda vystytis krūtų latakams, todėl krūtys ir tampa jautrios.

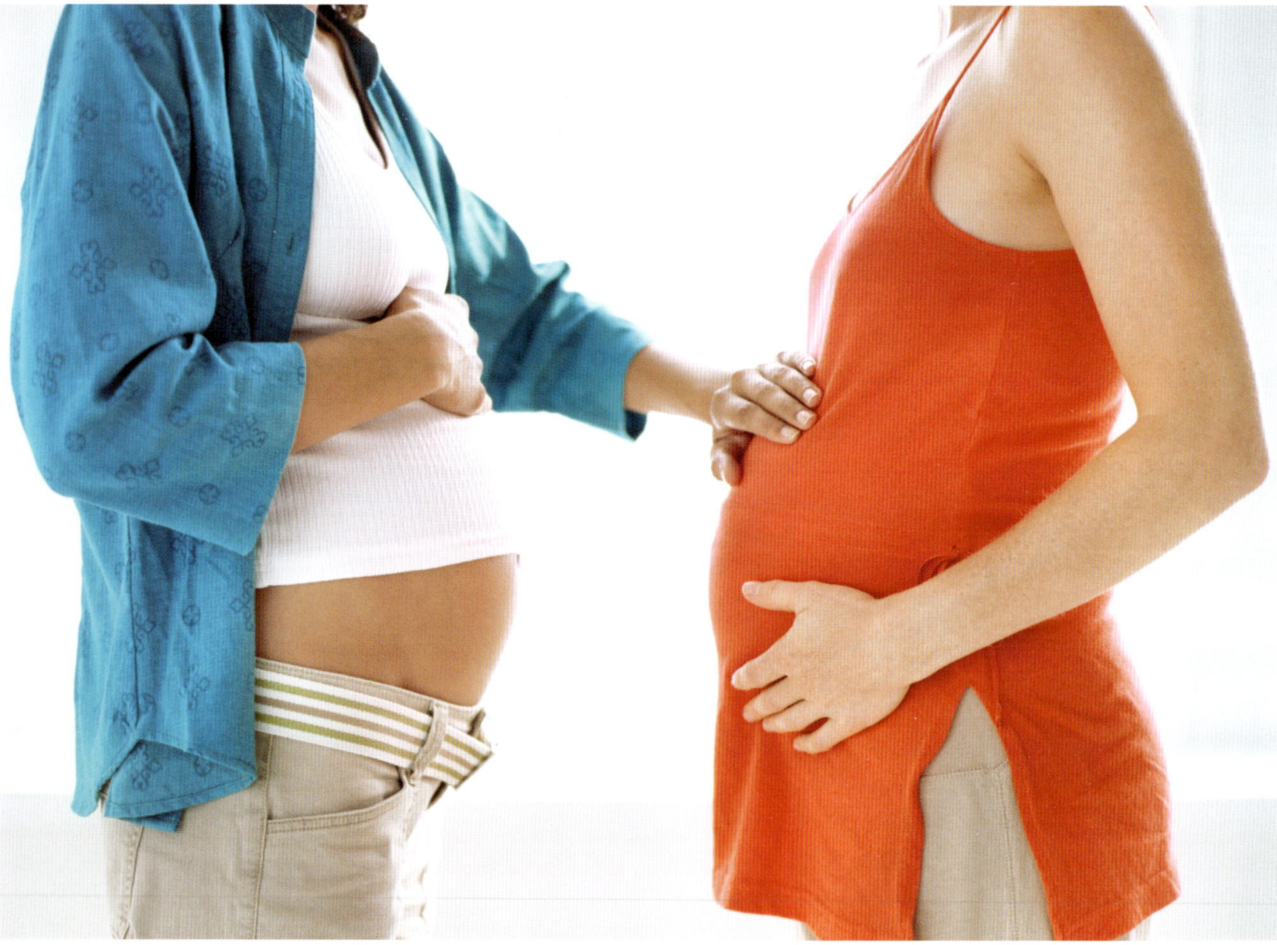

Estrogenas parengia gimdos gleivinę nėštumui, padidėja kraujagyslių ir liaukų skaičius. Dėl jo poveikio padidėja kraujo tūris; kartais pradeda kraujuoti dantenos arba nosis. Labiausiai pastebimas jo poveikis – tai karščio bangos ir odos paraudimas. Estrogeno ir progesterono poveikis labai paveikia emocinį stabilumą (žr. p. 40-41).

Yra ir kitų hormonų, kurių poveikis taip akivaizdžiai nepasireiškia. Du iš jų – tai relaksinas, kuris skatina gimdos kaklelį, dubens raumenis, raiščius ir sąnarius ruoštis gimdymui (todėl mankštintis reiktų atsargiai) ir oksitocinas, kuris žindymo metu sukelia pieno tekėjimą iš krūties.

KRAUJOTAKOS POKYČIAI

Nuo pat nėštumo pradžios kraujo kiekis padidėja, kad aprūpintų besivystantį vaisių, didėjančią gimdą ir placentą, todėl iki 30 savaitės kraujo tūris padidėja 50 %. Kai kurioms moterims nėštumo metu blogėja kraujo rodikliai, nes kraujo kūnelių kiekis nedaugėja tiek, kiek kraujo plazmos, ir kraujas „atsiskiedžia".

Nėštumo metu širdis plaka šiek tiek dažniau, nei įprastai. Niekas tiksliai nežino, kam to reikia, bet manoma, kad taip užtikrinama padidėjusio kraujo tūrio cirkuliacija kūne.

Kai kurios nėščiosios skundžiasi per žemu kraujospūdžiu; greit atsistojus jos alpsta arba sukasi galva. Kitoms moterims kraujospūdis padidėja. Tai dažniausiai paaiškėja per apžiūrą; šios moterys stebimos, nes kraujospūdžio padidėjimas parodo gresiančią pavojingą būklę – preeklampsiją.

KVĖPAVIMO POKYČIAI

Nėštumo pabaigoje dauguma moterų dūsta, nes augantis kūdikis neleidžia pilnutinai išsiplėsti plaučiams. Uždusus reikia atsisėsti ir ramiai kvėpuoti, sąmoningai verčiant plaučius plėstis. Skubios medicininės pagalbos kreiptis reikia tuomet, kai staiga visai pritrūksta oro arba ima skaudėti krūtinę.

EMOCIJŲ POKYČIAI

Nėštumo hormonai gali nelauktai sukelti ramybės būseną – joje moteris susikaupia ir savo viduje suformuoja kūdikio apsauginę sferą, tačiau gali vykti ir emocijų audros, kai liūdesys virsta ašarų fontanais.

Kartais ašaromis virsta ir pergyvenimas dėl kitų nesėkmių, arba džiaugsmas.

Net ir toms, kurios labai laukė kūdikio, patvirtinus nėštumą atsiranda abejonių ir rūpesčių. Pavyzdžiui, moteris pergyvena, ar jos kūnas atlaikys nėštumą ir gimdymą, ar neįvyks persileidimas, ar ji vėliau tikrai sugebės rūpintis maža būtybe. Po pirmojo emocijų antplūdžio mintys nurimsta ir ji ima pasitikėti savo kūnu. Ultragarso monitoriuje pamačius, kaip vaisius juda arba čiulpia nykštį, atsiranda užtikrintumo pojūtis. Tačiau antenataliniai tyrimai (p. 32–35) vis tiek kelia nerimą, nors jie tik turi patvirtinti tai, kas jau žinoma. Reikia galvoti apie tai, kad tyrimai parodo problemas vos tik joms atsiradus ir padidina tikimybę sulaukti sveiko kūdikio.

Kai pirmą kartą sužinote, kad esate nėščia, galite jausti malonumą dėl laukto vaiko; triumfuojate, nes esate vaisinga; švelnumą savo partneriui, nes kūdikį sukūrė jūsų fizinis ryšys. Tačiau kartais, priklausomai nuo aplinkybių, nėštumas atrodo didelė problema. Jei nesate pasirengusi turėti vaiką, natūralu, kad jaučiate baimę arba netgi paniką. Ši knyga galėtų padėti jums jaustis ramiau ir pasirengus.

IŠVAIZDOS POKYČIAI

Emociškai į nėštumą moterys reaguoja labai individualiai ir nenuspėjamai, tačiau turbūt neįmanoma nereaguoti į kūno pokyčius. Kai kurios savo išvaizda besirūpinančios moterys nėštumo metu jaučiasi neramiai dėl didėjančių apimčių. Neaišku, kodėl tas joms kelia rūpestį – juk jos nesustorėjo, tai auga kūdikis!

Tik pastojus galima nusivilti, nes nieko nesimato. Drabužiai pasidaro ankšti tik trečiąjį nėštumo mėnesį, o pilvas išryškėja ketvirtojo mėnesio metu. Tuomet moteris jaudina tai, kad nėštumas yra akivaizdus. Kai kada kiti žmonės bando paliesti nėščiosios pilvą; vienos dėl to nesijaudina, kitoms tai yra asmeninės erdvės pažeidimas. Kartais sunku patikėti, kad kūnas vis stambės, arba kad pilvas toks kietas.

Aš būtinai...

PABANDYSIU NURAMINTI SAVO BAIMES

Teigiama nuotaika daro gera man ir mano kūdikiui. Kad nesirūpinčiau be reikalo, aš:

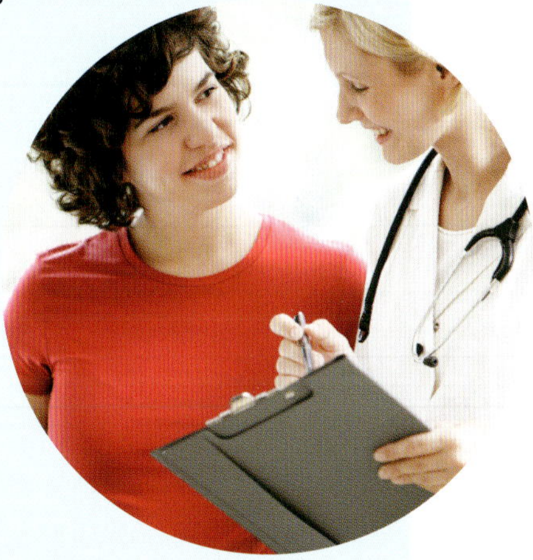

✓ **Aptarsiu su gydytoju** viską, kas man kelia nerimą; pavyzdžiui, ar gali būti pavojingas mano kūdikiui tyrimas, kurį rengiamasi atlikti.

✓ **Pakalbėsiu su mama** ir kitais artimais giminaičiais apie jų nėštumus ir gimdymus.

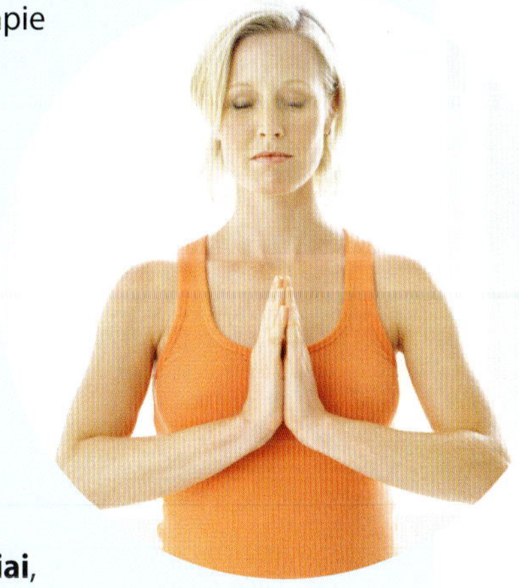

✓ **Užsirašysiu į nėščiųjų mokyklėlę**, kad su kitomis nėščiomis moterimis aptarčiau tai, ką jos galvoja ir ko tikisi.

✓ **Mąstysiu tik pozityviai**, jeigu ir kiltų problemų.

✓ **Atsikratysiu blogų įpročių** (gėrimo, rūkymo ir kt.), kurie galėtų pakenkti mano besivystančiam kūdikiui.

✓ **Pabandysiu medituoti**, ramindama emocijas ir kūną; kai jausiu stresą, nerimą, skausmą arba diskomfortą, tiesiog 3 kartus giliai įkvėpsiu, o lėtai iškvėpdama sakysiu „atsipalaiduok“. Tai iš karto mane nuramins.

Įprasti nusiskundimai

Nėštumo pašalinių poveikių yra daug, bet dauguma jų nėra pavojingi. Pasikonsultuokite su gydytoju, jei čia pateikti nurodymai neveiksmingi ir kažkas kelia jums rimtų problemų. Gydytojas gali išrašyti reikiamų vaistų.

RYTINIS PYKINIMAS

Kaip ir 80 % kitų moterų, mane pykino nuo pat pastojimo; pykinimas ir vėmimas kamavo ne tik rytais. Apsidžiaugiau, nes pirmo nėštumo trimestro pabaigoje tai baigėsi. Kitoms moterims pykinimas nesibaigia, tik po pirmų trijų mėnesių kamuoja mažiau. Kartais aš vėmiau, pykinimas buvo labai nemalonus, o retkarčiais – tiesiog atimantis jėgas. Man pasisekė, nes šleikštulys dažniausiai buvo valdomas; aš žinojau, kad man ir kūdikiui jis nekenkia. Nors pradžioje netekau šiek tiek svorio, didelių nemalonumų nekilo.

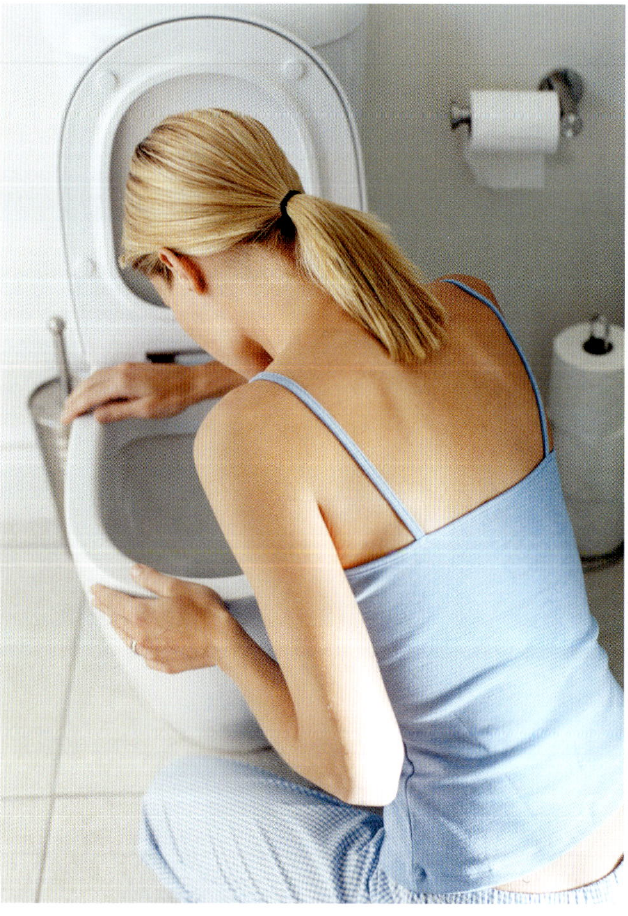

Kaip išvengti pykinimo:

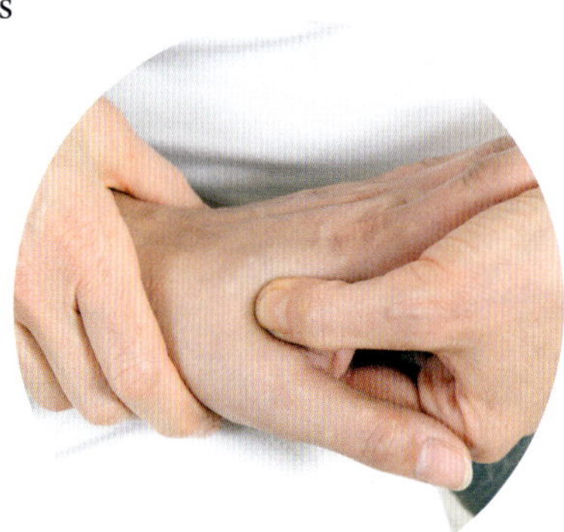

- ✓ Valgykite dažnai ir po nedaug, kad skrandis niekada nebūtų tuščias. Nebūtina kaskart rūpintis dėl sveikos mitybos, pakaks dažnai užkąsti sausų, daug angliavandenių turinčių užkandžių.
- ✓ Gerkite daug vandens arba sulčių; sumažinkite kofeino turinčių gėrimų kiekį (dar žr. p. 56).
- ✓ Sužinokite, kurie akupresūros taškai spaudžiant mažina pykinimą.
- ✓ Vartokite imbierą (su arbata, sausainiais ar tabletėse).
- ✓ Jei stipriau pykina valantis dantis, pakeiskite dantų pastą.

NUOVARGIS

Man sunku patikėti, kad tokia pavargusi jaučiausi nėštumo pradžioje; nuovargį turbūt sukėlė visi pokyčiai ir padidėjusi hormonų koncentracija. Dabar, kai nėštumas įpusėjo, nuovargį jaučiu mažiau; jis ir vėl pasireikš prieš pat gimdymą. To ir reikia tikėtis – aš juk nešioju daug papildomo svorio.

EKSPERTO PATARIMAS

Nenutrūkstamas vėmimas

Jeigu netekote daug svorio, išvemiate ir maistą, ir skysčius, jaučiatės apsvaigusi arba alpstate – tuoj pat praneškite gydytojui. Gydytojas nuspręs, ar jūs nesergate nėščiųjų hiperemeze (*hyperemesis gravidarum*) – tai sunki liga, kurios metu daug vemiama; ją gydant reikia atstatyti skysčių pusiausvyrą lašinėmis (žr. p. 72).

Įveikti nuovargį padeda:

✓ Kuo daugiau poilsio. Aš sėdžiu pakėlusi kojas ir einu miegoti kuo anksčiau.

✓ Realus savo galimybių įvertinimas. Tikiuosi, kad namų ruošoje ir apsipirkti man padės partneris ir kiti artimi žmonės.

✓ Sveika nėščiosios mityba (žr. p. 54), vengti kofeino ir saldumynų. Saldumynai greitai suteikia daug energijos, tačiau gliukozės kiekiui kraujuje sumažėjus aš pasijaučiu dar labiau pavargusi.

✓ Lengva kasdieninė mankšta.

VIDURIŲ UŽKIETĖJIMAS

Beveik pusei nėščių moterų užkietėja viduriai; dėl nėštumo hormonų poveikio išmatos vangiau juda žarnynu, tai dar labiau apsunkina didėjančios gimdos spaudimas. Be to, viduriai užkietėja ir dėl geležies papildų.

Kaip aš kovoju su užkietėjimu:

✓ Valgau daug skaidulų turintį maistą (sėlenų dribsnius, daržoves ir vaisius).

✓ Geriu daug skysčių – atskiestų vaisių sulčių, pieno ir vandens.

✓ Valgau slyvas. Kasdien suvalgau kelias slyvas arba išgeriu kelias stiklines slyvų sulčių.

✓ Reguliariai mankštinuosi. Pratimai skatina žarnyno aktyvumą ir verčia tuštintis kasdien.

VENŲ IŠSIPLĖTIMAS IR HEMOROJUS

Didėjanti gimda spaudžia stambias kraujagysles, todėl apie išeinamąją angą ir kojose venos išsiplečia. Moteriai tikimybė sirgti venų varikoze yra paveldima. Išsiplėtusių venų dažniausiai neskauda; kartais gali mausti kojas, o hemorojaus mazgeliai kraujuoja. Išsiplėtusios venos dažniausiai susitraukia po gimdymo, nors nebūtinai iki pradinės būklės. Hemorojus gali pasireikšti tik po gimdymo.

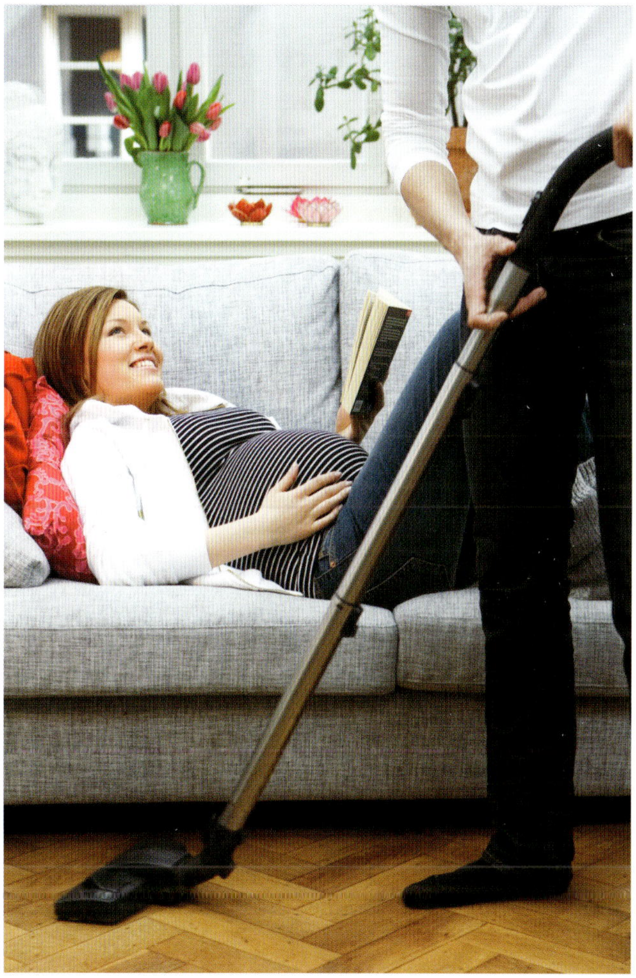

Kaip aš kovoju su venų išsiplėtimu:

✓ Bandau dieną bent kelis kartus pailsėti; kai tik galiu, pakeliu kojas aukštyn.

✓ Dėviu elastines kojines. Gydytojas gali duoti receptą elastinėms kojinėms, kurios parduodamos tik vaistinėse.

✓ Kovoju su vidurių užkietėjimu, nesistanginu kai tuštinuosi.

✓ Kasdien mankštinuosi. Nuolat mankštinu dubens dugno raumenis (žr. p. 62, Kėgelio pratimai), tai gerina dubens kraujotaką.

✓ Jei traukia raumenis, 2–3 kartus kasdien pasėdžiu šiltoje vonioje.

✓ Naudoju specialius įklotus.

✗ Nestoviu ir nesėdžiu nejudant ilgesnį laiką. Jei reikia sėdėti, keičiu kojų padėtį, skatindama kraujo cirkuliaciją, arba sulenkiu ir ištiesiu kojas.

✗ Nenešioju tamprių arba kojinių, kurių kraštelis spaudžia koją.

RĖMUO

Rėmuo – tai deginimas viršutinėje pilvo dalyje, netoli krūtinkaulio; taip būna, kai skrandžio sultys patenka į stemplę (vamzdelį, jungiantį burną su skrandžiu). Nėščiąsias rėmuo kamuoja neretai, nes hormonai lėtina virškinimą ir atpalaiduoja skrandžio rauką, kuris neleidžia skrandžio sultims pakilti į stemplę.

Kaip aš išvengiu rėmens:

✓ Valgau dažnai ir po nedaug.

✓ Po valgio ir guldama išgeriu nėščiosioms skirto antacido.

✓ Pajutusi rėmens graužimą, suvalgau grietininį sausainuką rūgščiai neutralizuoti.

✓ Miegodama pakišu po galva kelias pagalves.

✗ Nevalgau aštraus, riebaus ir sunkaus maisto, nevalgau prieš eidama miegoti (dažniausiai rėmuo pradeda graužti vos tik atsigulus).

EDEMA IR TINIMAS

Nėštumo metu organizme padaugėja skysčių ir sutinsta audiniai, todėl trims iš keturių nėščiųjų pasireiškia edema. Dažniausiai sutinsta pėdos, kulkšnys, pirštai ir plaštakos. Patinimas ryškiausias vakare, ilgiau pastovėjus arba pasėdėjus šiltame ore. Tinimas gali reikšti preeklampsiją, todėl tikrinantis reikia jį paminėti gydytojui.

Kaip aš išvengiu tinimo:

✓ Ilgai nestoviu nejudėdama, o atsisėdusi pakeliu kojas aukščiau.

✓ Kai tinsta rankos, nelaikau jų nuleidusi, o pakeliu aukščiau širdies lygio.

✓ Dėviu elastines kojines, jei reikia – paprašau recepto specialioms kojinėms.

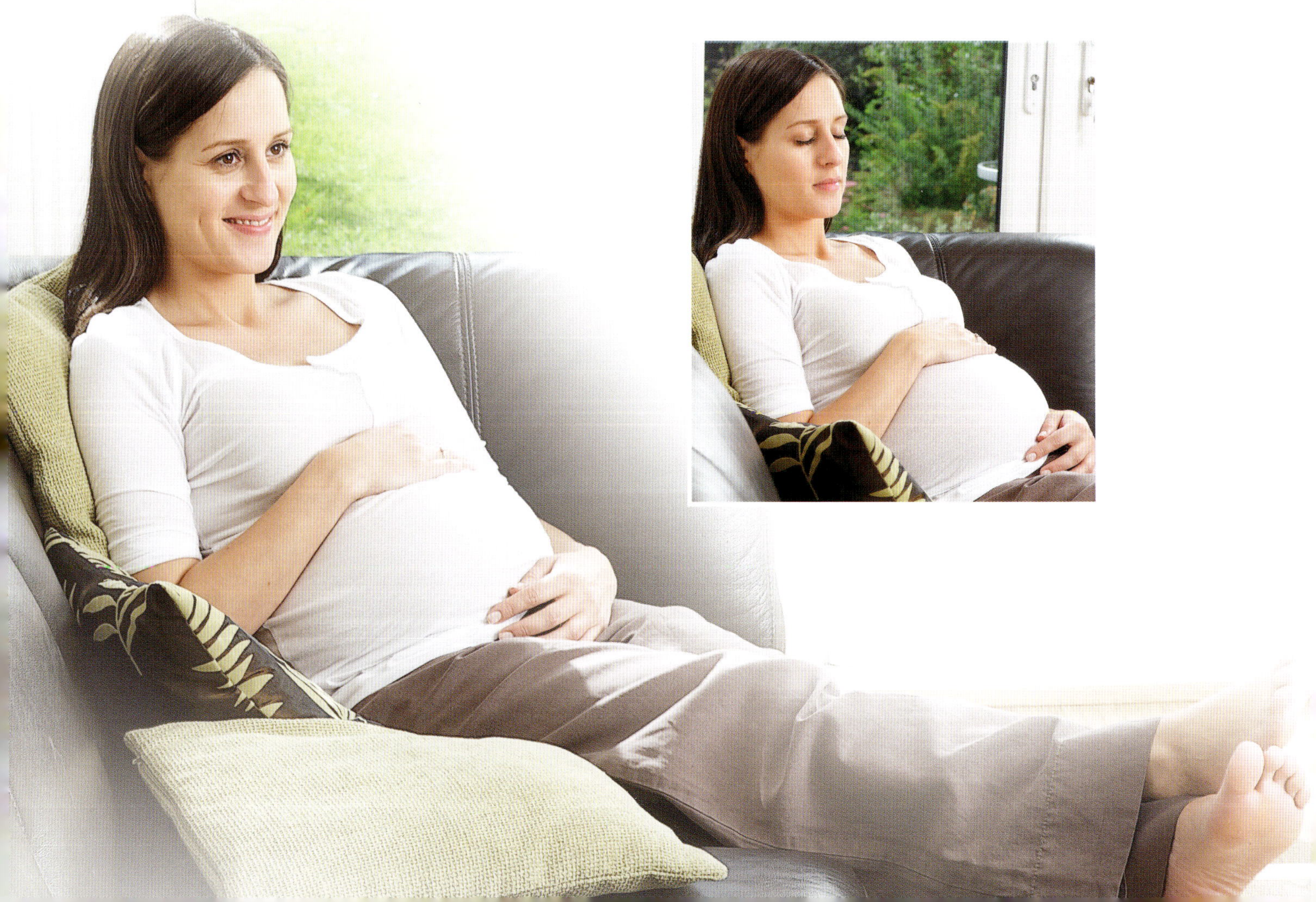

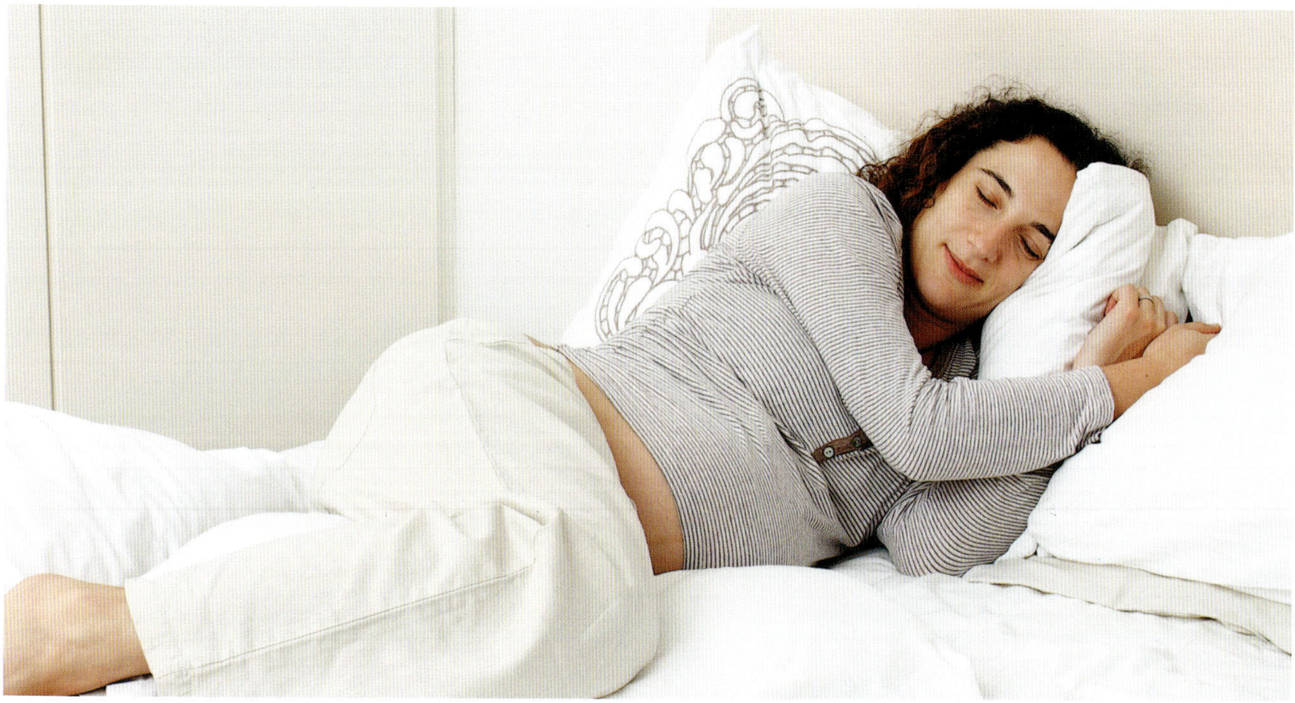

✓ Geriu daug skysčių – tai padeda pašalinti jų perteklių.

✗ Nestoviu ilgesnį laiką vietoje.

✗ Nenešioju ankštų drabužių ir batų.

✗ Neriboju druskos vartojimo, nebent būtų pakilęs kraujospūdis.

ŠLAPIMO NELAIKYMAS

Paskutiniaisiais nėštumo mėnesiais galite nebesulaikyti šlapimo kosėdama, čiaudėdama, juokdamasi ar tiesiog judėdama. Tai visai normalu, nes didėjanti gimda spaudžia šlapimo pūslę. Tačiau, pastebėjus didesnį ar dažnesnį šlapimo kiekį, reikia pasakyti gydytojui, nes taip gali pasireikšti šlapimo takų infekcija; didelis skysčio kiekis gali reikšti, kad trūko amniono plėvė (žr. p. 102).

Štai kaip aš išvengiu šlapimo nelaikymo:

✓ Mankštinu dubens dugno raumenis (žr. p. 62, Kėgelio pratimus) – tai sustiprina ir šlapimo pūslės sfinkterį.

MIEGO SUTRIKIMAI

Paskutiniais nėštumo mėnesiais gali kankinti nemiga, nes sunku rasti patogią padėtį miegui, ir dar kankina nerimas dėl kūdikio.

Kaip naktį geriau išsimiegoti:

✓ Pakišu pagalves po pilvu arba tarp kelių; taip lengviau rasti patogią padėtį.

✓ Prieš guldamasi išsimaudau šiltoje raminančioje vonioje.

✓ Geriu šiltą pieną. Šiltas pienas turi triptofano. Tai aminorūgštis, sukelianti mieguistumą.

✓ Daug būnu gryname ore. Atidarau langą ir nemiegu tvankioje patalpoje.

✓ Stengiuosi reguliariai mankštintis.

✗ Neprisivalgau eidama miegoti. Vakarieniauju lengvai, o jei prieš miegą išalkstu, truputį užkandu.

Miegamajame

Man tapus nėščia, suartėjau su savo partneriu – mes dalijamės patirtimi ir lūkesčiais apie savo kūdikį. Nepaisant to, mano kūne vyksta hormonų pokyčiai, kurie turi šalutinį poveikį – tai sumažėjęs energingumas, pykinimas ryte, nugaros skausmas, lytinio potraukio sumažėjimas, maudžiančios krūtys. Jie kartais įveikia mane, man sunku nebūti suirzusiai ir supykusiai, kai partneris tikisi, kad būsiu tokia pat kaip ir iki nėštumo – ypač miegamajame. Jis nenori suprasti, kad nėštumas galėtų atleisti nuo namų ruošos ir sekso!

Aš rūpinuosi ir dėl to, kaip pasikeis mūsų gyvenimas atsiradus mažai būtybei, nors mes jau esame aptarę ir finansines pasekmes ir kaip mes bent jau kurį laiką versimės iš vien tik jo atlyginimo.

Aš būtinai...

IŠLAIKYSIU SANTYKIUS ŠEIMOJE

Kad ir toliau būtume laiminga pora, aš

- ✓ **Kalbėsiu su savo partneriu** apie viską, kas gali kelti jam ir man nerimą. Labai svarbu, kad mes palaikytume vienas kitą.
- ✓ **Ir toliau leisiu laiką su juo.** Ar būsime svečiuose, ar darysime tai, kas patinka abiems, ar tiesiog ilsėsimės – tai bus paskutiniai mėnesiai, kai esame dviese. Turime tuo pasinaudoti!
- ✓ **Stengsiuos, kad jis neliktų nuošalyje,** kai kartu su partneriu lankysimės pas gydytojus ir eisime į nėščiųjų užsiėmimus, skaitysime knygas ir aptarsime, kaip pavadinti mūsų būsimą kūdikį. Jis jausis dalyvaujantis nėštume. Taip nebus, jei viską darysiu viena.
- ✓ **Eisiu miegoti anksti.** Nors anksti atsigulus nebūtinai būsiu nusiteikusi seksui, didesnė tikimybė, kad norėsis intymumo ir nebūsiu visiškai nuvargusi prieš užmiegant.
- ✓ **Paprašysiu partnerį** prisiimti dalį mano darbų. Jei aš pagirsiu jį dėl atliktos ruošos, vaikui gimus jis tai darys noriau.
- ✓ **Neisiu miegoti pikta.** Jei mes su partneriu turėsime problemų, išspręsime jas prieš eidami į lovą.

MEILĖS IŠRAIŠKA

Nėščiųjų požiūris į lytinius santykius būna labai nevienodas – kaip ir į kitus dalykus. Emocinis artumas gali baigtis ypač švelniu ir meiliu seksu, kuris tampa dar stipresnis dėl fizinių pokyčių (žr. kitą puslapį), tačiau pirmosiomis savaitėmis, kamuojamos pykinimo ir nuovargio, moterys tiesiog gali nejausti tam poreikio.

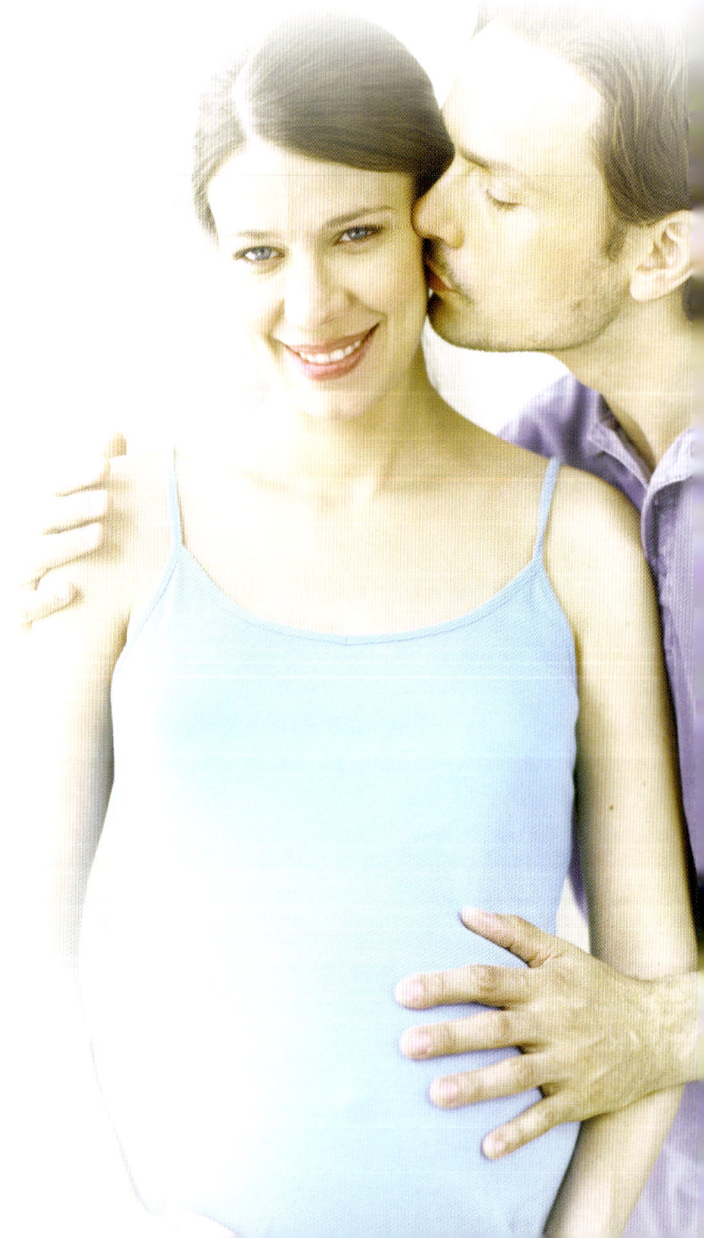

EKSPERTO PATARIMAS

Be sekso...
Iš esmės, mylintis jūsų negimusiam kūdikiui niekas negresia. Jei jau esate persileidusi anksčiau, pirmas 12 savaičių lytinis aktas turėtų vykti be įsiskverbimo. Taipogi, jei esate gimdžiusi prieš laiką arba panašu, kad galite gimdyti anksčiau, reikėtų vengti lytinių santykių trečiojo nėštumo trimestro metu, nes jie gali išprovokuoti gimdymą. Reikėtų vengti lytinių santykių nėštumo pabaigoje, jeigu jums trūko dangalai arba kraujuojate.

SEKSUALINIO ATSAKO POKYČIAI

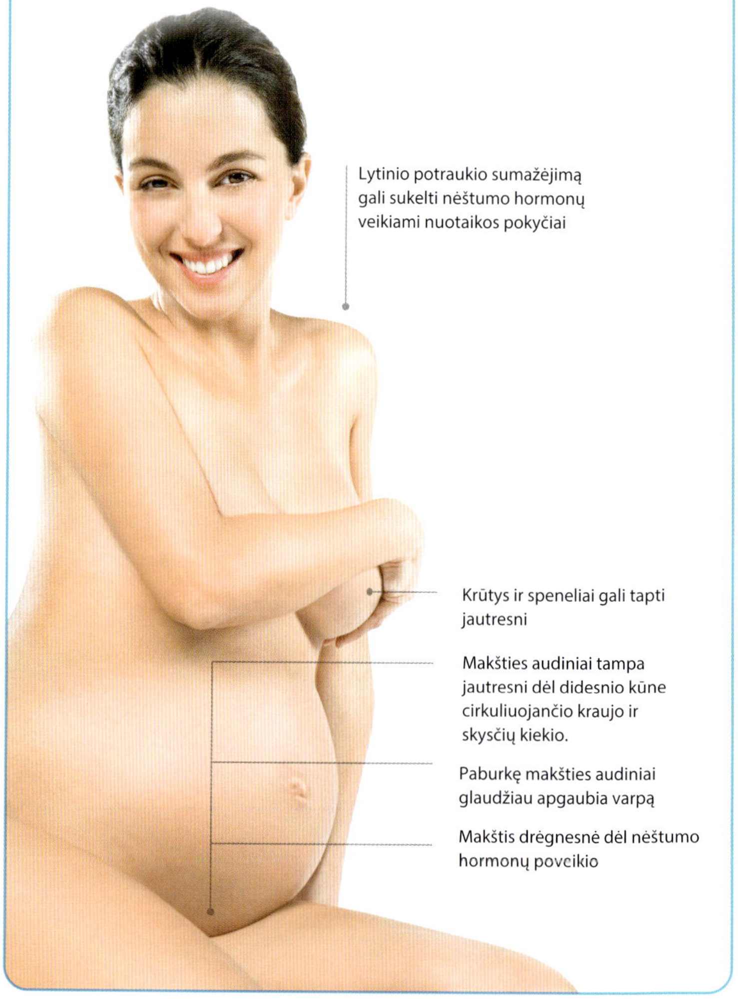

Tačiau po šio tarpsnio, daugumai atgimsta noras mylėtis, nes nebėra pavojaus pastoti ir nebereikia saugotis. Kai kurios nėščios moterys beveik visą laiką būna lytiškai susijaudinusios, ypač antrojo trimestro metu. Daugeliui jų orgazmas būna intensyvesnis, negu iki nėštumo, o makšties audiniai po orgazmo dar ilgai būna paburkę. Dėl to po sueities jos gali likti nepasitenkinusios; tam gali padėti masturbacija.

Po ketvirto nėštumo mėnesio ilgiau gulėti ant nugaros nerekomenduojama, todėl vietoj tradicinės misionieriaus pozos siūloma santykiauti moteriai esant viršuje arba abiems gulint šonu. Kadangi makštis yra labai jautri, nutrynimų išvengti padės lubrikantas.

Lytiniai santykiai nebūtinai turi reikšti įsiskverbimą. Jeigu jūs norite (arba jei reikia) to išvengti, galima ilgiau glamonėtis. Tačiau jei partneris jus masturbuoja, jis turėtų vengti trinties ir naudoti lubrikantą (seiles, jei neturite nieko kito). Abu partnerius gali nustebinti oralinis seksas – makšties išskyrų skonis gali būti stipresnis.

Be abejo, yra ir kitų būdų džiaugtis intymumu – tai bučiniai, apsikabinimai, glostymas ir maudymasis vonioje kartu. Nėštumo metu ypatingą palaimą sukelia masažas, ypač jei jaučiate nepatogumus ir jums sunku atsipalaiduoti (žr. p. 100).

SEKSUALINĖS PROBLEMOS

Nėštumo metu seksas nebūtinai patenkina ir nekelia rūpesčių. Kai kurios moterys jaučiasi nepatogiai, jos pavargusios, nekenčia savo naujos išvaizdos ir nesijaučia seksualios. Nėštumo pradžioje ir pabaigoje krūtys gali būti per jautrios partnerio glamonėms. Nėštumo pabaigoje iš krūtų gali tekėti priešpienis, o tai moteriai ar jos partneriui gali atrodyti atstumiančiai.

Kai kuriuos vyrus gąsdina pasikeitęs moters kūnas arba jie nerimauja, ar nesužeis kūdikio. Partneris moteryje mato motiną, o ne meilužę, todėl jo įprastinės reakcijos pasikeičia. Kai kurie vyrai vengia sekso netoliese savo kūdikio, kuris lyg ir viską „mato“ (iš tikrųjų, tai neteisybė).

Labai įmanoma, kad nėštumo metu vienas partneris kitą atstumia; ne todėl, kad nebemyli, bet todėl, kad įprastos meilės išraiškos pasikeitė. Jei man dėl kurios nors priežasties nebereikia sekso, labai svarbu apie tai pasikalbėti; ne tik apie tai, kas manyje pasikeitė, bet ir apie visus teigiamus jausmus, kurie liko tokie patys.

Gerai atrodyti visus 9 mėnesius

RŪPINUOSI SAVO ODA

Mano kūne padidėjo kraujo kiekis, šiek tiek pakilo temperatūra. Todėl oda tapo būdinga nėščiai moteriai – „spindinti“, ji minkštesnė, švelni lyg aksomas, storesnė ir sukaupia daugiau drėgmės. Tačiau dabar ji tapo ir neprognozuojama; ji neįprastai riebi, nors kai kurioms nėščiosioms oda išsausėja, ją beria spuogais, atsiranda dėmių. Man gali tekti prisitaikyti prie tokių pokyčių, keičiant įprastą kasdieninę odos priežiūrą (valymą tinkamu pieneliu, po to poras sutraukiančiu skysčiu ir galiausiai jos drėkinimą) ir prisitaikant prie nėštumo sąlygotų pokyčių. Pavyzdžiui, gali tekti pradėti naudoti valiklį riebiai odai. Suvokiau, kad veido masažas yra labai atpalaiduojantis, jis nepablogina odos būklės; tačiau mano oda tapo daug jautresnė, todėl turiu pasikonsultuoti su masažuotoja, ar jos naudojamos priemonės tinka nėščiosioms.

Jeigu man atsiras išsiplėtusių kraujagyslių skruostuose arba išsivystys rudmė (žr. p. 39, Odos pigmentacija), paslėpsiu odos spalvą geros kokybės pudra; po gimdymo dauguma odos defektų pranyks savaime.

Mano lūpos išsausėjo, todėl turiu nuolat tepti drėkinamuoju balzamu (arba naudoti drėkinantį lūpų pieštuką), antraip jos suskeldės.

Dėl stipresnės kraujotakos jaučiuosi labiau sušilusi nei įprastai, todėl daugiau prakaituoju. Tačiau maudydamasi vonioje arba duše, naudoju ne karštą, o tik šiltą vandenį, nes nuo karščio atsiveria odos poros ir prakaituoju dar daugiau. Kai oda išsausėja, prausiuosi ne muilu, o drėkinančiu geliu. Nešioju medvilninius drabužius, su jais ne taip karšta, kaip su sintetiniais. Nešioju medvilninius apatinius ir pėdkelnes su medvilniniais įsiuvais.

Mano pilvo ir krūtų oda labai išsitempė, ji sausa ir niežtinti. Masažuoju pilvą drėkinančiu kremu arba aliejumi; tai padeda išvengti strijų ir yra bendravimo su kūdikiu priemonė. Įtrinu kremo ir į krūtis, tik ne per daug, nes jos pradeda perštėti, jei suminkštėja ir sudrėksta. Kartais, kai namie esu viena, vaikštau nuoga krūtine. Retkarčiais nueinu pas masažuotoją, bet tik pas tokį, kuris masažuoja nėščiąsias ir turi tinkamo aliejaus.

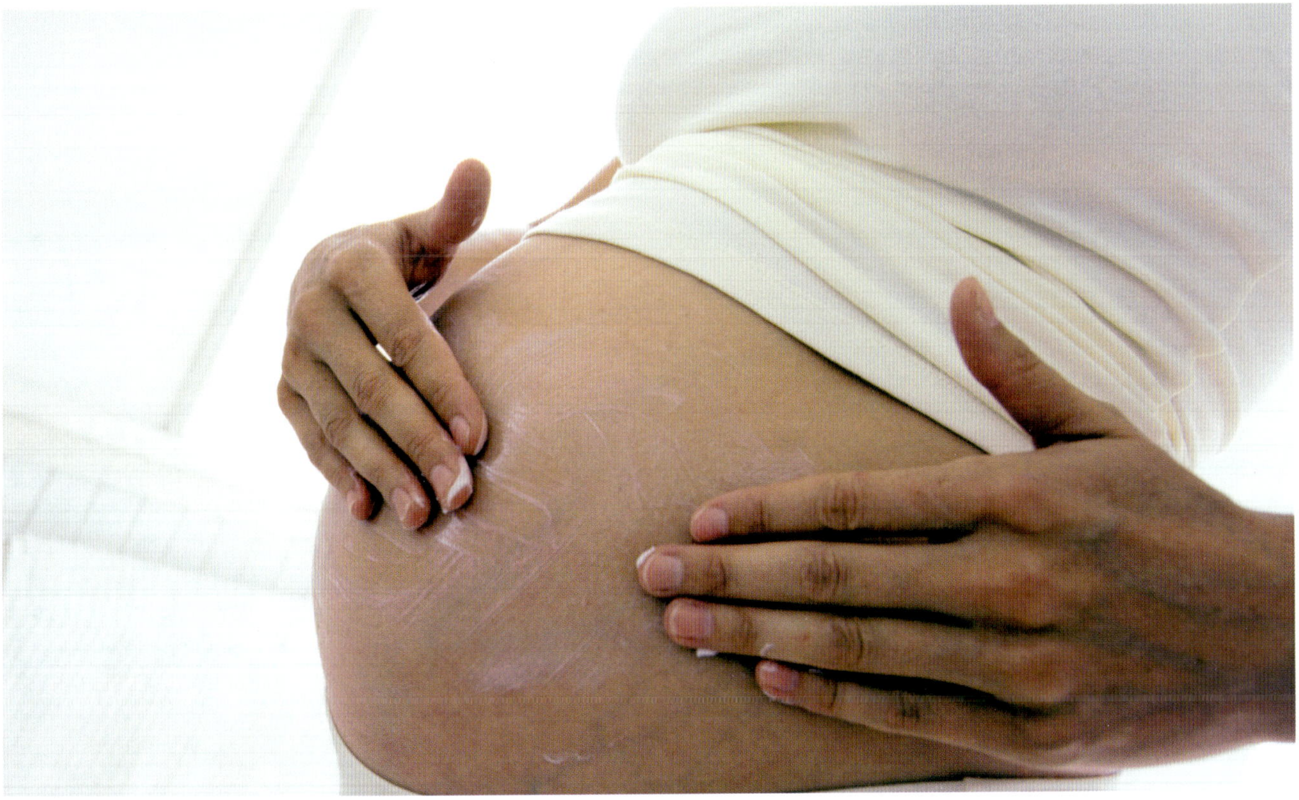

Strijos

Strijos dažniausiai atsiranda ant šlaunų, pilvo ir krūtų. Nėra patikrinto būdo joms išvengti, nei stebuklingų vaistų jas gydyti, tačiau palengvės, jei:

- Nepriaugsite per daug svorio. Per greit augantis svoris neleidžia odai prisitaikyti, todėl jai išsitempiant atsiranda strijos.
- Nėštumo metu nešiosite tinkamai parinktą , krūtis prilaikančią liemenėlę. Jei krūtys labai padidėja, liemenėlę reikia nešioti ir miegant.
- Rytą ir vakare masažuosite odą su kokoso kremu arba migdolų aliejumi. Oda bus švelni ir neniežės.

Apsauga nuo saulės

Dėl hormonų poveikio mano oda darosi neatspari saulės spinduliams, todėl daug greičiau įdega. Man kasdien reikia teptis apsauginiu kremu. Prieš išeinant į lauką padengti juo visas atviras kūno vietas. Kremo AF turėtų būti ne mažiau kaip 15. Saulėkaitoje būtina dėvėti skrybėlę.

PLAUKŲ PRIEŽIŪRA

Kūno sudėjimą keičiantys veiksniai pakeičia ir plaukus – jie auga greičiau, mažiau plaukų iškrenta, todėl atrodo tankesni ir vešlesni, negu iki nėštumo. Kitoms nėščiosioms nepasisekė – jų plaukai pasidaro riebesni arba išsausėja ir tampa nušiurę. Nesvarbu, kas darosi plaukams, šie pakitimai tik laikini. Papildomai išaugę plaukai iškris per pusmetį po kūdikio gimimo ir pasidarys tokie, kaip buvo anksčiau.

- Jei plaukai tampa riebūs, aš plaunu juos dažniau, naudoju specialų šampūną ir nešukuoju labai intensyviai, nes nuo to riebalų liaukos galvos odoje dar labiau suaktyvėja.
- Jei mano plaukai išsausėja ir slenka, kartą per savaitę įtepu juos šiltu aliejumi arba giluminio poveikio kondicionieriumi. Plaukų tūrį padidinu putomis, taip išlaikydama norimą stilių. Nešukuoju jų labai intensyviai, nes nuo šukavimo suskyla galiukai.
- Pakeičiu šukuoseną į lengvai prižiūrimą, nes nėštumui vystantis, o ypač gimus kūdikiui, su sudėtinga šukuosena nesusitvarkysiu.
- Jei dažau ar formuoju plaukus, žinau, kad dėl hormonų poveikio jie gali reaguoti kitaip. Spalva gali gautis nelaukta. O vietoj bangų plaukai tampa smulkiai sugarbanoti.

DANTŲ IR DANTENŲ PRIEŽIŪRA

Nėštumo metu labai svarbu gera dantų priežiūra. Dėl nėštumo hormonų dantenos šiek tiek patinsta, todėl valant dantis šepetėliu arba siūlu ima kraujuoti; dantys neatsparūs bakterijoms ir greičiau genda. Valyti dantis reikia bent du kartus kasdien, geriausia po valgio, o po valymosi pirštu pamasažuoti dantenas, paskatinant jų kraujotaką. Dantenos mažiau kraujuos, naudojant minkštą dantų šepetėlį.

- Jei negaliu išsivalyti dantų po valgio, nuo apnašų juos apsaugos gabalėlis becukrės kramtomosios gumos.
- Pas odontologą reikia lankytis kas 6 mėnesius ir būtinai pasakyti, kad laukiatės. Nėštumo metu reikia vengti rentgeno tyrimų ir intensyvių procedūrų.

Nenaudoju

- ✗ Kremų prieš raukšles, kuriuose yra vitamino A, nes jie gali pakenkti kūdikiui.
- ✗ Odą šviesinančių priemonių, nes jose esantis baliklis gali pažeisti odą.
- ✗ Dantų baliklių; apie jų tinkamumą nėščiosioms žinoma nepakankamai.
- ✗ Plaukų minkštikliuose yra stiprių veikliųjų medžiagų; dar neįrodyta, kad jos nepavojingos nėščiosioms.
- ✗ Depiliatoriai ir balikliai gali pažeisti odą, o patekę į kraujotaką – pakenkti kūdikiui; mano oda gali jų netoleruoti, be to, jie gali prasiskverbti gilyn. Nerekomenduotina procedūra yra ir elektrolizė.
- ✗ Tatuiruotės ir įvėrimai praduriant kelia didelį infekcijų pavojų.
- ✗ Koncentruotas chemines medžiagas naudojančių cheminių šveitiklių, botokso ir kolageno injekcijų poveikis negimusiam kūdikiui nėra išaiškintas.

PASIRŪPINKITE NUGARA

Nėštumo metu, mano svorio centras pasislenka į priekį, todėl stovėsena pasikeičia , skauda nugaros viršų ir pečius, o nugaros apačiai yra nepatogu. Norėdama išvengti įtampos ir streso, turiu visą dieną rūpintis taisyklinga laikysena. Laikysenai gali padėti Pilato ir panašūs pratimai.

- Norėdama išvengti nugaros skausmo, sėdžiu tik ant tokių kėdžių, kurios turi patogų atlošą. Kai tik galiu, kelius pakeliu aukščiau klubų. Miegu ant kieto čiužinio, guliu ant šono. Supratau, kad nugarai padeda po pilvu pakišta ar tarp kelių laikoma pagalvė.
- Ką nors keldama, stengiuosi neįtempti nugaros. Laikau kojas pečių plotyje ir sulenkiu kelius, keldama ištiesiu kojas, nelenkdama nugaros. Jei nešu krepšius, paskirstau jų svorį tolygiai per abi rankas arba nešu viską mažoje kuprinėje.
- Dėviu tik žemakulnius batus.

TINKAMA STOVĖSENA

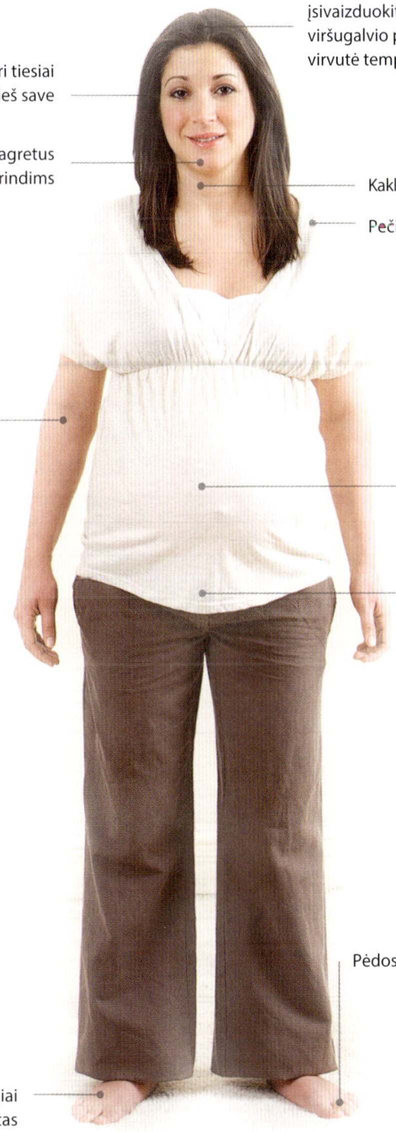

NĖŠČIOSIOS DRABUŽIAI

Iki maždaug 20 savaitės mano nėštumo nesimatys (14 savaitės, jei nešioju kelis kūdikius arba nėštumas ne pirmas). Tačiau pilvas vis didėja, drabužiai ima spausti jį ir padidėjusias krūtis, todėl jaučiuosi nepatogiai. Vis dar galiu nešioti daugumą savo drabužių (tiesa, kai kurioms kelnėms tenka neužtraukti užtrauktuko), o iš partnerio pasiskolinau didesnius marškinius. Bet juk nėščiųjų drabužiai ir sukurti tam, kad jas puoštų. Suknelės ir marškiniai ilgesni priekyje, tad augantis pilvas nedarko drabužių linijos. Klostės ir įsiuvai sumodeliuoti taip, kad drabužiai gražiai apgultų ir didžiausią pilvą. Klostelės ir tampri medžiaga skirta pilvui paslėpti labiau aptemptame drabužyje. Užsegimai dažniausiai būna pritaikomi; paprastai būna kelios kilpos ir kelios elastingu siūlu prisiūtos sagos. Taigi, keli tokie drabužiai augs kartu su manimi. Jie gerai atrodys iki pat gimdymo ir dar kelias savaites, jei ne mėnesius, po jo – jei tik to prireiks, kol mano figūra vėl taps tokia, kokia buvo iki nėštumo.

Jei planuoju maitinti krūtimi, reikia pasirinkti tokias palaidines, sukneles ir naktinius marškinius, kurie leistų lengvai pasiekti krūtis ir jas pridengtų. Idealus modelis bus su sagomis, raišteliais ir daug laisvos medžiagos priekyje.

Liemenėlės pasirinkimas

Jei krūtys neprilaikomos, arba prilaikomos netinkamai, jose veikiausiai atsiras strijų arba jos nukars, nes krūtyse raumenų nėra, jas prilaiko tik krūtinės sienelės raumenys. Baigiantis 9 mėnesiui, krūtys gali padidėti dviem liemenėlės dydžiais. Veikiausiai padidės ir krūtinės apimtis po krūtimis, nes šonkauliai pasislenka, padarydami vietos augančiam kūdikiui.

Pagimdžius ir baigus maitinti krūtimi, mano krūtys sumažės, bet kažin ar bus tokio pat dydžio ir formos, kaip buvo iki nėštumo. Labai svarbu jas tinkamai prižiūrėti. Privalau pakeisti liemenėlę, jei tik ji nepalaiko krūtų arba jas spaudžia, arba jeigu su ja aš nesijaučiu patogiai. Jei krūtys tampa labai didelės ir sunkios, man prireiks specialios liemenėlės nakčiai. Su ja jausiuos patogiai. Jei maitinsiu, reikės pirkti specialią liemenėlę žindymui; ją

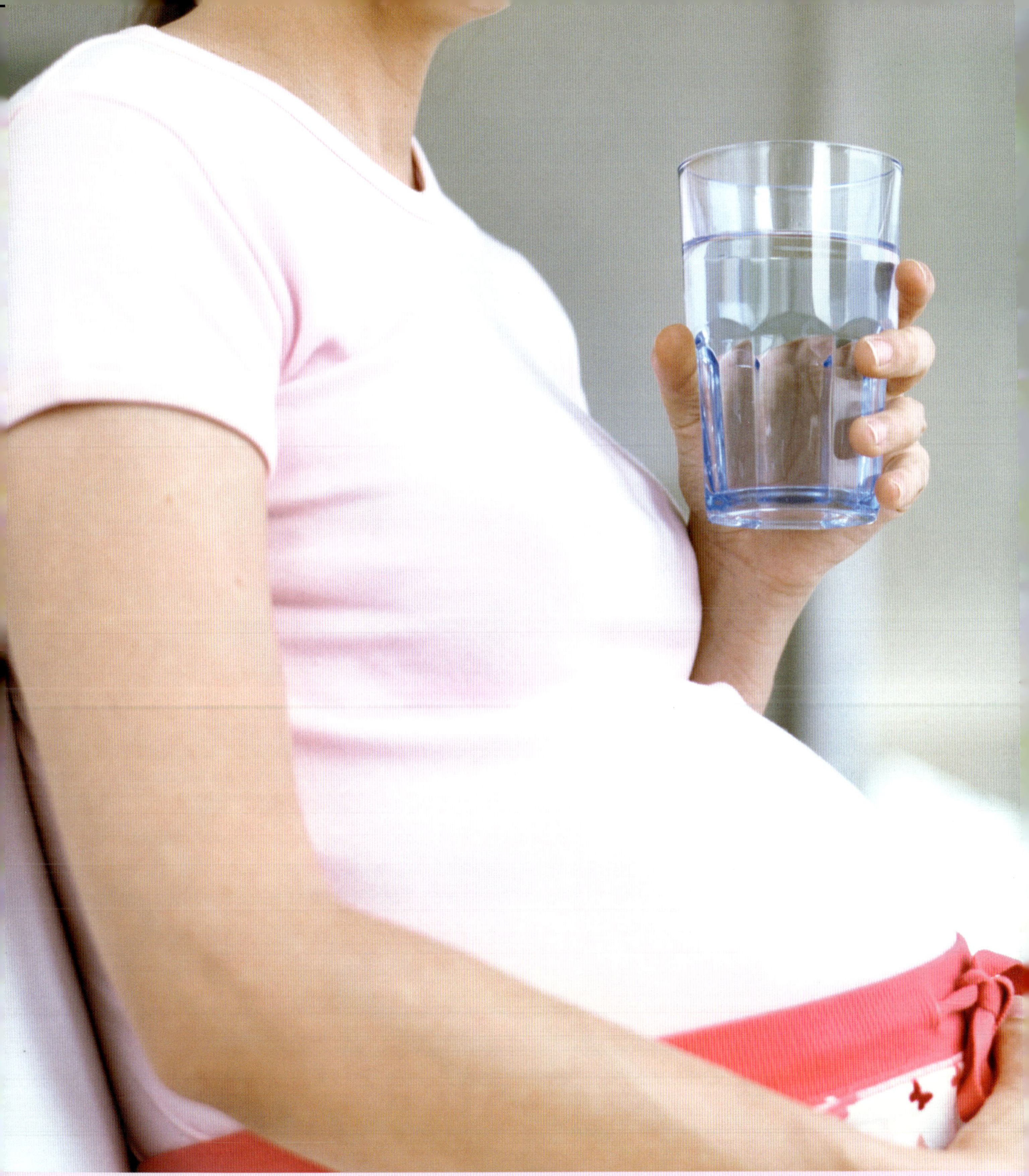

I DALIS Nėštumas

lengva atsegti viena ranka, nes kita laikysiu kūdikį.
Reikėtų pasirinkti liemenėlę, kuri:

- Turi plačias reguliuojamas petnešėles. Jos tolygiai paskirsto krūtų svorį.
- Pagaminta iš medvilnės. Natūralus pluoštas leidžia odai kvėpuoti.
- Po kaušeliais turi elastingą juostelę, kuri prilaikys mano sunkias krūtis.

DARBŲ SĄRAŠAS

Kai nusipirksiu šiuos specialiai nėščiosioms pagamintus daiktus, atrodysiu ir jausiuosi geriau tiek nėštumo metu, tiek ir kelias savaites po gimdymo.

- [ ] **Tamprės:** tamprės motinoms turi specialius įsiuvus priekyje, kurie apgaubia pilvą, o jų liemuo paaukštintas, kad nesmuktų. Palaikančios tamprės būna įvairaus tamprumo; jos padeda, kai skauda pėdas arba kai išsiplečia venos (žr. p. 43). Patariama jas apsimauti ryte lovoje iki atsikeliant.

- [ ] **Plačkelnės:** mini plačkelnių liemuo būna žemiau pilvo, bet tikrosios nėščiųjų plačkelnės pasiūtos taip, kad apimtų pilvą. Specialios nėščiųjų plačkelnės yra su pakietinta nugarine dalimi; jos padeda sumažinti nugaros skausmą.

- [ ] **Maudymukas:** nėščiosioms skirtas maudymukas „augs" kartu su manimi ir mano kūdikiu.

- [ ] **Liemenėlė:** kai tik krūtys padidėja tiek, kad liemenėlė tampa ankšta ir nepatogi, man reikia nusipirkti naują. Kadangi planuoju maitinti krūtimi, nuo 36 nėštumo savaitės pirksiu specialią liemenėlę žindyvėms, kad galėčiau apnuoginti tą krūtį, kuria maitinsiu. Galiu rinktis liemenėlę, kurios kaušelis atsegamas nuo petnešėlės; užtrauktukas atsitraukia po kaušeliu; kaušelis atsegamas iš priekio (pritvirtintas kabliuku). Yra ir specialių sportinių liemenėlių maitinančioms moterims.

- Turi reguliuojamą užsegimą. Būtų idealu, jei liemenėlė užsegama 4 vietose; galėsiu ją atlaisvinti, kai šonkauliai plėsis.
- Kaušeliuose nėra vielų. Kieta viela gali pažeisti mano krūties audinį.

Avalynė

Mano kojos gali patinti, todėl gali prireikti kiek didesnių batų, nei įprastai. Kaip ir daugumai nėščių moterų, man patogiausia sportinė avalynė, ypač tokia, kuri palaiko čiurnos sąnarį. Labai gerai, kad galiu nedėvėti tų pačių batų kasdien; turint dvi poras, batai gerai išdžiūsta.

- Labai naudinga namuose kiek galima daugiau vaikščioti basomis, tai treniruoja pėdų raumenis ir gerina kraujotaką.
- Rinksiuosi medvilnines kojines, nes jos leidžia odai kvėpuoti. Kojinės neturi spausti nei pėdų, nei kojų. Nešiojant trumpesnes, iki kelių kojines, kojų venos nebus spaudžiamos.

Pasirinksiu patogius batus, kurie

- Bus patogūs ir žema pakulne. Su aukštakulniais mano pilvas išsišaus į priekį, todėl man skaudės nugarą. Pusiausvyrai palaikyti batai visai be kulno irgi nėra tinkami.
- Bus pasiūti iš kvėpuojančių medžiagų. Natūrali oda arba drobė tinka labiau už dirbtinę odą, nailoną, gumą ar plastiką.
- Bus įsispiriami arba mokasinų tipo. Suvarstomus ar sagtelėmis užsegamus batus man bus sunku apsimauti nėštumo pabaigoje, nes nebegalėsiu pasilenkti.

Saugi vieta mano kūne

Aš noriu, kad mano kūdikis vystytųsi ir augtų saugioje aplinkoje, todėl rūpinsiuosi tuo, ką valgau ir geriu, palaikysiu fizinę formą. Yra medžiagų ir užsiėmimų, kurių aš vengsiu ir namie, ir kitur. Aš žinosiu, kokiose situacijose gali kilti pavojus ir man, ir mano kūdikiui.

Nėščiosios mityba

Kasdieninė mano mityba dabar skiriasi nuo to, ką anksčiau valgydavau sveikai maitindamasi. Ją sudaro pagrindinių produktų penkios grupės. Be to, kai kurio maisto aš vengiu, nes saugau save ir kūdikį.

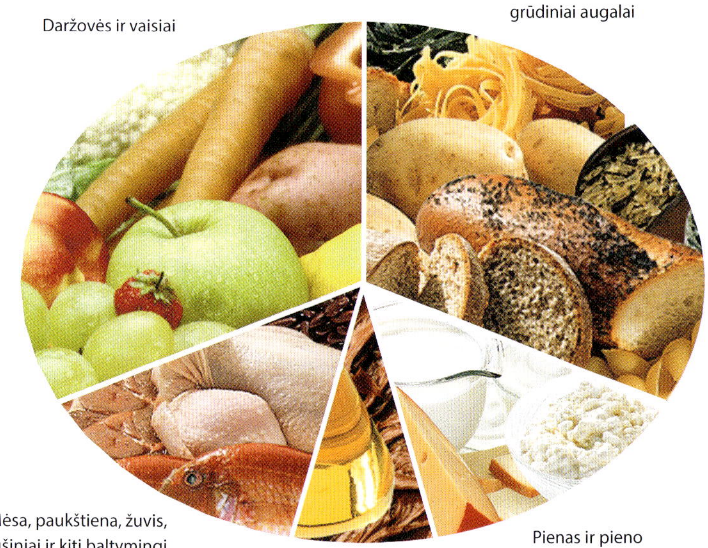

DARŽOVĖS IR VAISIAI

Daržovės ir vaisiai (kiek įmanoma įvairesni) turi sudaryti trečdalį mano mitybos. Iš jų gausiu gyvybiškai būtinų A, B ir C vitaminų, geležies ir skaidulų. Vitaminai ir geležis būtini tinkamam vaisiaus vystymuisi gimdoje, o skaidulos padeda man virškinti ir neleidžia užkietėti viduriams.

Man reikia valgyti bent penkis kartus per dieną, daugiau daržovių (šviežių, džiovintų, šaldytų ar konservuotų), mažiau vaisių. Viena porcija – tai, pavyzdžiui, 3 valgomieji šaukštai virtų daržovių arba jų salotų; 4 šaukštai žalumynų; vidutinio dydžio kriaušė arba du maži mandarinai; dvi konservuotų kriaušių arba persikų puselės; 30 gramų džiovintų abrikosų; 150 ml daržovių arba vaisių sulčių kasdien. Kad daržovėse išliktų vitaminų, verdu jas garuose arba valgau žalias; rūpestingai nuplaunu.

DUONA, RYŽIAI, BULVĖS IR MAKARONAI

Dar vieną trečdalį mano mitybos turi sudaryti krakmolingi produktai; be aukščiau išvardintų, jiems priklauso grūdiniai augalai, kukurūzų , avižų ir sorų kruopos, topinambai, jamsas ir kiti šakniavaisiai. Šiuose produktuose yra ne tik angliavandenių – juose gausu vitaminų B ir E, folio rūgšties, mineralinių medžiagų ir skaidulų. Krakmolingas maistas padeda palaikyti pastovią gliukozės koncentraciją kraujuje, jo dėka aš ilgą laiką jaučiu energijos antplūdį.

Viena porcija krakmolingo maisto gali būti: dvi riekutės grūdėtos duonos, 4 valgomieji šaukštai virtų ryžių arba 6 šaukštai virtų makaronų. Grūdėta duona daug sveikiau už batoną, nes joje daugiau maisto medžiagų ir skaidulų.

Stengiuosi vengti nesveikų ir labai kaloringų užpilų bei padažų, kuriuose beveik nėra svarbių maisto medžiagų.

MĖSA, PAUKŠTIENA, ŽUVIS, KIAUŠINIAI IR ANKŠTINIAI AUGALAI

Baltyminis maistas būtinas ir man, ir kūdikiui, nes jame yra būtinų vitaminų, mineralinių medžiagų, pavyzdžiui, geležies ir cinko, kurios padeda vystytis kūdikio ląstelėms, audiniams ir organams. Labai svarbu, kad kasdien suvalgyčiau 1–2 porcijas baltymų. Kadangi yra tokių aminorūgščių, kurių kūnas nepasigamina pats, būtina su maistu gauti pakankamą jų kiekį. Baltymų yra ne tik mėsoje, paukštienoje, žuvyje ir kiaušiniuose; jų yra ankštiniuose augaluose, riešutuose ir sūryje. Pastarieji produktai svarbūs, jei kurį laiką nevalgau mėsos (žr. p. 58, Vegetarė arba veganė mama). Vieną porciją baltymų sudaro 115 g žuvies, 85 g mėsos arba 140 g virtų lęšių.

Geriausiai man tinka liesa mėsa ir paukštiena be odelės (riebioje mėsoje ir paukštienos odelėje yra daug sočiųjų riebalų), o taip pat riebi žuvis. Visuose šiuose produktuose yra kalcio ir omega-3 riebalų rūgščių, kurių reikia kūdikio akių ir smegenų vystymuisi. Tačiau riebios žuvies, pavyzdžiui, tuno, pakaks 2 porcijų per savaitę (tiesa, konservuoto tuno galima suvalgyti 4 porcijas po 170 g per savaitę), nes žuvyje gali būti cheminių medžiagų, kurios pakenks kūdikiui (žr. p. 56, skyrelį Nenaudoju). Du kartus per savaitę valgau virtos žuvies arba vėžiagyvių.

Riešutuose, ankštiniuose augaluose ir pupelėse yra geležies, kalio ir cinko, bet juose mažiau aminorūgščių, todėl norimą jų kiekį galima gauti tik vartojant įvairius šios grupės produktus.

PIENAS IR PIENO PRODUKTAI

Piene, sūryje ir jogurte yra baltymų, vitamino A ir B bei kalcio; kalcis reikalingas vaiko sveikiems dantims ir kaulams vystytis, jis apsaugo ir mano dantis. Veganėms ir laktozės nevirškinančioms moterims tinka sojų pienelis bei jo gaminiai. Kasdien suvalgau tris porcijas neriebaus pieno gaminių, tai suteikia pakankamai maisto medžiagų ir kalcio. Vengiu riebaus pieno, jis kaloringas. Viena porcija – tai stiklinė pieno, 140 g jogurto arba 40 g sūrio. Kalcis yra būtinas vitaminui D įsisavinti, todėl be to, ką minėjau anksčiau, papildomai valgau riebios žuvies konservų arba kiaušinių.

CUKRUS, RIEBALAI, DRUSKA IR ALIEJUS

Ne daugiau kaip 30 % visos dienos kalorijų kiekio gali sudaryti padažai, kremai, šokoladas, džiūvėsiai, traškučiai, pyragėliai, ledai ir saldūs gazuoti gėrimai. Bandau šių produktų valgyti kuo rečiau. Juose beveik nėra vertingų medžiagų, užtat daug cukraus ir riebalų; tai žalinga ir kūdikio, ir mano pačios sveikatai. Cukraus ir riebalų gausu ir greitajame maiste, dėl jo ima gesti dantys, priaugama svorio, nutunkama. Dėl riebalų ir druskos kyla sveikatos problemų – nutukimas, kraujagyslių trombozė, aukštas kraujospūdis, širdies ligos. Todėl nevalgau traškučių, riebios mėsos ir kitų keptų arba riebių gaminių.

Tačiau yra ir sveiko maisto, kuriame nedaug cukrų ir riebalų (bet abi šios medžiagos reikalingos energijai gauti, sveikai odai ir plaukams) bei būtinų riebalų rūgščių. Vaisiuose ir piene esantis cukrus tinka maistui, nes su šiais produktais taip pat gaunama būtinai reikalingų vitaminų. Alyvuogių arba rapsų aliejuje yra naudingų mononesočiųjų riebalų rūgščių, o saulėgrąžų, sezamo arba kukurūzų aliejuje – polinesočiosios riebalų rūgšties omega-6.

SKAIDULOS

Skaidulos būtinos virškinimo sistemai, jos palaiko pastovų gliukozės kiekį kraujuje ir neleidžia užkietėti viduriams. Skaidulos būna dvejopos – tirpios ir netirpios; man reikia abiejų. Tirpios skaidulos ilgiau palaiko sotumo jausmą, o cukrus dėl jų į kraujotaką patenka palengva. Šių skaidulų yra obuoliuose, kriaušėse, ryžių duonoje, avižose ir ankštiniuose augaluose. Netirpios skaidulos yra vaistas nuo vidurių užkietėjimo, jų dėka maistas žemyn keliauja greičiau, su išmatomis pašalinamos atliekos. Tokių skaidulų yra pupose, kruopose, lęšiuose, žaliose lapinėse daržovėse ir vaisiuose.

Aš būtinai...

VALGYSIU, KAD MANO KŪDIKIS BŪTŲ SVEIKAS

Man tiek nedaug tereikia pakeisti įprastą mitybos režimą. Aš privalau pabandyti:

✓ **Kasdien suvalgyti po 5 porcijas** vaisių ir daržovių.

✓ **Didžiąją maisto dalį gauti iš krakmolo turinčių produktų.** Daug energijos man suteiks duona, grūdų gaminiai, makaronai, kruopos ir ryžiai.

✓ **Riboti išgeriamo alkoholio kiekį** – ne daugiau 2 mažų stikliukų per savaitę, niekada nepasigerti.

✓ **Riboti arba visai nevartoti kofeino.**

✗ **Papildomai nesūdyti valgio.** Jei vartosiu daugiau kaip 6 g druskos kasdien, gali padidėti kraujospūdis, o tai kelia preeklampsijos riziką.

✗ **Nepraleisti valgymo laiko,** nes mano kūdikis maisto medžiagas turi gauti nuolatos.

VANDUO IR KITI SKYSČIAI

Vanduo būtinas daugeliui organizme vykstančių procesų. Mano kūdikiui reikia vandens, kad gautų maisto medžiagų iš mano kraujo, o papildomam kraujo kiekiui manyje irgi reikia daugiau skysčių. Skysčiai neleidžia užkietėti viduriams (žr. p. 43).

Kasdien bandau išgerti apie 2 litrus, t.y. 6–7 stiklines vandens. Galima gerti vandenį, vaisių arba daržovių sultis, liesą pieną arba žolelių arbatos, tačiau geriausia gerti vandenį.

Alkoholis

Išgeriamo alkoholio kiekis turi apsiriboti 1–2 taurėmis vyno per savaitę (arba reikėtų apsieiti be jo), o jį gerti galima tik valgant. Dauguma sveikatos priežiūros specialistų teigia, kad saugiausia bus atsisakyti alkoholio, tačiau manoma, kad dvi taurės per savaitę sveikatos problemų nesukelia. Geriant daugiau kaip 2 taures per dieną arba dar daugiau, galiu labai pakenkti

Nenaudoju ✗

Kai kurių maisto produktų (žr. p. 58) nes jie, priklausomai nuo paruošimo, gali turėti man ir mano kūdikiui žalingų mikroorganizmų. Tokios ligos – tai salmoneliozė, listeriozė ir toksoplazmozė (žr. p. 66), apsinuodijimas maistu arba gyvsidabriu ir užsikrėtimas parazitinėmis kirmėlėmis.

✗ Kepenų ir kepenų gaminių – kepenyse labai daug vitamino A (retinolio), nuo kurio kūdikis gali išsigimti.

✗ Žalios žuvies (suši). Galima valgyti suši iš konditerijos parduotuvės, nes jie pasterizuoti; restorane patiekiamuose arba namuose gamintuose suši dažnai būna parazitinių kirmėlių.

✗ Didelių žuvų– skumbrių, ešerių, marlinų, ryklių ir kardžuvių. Jose dažnai būna gyvsidabrio arba pavojingų bakterijų.

✗ Riebių žuvų, tarp jų skumbrių, lašišų, silkių, sardinių, šprotų, šviežių tunų, upėtakių. Jų valgau ne daugiau 2 kartų per savaitę. Riebi žuvis kaupia pavojingas medžiagas, net ir gyvsidabrį.

✗ Žalių arba nepakankamai išvirtų vėžiagyvių; nuo jų galima apsinuodyti.

✗ Žalios mėsos ir kiaušinių (totoriško bifštekso). Nuo žalios arba nepakankamai paruoštos mėsos ir paukštienos galima susirgti toksoplazmoze. Majoneze, putėsiuose ir leduose gali būti salmonelių.

✗ Nepasterizuoto pieno (taip pat ir ožkų arba avių pieno); galima užsikrėsti salmonelėmis.

✗ Iš nepasterizuoto pieno gaminamų sūrių – fetos, sūrio su mėlynuoju pelėsiu, pelėsinio sūrio. Nuo jų galima užsikrėsti listerioze, dėl kurios vyksta persileidimas arba gimsta negyvas kūdikis. Nuo listeriozės apsaugo pieno kaitinimas.

✗ Žemės riešutų. Vaikų alergijos žemės riešutams nauji tyrimai rodo, kad nėščioms moterims reikėtų jų vengti. Anksčiau vengti žemės riešutų buvo siūloma tik tada, kai bent vienas tėvų yra jiems alergiškas.

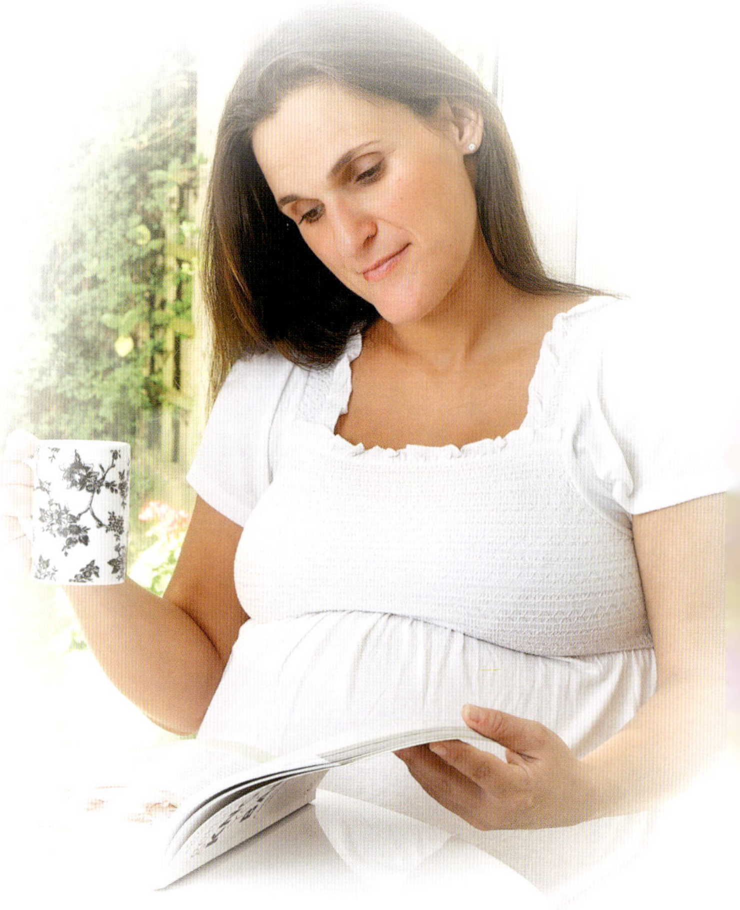

Citrinų, imbiero ir mėtų arbata yra saugi nėštumo metu, tačiau kasdien nederėtų jos gerti daugiau kaip 2 arba 3 puodelius.

kūdikiui; jis negaus pakankamo kiekio maisto medžiagų, nes apetitas bus slopinamas. Maisto trūkumas slopins placentos veiklą, kūdikis gims neišnešiotas su fizinės sklaidos defektais arba protiškai atsilikęs. Padidėja ir persileidimo tikimybė.

Vienas alkoholio vienetas lygus 85 ml vyno (nedidelėje, 125 ml stiklinėje telpa 1,5 vieneto), pusė pintos šviesaus alaus (kai kurios alaus rūšys dabar stipresnės, nei buvo įprasta), 25 ml stipresnio gėrimo arba 50 ml aperityvo. Alkoholinio kokteilio skardinėje dažniausiai yra 1,5 vieneto alkoholio. Dauguma gėrimų, tarp jų ir vynas, restorane pateikiami didesnės talpos taurėse.

Kofeinas

Vartojant daug kofeino sutrinka maisto medžiagų įsisavinimas žarnyne, todėl kūdikis nepriauga svorio arba įvyksta persileidimas. Be kavos ir arbatos, kofeino dar gauname su karštu šokoladu, kola, energetiniais gėrimais ir šokoladiniais batonėliais. Aš riboju kofeino kiekį – ne daugiau 200 mg, t.y., 1–2 mažus puodelius – per dieną; kavą ir arbatą geriu praėjus pusvalandžiui po

NĖŠČIOS MOTERS MENIU

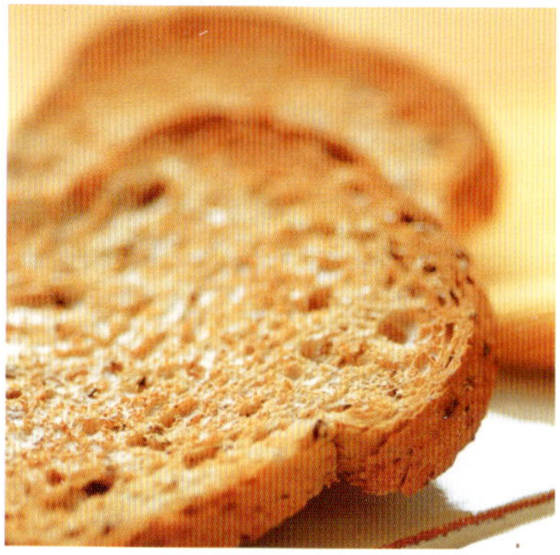

PUSRYČIAI

Pagrindiniai patiekalai

Varškė su smulkintais džiovintais abrikosais
Rupi košė su pienu
Javainiai su smulkintomis datulėmis ir pienu
Vitaminais praturtinti pusryčių javainiai su pienu
Sėlenų dribsniai su pienu
Avižinė košė su klevų sirupu
Traškus raguolis su uogiene
Virti kiaušiniai
Plakta kiaušinienė su bandele
Keptas kumpis su pomidoru ir grybais
Blynai arba vafliai
Rupių miltų skrebutis su mielių ekstraktu
Kepta saldi vaisinė bandelė
Kepta bandelė ar skrebutis su džemu arba sūriu

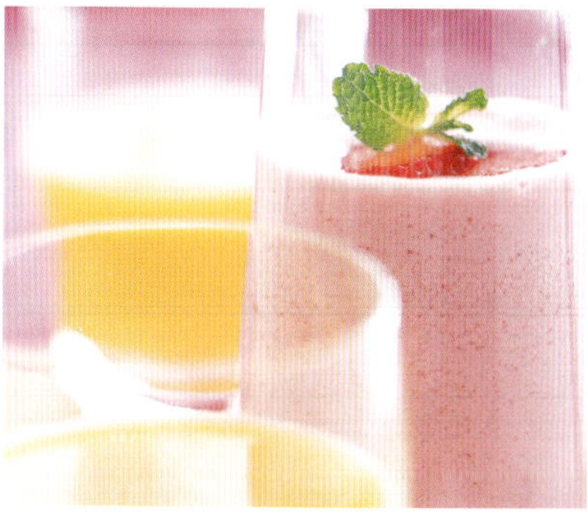

Priedai

Vaisių sultys
Vaisių salotos
Pusė meliono
Jogurtas

PIETŪS

Pagrindiniai patiekalai

Didelė kepta bulvė su keptomis pupelėmis arba neriebaus sūrio padažu
Sumuštinis su vištiena, kumpiu, kepta jautiena, konservuota lašiša arba sūriu

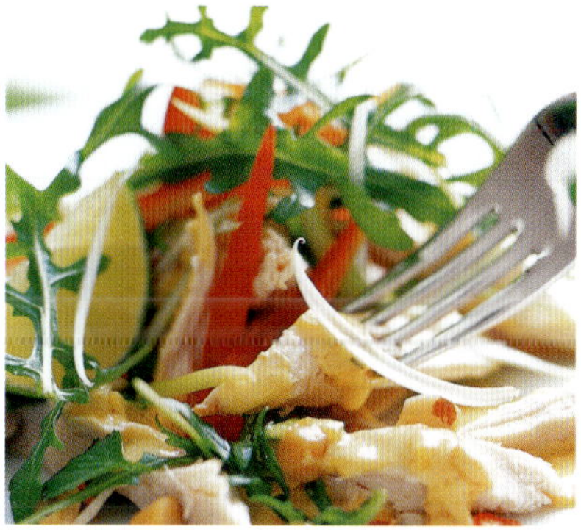

Omletas su grybais, kumpiu arba sūriu
Sūris ir biskvitas su salotomis
Salotos (šefo, Nicos, makaronų, lęšių arba ryžių)
Humusas ir pitos duonelė
Makaronai su daržovėmis
Daržovių sriuba ir traškus raguolis
Keptas sumuštinis su pomidoru ir sardinėmis
Daržovių pica
Keptas sumuštinis su pupelėmis
Apkepas su daržovėmis
Bulviniai blynai su obuolių padažu

Priedai

Šviežių vaisių arba daržovių salotos
Daržovių sultys
Grūdų batonėlis
Kietas sūris ir krekeriai

VAKARIENĖ

Pagrindiniai patiekalai

Grilyje kepta vištos, kalakuto arba žuvies filė
Makaronai su lašiša arba mėsos (sūrio) padažu
Vištienos, jautienos arba avienos troškinys
Jautienos arba ėriuko kepsnys
Kepta menkė
Tailandietiškas vištienos troškinys su kariu
Jautienos mėsainis
Paskrudintas liesas kumpis, vištiena arba tofu su daržovėmis
Žuvų piršteliai
Kiaulienos arba vištienos iešmeliai
Makaronai su sūriu
Grybų rizotas
Paniruotos ir apkeptos daržovės
Lietiniai su apkeptomis daržovėmis, vištiena arba kalakutiena

Priedai

Žalios daržovės arba salotos
Ryžiai arba makaronai
Virtos bulvės, bulvių košė
Kepti topinambai
Jogurtas arba šerbetas
Ant grotelių apkepti vaisiai

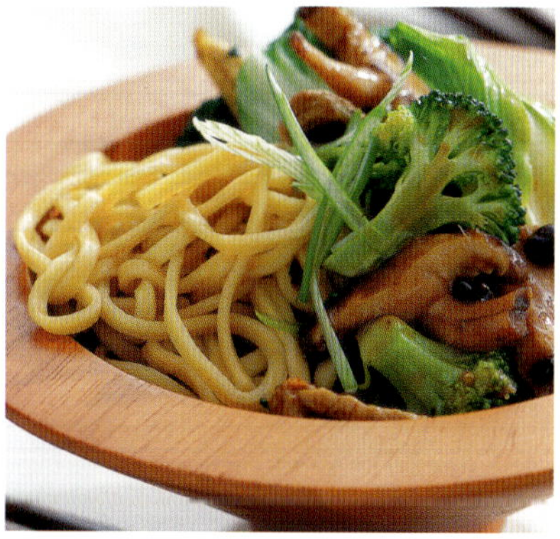

valgio. Žinau, kad kavinėse ir baruose gėrimai parduodami didesnėmis porcijomis, negu ruošiu namie, todėl juose daugiau kofeino.

SVARBIAUSIOS MEDŽIAGOS

Sveikai valgant organizmas gauna daugumą reikalingų vitaminų ir mineralų, tačiau nėščiosioms gydytojas išrašo papildomai folio rūgšties ir vitamino D. Jei geležies kiekis kraujuje sumažėja, joms skiriama ir geležies papildų.

Folio rūgštis

Šis B grupės vitaminas sumažina kūdikių įskilo stuburo (su įgimtu plyšiu) ir kitų nervinio kamieno defektų atsiradimo tikimybę. Kaip papildas vartojamas 400 mkg kasdien. Daug folio rūgšties darinių turi žaliosios lapinės daržovės, bananai, rudieji ryžiai, viso grūdo duonos ir košės.

Geležis

Geležis būtina kraujo kūnelių gamybai. Nėščiosioms rekomenduojama valgyti liesos mėsos, žalių ir ankštinių daržovių; nuo ankštinių daržovių gali užkietėti viduriai. Geležies įsisavinimą palengvina vitaminas C, todėl valgant rekomenduojama gerti citrusinių vaisių sultis. Ir priešingai, kava ir arbata stabdo geležies įsisavinimą; tai dar viena priežastis atsisakyti kofeino (dar žr. p. 56).

Nėščia vegetarė arba veganė

Nėštumas joms yra iššūkis; išgyventi padės šie patarimai:

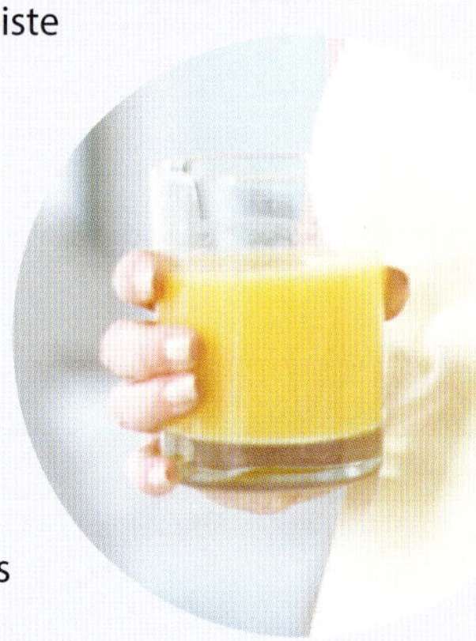

- Baltymų gausite kasdien valgydamos pieno produktus arba vitaminizuotus sojos gaminius (varškę, tofu arba miso). Maiste turėtų būti pupų, riešutų ir sėklų, grūdų ir lęšių. Šiuose produktuose yra daug baltymų, geležies, vitamino B ir skaidulų.
- Vitamino B_{12} yra sojų varškėje, vegetariškuose sūriuose ir padažuose bei sojų piene. Galite vartoti vitamino B_{12} ir folio rūgšties papildus.
- Būtinus 15 mg geležies kasdien gausite daugiau valgydamos ankštinių ir tamsiai žalių lapinių daržovių bei džiovintų vaisių. Gerkite apelsinų sulčių.

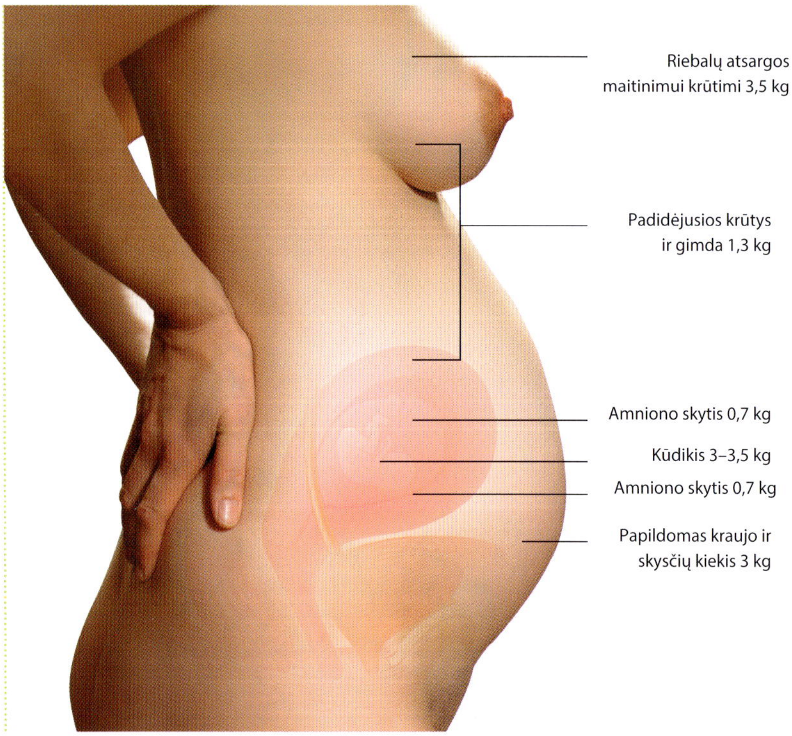

SVORIO DIDĖJIMAS

Normalaus svorio moteris (kūno masės indeksas, KMI, nuo 18,6 iki 24,9) gali priaugti 11,5–16 kg, daugiausiai – paskutinio nėštumo trimestro metu. Papildomo svorio pasiskirstymą organizme matote paveikslėlyje. Lieknesnės moterys (KMI iki 18,5) turėtų priaugti daugiau svorio – rekomenduojamas svorio padidėjimas 13–18 kg. Stambesnės moterys (KMI 25–29,9) neturėtų priaugti daugiau kaip 11 kg. Nėštumo metu nutukusios moterys gimdo per sunkius kūdikius, iš kurių išauga nutukę vaikai; didelė tikimybė, kad ir suaugę jie bus nutukę.

Kalcis

Kalcis yra būtinas, kad gerai vystytųsi kūdikio kūnas (kaulai, dantys, raumenys, nervai ir širdis). Daugiausia kalcio yra pieno produktuose – piene ir jogurte, ypač neriebiuose, tačiau nemažai kalcio yra ir žaliose lapinėse daržovėse, kartu su kaulais valgomoje žuvyje (sardinėse), sojos gaminiuose, sezamo sėklose ir migdoluose. Kalcį įsisavinti padeda vitaminas D. Jo gausite būdama saulėje ir su kasdieniu 10 mkg papildu.

Vitaminas D

Vitaminas D reikalingas sveikiems kaulams; šiais laikais daugumai moterų jo nepakanka. Gydytojas skiria 10 mkg papildų vartoti kiekvieną dieną.

KALORIJOS

Nėštumas – netinkamas laikas dietai, bet nereikia ir valgyti už du. Jei moteris nesveria per daug, jai reikės padidinti su maistu gaunamų kalorijų kiekį. Reikalingų kalorijų kiekis priklauso nuo moters aktyvumo. Kaip ir daugumai moterų, per dieną su maistu reikėtų gauti apie 2000 kalorijų; per paskutinius tris nėštumo mėnesius šis kiekis padidinamas 200 kcal/d. ir dar 200 kcal/d. – pradėjus maitinti krūtimi.

LAUKIANTIS DVYNIŲ

Dvynius nešiojanti moteris nėštumo metu turėtų priaugti 16–20 kg, nepriklausomai nuo to, kiek svėrė iki nėštumo. Apie 2,5 kg svorio priaugama pirmojo trimestro metu, vėliau – po 0,7 kg per savaitę.

Trynukų besilaukianti moteris turėtų priaugti apie 23 kg, t.y., po 0,7 kg per savaitę.

Daugiavaisio nėštumo metu moteriai reikia ne tik papildomos energijos. Padidėjęs kraujo tūris, išaugusi gimda ir kiti organai, taip pat besivystantys du arba daugiau kūdikių reikalauja ypač daug papildomo kalcio, nepakeičiamų riebalų rūgščių ir geležies. Todėl labai svarbu, kad moters maiste būtų šių elementų turintys produktai. Be to, visą nėštumo laiką jai kas dieną reikia 15 mg cinko, 2 mg vario, 250 mg kalcio, 2 mg vitamino B_6, 300 mkg folio rūgšties, 50 mg vitamino C, 5 mkg vitamino D ir 30 mg geležies papildų.

Aš būtinai...

LAIKYSIUOSI MITYBOS HIGIENOS

Laikydamasi maisto higienos reikalavimų, galėsiu išvengti apsinuodijimų maistu arba ligų, kurios pakenktų man ir mano kūdikiui. Aš privalau:

✓ **Visada plauti rankas muilu ir vandeniu** prieš liesdama maistą (ypač žalią mėsą), pasinaudojusi tualetu, palietusi šiukšles arba naminius gyvūnus. Dirbdama darže turiu mūvėti pirštines; apsimaunu jas ir liesdama gyvūnų išmatas (geriau to visai nedaryti).

✓ **Turėti tikrai švarią virtuvę ir maisto gaminimo įrankius.** Privalau nuolat dezinfekuoti pašluostes ir darbinius paviršius, kasdien plauti virtuvinius rankšluosčius ir nenaudoti jų rankoms šluostyti.

✓ Po apsipirkimo **nedelsiant sudėti maisto produktus į šaldytuvą;** negaliu jų palikti šiltoje vietoje, pavyzdžiui, darbe arba mašinoje.

✓ **Saugoti maistą tinkamoje temperatūroje.** Šaldytuve temperatūra turi būti žemesnė negu 5°C. Šalčiausiai laikomi greit gendantys produktai virta mėsa, minkšti sūriai, salotų lapai, paruošti valgiai ir desertai.

✓ **Suvynioti žalią mėsą arba žuvį,** kad iš jų nelašėtų ant kitų produktų arba sudėti į dėžutes ir laikyti šalčiausioje šaldytuvo dalyje.

✓ **Kiaušinius laikyti tik šaldytuve.**

✓ **Patikrinti produktų galiojimo laiką.** Reikia išmesti produktus, kurių galiojimas pasibaigęs ir per išpardavimus nepirkti pigesnių, bet besibaigiančio galiojimo gaminių.

✓ **Turėti kelias pjaustymo lentas.** Viena lenta skirta žaliai mėsai ir žuviai, kita – jau paruoštiems produktams.

✓ **Įsitikinti, kad mėsa ir paukštiena gerai išvirusi.** Šių produktų viduje temperatūra turi siekti 70°C; tą galima patikrinti zondu. Kitas požymis – peilį įsmeigus į gabalo vidurį, tekančios mėsos sultys yra skaidrios.

Mano pratimų programa

Aš visada mankštindavausi, o dabar, kai laukiuosi, man tą daryti privaloma. Mankšta padeda išlaikyti taisyklingą laikyseną ir judesius, padidina energingumą, išskiria endorfinus, dėl kurių jaučiuosi laimingesnė ir mažiau nerimauju. Nėščiųjų jogos užsiėmimuose sutinku kitas nėščias moteris ir bendrauju su jomis.

Žinoma, pasisakiau gydytojui apie mankštą. Jis perspėtų, jei dėl medicininių priežasčių man tai būtų draudžiama, o dabar patarė, kokie pratimai yra tinkamiausi ir nurodė, kaip svarbu prieš mankštą apšilti ir pamažu atvėsti po mankštos.

Man liepta pirmojo trimestro metu nepradėti naujų mankštos pratimų ir kas dieną mankštintis ne daugiau kaip 30–60 minučių. Kadangi aš mankštinausi ir anksčiau, galiu tęsti tą pačią mankštą, tačiau privalau nepersitempti. Geriausias laikas pratimams yra antrasis trimestras; dauguma nusiskundimų jau baigėsi, mažesnis pavojus pakenkti vaikui. Trečiojo trimestro metu augantis pilvas pakeis svorio centrą, aš veikiausiai jausiuosi per daug pavargusi mankštai, todėl geriausia bus vaikščioti.

REKOMENDUOJAMI UŽSIĖMIMAI

Nors nemažai veiklų nėščiajai draudžiamos (žr. kitą puslapį), vis tiek ji gali daryti daug ką, tiek viena, tiek su partneriu arba salėje.

- Vaikščiojimas ir plaukimas yra saugūs užsiėmimai per visą nėštumo laiką. Plaukimas yra naudingas sąnariams, nes vanduo kelia kūną aukštyn. Vanduo baseine neturi būti per karštas.
- Joga ir tai či yra lengvi pratimai. Jie ne tik palaikys formą, bet ir padės atsipalaiduoti. Geriausia dalyvauti nėščiosioms skirtuose užsiėmimuose, nes kai kurios pozos nėščiosioms netinka; arba būtinai pasakykite instruktoriui, kad laukiatės.
- Galite naudotis salės įranga (bėgimo takeliu, dviračiu, svorių kilnojimo staklėmis, tik ne štanga), jei tik taisyklingai kvėpuojate ir nepertempiate sąnarių. Nenaudokite įrangos, jei reikia sėdėti aukštai.
- Neintensyvi aerobika. Stiprinančių ir tonusą palaikančių pratimų programa, apimanti visus didžiuosius raumenis, gerai palaiko formą.
- Dubens dugno pratimai (žr. p. 62) gali padėti lengviau pagimdyti ir išvengti vėlesnių komplikacijų.

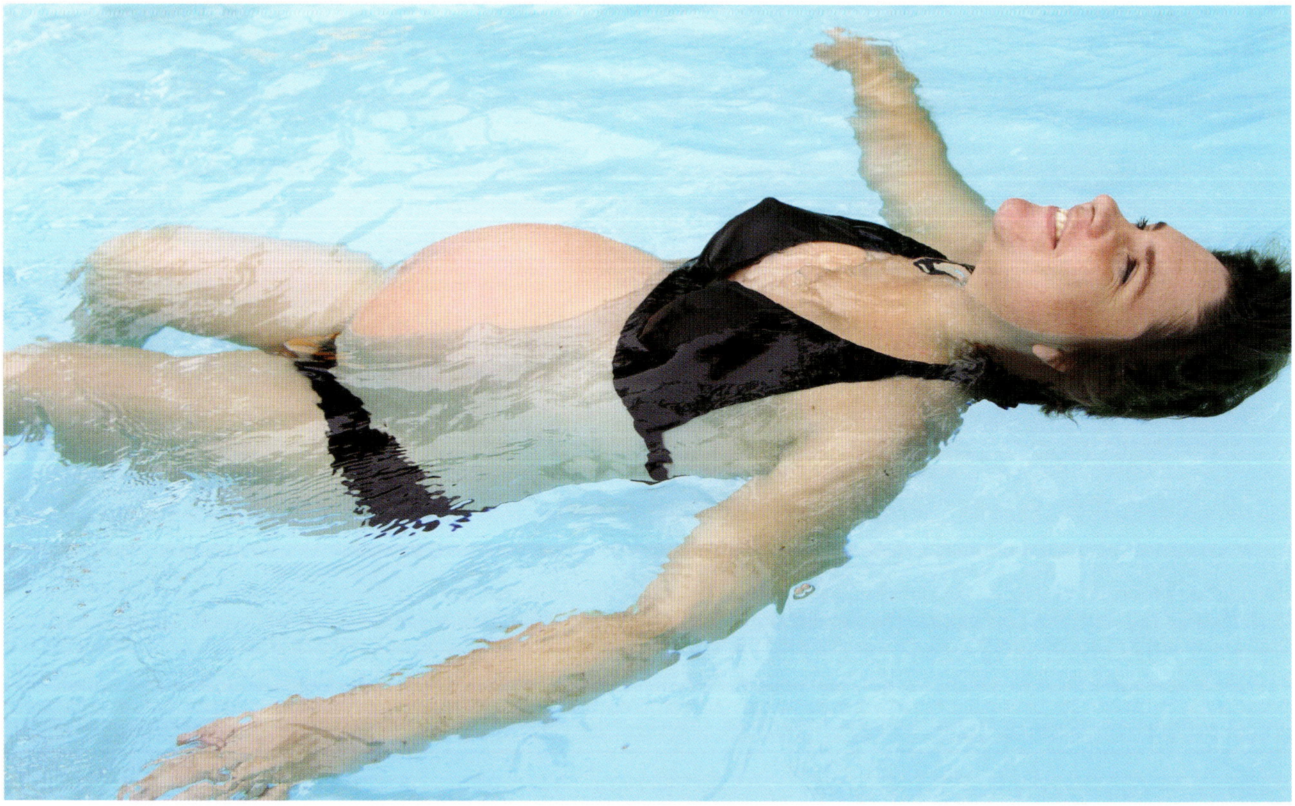

Neužsiimu ✗

Kai kurios sporto ir laisvalaikio rūšys arba yra netinkamos nėščiai moteriai (ypač jeigu ji nedarė to anksčiau), arba negalima jomis užsiimti be priežiūros. Man reikia vengti bet kokios veiklos, kur turėčiau gulėti ant nugaros; šioje padėtyje gali sumažėti kraujo pritekėjimas į širdį.

✗ Intensyvia aerobika. Intensyvūs aerobikos pratimai be reikalo apkrauna sąnarius; vėlesniu nėštumo laikotarpiu sunku išlaikyti pusiausvyrą.

✗ Kalnų slidinėjimu, vandens slidėmis, jodinėjimu. Galiu griūti, o tai labai pavojinga kūdikiui.

✗ Bėgimu, nebent esate patyrusi bėgikė. Bėgant galima susižeisti kelius arba klubus, taip pat netekti skysčių.

✗ Svorio kilnojimu. Keliant svorius be priežiūros gresia įvairūs pavojai. Pirmiausia, galima numesti svorį sau ant pilvo; antra, sunkūs svoriai gali pažeisti sąnarius; trečia, jei pasilenkus kvėpuojama neteisingai, padidėja slėgis pilvo srityje, sulėtėja kraujotaka, padidėja kraujospūdis ir krūvis širdžiai.

✗ Ratukinėmis pačiūžomis ir snieglente. Tuo užsiimdama, kritimų neišvengsiu.

✗ Komandiniu sportu ir greitu žaidimu su rakete, pavyzdžiui, tinkliniu arba skvošu. Galima griūti, patempti sąnarius, o neretai ir užsigauti pilvą.

✗ Nardymu; nardant kūdikio kraujuje gali susidaryti oro burbuliukų.

APŠILIMAS IR ATVĖSIMAS

Aš žinau, kad svarbu atlikti raumenų tempimo pratimus prieš mankštą ir po jos, tai padeda išvengti spazmų. Aš darau apšilimą apie 10 minučių, pradėdama nuo neintensyvių ritmiškų judesių – ėjimo vietoje, dviračio treniruoklio, o vėliau lėtai tempiuosi. Mankštintis pradedu lėtais judesiais, kurie vėliau greitėja ir atliekami didesne amplitude.

Atvėsimui skiriu irgi 5–10 minučių. Dažniausiai švelniai tempiu visas raumenų grupes rankose, kojose ir pėdose; tą darau stovėdama arba sėdėdama.

Aš būtinai... ✓

MANKŠTINSIUOSI SAUGIAI

Kol esu nėščia, man labai svarbu:

✓ **Dėvėti patogius ir laisvus drabužius** iš kelių sluoksnių, kad sušilusi galėčiau nusirengti; jei man per karšta, nebesimankštinu.

✓ **Gerti daug vandens.**

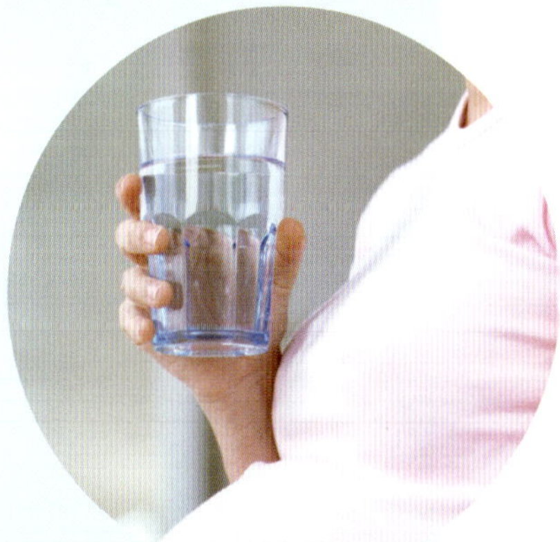

✓ **Mankštintis reguliariai** – mažiausiai tris kartus per savaitę, po 30–60 minučių, prieš mankštą apšilti, po mankštos atvėsti.

✓ **Tempimo pratimus atlikti saugiai.** Turiu nepersistengti, o nuo ketvirto nėštumo mėnesio negulėti ant nugaros.

✓ **Tuo pat liautis,** jei pajuntu skausmą, imu kraujuoti, plaka širdis, alpstu arba pradeda skaudėti galvą.

✗ **Nesimankštinti karštose ir drėgnose patalpose.**

DUBENS DUGNO PRATIMAI

Šiais pratimais stiprinami šlapinimąsi valdantys raumenys (jų pagalba nustoju šlapintis), nes dėl nėštumo jie gali suglebti. Labai svarbu palaikyti šių raumenų tonusą, nes nėštumo pabaigoje jie gali apsaugoti nuo šlapimo nelaikymo ir hemorojaus.

Kėgelio pratimai

Pratimai pavadinti jų kūrėjo, dr. Arnoldo Kėgelio vardu. Galiu juos nepastebimai daryti bet kada, vairuodama mašiną, darbe prie stalo, kildama liftu arba sėdėdama ant sofos. Dirba tik dubens raumenys, daugiau niekas nejuda; svarbu nesulaikyti kvėpavimo.

DUBENS DUGNO RAUMENYS

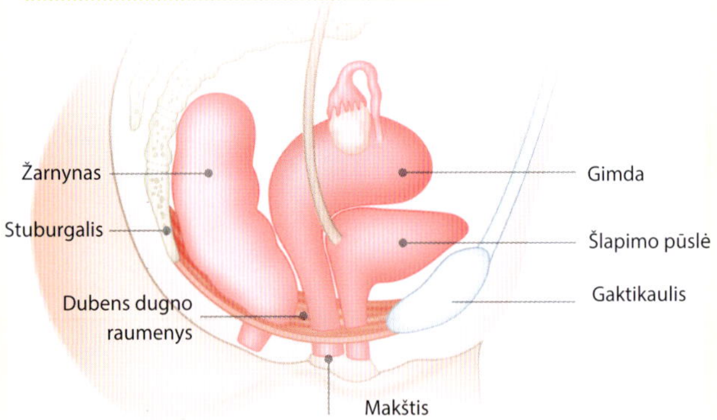

Dubens organus palaikantys dubens dugno raumenys primena kilpą. Jie tvirtinasi prie stuburgalio ir gaktikaulio, supa išangę, makštį bei šlaplę.

Man šių raumenų tonusą palaikyti paprasčiausia yra įsivaizdavus juos kaip liftą. Aš sutraukiu šiuos raumenis, įtempdama taip, lyg stabdyčiau šlapinimąsi ir „kylu aukštyn“ – vis stipriau sulig kiekvienu aukštu, ir išlaikau įtempimą mažiausiai 5 sekundes. Tada „leidžiuosi žemyn“ ir pamažu atpalaiduoju raumenis. Kartoju tokį pratimą 4–5 kartus.

Gerai įsisavinus tokį pratimą, galima labiau valdyti raumenų grupes, supančias kūno angas.

Pirmiausia reikia suprasti, kurie raumenys supa išangę (išeinamąją angą) ir stipriai juos suspausti, o paskui lėtai atpalaiduoti. Tą patį atlikti su makšties raumenimis ir galiausiai, su šlaplės raumenimis.

Labai svarbu šlapinantis nesimankštinti. Atliekant Kėgelio pratimus pilna pūslė arba šlapinimosi metu raumenys gali susilpnėti, pūslė nepilnai ištuštinama, todėl padidėja šlapimo takų infekcijos tikimybė.

Stengiuosi pratimus atlikti tris kartus kasdien, pakartodama po 10 kartų – bandau išlaikyti kiekvienus raumenis sutrauktus po minutę. Kiekvienai tokiai mankštai pasirenku laiką, kai atlieku pasikartojančias užduotis (tikrinu elektroninį paštą, važiuoju į darbą, ruošiu valgį arba žiūriu televizorių).

Kai kurioms moterims lengviau pajausti dubens dugno raumenis stovint keturpėsčia arba klūpant.

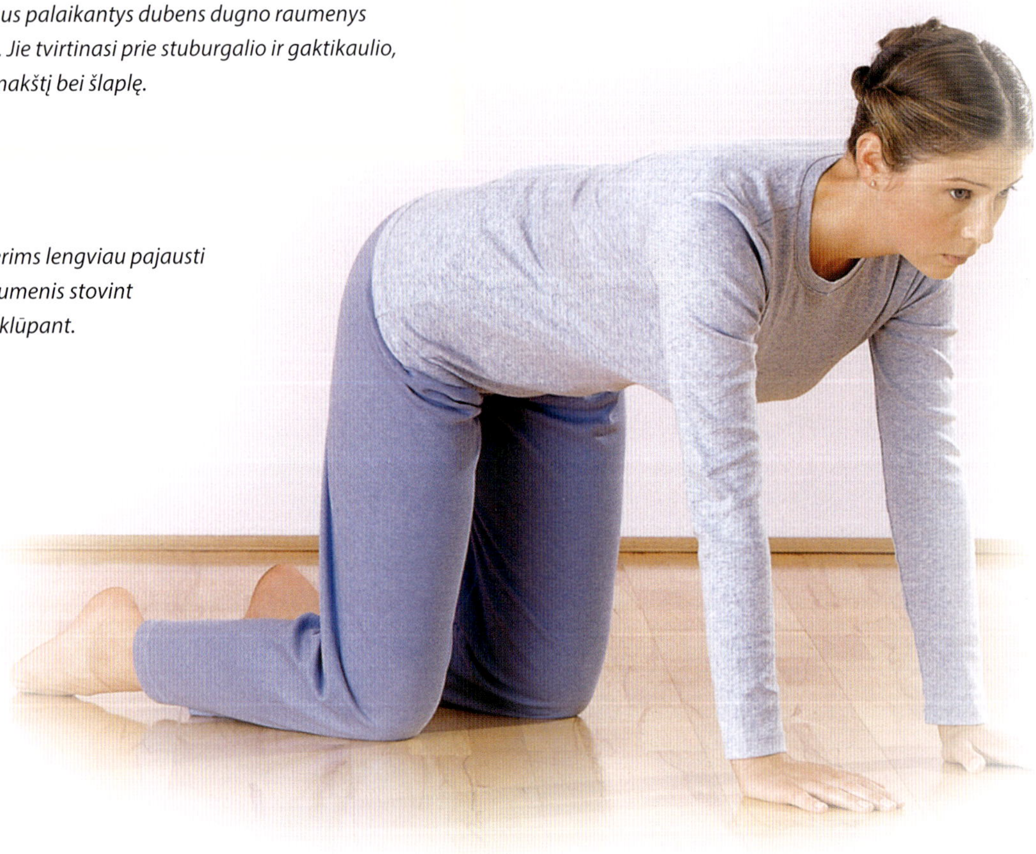

Atsipalaidavimas

Gebėjimas atsipalaiduoti mažina stresą, slopina nerimą ir fizinę įtampą; įtampa sukelia nepatogumo pojūtį ir skausmą. Ir mintys, ir fizinis nerimo jausmas svarbūs man ir kūdikiui. Norėčiau atsipalaiduoti ir gimdymo metu, tai leistų kūnui veikti natūraliai ir leistų man sutaupyti energijos.

Man lengviausia atsipalaiduoti ramioje vietoje, kur niekas manęs neblaško. Išsijungiu telefoną, šiltai apsirengiu, patogiai guliu arba sėdžiu užmerktomis akimis ir atlieku kvėpavimo pratimus (žr. žemiau). Kartais man patinka partnerio atliekamas masažas (žr. p. 64).

KVĖPAVIMO PRATIMAI

Atpalaiduodama kūno įtampą lėtai įkvepiu ir sulaikau kvapą, kol suskaičiuoju iki penkių. Tada lėtai iškvepiu. Pakartoju viską tris kartus

Galiu atpalaiduoti bet kurią įsitempusią vietą; sukaupiu į ją dėmesį, įtempiu ir pamažu vėl atpalaiduoju. Pavyzdžiui, atpalaiduodama pečius aš įkvepiu, nuleidžiu pečius, iškvepiu ir juos atpalaiduoju. Taip darau visoms kūno vietoms, pradėdama nuo galvos arba kojų pirštų.

Jei nėra ramios vietos atsipalaidavimui, galiu pakeisti metodą: aš galvoju „atsipalaiduok“, nuleidžiu pečius ir iškvepiu su ilgu atodūsiu, išleisdama lauk visą įtampą nuo galvos iki kojų pirštų kartu su iškvepiamu oru.

Dar kitas būdas – tris kartus giliai įkvėpti, o lėtai iškvepiant jausti, kaip įtampa apleidžia krūtinę, pečiai nusileidžia žemyn, o pilvas darosi minkštesnis.

MEDITAVIMAS

Susikoncentravus į vieną žodį, vaizdą arba veiksmą, galiu atsiriboti nuo pojūčių, užmiršti praeitį arba ateitį ir nejausti jokio išorinio poveikio. Mano mintys ir kūnas nurimsta ir atgauna energiją. Naudingiausias yra meditavimas du kartus per dieną po 15–20 minučių.

Supratau, kad minčių ramybę lengviausia pasiekti kartojant vieną žodį, frazę arba garsą (tai vadinama mantra). Mantra neleidžia įsiterpti kitiems žodžiams arba mintims. Kartoju mantrą (kartais tai būna žodis „atsipalaiduok“) ne tik medituodama, bet ir atlikdama namų ruošą, eidama pasivaikščioti arba laukdama priėmimo pas gydytoją.

Kai kuriems žmonėms patinka teiginiai – tai reikšmę turinčios frazės („myliu ir saugau savo puikų kūdikį“), kurios atrodo svarbesnės už garsus. Dar kiti naudojasi įvaizdžiu (mato degančią žvakę) arba vaizdu (pvz., guli pliaže), kuris juos atpalaiduoja.

Svarbu, kad kasdien medituotumėte tuo pačiu laiku: jeigu pakeisite įprastą laiką, kitam tą dieną galite ir nebeprisiruošti. Labai tinka tą daryti ryte, kaip pirmąjį iš dienos darbų, arba vakarop, tik ne per vėlai, nes galite išblaškyti miegą. Valandą prieš meditaciją nevalgykite ir negerkite kofeino turinčių gėrimų, nes taip pakeisite nuotaiką. Geriausia medituoti kai esate pailsėjusi ir budri.

SĖDĖKITE ATSIPALAIDAVUSI

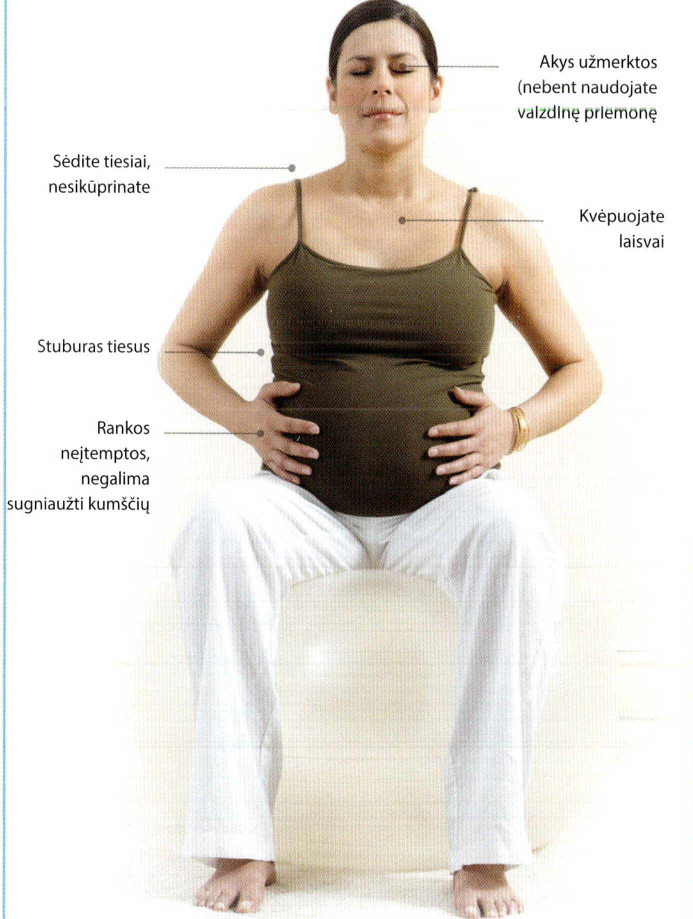
Akys užmerktos (nebent naudojate vaizdinę priemonę
Sėdite tiesiai, nesikūprinate
Kvėpuojate laisvai
Stuburas tiesus
Rankos neįtemptos, negalima sugniaužti kumščių

Nėščiosios masažas

Masažas – tai vienas iš šimtmečiais naudojamų metodų, kuris ypač tinka nėščiosioms. Kaip ir dauguma būsimų motinų, aš dažnai trinu pilvą, taip palaikydama ryšį su kūdikiu, tačiau masažo nauda yra didesnė. Kai laukiuosi, mano partneris gali masažu palengvinti mano skausmus bei negalavimus ir palaikyti ryšį su manimi ir kūdikiu.

Pradėjus gimdyti pilvo ir nugaros masažas sumažins skausmą ir nuramins; aš atsipalaiduosiu ir galėsiu valdyti sąrėmius. Išmokau masažuoti pati save, kai man reikia atpalaiduoti maudžiančius raumenis.

ALIEJŲ NAUDOJIMAS

Nėštumo metu naudokite tik natūralius aliejus, nes į kūną patenka viskas, ką tepate ant odos. Tinka daržovių, alyvuogių arba saulėgrąžų aliejus. Galite naudoti bičių vaško gaminius – Tui tepalą iš Naujosios Zelandijos. Tepalo privalumas tas, kad jis neišsipila.

Pilvo masažas

Pilvą masažuoti galite pati, arba tai daro partneris; sėdint, stovint, gulint ant šono arba pasilenkus prie kamuolio; daroma per drabužius arba apnuoginus pilvą, su aliejumi arba be jo. Tai malonumas nėštumo metu ir gimdymo pradžioje. Nėštumo metu masažuojant bendraujate su kūdikiu. Gimdymo metu masažas padeda giliau kvėpuoti ir atitraukia mintis nuo skausmo. Masažas gali nuraminti ir vaisių. Spausti reikia švelniai.

Masažuokite abiem rankomis, pradėdami nuo pilvo priekio ir per šlaunis nugaros link, po to atgal, nuo nugaros pro šlaunis pilvo link.

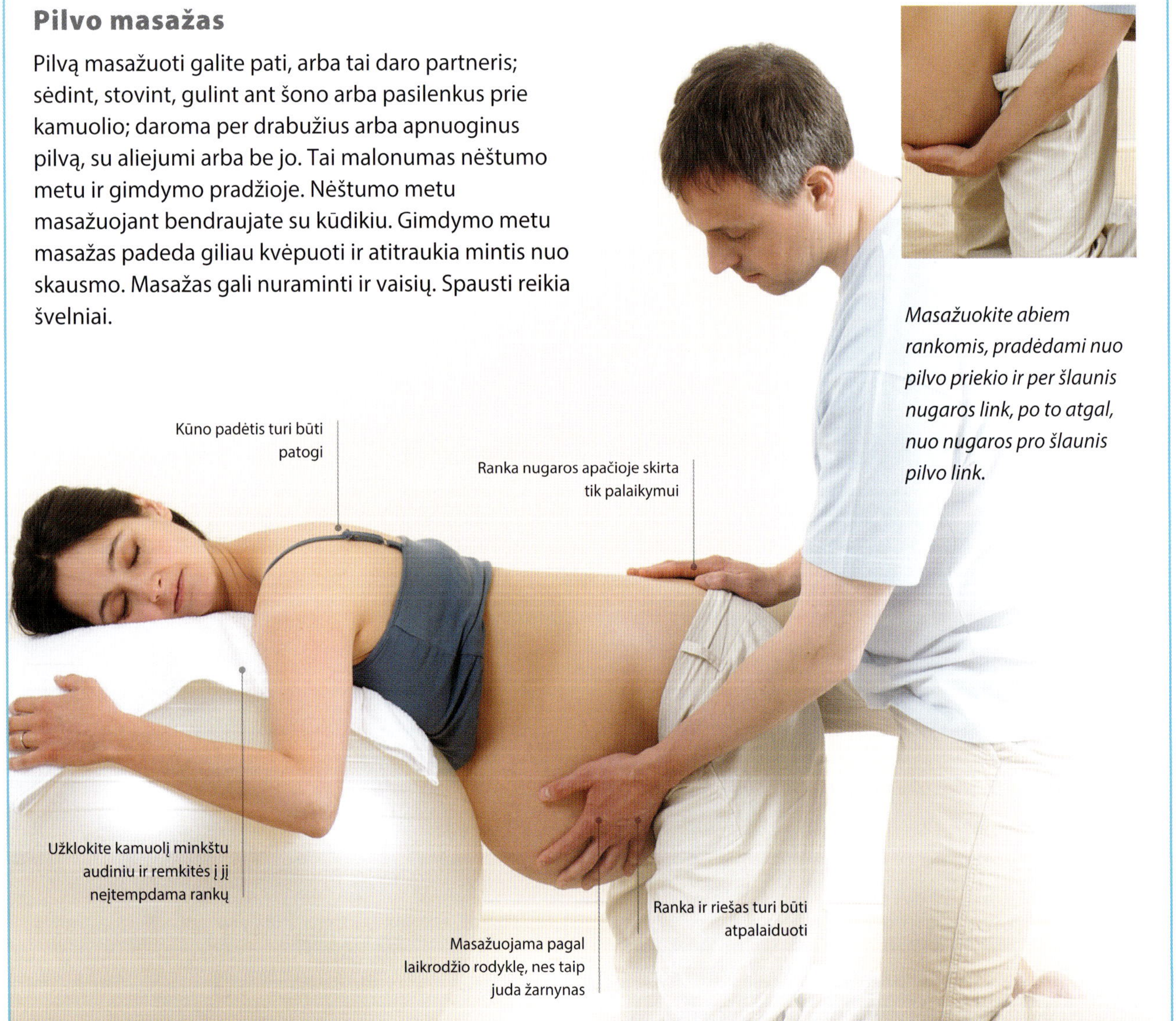

Eterinius aliejus naudokite atsargiai, nes tai stipri medicininė priemonė, galinti stimuliuoti kūną. Jei masažui norite naudoti aromatinį aliejų, paklauskite kvalifikuoto aromaterapijos specialisto, koks aliejus būtų saugus jūsų padėtyje. Supilkite aliejų į mažą buteliuką ir laikykite pasiekiamoje vietoje, kad prireikus masažo metu nereikėtų jo ieškoti.

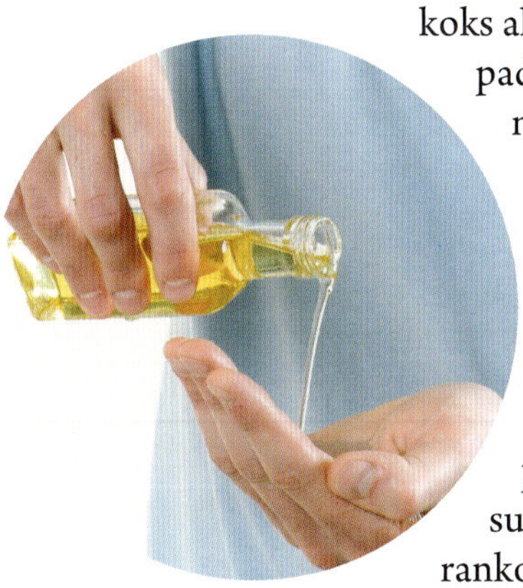

Pradedant masažą truputį aliejaus įpilkite į delną; patrinkite rankas, paskleisdama ir sušildydama aliejų. Jeigu rankos išsausėja arba nustoja slysti oda, papildykite aliejaus kiekį. Aliejaus likučio nepilkite atgal į buteliuką, nes jis jau užterštas.

TARPVIETĖS MASAŽAS

Pradedant nuo 34 nėštumo savaitės galite naudoti šį masažą kasdien, ištempdama audinius apie makštį bei išangę ir parengdama juos gimdymui.

- Prieš masažą ir po jo visada plaukite rankas.
- Rankoje laikomu veidrodėliu nustatykite, kur yra makšties anga, išangė ir šlaplė.
- Pasidėjusi po šlaunimis rankšluostį atsisėskite patogiai arba atsiloškite.
- Patepkite nykščius ir tarpvietės sritį nevazelininiu lubrikantu. Įkiškite nykščius į makštį apie 3–4 cm gilyn.
- Švelniai spauskite gilyn ir į šonus. Tempkite tol, kol pajausite švelnų dilgčiojimą. Išlaikykite tokį tempimą apie 2 minutes.
- Išlaikydama įtempimą, 3–4 minutes švelniai masažuokite makšties apatinę dalį. Nelieskite šlaplės, nes galite sukelti šlapimo takų infekciją.

Ryšio su kūdikiu palaikymas

Sėdėti ir glostyti sau pilvą – puikus būdas atsipalaiduoti ir pabūti su kūdikiu, džiaugtis ta akimirka. Susikaupdama padedu rankas pilvo apačioje ir nukreipiu dėmesį į kvėpavimą. Sulig kiekvienu iškvėpimu, judant pilvo raumenims, mano rankos juda, ir aš jaučiuosi tarsi glostydama savo kūdikį. Bandau pajausti jos padėtį, apčiuopti nugarytę, rankas ir kojas. Kartais jaučiu ją judant. Kai įkvepiu, įsivaizduoju, kad padarau jai daugiau vietos.

Pilvo masažas yra puikus būdas parengti kūdikį gimimui, o man jaustis ramiau, išleidžiant ją į supantį pasaulį. Prieš pat numatomą gimdymo datą bandau įsivaizduoti, kaip kūdikio galva leidžiasi žemyn ir kaip ji ruošiasi gimti. Jeigu jos padėtis netinkama, bandau įsivaizduoti, kaip jai pakeisti padėtį ir skatinu ją judėti.

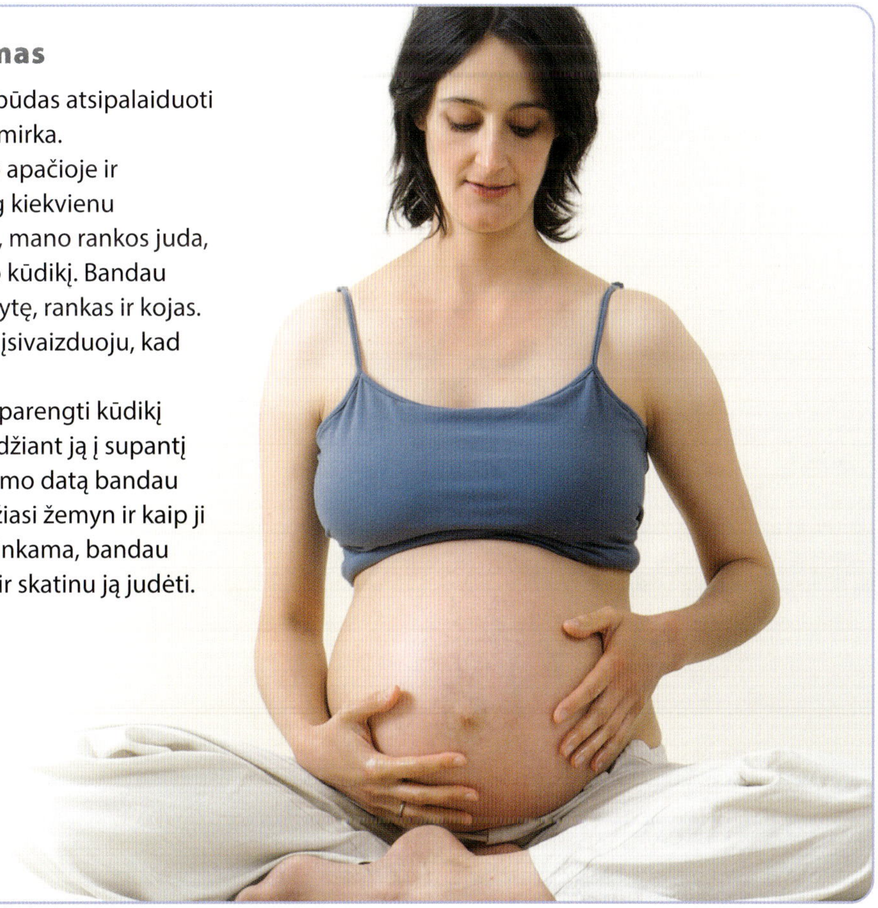

Kaip vengti potencialių grėsmių

Grėsmių yra namuose, lauke ir darbe. Noriu apsaugoti save ir kūdikį nuo jau žinomų ir dar neįrodytų pavojų, todėl vengiu kai kurių dalykų.

MAISTINĖS INFEKCIJOS

Dėl tam tikro maisto arba jo ruošimo būdų žalingi organizmai gali pažeisti gimdoje esantį kūdikį ir pavojingai susargdinti mane.

Listeriozė

Listeriozę sukelia dirvoje dažnai aptinkama bakterija *Listeria monocytogenes*. Dėl sunkios infekcijos galimas persileidimas, priešlaikinis gimdymas, negyvagimis arba meningitu sergantis naujagimis. Listerijų gali pasitaikyti nepasterizuotame sūryje (Bri, Kamemberto), nepasterizuotame ožkų arba avių piene, parduodamose kopūstų salotose, paštete ir mėsainiuose, atšaldytame virtame maiste ir nepakankamai išvirtoje paukštienoje.

Salmoneliozė

Salmonelės – tai kiaušiniuose ir paukštienoje randamos bakterijos, kurios gali sukelti apsinuodijimą maistu. Jei jis stiprus, nėščioms moterims būtina nedelsiant gydytis. Privalau gerai išvirti kiaušinius ir paukštieną, atsargiai elgtis pietaujant restorane ir perkant paruoštą maistą turguje arba parduotuvėje.

Toksoplazmozė

Tai sunki infekcija, kurią sukelia toksoplazma *Toxoplasma gondii*; infekcija pažeidžia kūdikio smegenis arba akis. Toksoplazmozė ypač pavojinga paskutinio nėštumo trimestro metu. Toksoplazmų būna dirvoje, žalioje ir nepakankamai išvirtoje mėsoje arba paukštienoje bei gyvūnų (ypač ne namuose gyvenančių kačių) išmatose. Privalau tikrai gerai išvirti gaminamą mėsą arba paukštieną, atkreipti į tai dėmesį valgant ne namie. Privalau rūpestingai nusiplauti rankas – ruošiant maistą ir prieš valgį, prieš patiekiant vaisius arba daržoves, bei paglosčius naminius gyvūnus. Darže turiu

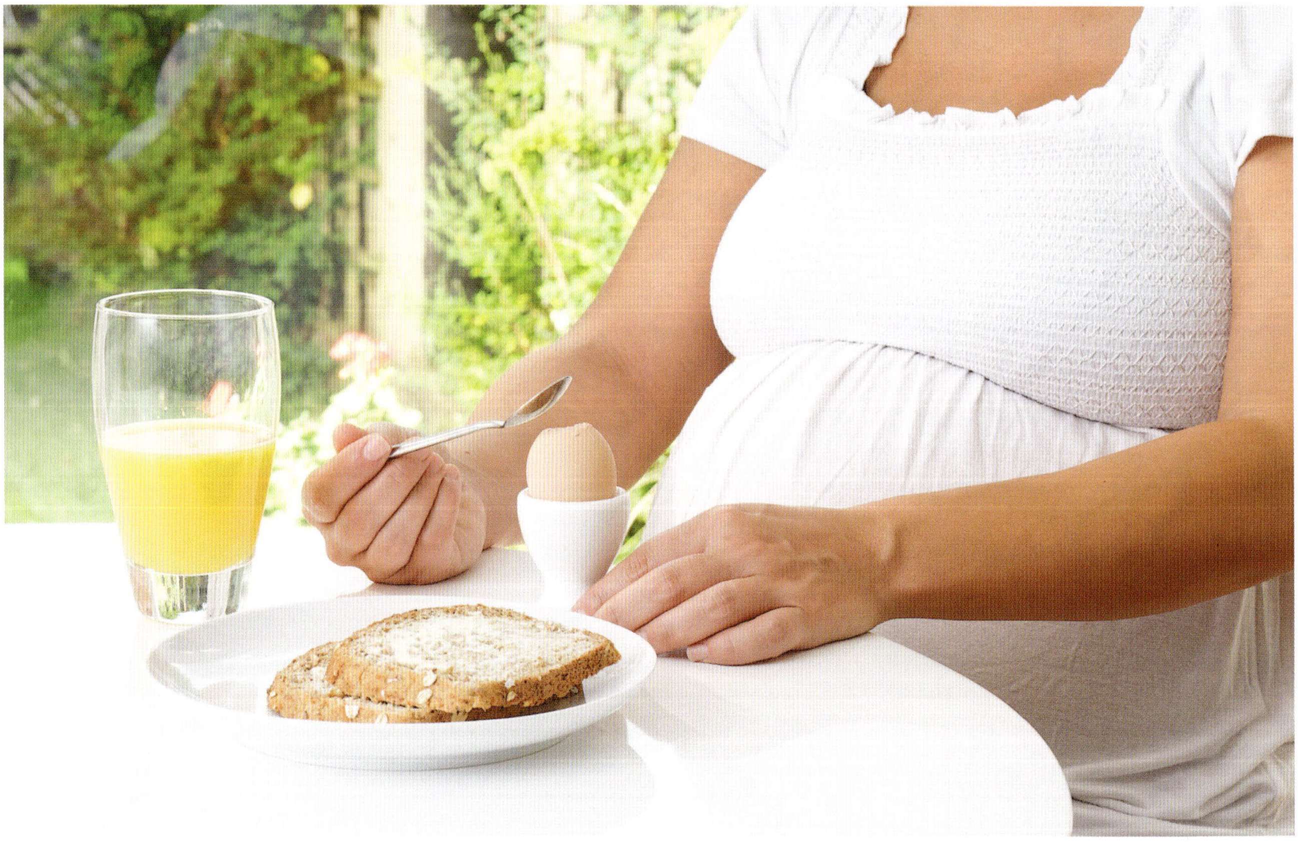

dirbti su pirštinėmis. Neturiu net liesti kačių kraiko dėžutės.

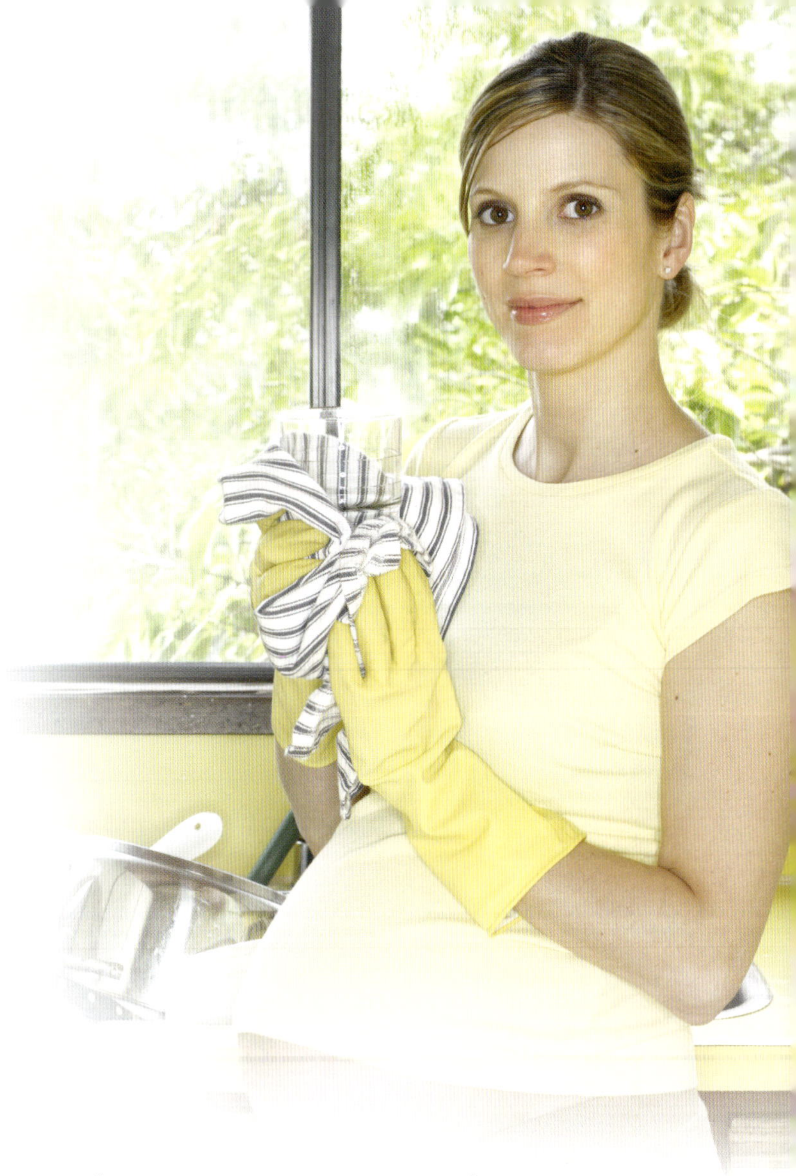

NAMUOSE

Valikliuose ir kitose namų priežiūros priemonėse, dažuose ir netgi asmens higienos priemonėse gali būti cheminių medžiagų, kurios kelia pavojų besivystančiam vaisiui. Naminiai gyvūnai, ypač katės, gali platinti toksoplazmozę. Privalau pasirūpinti, kad namuose būtų grynas oras, kad nebūtų drėgmės ir pelėsių, įrengti anglies monoksido daviklius.

Namų apyvokos reikmenys

Turiu vengti nuodingų cheminių medžiagų, esančių, pavyzdžiui, orkaitės valiklio arba lakių valiklių sudėtyje. Valant kambarius turiu dažnai juos vėdinti, daryti pertraukas ir pakvėpuoti grynu oru. Neturėčiau dažyti, ypač paskutiniais nėštumo mėnesiais, nes kai kuriuose dažuose gali būti švino arba gyvsidabrio. Jei negaliu išvengti dažymo, turiu rinktis vandeninius dažus ir gerai vėdinti dažomus kambarius.

Retkarčiais panaudoti insekticidus nepavojinga, tačiau privalau vengti ilgalaikio kontakto, nes buvo įrodyta, kad insekticidai sukelia apsigimimus. Vietoj jų naudoju ne cheminės prigimties, aplinkos neteršiančius produktus, kurie yra visiškai saugūs.

Naminiai gyvūnai

Namuose turėti gyvūnų yra saugu, jei tik jie sveiki ir neturi kirmėlių; tik katės gali pernešti toksoplazmozę. Nekeičiu kraiko katės dėžutėje, nors, jeigu negaliu to išvengti, apsimaunu pirštines ir iš karto po šio darbo nusiplaunu rankas.

Asmens higiena

Man ir mano kūdikiui galinčių pakenkti medžiagų yra daugelyje kosmetikos, plaukų ir odos priežiūros gaminių, netgi tų, kurie pažymėti „natūralus“ arba „žalias“ ženklais. Blogiausi yra ftalatai; jie ardo hormonus ir į kūną lengvai patenka per odą. Dažniausiai kosmetikoje naudojamas dibutilo ftalatas veikiausiai ir yra labiausiai kenksmingas, nes gali paveikti dar negimusių berniukų dauginimosi organus. Jo yra kremuose odai, kvepaluose, naktiniuose kremuose, kremuose nuo saulės, akių tuše ir dezodorantuose. Plačiausiai naudojami sintetiniai konservantai, vadinami parabenais. Jų dedama į odos kremus, veido kaukes, makiažo pagrindus ir dezodorantus. Šių cheminių medžiagų liekanų buvo rasta ir krūties audinyje, o tai reiškia, kad jų gali būti perduota kūdikiui su motinos pienu.

Dėl šių priežasčių aš rūpestingai perskaitau visas etiketes ir naudoju tik tų gamintojų produktus, kurie tikrai saugūs nėščiosioms.

UŽ NAMŲ RIBŲ

Tarša yra visur aplinkui ir vargu ar galima jos išvengti, tačiau privalau saugotis visko, kas kelia mano kūno temperatūrą.

Tarša

Nors neaišku, ar gyvenimas mieste tikrai žalingas dar negimusiems kūdikiams, aš stengiuosi kuo mažiau būti labiausiai užterštose vietose.

Džakuzi, sauna ir garinė pirtis

Jos visos man netinka, nes pakelia kūno temperatūrą daugiau nei iki 38,9°C ilgesniam kaip 10 minučių laikotarpiui. Tai pakenks mano kūdikiui, galimi nervinio vamzdelio pažeidimai, pavyzdžiui, įskilas stuburas, arba įvyks persileidimas.

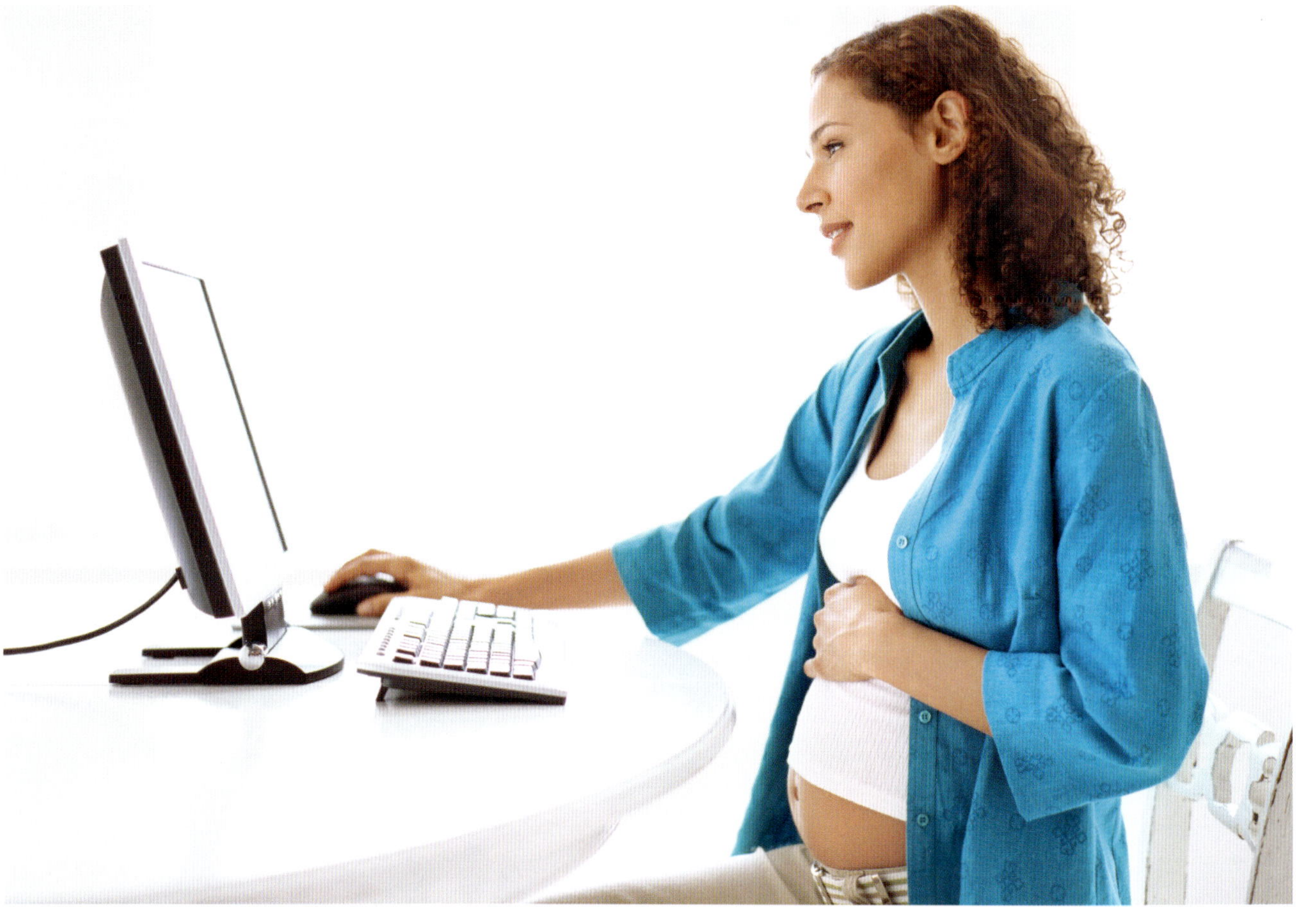

MANO DARBAS

Nėščiosioms tinka dauguma darbų, išskyrus rizikingus arba reikalaujančius didelių fizinių pastangų. Saugūs yra ir kompiuteriai, ir mobilieji telefonai, jų skleidžiamos radiacijos kiekis nepavojingas. Tačiau prie kai kurių pareigų turėčiau priprasti arba prašyti patarimo, kaip jas atlikti.

Norėdama išvengti nugaros skausmų, privalau taisyklingai sėdėti prie kompiuterio; plaštakos nervo skausmų išvengsiu naudodama riešo atramą. Jeigu negaliu atsisakyti darbo laboratorijoje, kur tenka dirbti su cheminėmis arba biologinėmis medžiagomis, vaistais ir pesticidais, prašau profesionalus patarimo, kokias apsaugos priemones naudoti. Tas pats tinka ir darbui kirpykloje. Dirbančios virtuvėje turėtų prašytis perkeliamos į saugesnes sąlygas. Bet kuriuo atveju pasikalbėsiu su viršininku arba atsakingu už darbo saugą asmeniu, ar mano darbo sąlygos yra saugios ir ar imamasi reikiamų priemonių stresui sumažinti.

VAISTAI

Nesvarbu, ar vaistai nereceptiniai, ar išrašyti gydytojo, jie gali turėti didelį šalutinį poveikį. Būtina vengti ir laisvalaikio narkotikų.

Receptiniai vaistai

Nėščiosioms tinka nedaug vaistų, todėl su vaistus išrašančiu gydytoju visada aptarsiu galimą jų vartojimo riziką, net jei tai būtų nereceptiniai skausmą mažinantys preparatai. Jeigu nuspręsiu, kad vaistai saugūs ir pradėsiu juos vartoti, bet vėliau kuo nors suabejosiu – ar jie neturi šalutinio poveikio, prieš tęsdama jų vartojimą dar kartą pasikalbėsiu su gydytoju.

Jei pastodama jau vartojau vaistus nuo lėtinės ligos, pavyzdžiui, cukrinio diabeto arba aukšto kraujospūdžio, aptarsiu su gydytoju arba akušeriu gydymo plano ir vaistų dozavimo pakeitimus. Trumpalaikiams negalavimams (ir peršalimui) gydyti klausiu vaistininko patarimo, nes dauguma nereceptinių vaistų nėščiosioms netinka.

Laisvalaikio narkotikai

Ir legalūs, ir nelegalūs laisvalaikio narkotikai mano kūdikiui yra žalingi. Privalau negerti alkoholio ir kofeino turinčių gėrimų arba labai apriboti jų kiekį.

Aš vengiu visų nelegalių narkotikų, nes jie kenkia man ir kūdikiui. Dėl jų padidėja priešlaikinio gimdymo ar neišnešioto vaiko gimimo tikimybė, jis gali turėti elgesio arba raidos sutrikimų. Be to, dėl marihuanos galimas persileidimas arba negimdinis nėštumas. Kokainas gali padidinti apsigimimų, raidos sutrikimų, neurologinių problemų ir staigios kūdikių mirties sindromo riziką. Nuo jo nėščią moterį gali ištikti insultas, širdies infarktas, labai pakilti kraujospūdis. Be medikų priežiūros vartojami opiatai gali sukelti vaisiaus augimo sutrikimus ir jo mirtį, priešlaikinį gimdymą, vaisiui gali pasireikšti mikrocefalija. Priklausomybė nuo narkotikų gali paveikti jau gimusį kūdikį; dėl abstinencijos jis gali net mirti.

Dėl amfetaminų gali sumažėti apetitas. Tai paveikia vaisiaus augimą, gali atsirasti raidos sutrikimų, ištikti insultas arba mirtis. Be viso to, narkotikus vartojančios motinos netinkamai maitinasi ir dažniau serga venerinėmis ligomis.

Aš būtinai...

SAUGOSIU SAVE IR KŪDIKĮ

Aktyviai besisaugodama, aš turėčiau:

✓ **Žinoti apie grėsmes** namuose ir už namų ribų.

✓ Dažnai plauti rankas, ypač jei liečiau gyvūnus, žalią mėsą arba paukštieną.

✓ **Stalo stalčiuje turėti sveikų užkandžių** – džiovintų vaisių, riešutų, javainių.

✓ **Dažnai daryti pertraukėles darbe;** atsikelti nuo kompiuterio ir pavaikščioti.

✓ **Įsitikinti, kad darbo vieta įrengta tinkamai.** Reikėtų naudoti keičiamo aukščio kėdę su atlošu, atramas riešams ir kojoms.

✗ **Nenaudoti stipraus kvapo gaminių,** perskaityti jų etiketes, ar nėra žalingų medžiagų.

✗ **Negerti vaistų** nepasitarusi su gydytoju, net jeigu vaistai nereceptiniai.

✗ **Nerūkyti** ir neleisti rūkyti partneriui. Vengti vietų, kuriose rūkoma.

RŪKYMAS

Labai pavojingas yra net ir pasyvus rūkymas; rūkančios moterys gimdo per mažai sveriančius ir raidos sutrikimų turinčius kūdikius. Rūkymas neigiamai veikia nėštumą, dažnėja priešlaikinių gimdymų, persileidimų, placentos pirmeigos arba jos atsiskyrimo bei apvalkalų trūkimo atvejų. Dėl rūkymo galima staigi kūdikio mirtis. Kūdikiui kenkia ir rūkantis nėščiosios partneris, nes dėl pasyvaus rūkymo atsiranda kvėpavimo problemų, galima staigi kūdikio mirtis.

Nėštumo metu nerekomenduojami nikotino pakaitalai ir vaistai prieš rūkymą.

KELIONĖS

Buvimas toli nuo namų pirmiausia reiškia ir prižiūrinčio gydytojo nebuvimą. Todėl kelionėje reikia pasirūpinti saugia mityba, tinkamais skiepais, turėti reikiamų vaistų, vabzdžių repelentų ir apsauginio kremo nuo saulės. Reikėtų nekeliauti ten, kur sergama maliarija. Geriausia keliauti 18–24 nėštumo savaitę, tuomet mažiausia persileidimo ar priešlaikinio gimdymo tikimybė.

Saugus maistas ir gėrimai

Silpnos ekonomikos šalyse privalote ypač rūpintis tuo, ką valgote ir geriate. Pasirinkite higieniškus restoranus, žinokite, ką užsisakote. Saugokitės turguje arba kioske pirkto maisto, ypač mėsos, nes jis gali būti nepakankamai išvirtas. Nevalgykite vaisių, kurie pateikiami be odelės. Gerkite tik buteliuose pateiktą vandenį, venkite gėrimų su ledukais. Dantis valykitės irgi tik buteliuose parduodamu vandeniu. Jeigu vis tiek pradėtumėte viduriuoti (tai gali sukelti dehidraciją, silpnumą, alpimą ir priešlaikinį gimdymą, sumažinti vaisių pasiekiantį kraujo kiekį), gerkite daug skysčių ir kreipkitės pagalbos į medikus.

Kelionė mašina ir lėktuvu

Jeigu kelionė mašina trunka ilgai, kas kelios valandos sustokite ir išlipkite pasivaikščioti. Saugos diržas turi būti segamas per pečius, kad nesužeistų kūdikio, bet apsaugotų motiną avarijos atveju. Skrendant lėktuvu reikia kartkartėmis ištiesti kojas; po 35 nėštumo savaitės lėktuvu neskriskite. Jeigu pavaikščiosite lėktuve, suaktyvinsite kraujotaką ir išvengsite giliųjų venų trombozės. Gurkšnokite vandenį, nes skrydžio metu netenkate skysčių. Jeigu galite, užsisakykite vietą krašte, tada jums nereikės atsiprašinėti kaimyno, kad kažkelintą kartą einate į tualetą.

Kaip vengti nėštumo komplikacijų

Kaip ir dauguma moterų, aš tikiuosi, kad mano nėštumas praeis be problemų. Tačiau yra ne viena liga, kuri arba atsiranda dėl nėštumo, arba nėštumas pablogina moters būklę. Antenatalinė priežiūra turėtų išaiškinti pačius pirmuosius jų simptomus. Tačiau ir aš pati turėčiau žinoti šių būklių apraiškas ir imtis priemonių apsisaugojimui.

ANEMIJA

Anemija pasireiškia daugeliui nėščių moterų. Tai kraujo kūnelių trūkumas, kuris ne visada sukelia problemų. Net jeigu man pasireikš anemija, kūdikiui geležies nepritrūks, nes mano kūnas atiduoda savo išteklius jam.

Nėščiųjų anemija išsivysto dėl kelių priežasčių. Dažniausiai anemija atsiranda dėl kraujo atskiedimo, kai kraujo kiekis padidėja (nes reikia aprūpinti ir kūdikį), o kraujo kūnelių skaičius tokiam kraujo serumo kiekiui tampa proporcingai mažesnis.

Kita dažna priežastis yra geležies stoka, kuri atsiranda, kai motinos kūne geležies neužtenka pakankamam kraujo kūnelių kiekiui pagaminti. Dauguma moterų neturi pakankamai geležies atsargų organizme, o iš maisto ji sunkiai įsisavinama.

Rečiau anemiją sukelia folio rūgšties trūkumas (tai vitaminas B, kurio reikia raudonųjų kraujo kūnelių gamybai), nukraujavimas, lėtinė liga arba paveldėta hemoglobino stoka (pastaroji gali būti pavojinga ir motinai, ir kūdikiui).

Norint išvengti anemijos, turėčiau daug valgyti geležies turinčių maisto produktų: melasos, mėsos, pupelių, špinatų, žuvies, vištienos. Geležies įsisavinimui pagerinti man reikia vitamino C, todėl turiu valgyti citrusinių vaisių ir žalių lapinių daržovių.

Simptomai

- Nuovargis, energijos stoka.
- Išblyškimas.
- Sumažėjęs atsparumas ligoms.
- Galvos svaigimas, alpimas, dusulys.

Gydymas

Jeigu man nustatytų anemiją, turbūt išrašytų geležies turinčių maisto papildų, kurie vartojami kartu su apelsinų, pomidorų arba daržovių sulčių stikline. Jeigu organizmas nesugebėtų pasisavinti reikiamo geležies kiekio, man būtų leidžiama jos turinčių preparatų. Gali tekti gerti ir folio rūgšties arba vitamino B_{12} papildus. Kai anemija stipri, gali tekti perpilti kraują, ypač jeigu gresia priešlaikinis gimdymas.

GILIŲJŲ VENŲ TROMBOZĖ (GVT)

Kadangi nėštumo metu padidėja kraujo krešumas (tai priemonė išvengti jo netekimo gimdymo metu), maždaug 1 iš 1000 moterų išsivysto GVT. Taip atsitinka, kai kraujo krešulys užkemša vienos kojos veną, dažniausiai šlaunyje arba kirkšnies srityje.

Polinkį didina antsvoris, neveiklumas ir dehidracija. Todėl aš stebiu savo svorio augimą, saikingai mankštinuosi ir vartoju daug skysčių.

Yra panaši, tačiau nepavojinga liga, vadinama paviršiniu tromboflebitu – nedidelės blauzdų venos parausta ir tampa jautrios, ypač, kai moteris turi antsvorio. Šiuo atveju padeda raminamasis kremas ir specialios pėdkelnės.

Simptomai

- Skausmas, jautrumas ir patinimas blauzdoje, šlaunyje arba kirkšnies srityje.
- Sutinusi vieta karščiuoja.

Gydymas

Jeigu manau, kad man išsivystė GVT, turiu nedelsiant vykti į ligoninę, nes nesigydant krešulys gali patekti į plaučius, o tai gresia gyvybei. Diagnozė yra patvirtinama tiriant kraują. Tyrimas ultragarsu Doplerio bangomis (žr. p. 32) gali greitai patvirtinti GVT. Dažniausiai gydoma kraują skystinančiomis injekcijomis arba vaistais.

NĖŠČIŲJŲ CUKRINIS DIABETAS

Nėštumo metu placenta gamina placentos laktogeno hormoną, kuris veikia priešingai insulinui. Todėl kai kurių moterų organizme nepasigamina pakankamai insulino, jis nesureguliuoja padidėjusio gliukozės kiekio kraujuje, kūdikiai užauga labai dideli, o gimdoma 40 nėštumo savaitę.

Kai lankausi pas gydytoją, nustatomas gliukozės kiekis kraujuje. Jeigu jos būtų rasta šlapime, man veikiausiai tektų pareguliuoti mitybą.

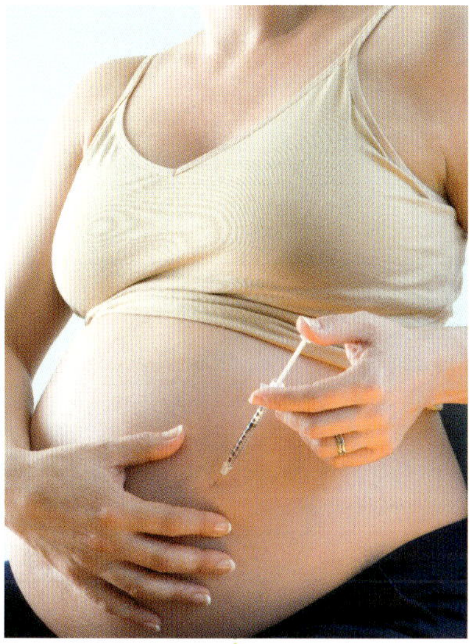

Simptomai

- Padidėjęs troškulys.
- Gausus šlapinimasis.
- Nuovargis.

Gydymas

Jeigu man diagnozuotų nėščiųjų cukrinį diabetą, gydymui gali pakakti vien apriboti cukraus kiekį maiste. Jeigu to nepakaktų gliukozės kiekio kontrolei, gali tekti bent du kartus per dieną vartoti insuliną.

PREEKLAMPSIJA IR EKLAMPSIJA

Dėl aukšto kraujospūdžio gali kilti įvairių rimtų sveikatos problemų. Preeklampsija – tai aukštas kraujospūdis, baltymų išskyrimas su šlapimu ir kojų tinimas. Ji pasireiškia 8–10 % nėščiųjų (iš jų 85 % yra pirmakartės). Preeklampsija gali virsti eklampsija. Tai gyvybei pavojinga būklė, dėl kurios moterį gali ištikti priepuolis. Viena iš eklampsijos rūšių angliškai vadinama HELLP sindromu; H reiškia hemolizę, arba raudonųjų kraujo kūnelių irimą, EL – padidėjusią kepenų fermentų koncentraciją, LP – mažą kraujo plokštelių kiekį.

Kraujospūdį man matuoja kiekvieno apsilankymo pas gydytoją metu (todėl svarbu jų nepraleisti). Aš galiu reguliuoti kraujospūdį vengdama stresų, nevartodama sūraus ir riebaus maisto, daugiau vartodama kalcio turinčių produktų, vaisių ir daržovių bei gerdama daug vandens. Gyvybiškai svarbu nedelsiant pranešti gydytojui apie kiekvieną iš išvardintų simptomų.

Simptomai

- Staigus ir stiprus kojų sutinimas arba per didelis svorio prieaugis.
- Nuolatinis galvos skausmas.
- Neryškus vaizdas, šviesos žybsniai arba „krislai" akyse.
- Dešinės pilvo pusės, kiek žemiau šonkaulių, skausmas.

Gydymas

Išgyjama tik po gimdymo, nors eklampsija ir HELLP sindromas gali būti gydomi ir vaistais. Jeigu preeklampsija bus stipri, o numatyta gimdymo data jau arti, gimdymas bus skatinamas vaistais. Jeigu preeklampsija nėra stipri arba prasideda nėštumo pradžioje, bus skiriama kraujospūdį mažinančių vaistų, nedidelės dozės aspirino ir, galbūt, kalcio.

PLAŠTAKOS NERVO SKAUSMAI

Į pirštus einantys nervai ir sausgyslės yra išsidėstę riešo priekinėje dalyje esančiame tunelyje. Jeigu nėštumo metu plaštaka ir riešas sutinsta, sutinsta ir riešo tunelis – tuomet jis spaudžia nervą. Dėl šio spaudimo tirpsta ir dilgčioja visi rankos pirštai, išskyrus mažąjį. Plaštakos nervo skausmai sustiprėja naktį; dieną, kai riešo sąnarys yra judinamas, jie susilpnėja arba liaujasi. Dažniausiai problemos baigiasi po gimdymo. Aš galiu to išvengti naudodama riešo atramą, kai dirbu kompiuteriu; sėdėdama laikau rankas pakeltas.

NĖŠČIŲJŲ HIPERTENZIJA

Ši komplikacija pasitaiko 10–15 % nėščiųjų; kraujospūdis būna didesnis nei 140/90. Dažniausiai prasideda po 20 savaitės; kuo arčiau gimdymo laiko, tuo daugiau moterų skundžiasi padidėjusiu kraujospūdžiu. Taip dažniau atsitinka pirmojo nėštumo metu. Nedidelis kraujospūdžio padidėjimas niekuo negresia; labai didelis gali sukelti insultą arba sustabdyti inkstų veiklą. Didžiausią grėsmę kelia tai, kad vienai iš keturių moterų išsivysto preeklampsija.

Simptomai

- Riešo skausmas
- Nuo riešo į pirštus plintantis dilgsėjimas.
- Rankos sąnarių ir pirštų sustingimas.

Gydymas

Jeigu jaučiu skausmą riešuose, miegodama laikau rankas aukščiau, ant pagalvės – tai neleidžia kauptis skysčiams. Atsibudus būtinai nusveriu rankas per lovos kraštą ir stipriai jas pakratau – tai padeda skysčių apytakai ir mažina sustingimą. Gali padėti ir riešo įtvarai.

GAKTINĖS SĄVARŽOS DISFUNKCIJA (GSD)

Dubens juostą sudaro trys raiščių jungiami kaulai, vienas nugaros pusėje ir du priekyje. Susijungdami kaulai sudaro tris nejudančius sąnarius, du stuburo šonuose ir vieną priekyje, vadinamą gaktine sąvarža. Vienas iš nėštumo hormonų, relaksinas, palaisvina dubens raiščius – taip kūdikis lengviau telpa į gimdymo kanalą. Tačiau raiščiai gali palaisvėti per daug, todėl dubuo darosi paslankus, ypač kai jam tenka papildomas svoris. Dėl kūdikio spaudimo situacija dar pablogėja; kartais gaktinė sąvarža atsiskiria, todėl jaučiamas vidutinio stiprumo arba stiprus skausmas.

Taip gali atsitikti jau nuo pirmojo nėštumo trimestro.

Svarbu saugoti gaktos sritį, kad kaulai neatsiskirtų; aš turiu nuolatos judėti, atsargiai kelti ir teisingai atlikti kitus judesius.

Simptomai

- Skausmas, dažniausiai pasireiškiantis gaktoje arba nugaros apačioje; gali skaudėti ir kirkšnis, šlaunų vidinę pusę, klubus arba sėdmenis.
- Skausmas stiprėja perkėlus kūno svorį ant vienos kojos.
- Jausmas toks, lyg dubuo suirtų.
- Sunku vaikščioti.

Gydymas

Dėl to, kad priklauso nuo hormonų, ši liga nėštumo metu nepagydoma; pagimdžius būklė pagerėja. Reikia stengtis nepabloginti būklės. Jeigu taip atsitiktų, stengčiausi neperkelti krūvio ant vienos kojos, todėl rengčiausi sėdėdama, lipdama į automobilį pirmiau atsisėsčiau, o tik tada įkelčiau kojas, o versdamasi lovoje suspausčiau kelius. Baseine neplaukčiau brasu. Jei skausmas stiprus, vartočiau nuskausminamuosius vaistus. Jei yra galimybės, apsilankyčiau pas fizioterapeutą, kuris gali pasiūlyti dubenį prilaikantį diržą.

3 RETOS LIGOS

Nėščiųjų cholestazė – tai kepenų liga, kuria dažniau serga iš Azijos kilusios moterys. Pagrindinis simptomas – stiprus niežėjimas (neleidžiantis išsimiegoti), kuris atsiranda dėl to, kad kraujuje kaupiasi tulžies druskos. Dėl to moterys gali gimdyti prieš laiką; yra tikimybė, kad kūdikis mirs dar negimęs. Vienintelis vaistas – vitamino K papildai.

Negimdinis nėštumas – tai reiškia, kad kiaušialąstė vystosi ne gimdoje (dažniausiai viename iš kiaušintakių). Tai panašu į persileidimą (žr. p. 73), nes simptomai vienodi: pilvo skausmai, kraujavimas iš makšties, nors kartais kraujuojama nedaug. Visi stiprūs pilvo skausmai (kartais dar skauda peties arba tiesiosios žarnos srityje) turi būti ištirti nedelsiant; negimdinis nėštumas šalinamas chirurgiškai arba metotreksatu.

Nėščiųjų hiperemezė, arba labai stiprus pykinimas rytais, nėštumo pradžioje pasitaiko vienai iš 200 moterų. Kai moteris labai daug vemia, dažniausiai ją tenka guldyti į ligoninę ir atstatyti skysčių kiekį lašine. Negydant dėl vėmimo gali sumažėti kalio koncentracija kraujuje, dėl to sutrinka kepenų veikla.

Persileidimas

Nėštumo pradžioje kūdikių netenkama labai dažnai; iki pirmojo trimestro pabaigos persileidimu baigiasi kas penktas nėštumas. Persileidimu organizmas dažniausiai kovoja su nėštumu, kai kūdikių chromosomų anomalijos yra mirtinos, tačiau persileidimą gali sukelti ir infekcija, negydomas cukrinis diabetas, skydliaukės sutrikimai, gimdos neišsivystymas arba motinos organizmo antikūnai.

12–24 nėštumo savaitę persileidimas pasitaiko rečiau, jį gali sukelti infekcija ir gimdos, ypač jos kaklelio, nepakankamumas (kaklelis nuo gimdos ir kūdikio svorio atsiveria), bei placentos defektai. Nustačius gimdos kaklelio nepakankamumą, atliekamas jo apsiuvimas (žr. žemiau)

Jei nėštumas nutrūksta po 24 savaitės, tai vadinama ne persileidimu, o negyvagimio gimimu.

Nesvarbu dėl ko taip atsitiko, nėštumui nutrūkus motina jaučiasi labai prislėgta. Natūralu liūdėti, gedėti ir būti prislėgtai, net jeigu gydytojas pasako, kad kūdikis „nebuvo visai normalus“. Motinoms nepadeda ir tai, kad ligoninėse persileidimas yra įprastas dalykas – tai sukelia joms dar didesnį stresą. Svarbu nekaltinti savęs – persileidimas yra natūralus, o ne nuo jūsų priklausantis reiškinys. Svarbu, kad jūs turite galimybes vėl tapti nėščia. Tik nedaugeliui moterų persileidimai kartojasi; šias moteris reikia ištirti ir gydyti, kad ateityje jos sėkmingai išnešiotų kūdikį.

Nėra reikalo ilgai laukti. Naudinga vartoti folio rūgšties papildus ir sveikai maitintis – tai padeda pastoti.

PERSILEIDIMO DIAGNOZAVIMAS

Gresiantį persileidimą rodo kraujavimas iš makšties, lydimas nugaros apačios ir diegiančių pilvo skausmų (panašiai kaip prieš mėnesines); skausmas gali būti nuolatinis arba su pertrūkiais. Kai tik gimdos turinys pasišalina, kraujavimas ir skausmas liaujasi. Tyrimas ultragarsu parodo, kad gimda tuščia.

Jeigu ne visas gimdos turinys pasišalina, nuskausminus atliekama nedidelė operacija – gimdos išgrandymas. Ją atliekant praplečiamas gimdos kaklelis ir nereikalingi audiniai atskiriami nuo gimdos gleivinės.

Kartais persileidimas įvyksta be akivaizdžių simptomų, arba požymiai būna labai nežymūs, pavyzdžiui, nedidelis kiekis rusvų išskyrų. Tiriant tokį persileidimą ultragarsu paaiškėja, kad gimdoje yra tuščias amniono maišelis (vaisius ir nebuvo susiformavęs), arba kad vaisiaus širdis sustojo (jis mirė dar neišsivystęs).

EKSPERTO PATARIMAS

Padidinta persileidimo rizika

Persileidimai dažnesni vyresnio amžiaus nėščiosioms, rūkančioms, jau persileidusioms anksčiau, gimdoje turinčioms fibroidų, sergančioms vilklige arba cukriniu diabetu.

Gimdos kaklelio nepakankamumas

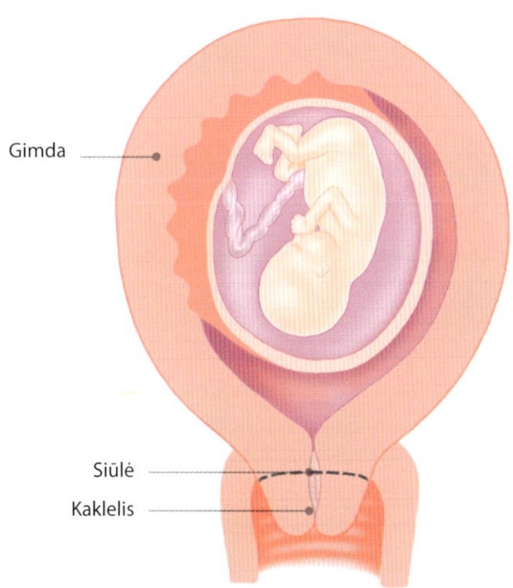

Atsidarantį gimdos kaklelį galima „suremontuoti“ jį užsiuvant. Procedūra atliekama per makštį, nuskausminus vietiškai arba epiduriniu būdu. Siūlė pašalinama likus kelioms savaitėms iki numatomos gimdymo datos; kai kada kaklelis lieka užsiūtas iki pat gimdymo.

Kada reikia skubios medikų pagalbos

Dauguma nėštumų vyksta be problemų, tačiau jeigu atsitiktų kas nors nelaukta – pasireikštų žemiau išvardinti simptomai, griūčiau arba patekčiau į avariją – turiu pranešti gydytojui. Neturėčiau dvejoti ir delsti, jei tik manau, kad ne viskas gerai, arba ką nors jaučiu.

DREBULYS IR KARŠČIAVIMAS

Jei mano kūno temperatūra daugiau kaip 37,8°C, turiu kreiptis į gydytoją tą pačią dieną, net jeigu kitų simptomų nėra. Jeigu temperatūra pakyla iki 38,9°C, jaučiu perštinčią gerklę, dūstu arba kosėju, man būtinas skubus gydymas – tai infekcija, kurią gydyti teks antibiotikais ir poilsiu. Jeigu aukšta temperatūra laikosi ilgą laiką, tai gali sulėtinti kūdikio vystymąsi.

GAUSUS VĖMIMAS IR (ARBA) VIDURIAVIMAS

Jeigu išvemiu visą maistą, galiu netekti skysčių; skysčių kiekis kūne mažėja ir dėl viduriavimo, o tai pavojinga. Privalau nedelsiant kreiptis į gydytoją, jeigu vemiu ir karščiuoju, arba viduriuoju su krauju ir gleivėmis.

VISO KŪNO NIEŽĖJIMAS

Tai gali būti nėščiųjų cholestazės (žr. p. 72) požymis, ypač, jeigu oda pageltusi, o šlapimas tamsios spalvos

Kokius simptomus privalau pasakyti gydytojui

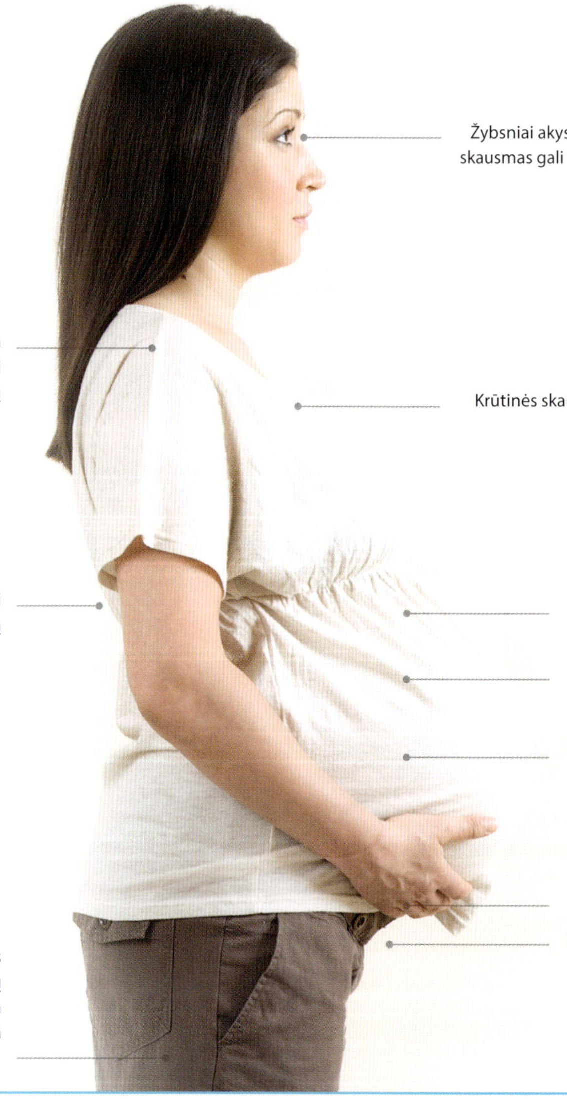
Žybsniai akyse, regos dvejinimasis, galvos skausmas gali būti preeklampsijos požymis
Peties skausmai, lydimi pilvo arba tiesiosios žarnos skausmo, gali reikšti negimdinį nėštumą
Krūtinės skausmas gali reikšti plaučių emboliją arba pleuritą
Ūmūs nugaros skausmai gali reikšti šlapimo takų infekciją
Viršutinės pilvo dalies skausmas gali reikšti preeklampsiją, tulžies akmenis arba nevirškinimą
Kūdikio judesių nebuvimas arba sulėtėjimas rodo, kad jį veikia stresas
Skausmai pilvo apačioje, vienoje arba abejose gimdos pusėse gali reikšti apvaliųjų raiščių skausmą, negimdinį nėštumą, persileidimą, placentos atsiskyrimą arba priešlaikinį gimdymą
Skausmas kirkšnyje gali reikšti inkstų uždegimą
Iš makšties tekantys skysčiai gali reikšti dangalų trūkimą
Sutinusios, skaudančios ir karštos kojos gali reikšti giliųjų venų trombozę; sutinusios kojos reiškia edemą, kuri susijusi su preeklampsija

(geltos požymis). Būtinas nuolatinis kūdikio būklės stebėjimas. Kai kuriais atvejais reikia paspartinti gimdymą.

SKAUSMINGAS ARBA DEGINANTIS ŠLAPINIMASIS, LYDIMAS KARŠČIAVIMO, DREBULIO IR NUGAROS SKAUSMŲ

Visi šie požymiai rodo šlapimo takų infekciją, kurią reikia gydyti antibiotikais.

PRIEPUOLIAI

Priepuolis gali prasidėti dėl eklampsijos (žr. p. 71). Būtina skubi medicininė pagalba. Skiriama vaistų ir deguonies, kurie saugo nuo kitų priepuolių. Privalau nedelsiant skambinti greitajai pagalbai, nes man būtinas gydymas. Teks gimdyti nedelsiant.

KRAUJAVIMAS NĖŠTUMO METU

Kraujavimas galimas dėl daugelio priežasčių (žr. p. 73, Persileidimas). Jei kraujavimą lydi kelias valandas trunkantys pilvo apačios arba nugaros diegliai, arba kraujuojama po 24 nėštumo savaitės, būtina pranešti gydytojui. Kai iš makšties kraujuojama be skausmo, galimos kelios priežastys, dėl kurių rūpintis nereikia.

Kraujavimas implantacijos metu gali vykti apie 10 dienų po pastojimo. Kai apvaisintas kiaušinėlis įsitvirtina gimdos sienelėje, 24–48 valandas nestipriai kraujuoja iš makšties.

Hormoninis kraujavimas pasireiškia 4–8 nėštumo savaitę; tuo metu, kai turėtų būti mėnesinės, kraujuojama panašiai, tik negausiai.

Gimdos kaklelio ektropija (išvirtimas). Nėštumo pradžioje gimdos kaklelio gleivinės ląstelės išsikiša į makštį. Po lytinio akto gali prasidėti jų uždegimas, todėl silpnai kraujuojama.

Nestiprus placentos kraujavimas. Jeigu placentos pakraštyje trūksta viena smulki kraujagyslė, prasideda nestiprus kraujavimas.

ŪMŪS SVEIKATOS SUTRIKIMAI

Placentos pirmeiga. Jei placenta dengia gimdos kaklelį, ji yra silpniau prisitvirtinusi prie gimdos sienelės, padidėja tikimybė, kad ims kraujuoti kuri nors iš daugybės kraujagyslių, esančių jos paviršiuje. Nors kartais kraujuojama gausiai, neretai kraujavimas baigiasi savaime. Kai kada reikia perpilti kraują. Nuo 34 savaitės tenka gulėti ligoninėje, nes kraujuojant gali prireikti skubaus gydymo.

Placentos atitrūkimas reiškia, kad ji atsiskiria nuo gimdos sienelės. Kraujuojama nevienodai gausiai, bet dažniausiai kraujo ir krešulių būna daug.

Gimdos plyšimas. Labai retai nėštumo arba gimdymo metu gimda perplyšta, dažniausiai dėl to, kad jos sienelę susilpnina randas dėl anksčiau daryto cezario pjūvio arba po gimdos plyšimo. Būtina skubi cezario pjūvio operacija, reikia susiūti gimdos sienelę.

Svarbūs telefonai

Greitoji pagalba: **112**

Gydytojas:

Akušeris:

Ligoninė:

Taksi:

Partneris arba draugas:

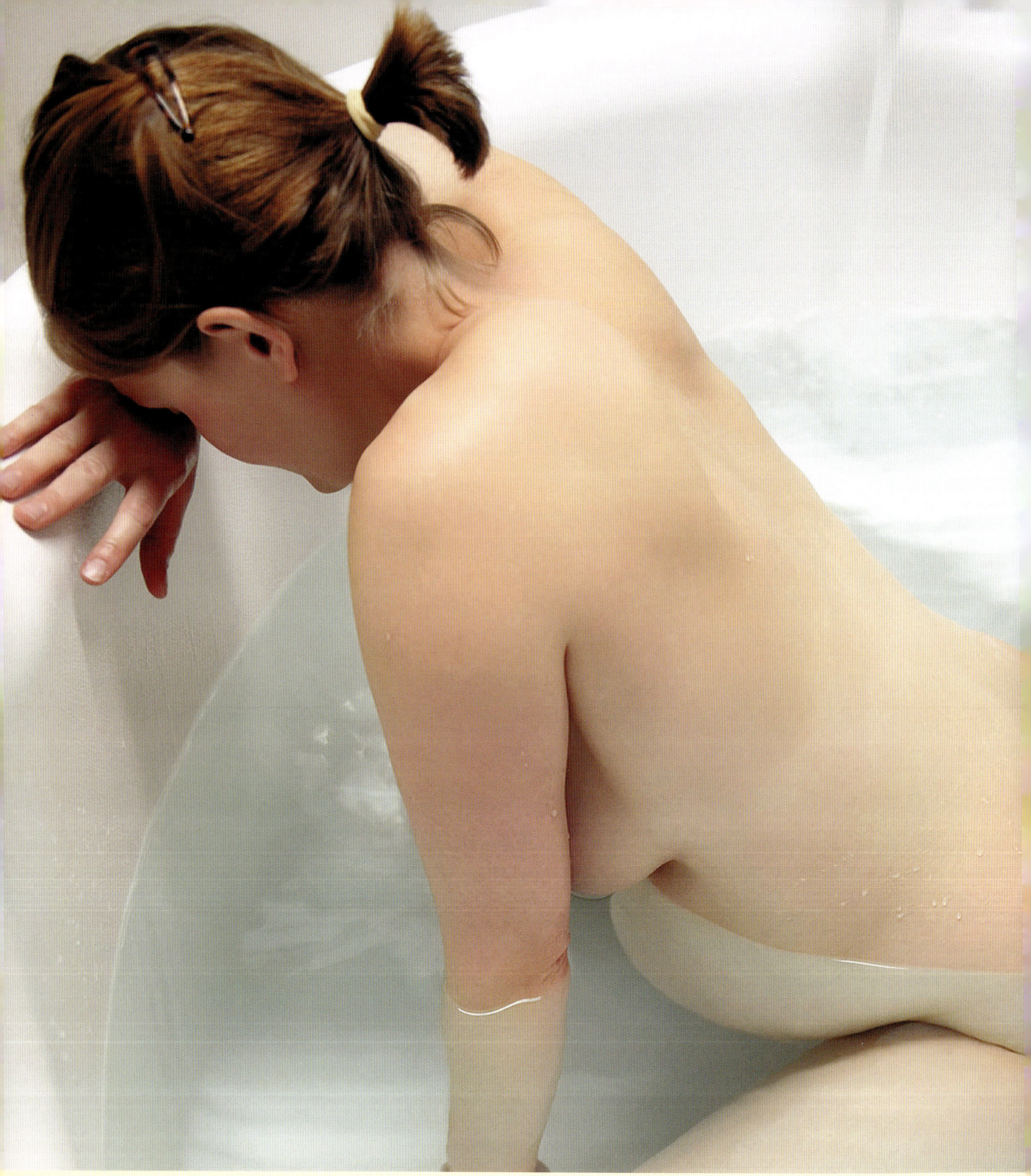

I DALIS Nėštumas

Pasirinkimas gimdant

Gerai apsvarstykite, kur ir kaip gimdysite. Ar gimdysite ligoninėje, gimdymo namuose ar savo namuose, priklauso nuo nėštumo eigos ir nuo kitų veiksnių. Dar turite apsispręsti, ar reikės gydytojų pagalbos, mažinant gimdymo skausmus, ir kokiu būdu. Apsisprendusi surašykite viską, užrašų prireiks atėjus laikui – nors gali būti, kad įvyks ir nenumatytų dalykų.

Kur gimdyti?

Apsispręsti kur gimdyti yra nelengva, tai priklauso ir nuo aplinkybių, ir nuo gydytojų. Jeigu atsirastų nenumatytų aplinkybių, saugiausia gimdyti būtų ligoninėje, tačiau normaliai vykstančiam nėštumui sėkmingai užbaigti užtektų akušerės. Gimdymą namuose priimti sunkiau, todėl jis nerekomenduojamas gimdančioms pirmą kartą; reikia rasti gydytoją arba akušerę, kurie sutinka priimti kūdikį namuose.

LIGONINĖ

Didžioji dauguma (97%) moterų gimdo ligoninėje. Ligoninėje visada parengtos gyvybę išsaugoti galinčios technologijos, o tai kelia pasitikėjimą. Specialistai pasirengę įveikti visas komplikacijas – atlikti cezario pjūvį arba gelbėti kūdikį. Ligoninėje galimas pilnutinis ir dalinis skausmo malšinimas. Kita vertus, ligoninėje neretai atliekamos nepageidaujamos procedūros – skatinimas, vaisiaus monitoringas arba epiziotomija (žr. p. 79). Manau, kad turėčiau pasirinkti gimdymą be gydytojo dalyvavimo, tuomet geriau gimdyti gimdymo namuose, prižiūrint akušerei. Juose gali būti namus primenanti aplinka – prigesintos šviesos, dekoruotos sienos bei natūralus gimdymas vandenyje, specialiame baseine.

Prieš apsisprendžiant reikėtų apsilankyti aplinkinėse gimdymo įstaigose, pasikonsultuoti su šeimos gydytoju, akušere ir neseniai vaikų susilaukusiais pažįstamais. Dar reikėtų užpildyti šiame puslapyje pateiktą klausimyną apie norimas paslaugas. Geriausia pasirinkti netoliese esančią įstaigą – bus arčiau važiuoti gimdyti ir nėščiųjų apžiūroms.

NAMAI

Gimdymas pažįstamoje aplinkoje, dalyvaujant partneriui ir galbūt kitiems šeimos nariams, tinka tuomet, kai norite kuo mažesnio medikų dalyvavimo. Reikėtų suprasti, kad akušerių nepakanka, kad prižiūrėtų visas namuose gimdančias moteris. Pasitarkite su šeimos gydytoju bei motinystės klausimus kuruojančiais asmenimis. Gimdant namuose, prižiūrint akušerei, šeimos arba ligoninės gydytojas turi būti pasirengęs padėti, jei iškiltų problemų. Jeigu gimdymo eiga sutriktų, teks važiuoti į ligoninę.

SVARBŪS KLAUSIMAI

Atsakymai į šiuos klausimus leis nuspėti, ko galite tikėtis, ir ar pasirinkta vieta gimdymui jums tinka. Dar išsiaiškinkite, koks skatinamų ir cezario pjūvių procentas pasirinktame gimdymo centre, ir kiek ilgai būsite ligoninėje.

	TAIP	NE
Ar gimdymo metu galėsiu vaikščioti?	☐	☐
Ar galėsiu pasirinkti gimdymo padėtį?	☐	☐
Ar vaisiaus stebėsena atliekama visą laiką?	☐	☐
Ar man gali nuleisti vandenis ranka?	☐	☐
Ar galėsiu gimdymo metu gerti ir valgyti?	☐	☐
Ar yra gimdymo baseinas ir akušerės, priimančios gimdymą vandenyje?	☐	☐
Ar yra visą parą veikianti epidurinio nuskausminimo tarnyba?	☐	☐
Ar gimdymo metu gali dalyvauti studentai ir akušerės?	☐	☐
Ar ribojamas skaičius žmonių, kurie gali būti su manimi gimdykloje?	☐	☐
Ar partneris gali mane lankyti bet kada?	☐	☐
Ar sulauksiu pagalbos maitinant krūtimi, jei jos prireiks?	☐	☐
Ar parengtos visos saugumo priemonės?	☐	☐
Ar kūdikiai pažymimi, kad jų nesukeistų?	☐	☐

Medikų įsikišimas

Svarstydama, kaip norėčiau gimdyti, galiu nuspręsti, kad kai kurių procedūrų vengsiu, nebent mano kūdikiui arba man pačiai grėstų pavojus. Apsispręsti bus lengviau, jei kuo daugiau žinosiu, kas yra kiekviena tokia procedūra. Tačiau turiu pasirengti ir tam, kad susiklosčius aplinkybėms nuspręsiu ne aš, o gydytojas. Gydytojas ir akušerė tokias procedūras turėtų su manimi aptarti iš anksto. Man turėtų būti paaiškinta , kokios yra vienos ar kitos procedūros taikymo priežastys, metodai ir galima rizika. Tuomet galėsiu duoti pagrįstą sutikimą.

GIMDYMO SKATINIMAS

Kaip ir dauguma moterų, turėčiau gimdyti ne vėliau ir ne anksčiau kaip 2 savaitės nuo numatytos datos. Tačiau, jeigu bet kuriuo metu paaiškės, kad mano kūdikiui gimti yra geriau, nei būti gimdoje, arba jeigu nėštumas sukels grėsmę man pačiai arba kūdikiui, gimdymas gali būti paskatintas hormonais arba gimdos kaklelio stimuliavimu ranka.

Net ir neskatinant gimdymo, gydytojas gali paspartinti jo eigą sintocinonu (sintetiniu oksitocinu), kurio sukelti sąrėmiai dažniausiai yra stipresni ir dažnesni už natūralius. Tokie sąrėmiai gali paveikti vaisiaus širdies darbą, todėl, paskyrus sintocinono, bus prijungtas vaisiaus monitorius, kad būtų aišku, ar jis toleruoja sąrėmius.

VAISIAUS MONITORIUS

Šiuo įrenginiu stebima vaisiaus būklė gimdymo metu. Vaisiaus širdies plakimą ir sąrėmius registruojantys elektrodai tvirtinami ant pilvo ir jungia jį su aparatu, kuris rodo arba spausdina rezultatus. Jei nėštumas ir gimdymas vyksta normaliai, vaisiaus monitorius prijungiamas tik kartkartėmis, o gimdymo eiga gali būti stebima portatyviu ultragarso įtaisu.

Kai kuriose ligoninėse monitorius prijungiamas visam gimdymo laikui. Pasirodo, kad dėl neteisingai interpretuojamų prietaiso parodymų padidėjo cezario operacijų skaičius.

Jeigu gydytojui reikėtų detalesnės informacijos apie kūdikio būklę, jis gali stebėti kūdikį iš vidaus – per makštį įkištas prie kūdikio galvos tvirtinamas elektrodas registruoja jo širdies plakimą.

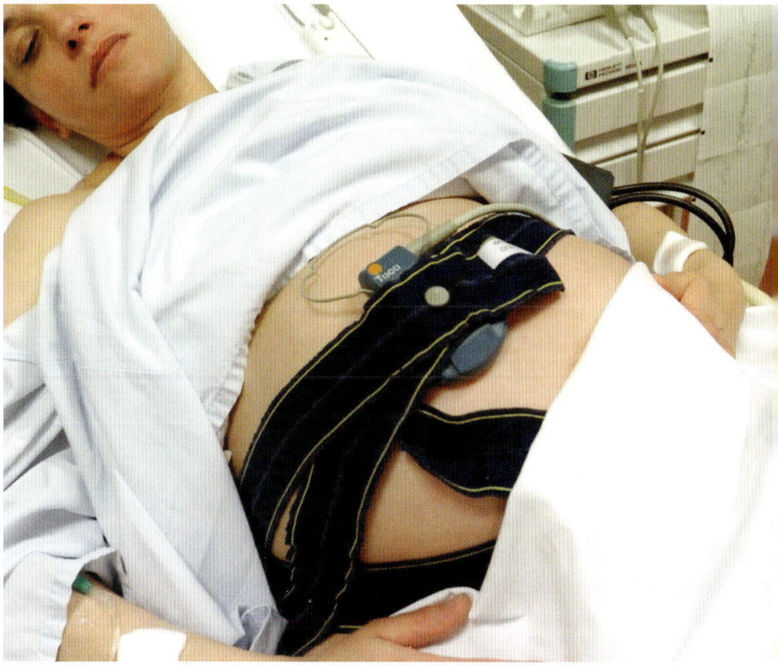

EPIZIOTOMIJA

Kai gimstančio kūdikio galva jau matoma, tarpvietė (oda tarp makšties ir išeinamosios angos) gali būti įpjauta, taip praplatinant makštį. Šiais laikais tai dažniausiai daroma norint sutrumpinti stangas, jei vaisius traumuojamas, arba motinos būklei kyla pavojus gimdymo metu (pvz., širdies liga).

Taip gali būti saugoma trapi neišnešioto kūdikio kaukolė arba padaroma daugiau vietos, kai kūdikis labai didelis arba gimsta pasisukęs.

ĮPJOVOS TIPAI

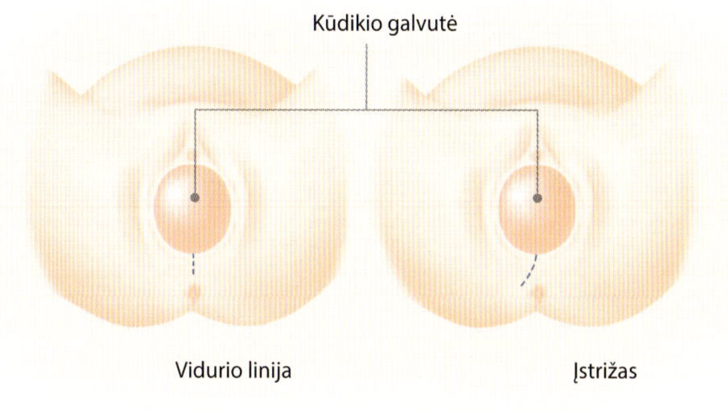

Jeigu seksis, patyrusi ir kantri akušerė padės tarpvietei išsitempti, kūdikis gims be kančių ir nereikės epiziotomijos.

REPLĖS IR VAKUUMAS

Kai kada kūdikiui pereiti gimdymo takus padedama medicininiais instrumentais. Replės (tai metalinis instrumentas, primenantis salotų žnyples arba šaukštus) naudojamos tada, kai stangos per silpnos arba būtina pagimdyti greičiau. Jomis kūdikis gali būti pasuktas į reikiamą padėtį, taip sumažinant traumos tikimybę gimstant.

Vakuuminis ekstraktorius veikia panašiai, tik vietoje metalinių replių prie kūdikio galvos pridedamas minkštas, prisisiurbiantis dubenėlis. Motinai stanginantis, siurbimas padeda išstumti vaisių. Ekstraktorius gali pasiekti giliau gimdymo takuose esantį kūdikį ir mažiau už reples žaloja tarpvietę.

PLANINIS CEZARIO PJŪVIS

Dėl tam tikrų ligų arba pakankamai anksti nustatytų kūdikio vystymosi problemų (žr. p. 114 išnašą), gali tekti gimdyti darant cezario pjūvį, o toks sprendimas priimamas iki gimdymo dar likus daug laiko. Kartais cezario pjūvio būtinumas paaiškėja jau gimdymo metu; tuo atveju atliekama skubi neplaninė operacija. Kai kurios moterys nori taip gimdyti išvengdamos gimdymo proceso nepatogumų, tai nėra rekomenduotina. Nors chirurginė technika pastaruoju laiku yra daug tobulesnė, cezario pjūvis vis dar rizikingesnis, negu gimdymas per makštį. Be to, ir sveikimo laikas gali būti daug ilgesnis, o po cezario gimdyti per makštį kitus vaikus yra sunkiau.

Kai kuriems kūdikiams cezario pjūvis yra saugesnis užgimimo būdas, tačiau tenka šalinti ir pasekmes. Neretai operaciniu būdu gimusių kūdikių plaučiuose lieka skysčio – gimstant per makštį, skystis tiesiog išspaudžiamas. Naujagimis gali būti mieguistas dėl motinos nejautrai panaudotų vaistų.

Cezario operaciją gali atlikti tik chirurgas arba akušeris ligoninėje. Bendroje arba vietinėje nejautroje moters pilvo apačioje daromas pjūvis. Antru pjūviu perpjaunama gimda ir išimamas kūdikis. Prieš susiūdamas gimdą ir pilvo sienelę, chirurgas pašalina placentą. Partneriui dažniausiai leidžiama pasilikti, o ką tik gimęs kūdikis paduodamas motinai.

PAGALBA GIMDYMO METU

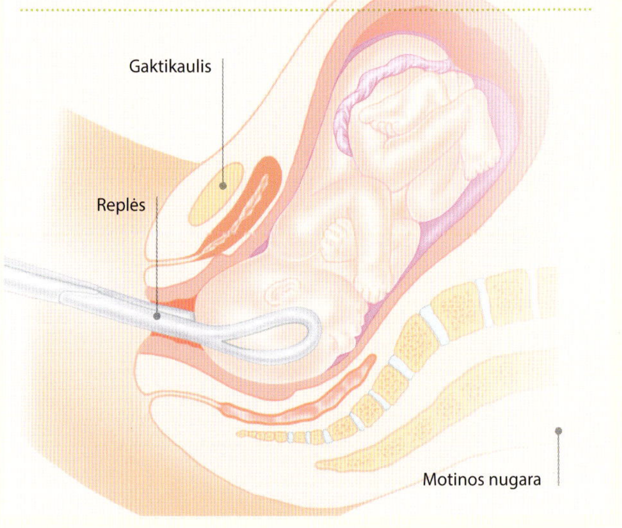

KŪDIKIO PASUKIMAS

Kai kūdikis į makštį yra užpakaliu (vadinama sėdmeninė pirmeiga), dažniausiai atliekamas cezario pjūvis. Tačiau kai kurie akušeriai bando kūdikį apsukti ranka iš išorės, tuomet gimdoma per makštį. Apsukimas atliekamas 37–38 nėštumo savaitę, kol amniono skysčio yra daug ir galimi kūdikio judesiai. Apsukimas daromas spaudžiant motinos pilvą. Tačiau ši procedūra yra rizikinga; akušeris privalo tą paaiškinti. Pasiseka apie 50–70% atvejų. Kai kurios moterys gali padėti sėdmeninės pirmeigos kūdikiui apsisukti pačiam. Tam reikia būti tokioje padėtyje, kai sėdmenys iškelti: gulėti ant nugaros, sulenkus kelius ir pasidėjus po dubeniu pagalvių tiek, kad jis būtų aukščiau pilvo, arba klūpoti ant grindų, galvą laikant padėtą ant sulenktų rankų, o sėdmenis – iškeltus kuo aukščiau.

Pamokos gimdyvėms ir gimdymas su partneriu

Prieš pirmą kartą tampant motina, reikia daug ką sužinoti apie nėštumą, gimdymą ir kūdikio priežiūrą. Tokių dalykų mokoma nėščiųjų mokykloje. Joje lektoriai ir kitos moterys gali atsakyti į klausimus, kurių nepaklausėte gydytojo, nes užmiršote, arba tam nebuvo laiko. Čia moterys fiziškai ir emociškai parengiamos gimdymui, joms demonstruojama vaizdinė medžiaga, pravedami praktiniai užsiėmimai apie gimdymo sąrėmių valdymą.

Grupiniai užsiėmimai gali būti labai naudingi, nes susipažįsta moterys, turinčios bendrų interesų – nėštumą ir būsimus kūdikius. Užsiėmimai naudingi ir vyrams, nes padeda jiems suvokti savo vaidmenį gimdyme, įtraukia į nėštumo rūpesčius ir pasirengimą gimdymui.

TINKAMŲ UŽSIĖMIMŲ PASIRINKIMAS

Apie tai, kur netoliese yra nėščiųjų mokyklos, galima paklausti gydytojo, priėmėjos, draugų ir šeimos narių. Neretai privatūs mokytojai kiekvienas savaip supranta gimdymo procesą, todėl pasirinkite tą, kurio požiūris jums priimtiniausias. Tiesa, svarbu žinoti ir apie kitokius požiūrius, kad galėtumėte rinktis.

Užsiėmimai gimdyvėms dažniausiai pradedami 28–32 savaitę ir vyksta kartą per savaitę, dažniausiai vakare arba savaitgalį. Vienuose mokoma apie tai, kas vyksta gimdymo metu, kada reikia kviesti gydytoją, kaip atsipalaiduoti ir kaip kvėpuoti, kaip vaistais sumažinamas skausmas, apie cezario operaciją ir kaip rūpintis naujagimiu.

Tokius užsiėmimus praveda ligoninės, sveikatos priežiūros centrai ir chirurginiai skyriai. Juose dėsto akušeriai ir vizituojantieji gydytojai, kartais, jei dienotvarkėje yra medicininių temų, kviečiami kitų specialybių gydytojai. Šie užsiėmimai nemokami, tačiau dažniausiai grupės būna didelės, todėl tarp būsimų tėvų susirasti draugų yra sunkiau.

Privatūs užsiėmimai nėščiosioms dažniausiai vyksta kieno nors namuose arba bendruomenės suteiktose patalpose. Juos praveda tam tikslui parengti mokytojai. Užsiėmimus pravedantis žmogus gali ir nebūti profesionalus medikas. Kai kurie instruktoriai leidžia pabūti viename užsiėmime ir nuspręsti, ar jums tai tinka. Idealiu atveju dalyvauja 5–7 poros. Toks skaičius pakankamai didelis diskusijoms, bet ne per didelis, kad visiems būtų skiriama dėmesio užsiėmimų metu.

Aš būtinai...

LEISIU GIMDYMO PARTNERIUI PADĖTI

Gimdymo partneris gali būti labai naudingas. Tikiuosi, kad gimdymo partneris:

- ✓ Palaikys mane emociškai.
- ✓ Užtikrins mano privatumą.
- ✓ Padės man taisyklingai kvėpuoti ir atsipalaiduoti.
- ✓ Padės man pakeisti kūno padėtį.
- ✓ Pamasažuos mane arba uždės kompresą.
- ✓ Paskatins mane pavalgyti, atsigerti ir pailsėti.
- ✓ Pasirūpins, kad man būtų nekaršta, nešalta ir patogu.

GIMDYMO PARTNERIS

Dauguma moterų norėtų, kad gimdyme dalyvautų ir padėtų jų partneriai. Partnerio palaikymas gali sutrumpinti sąrėmius, sumažina gydytojų dalyvavimo poreikį ir neplaninės cezario operacijos tikimybę, palengvina kūdikio užgimimą. Jei partnerio nėra arba jis negali palaikyti gimdyvės (jis turėtų visą dėmesį skirti tik jai), reikėtų samdyti profesionalų gimdymo trenerį, vadinamąjį doulą, arba pasikviesti giminaitį ar draugą.

Nesvarbu kas dalyvauja, jis turi žinoti apie moters pasirinkimą, nurodytą gimdymo plane (žr. p. 83) ir turi suteikti reikiamą paramą. Partneris turėtų dalyvauti ir kvėpavimo reguliavimo bei atsipalaidavimo pamokose, kad žinotų, kaip elgtis gimdymo metu.

Gimdymo skausmų sumažinimas

Kaip ir dauguma moterų, gimdydama ruošiuosi pasinaudoti vienu ar keliais skausmo sumažinimo būdais. Kadangi nežinau, kaip tada jausiuosi, svarbu, kad žinočiau iš ko galiu rinktis.

BŪDAI BE VAISTŲ

Tokiems būdams priskiriamas atsipalaidavimas, kvėpavimo technika, karšti ir šalti kompresai, masažas, padėties keitimas, vizualizacija ir gimdymas vandenyje. Kai kurioms moterims tinka akupunktūra, refleksologija ir hipnozė, tačiau tam būtinas praktikuojančio mediko dalyvavimas. Gimdymo pradžioje galima blokuoti skausmus per odą specialiu nervus stimuliuojančiu įrenginiu (TENS).

DUJOS IR ORAS

Entonoksas (50% azoto suboksido ir 50% deguonies), kuris įkvepiamas per kaukę, veikia greitai. Dujos laikomos balione ant ratukų. Jos sušvelnina skausmus, gali būti panaudotos bet kada, pagal gimdyvės poreikį. Entonoksas nepereina per placentą, todėl nekenkia kūdikiui. Tačiau jį naudojant moterį gali pykinti arba jai svaigti galva.

Daugeliui gimdančių moterų skauda mažiau, kai stimuliuojami tam tikri taškai. Įtampą sumažėja spaudžiant peties įlinkį arba tašką tarp pirmųjų dviejų kojos pirštų.

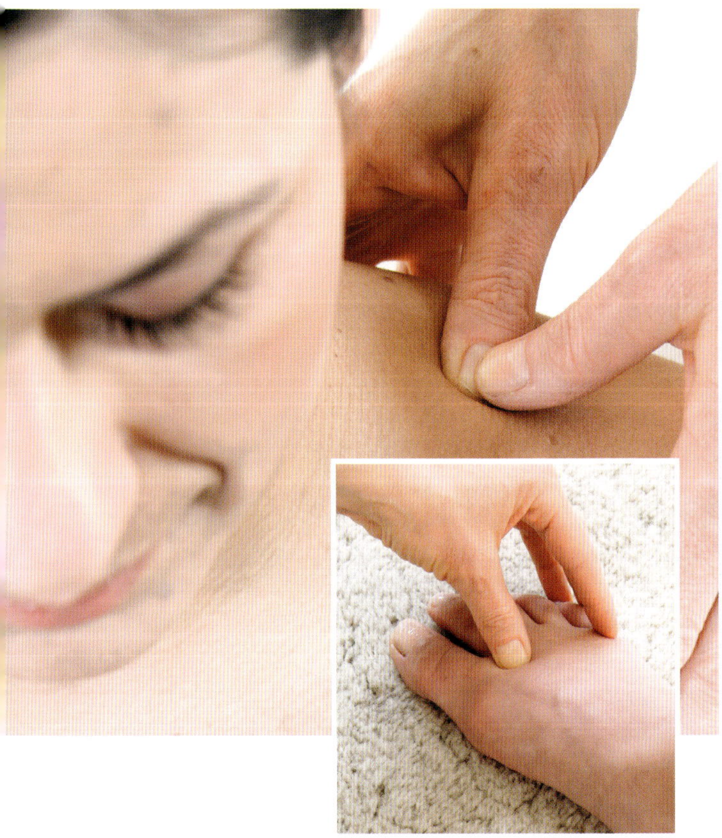

NUSKAUSMINANTIEJI

Prie įprastų vaistų priskiriami skausmą susilpninantys analgetikai, pojūčius blokuojantys anestetikai ir raminantys trankviliantai. Vietinio poveikio anestetikai naudojami epiduriniam nuskausminimui, jų galima duoti kūdikio gimimo metu ir atliekant epiziotomiją.

Analgetikai

Analgetikai suleidžiami į raumenis arba veną. Dažniausiai naudojamas petidinas. Jis yra ypač veiksmingas užsitęsusio ir skausmingo gimdymo pradžioje, bet nuo jo moteris gali jaustis blogiau, būti nerami ir mieguista. Kai vaistas vartojamas prieš kūdikio užgimimą, gimęs kūdikis gali būti mieguistas, nereaguoti ir neimti krūties.

Vietinė nejautra

Epidurinis nuskausminimas užblokuoja daugumą skausmų pilve, nors spaudimo jausmas gali išlikti. Anesteziologas įduria nedidelę adatėlę į nugaros apačioje esančią epidurinę erdvę; per adatėlę įvedamas plonytis sterilus vamzdelis, kuris lieka vietoje, kai adatėlė ištraukiama. Vamzdeliu gali būti suleidžiama narkotinių medžiagų ir anestetikų – taip skausmas nutraukiamas arba jo pojūtis užblokuojamas. Pompa nuolatos įveda nedidelius vaistų kiekius. Epidurinės nejautros šalutiniams poveikiams priklauso apsunkintas šlapinimasis, sumažėjęs kraujospūdis ir nugaros maudimas. Kūdikis visą laiką stebimas vaisiaus monitoriumi.

Nuskausminimas per išorinius lyties organus nuskausmina tik tarpvietės sritį; skauda mažiau, bet sąrėmiai vis tiek jaučiami. Dažniausiai nuskausminama jau pasirodant kūdikiui, adata įsmeigiama per makštį, ypač, jeigu naudojamos replės arba vakuuminis ekstraktorius. Nuskausminimo poveikis pasireiškia ir epiziotomijos bei vėlesnio susiuvimo metu.

Raminamieji

Šie vaistai atpalaiduoja raumenis, todėl sumažėja įtampa. Trankviliantų skiriama kartu su nuskausminamaisiais, kad geriau veiktų mažos pastarųjų dozės.

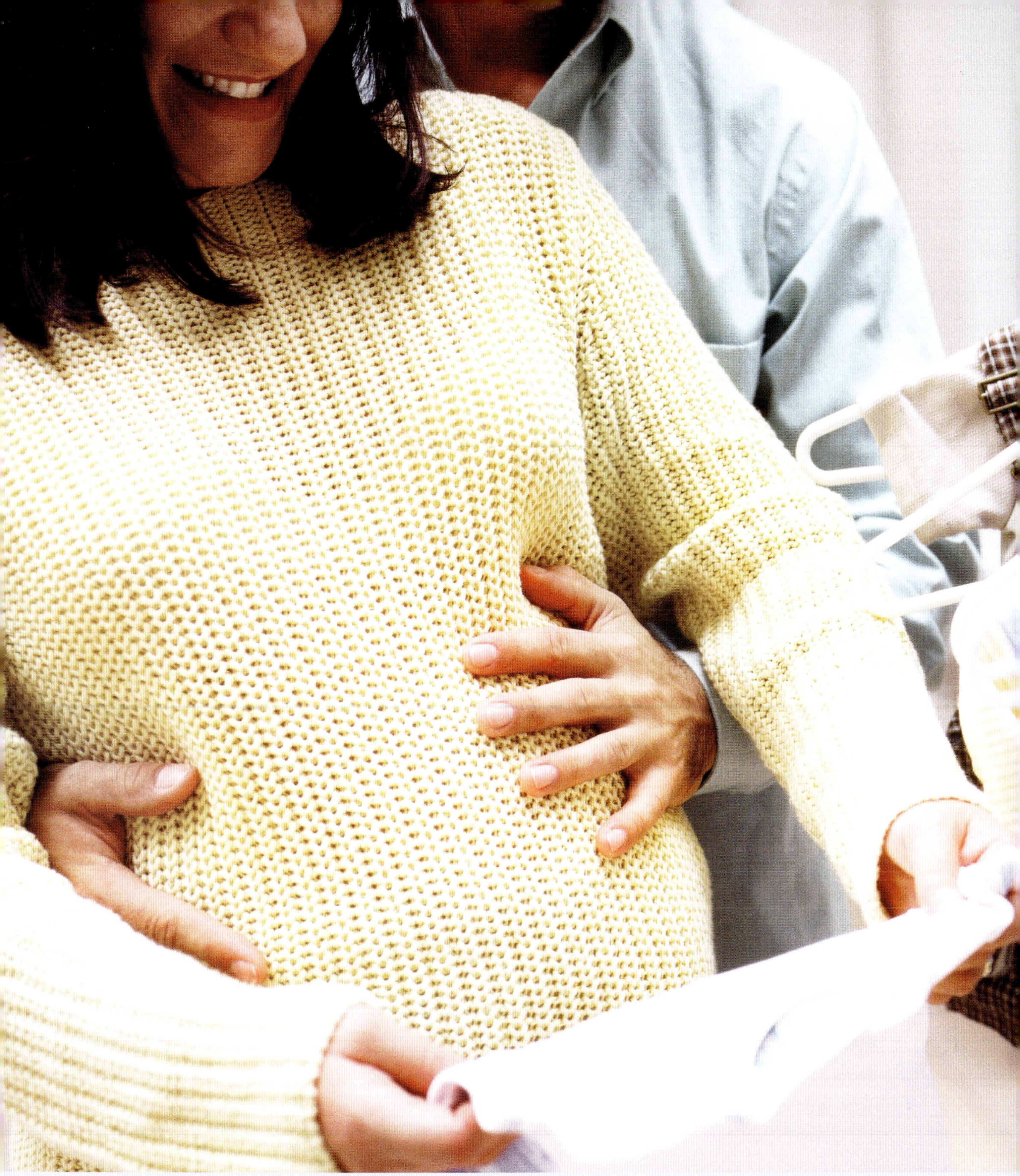

I DALIS Nėštumas

GIMDYMO PLANAS

Gimdymo partneriai

Norėčiau, kad gimdymo metu dalyvautų:

- ☐ Partneris
- ☐ Draugas
- ☐ Giminaitis
- ☐ Pribuvėja
- ☐ Kiti vaikai*

Fotografavimas

- ☐ Norėčiau, kad gimdymas būtų fotografuojamas (filmuojamas).

Gimdymo skatinimas

- ☐ Nenoriu, kad gimdymas būtų skatinamas.
- ☐ Gimdymas turėtų būti skatinamas tik esant medicininėms indikacijoms.
- ☐ Norėčiau, kad gimdymas būtų skatinamas ir pasirinkti norimą datą bei laiką.

Gimdymas

- ☐ Jei galima, norėčiau negulėti lovoje, o pavaikščioti.
- ☐ Gimdymo pradžioje norėčiau atsigerti ir (arba) šiek tiek užkąsti.
- ☐ Jei yra galimybė, norėčiau gimdyti baseine.
- ☐ Norėčiau, kad tyrimų per makštį skaičius būtų minimalus.
- ☐ Norėčiau matyti gimdymą veidrodyje.

Stebėsena

- ☐ Nenoriu, kad vaisiaus stebėsena vyktų nuolatos, nebent kūdikis jaučia stresą.

Skausmo valdymas

- ☐ Noriu gimdyti natūraliai, todėl gimdymo metu vaistai neturi būti naudojami
- ☐ Norėčiau, kad vaistai skausmui sumažinti būtų parengti, tačiau skiriami tik man paprašius.
- ☐ Nuo pat pradžių norėčiau epidurinio nuskausminimo.
- ☐ Norėčiau epidurinio nuskausminimo gimdymo pabaigoje.

Epiziotomija

- ☐ Norėčiau, kad epiziotomija nebūtų atliekama, nebent kiltų pavojus kūdikiui.
- ☐ Norėčiau epiziotomijos, kad nekiltų tarpvietės plyšimo grėsmės.

Cezario operacija

- ☐ Jei būtų atliekama neplaninė cezario operacija, norėčiau, kad joje visą laiką dalyvautų partneris.
- ☐ Norėčiau epidurinio nuskausminimo.
- ☐ Jei būtų taikoma pilnutinė nejautra, norėčiau, kad gimęs kūdikis būtų paduotas (įrašyti vardą).

Po gimimo

- ☐ Norėčiau gauti kūdikį vos tik jam gimus.
- ☐ Norėčiau, kad prieš perkerpant bambagyslę būtų palaukta, kol ji nustos pulsuoti.
- ☐ Norėčiau, kad bambagyslę perkirptų mano partneris.
- ☐ Nenorėčiau, kad po gimdymo man būtų skirta sintocinono.
- ☐ Planuoju kūdikį maitinti krūtimi.
- ☐ Norėčiau kūdikiui duoti krūtį kuo greičiau po gimdymo.

* Paklauskite ligoninėje, ar jie įleidžia lankytojus.

Pasirengimas turėti kūdikį

Prieš kūdikiui gimstant nepakanka nupirkti jam drabužėlių ir apstatyti bei įrengti vaiko kambarį.
Reikia apsispręsti, ar maitinsite krūtimi, ar iš buteliuko, ir kokios pagalbos prireiks po gimdymo. Labai svarbu kartu su partneriu nuspręsti, kokį vardą išsirinksite.

Kūdikio kraitelis

Nors mažam vaikui nereikia daug daiktų, jei viską suruošite iš anksto, pirmos kūdikio priežiūros dienos bus lengvesnės, sutaupys laiko ir energijos, galėsite daugiau pasidžiaugti vaiku. Gerai, kad nelaukiate dvynių; bet jeigu būtų taip, reikėtų visko įsigyti dvigubai daugiau, išskyrus lovytę, kurioje iš pradžių tilptų abu.

Dalykai, skirti maitinimui, vystymui ir miegui priklausys nuo to, ką pasirinksite. Neprisipirkite visko per daug, nes tikrai gausite dovanų, o galbūt ir naudotų daiktų. Iš pateikto sąrašo išsirinkite tik svarbiausius daiktus.

DRABUŽĖLIAI

Rinkitės tik natūralius (medvilninius arba minkštos vilnos) drabužėlius, kurie neblunka ir atlaiko plovimą bei džiovinimą mašinoje. Lengvai apvelkami drabužėliai – tai apatiniai marškiniai be apykaklės (kūdikiams nepatinka per galvą velkami drabužiai) ir spaustukais užsegami šliaužtinukai. Nupirktus naujus ir naudotus vaiko drabužėlius prieš velkant išskalbkite, naudokite kūdikiams skirtas skalbimo priemones.

Kūdikių drabužiai skirstomi pagal amžių – naujagimiams, 3, 6 ir t.t. mėnesių kūdikiams, arba pagal ūgį, pradedant nuo 50 cm. Stambiam vaikui gali netikti naujagimiams skirti drabužėliai, todėl jei numatomas kūdikio svoris yra 4,5 kg arba daugiau, pirkite 3 mėnesių amžiaus vaikui skirtus drabužėlius. Labai smulkiems ir neišnešiotiems kūdikiams yra specialūs dydžiai.

KŪDIKIO MAITINIMAS

Daug kas priklauso nuo to, ar maitinsite krūtimi (žr. p. 89), ar iš buteliuko. Abiem atvejais reikės mažų buteliukų, čiulptukų ir dangtelių (po du nutrauktam pienui, jeigu maitinate krūtimi, arba po šešis, jeigu maitinate iš buteliuko), šepetėlio plovimui ir virintuvo. Maitinant krūtimi dar reikės elementais varomo pientraukio ir keleto vienkartinių arba plaunamų įklotėlių liemenukui.

VYSTYKLAI

Naudojant medžiaginius vystyklus, dar reikės neperšlampančių kelnaičių ir saugių segtukų (arba vystyklai turi būti su lipdukais). Dabar parduodami ir „ekologiški“ vystyklai. Dar teks įsigyti du kibirus – vieną

KRAITELIS IR BŪTINI REIKMENYS

Kambariniai drabužėliai

- ☐ 4 marškinėliai
- ☐ 2 poros kojinių arba megztų batelių
- ☐ 2 naktiniai marškiniai arba pižamos
- ☐ 4 šliaužtinukai
- ☐ 2 skaros
- ☐ 2 seilinukai

Drabužiai laukui

- ☐ 1 kepurė (medžiaginė arba kitokia, priklausomai nuo sezono)
- ☐ 3 megztiniai
- ☐ 1 vokelis vežimėliui (šaltam orui)
- ☐ 1 pora pirštinių

Vystymo reikmenys

- ☐ 24 medžiaginiai vystyklai arba * 70 vienkartinių vystyklų naujagimiams
- ☐ Paklotas vystymui
- ☐ Servetėlės

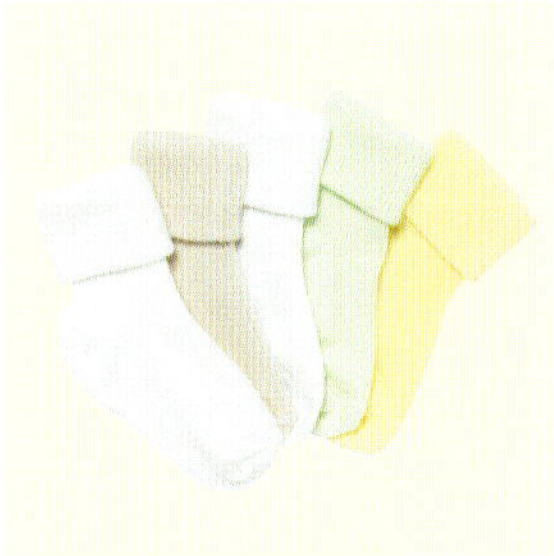

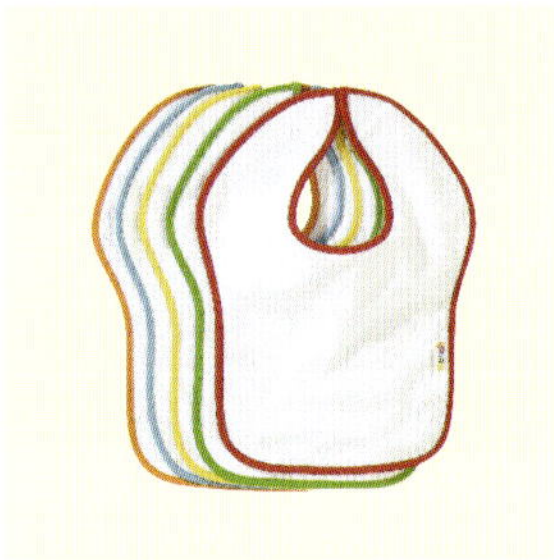

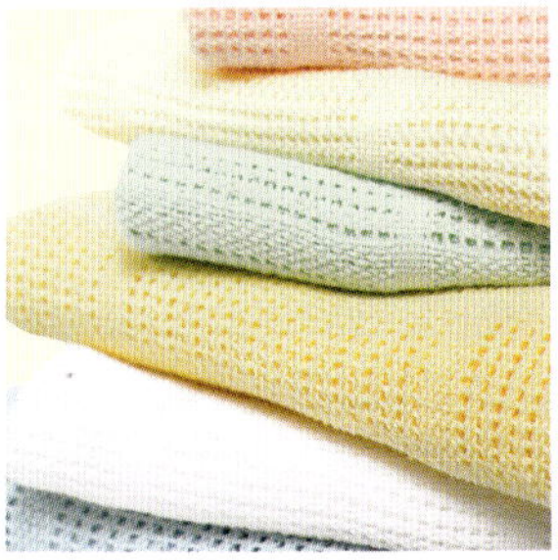

pridergtiems, kitą – prišlapintiems vystyklams. Naudojant vienkartinius vystyklus reikės maišelių ir šiukšlių dėžės su dangčiu (pageidautina, kad atsidarytų koja).

MIEGAS

Kol mažas, kūdikis gali miegoti stalčiuje, lopšyje arba lovelėje; parduodamos įvairaus dydžio paklodės. Svarbu išsirinkti kūdikiui tinkamą čiužinį (žr. p. 178–181).

AUTOMOBILINĖ KĖDUTĖ

Naujagimio kėdutės pirmiausia prireiks parsivežant kūdikį iš ligoninės arba gimdymo namų. Geriausia tokia, kurios diržas tvirtinasi 5 vietose. Kėdutė turi būti atkreipta į priekį, o sėdynėje neturi būti oro pagalvių. Kėdutę į mašiną reikia įdėti prieš gimdymą, nes tai gali būti sudėtinga, užimti daug laiko ir sunkiai atliekama laikant kūdikį.

VEŽIMĖLIS, SULANKSTOMAS VEŽIMĖLIS IR NEŠIOKLĖ

Yra įvairiausių vežimėlių vaikams, tačiau naujagimiui tinka tik vežimėliai su lopšiu bei krepšiai ir nešioklės plokščiu dugnu. Sulankstomi vežimėliai tinkami tik 3–6 mėnesių ir vyresniems vaikams. Nors sulankstomi vežimėliai yra brangesni, jie labiausiai tinka naujagimiams. Kūdikis gali gulėti (taip, kaip rekomenduojama), jį lengva matyti, dauguma vežimėlių turi ir lopšį nešimui.

Sulenkiami vežimėliai dažniausiai yra standūs. Jie tinka naujagimiui, jei sėdynė yra plokščia, paminkštintu pagrindu ir patogi. Kai kurių tokių vežimėlių rankena yra reguliuojama; tai patogu, kai vyras daug aukštesnis už moterį. Būtų gerai, jeigu vežimėlio sėdynė būtų atsukta atgal; tyrimai rodo, kad veidu į priekį pasukti kūdikiai praranda socialinį ryšį su motina.

Nešioklė leidžia laikyti kūdikį arčiau prie krūtinės, tiek kambaryje, tiek lauke (žr. p. 176). Nešioklių yra įvairių, svarbu tik, kad ji netrukdytų kūdikiui kvėpuoti. Nešioklė turi turėti saugumo sertifikatą.

- ☐ Dėžė arba 2 kibirai*

Lovos ir vonios reikmenys

- ☐ Lopšys arba lovelė (ir čiužinys)*
- ☐ 3 paklodės lovelei arba lopšiui
- ☐ Kūdikio vonelė
- ☐ 2–3 lengvos antklodės
- ☐ 2 servetėlės veidui valyti
- ☐ 2 rankšluosčiai su gobtuvu
- ☐ Plaukų šepetys

Kelionės reikmenys

- ☐ Nešioklė arba krepšys
- ☐ Kūdikio kėdutė mašinai*
- ☐ Vežimėlis*

Maitinimo reikmenys

- ☐ 2–6 buteliukai*
- ☐ Virintuvas

* daugiau informacijos tekste

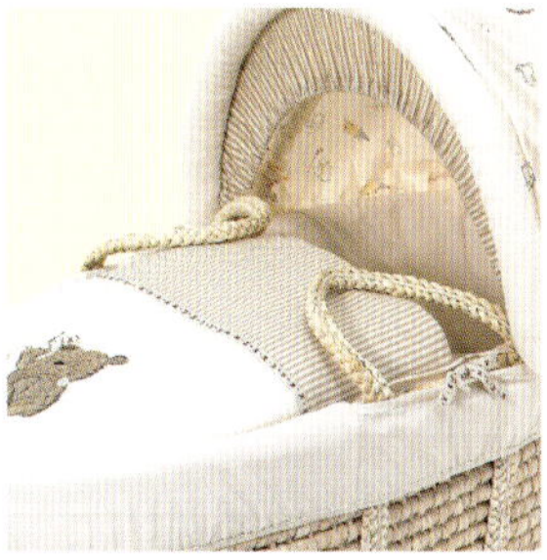

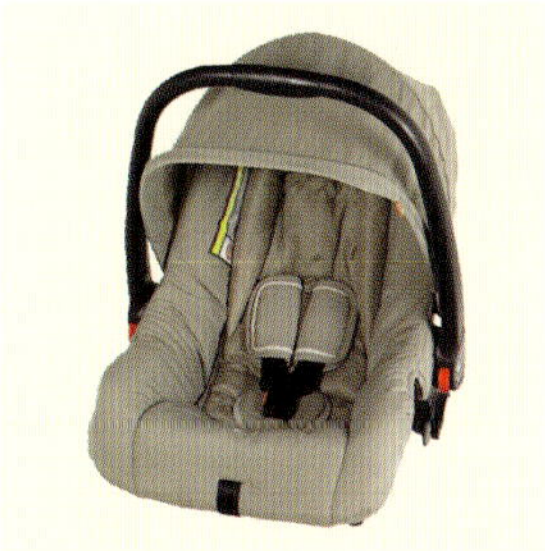

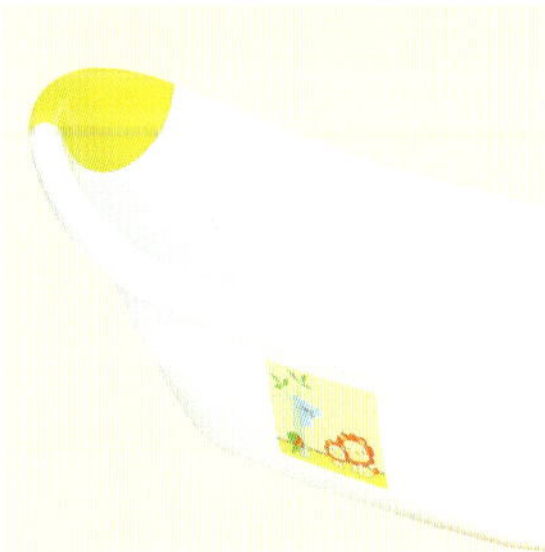

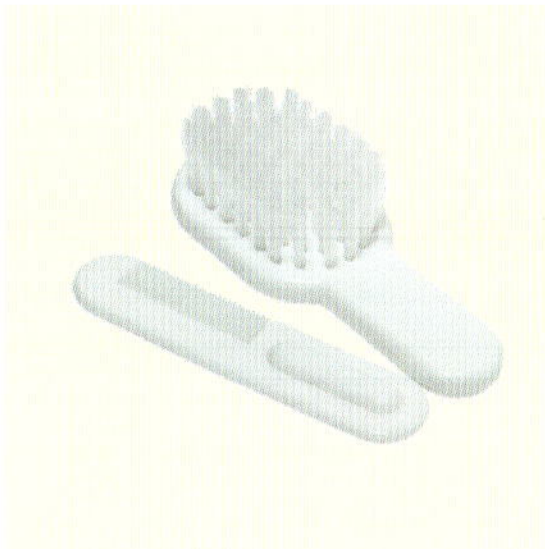

Kūdikio kambario įrengimas

Geriausia, kai kūdikiui skiriamas atskiras kambarys, nors vietos vaikui galima rasti ir bendrame. Iš pradžių labai svarbu, kad visi paviršiai būtų lengvai valomi, visi baldai ir lentynos – patogiai išrikiuoti. Turi būti patogu ir lengva paguldyti kūdikį į lovelę ir paimti iš jos, vystyti ir perrengti.

Kadangi augantis vaikas veikiausiai ir liks tame pačiame kambaryje, pagalvokite, kaip keisis baldai. Geriausiai tinka lygios dažytos sienos, kurias galima pagražinti frizais, audiniu arba piešiniais. Dažoma vandeniniais dažais, kuriuos vėliau galima plauti.

Išdėstant baldus, lovelė statoma prie sienos, toliau nuo lango. Labai svarbu, kad iš lovelės kūdikis nepasiektų lango, užuolaidos, žaliuzių virvutės arba kitų baldų, ir kad niekada saulė nešviestų tiesiai į ją.

Jums reikia specialaus stalo vystymui, kuriame yra vietos vystyklams, servetėlėms, tepalams ir kremams, arba susikurkite tokią vietą – reikia plokščio paviršiaus čiužinukui patiesti ir kito baldo, kur tilps visi kiti daiktai.

KAMBARIUI BŪTINA

Be svarbiausių baldų, keli kiti kambaryje esantys daiktai palengvins kūdikio priežiūrą:

- ☐ Patogi supamoji kėdė. Vaiką maitinsite labai ilgai, todėl būtina sėdėti patogiai. Yra kėdžių, kurios atsilenkia, kuriose galima sūpuotis, yra patogi atrama kojoms. Kėdės audinys turi būti valomas arba kėdei reikia plastikinio užvalkalo.
- ☐ Vieta daiktams. Reikės skirtingų talpų, kuriose laikysite drabužėlius, vystyklus, žaislus, priežiūros priemones. Tinka komoda, dėžės, vežimėliai ir lentynos.
- ☐ Lempa. Reikalinga pritemdoma lempa, tada galėsite skaityti maitindama arba nusitraukinėdama pieną. Tokia lempa turėtų tikti ir nakčiai.
- ☐ Grotuvas arba radijas maitinant sukurs jums ramų foną.
- ☐ Laikrodis bus reikalingas, nes norėsite žinoti, kiek laiko maitinote.

Ir ši vieta turi būti prie sienos, toli nuo lango. Kibiras vystyklams turi būti padėtas šalia vystymo vietos.

Jeigu maitinsite krūtimi, jums reikės vietos, kurioje nusitraukinėsite pieną; vaiko kambarys tam labai tinka. Tiesiog reikia patogios vietos laikyti pientraukiui, jo priedams ir, galbūt, knygai.

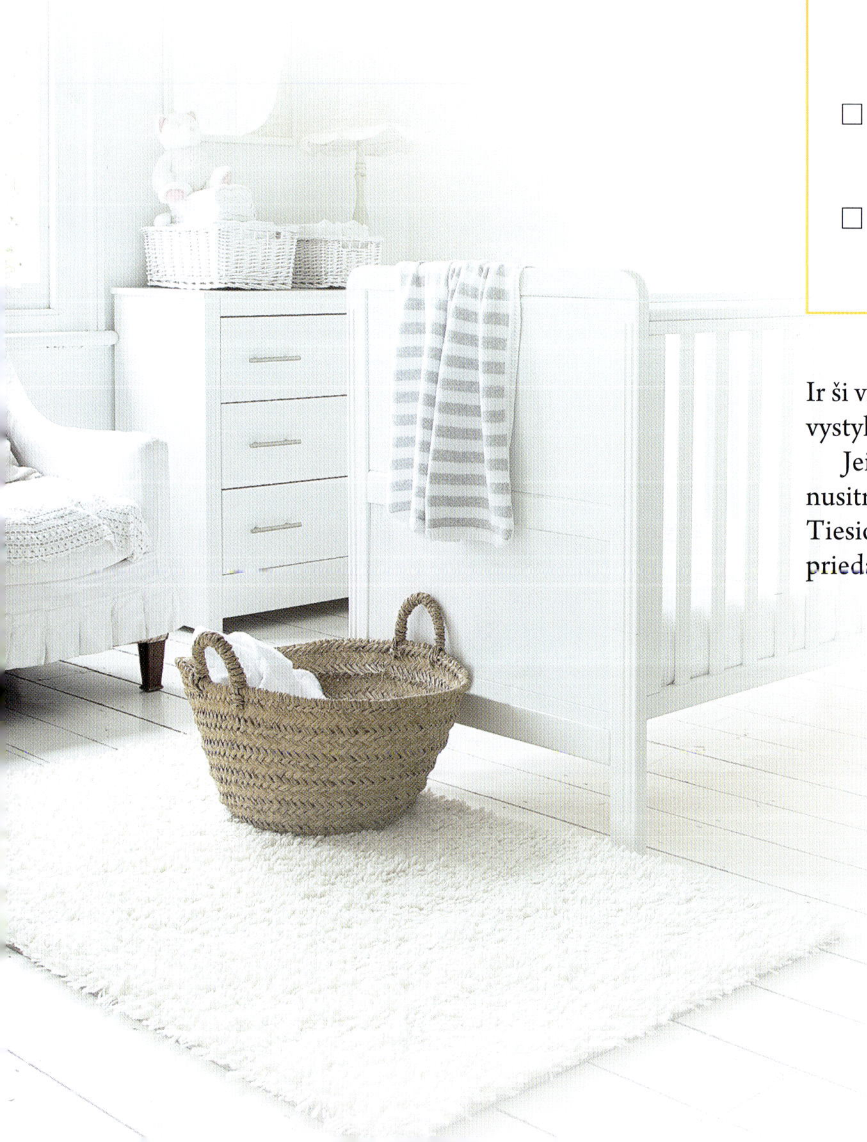

Kaip maitinsite kūdikį

Vienas svarbiausių dalykų, dėl ko teks apsispręsti – maitinti krūtimi ar iš buteliuko. Nors gamintojai ir teigia, kad jų gaminiai yra tokie pat, krūties pienas yra natūralus ir maistingesnis. Jis pigus, visada paruoštas, naudingesnis kūdikio sveikatai. Be to, hormonų pokyčiai maitinimo metu yra emociškai svarbūs abiems šio proceso dalyviams.

Tačiau kai kurios moterys negali maitinti krūtimi. Vienoms moterims tai tiesiog nepatinka, kitos geria vaistus arba serga ir maitinti krūtimi neleidžia gydytojai.

Svarbiausia apsispręsti, koks kūdikio maitinimo būdas bus patogus jums ir sveikas bei saugus vaikui. Toks sprendimas yra labai asmeniškas, todėl skirkite laiko suvokti, kokie šių būdų privalumai ir trūkumai, o tik tada apsispręskite. Reikėtų žinoti, kad pradėjus maitinti iš buteliuko pereiti maitinimo krūtimi nėra lengva; nepradėjus iš karto, jums vėliau gali nepavykti. Net jeigu nesate tikra, kad maitinsite krūtimi, iš pradžių bent pabandykite (jeigu tik neprieštarauja gydytojas arba akušeris). Žinokite, kad krūtimi nemaitinusios moterys neretai paskui to gailisi.

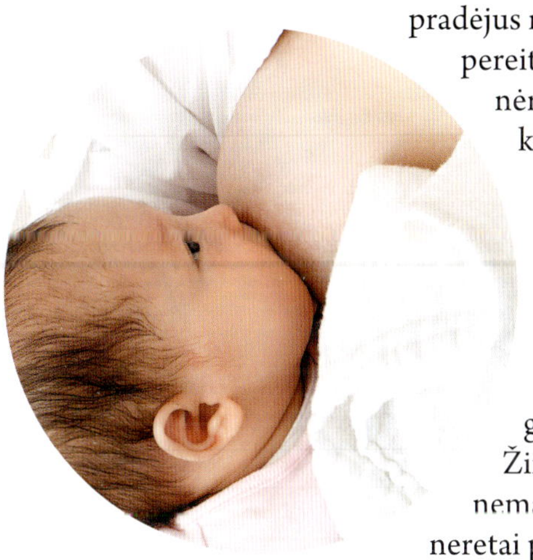

MAITINIMAS KRŪTIMI

Motina ir kūdikis sutverti maitinimui krūtimi, nepriklausomai nuo moters krūtų dydžio ir formos. Jeigu speneliai plokšti arba įtraukti, gali prireikti pagalbos, kol išmoksite teisingai laikyti kūdikį. Dauguma moterų išmoksta maitinti per savaitę ar dvi po gimdymo ir tik kai kurioms prireikia specialisto patarimo. Motinos pienas naudingiausias kūdikiui pirmąsias savaites po gimimo, nes padeda jo imuninei sistemai. Krūtimi galima maitinti ilgą laiką, netgi jau grįžus į darbą. Galite maitinti namie, o nutrauktą pieną palikti vaiko auklei, kai išeinate.

EKSPERTO PATARIMAS

Krūtis – geriausia

Pati gamta užtikrina, kad krūties piene yra reikiamas kūdikiui maisto medžiagų kiekis, antikūnai ir kitos medžiagos, saugančios nuo ligų. Krūtimi maitinami kūdikiai rečiau serga kvėpavimo takų ir ausų ligomis, gastroenteritu, cukriniu diabetu, žarnyno uždegimu, staigios kūdikių mirties sindromu, autoimuninėmis ligomis bei nutukimu. Motinos pienas lengvai virškinamas, nuo jo daug rečiau sutrinka kūdikio virškinimas, paleidžiami arba užkietėja jo viduriai. Maitinimas krūtimi naudingas ir motinai: greičiau prarandamas po gimdymo likęs antsvoris, gimda greičiau susitraukia iki ankstesnio dydžio. Maitinimas krūtimi sumažina krūties vėžio riziką.

MAITINIMAS IŠ BUTELIUKO

Užpilami mišiniai ir šiuolaikinė sterilizavimo įranga žymiai palengvino maitinimą iš buteliuko ir sutrumpino tam būtiną laiką. Visi kūdikiams skirti mišiniai gaminami pagal patvirtintus receptus. Jie yra kiek įmanoma panašesni į moters pieną, juose subalansuotas riebalų, baltymų ir vitaminų kiekis atitinka kūdikio poreikius. Tačiau dirbtiniame piene nėra apsauginių antikūnų. Be to, jeigu nesilaikysite paruošimo ir laikymo taisyklių, galite kūdikį užkrėsti ligas sukeliančiomis bakterijomis.

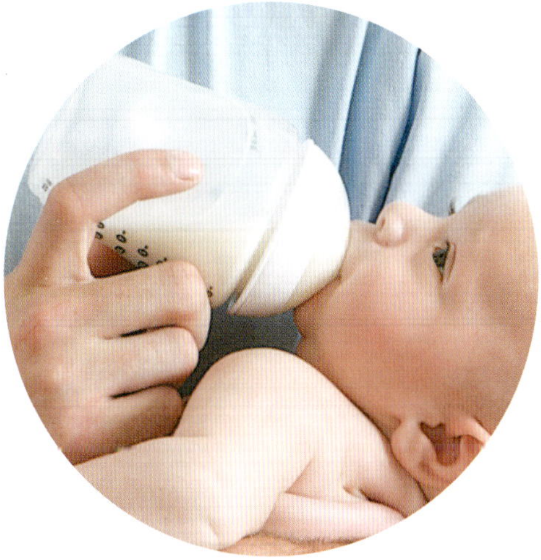

Vardo parinkimas

Dar vienas svarbus jūsų laukiantis sprendimas – kokį vardą parinksite kūdikiui. Kol nežinote vaiko lyties, teks galvoti apie mergaičių ir berniukų vardus. Čia rasite tik populiariausius vardus (pagal www.vardai.org, *vert. past.*), tačiau išleista daugybė knygų, kuriose aprašoma ir vardo kilmė ir jo reikšmė. Skirtingai nuo kitų šalių, Lietuvoje nėra labai paplitęs paprotys vaikui duoti mirusio giminaičio vardą arba sūnų pavadinti tėvo vardu.

Neaišku, ar su partneriu dėl vaiko vardo susitarsite greitai, ar tai bus ilgos ir varginančios derybos. Gali tekti nusileisti. Geras būdas vardui parinkti yra toks: abu partneriai sudaro tinkamų vardų sąrašą, pradėdami nuo to, kuris labiausiai patinka. Visi vardai, dėl kurių kyla prieštaravimų, iš abiejų sąrašų išbraukiami. Tada, jeigu likusiuose sąrašuose yra bendrų vardų , pasirenkamas tas, kurį abu tėvai įrašė pirmiausia. Kitas būdas – sudaryti tinkamų vardų sąrašą ir pakabinti jį matomoje vietoje, kad pajustumėte, kuris jų yra priimtiniausias.

Reikėtų vardo parinkimą vertinti lanksčiai ir pakeisti nuomonę, jei kūdikiui gimus nuspręsite, kad jam arba jai labiau tinka kitas vardas.

Jeigu abu tėvai apsisprendė būsimiems seneliams ir kitiems giminaičiams nereikėtų leisti reikšti nuomonės,

Aš būtinai...

GERAI PAGALVOSIU, RINKDAMA VARDĄ

Kad ir kokį vardą duosite, vaikui jis liks visą gyvenimą. Todėl privalėtumėte:

✓ **Atkreipti dėmesį, kaip vardas skamba**. Ar jis dera su pavarde?

✓ **Atsargiai parinkti antrą vardą**. Kaip atrodys inicialai?

✓ **Apsispręsti, ar madingi vardai tinkami**. Ar ateityje mergaitės vardas Suri, Piksi, Bruklyn neskambės juokingai?

✓ **Sužinoti vardo kilmę ir reikšmę**. Galite nusipirkti vardų knygą arba panaršyti žiniatinklyje.

✓ **Pagalvoti apie sutrumpintą vardą**. Kartais vaikai prasivardžiuoja (Augustas – kopūstas), o vardas Arminas anglų kalba skamba kaip pasityčiojimas.

✓ **Pagalvoti apie kitus žmones su tokiu vardu.** Gal jums patinka žmogus tokiu vardu, ar atvirkščiai – ko nors labai nemėgstate?

✗ **Vengti sunkiai tariamų vardų**. Nesirinkite tokio, kurį rašant neišvengiama klaidų.

5 TĖVO PARINKTI VARDAI

		MERGAITEI	BERNIUKUI
1	Vardas		
	Reikšmė		
2	Vardas		
	Reikšmė		
3	Vardas		
	Reikšmė		
4	Vardas		
	Reikšmė		
5	Vardas		
	Reikšmė		

nebent renkant vardą tėvai atsižvelgtų ir į jų pageidavimus. Dauguma tėvų nepasako būsimo vaiko vardo iki pat jo gimimo. Jeigu artimiausiems giminaičiams parinktas vardas nepatinka, nepasitenkinimą dažniausiai sumažina žavus kūdikis.

5 MAMOS PARINKTI VARDAI

	MERGAITEI	BERNIUKUI
1 Vardas		
Reikšmė		
2 Vardas		
Reikšmė		
3 Vardas		
Reikšmė		
4 Vardas		
Reikšmė		
5 Vardas		
Reikšmė		

POPULIARIAUSI VARDAI

MERGAITĖMS	BERNIUKAMS
Gabrielė	Tomas
Karolina	Lukas
Ieva	Artūras
Agnė	Deividas
Monika	Mantas
Greta	Arnas
Kamilė	Karolis
Samanta	Andrius
Kristina	Darius
Miglė	Jonas
Urtė	Martynas
Emilija	Dovydas
Dovilė	Kajus
Palmira	Edvinas
Ugnė	Dominykas
Vaiva	Simonas
Lėja	Augustas
Laura	Donatas
Viktorija	Marius
Eglė	Paulius
Gabija	Nedas
Evelina	Rokas
Ema	Jokūbas
Lina	Robertas
Sandra	Nerijus
Rugilė	Mindaugas
Akvilė	Danielius

Kūdikio priežiūra

Labai svarbu, kad bent pirmas tris savaites, kai būsite su kūdikiu, jums kas nors padėtų namuose. Reikia susirasti ir bendrosios praktikos gydytoją, kuris lankys jūsų kūdikį. Jeigu nuspręsite grįžti į darbą, jūsų kūdikiui reikės nuolatinės auklės. Būtina pasirinkti tinkamus žmones.

PAGALBA NAMUOSE IR PRIŽIŪRINT KŪDIKĮ

Būtų gerai, jeigu grįžusi namo su kūdikiu galėtumėte priprasti prie jo ir savo naujojo vaidmens be įtampos. Todėl būtų puiku, jeigu kas nors padėtų jums gaminti ir namų ruošoje. Jeigu gimdymas buvo sunkus ar ilgas, jums prireiks daugiau poilsio. Idealiu atveju jūsų partneris turėtų išeiti tėvystės atostogų, arba jums padėtų kuris nors artimas giminaitis. Kitas pasirinkimas – samdyti auklę (žr. kitą puslapį).

ILGALAIKIAI SPRENDIMAI

Vaikui paaugus, kai nuspręsite grįžti į darbą, nesvarbu, ar dirbsite visą ar nepilną darbo dieną, jums reikės pagalvoti apie ilgalaikę vaiko priežiūrą. Jeigu tikėsite, kad jis prižiūrimas tinkamai, grįžti į darbą bus daug lengviau. Išklausykite, ką jums rekomenduos gydytojas, šeimos nariai ir draugai, gaukite jūsų apylinkėje esančių vaiko priežiūros įstaigų sąrašą. Svarbiausia – kad jūsų kūdikis būtų saugus ir sveikas. Gerai išsiaiškinkite, ar įstaiga turi licenciją, reikiamus pažymėjimus, kokie atsiliepimai apie jos darbą. Galimi pasirinkimai:

Vaiko priežiūra namie tėvams keičiantis

Tai geriausias pasirinkimas; vienas iš tėvų lieka namie ir prižiūri vaiką, kitas pakeičia darbo laiką taip, kad abu galėtų keistis.

Šeimos nariai

Jeigu kūdikį galėtų prižiūrėti močiutė ar kitas šeimos narys, nereikėtų svetimų žmonių paslaugų. Tačiau, nesutariant vaiko priežiūros klausimais, ilgalaikės problemos neišvengiamos. Ne kiekviena močiutė būdama pensijoje nori rūpintis mažu vaiku. Net jeigu ji norėtų, dar svarbu ir tai, ar jai tą daryti leidžia sveikata.

VAIKŲ GYDYTOJAS

Paklauskite vaiką lankančio gydytojo, akušerės, draugų ir giminaičių, kokį jie rekomenduotų šeimos gydytoją – pediatrą. Tuomet galėsite apsilankyti jo priimamajame, arba rūpimus klausimus išsiaiškinti telefonu.

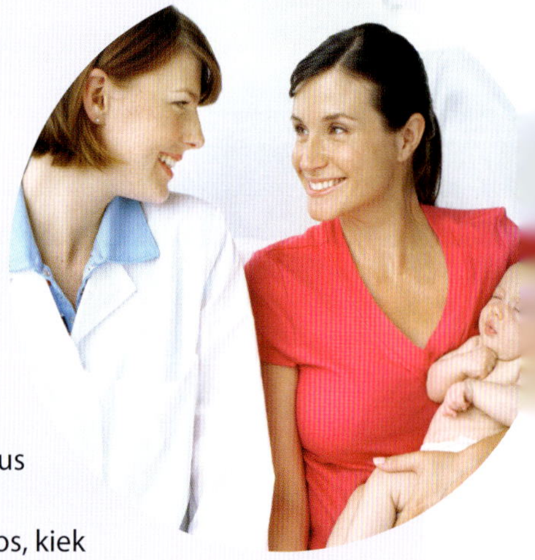

- Ar jis gydo vienas, ar dirba grupėje ? (Grupė geriau, nes bet kuriuo metu galėsite paskambinusi ką nors rasti.)
- Ar yra specialus skyrius vaikams?
- Kokios darbo valandos, kiek reikia laukti priėmimo ir ar registruojama telefonu?
- Kas vyksta, jeigu skambinate ne priėmimo metu?
- Kaip teikiama neatidėliotina pagalba?
- Ar laukiamasis švarus? Ar jame pakanka žaislų ir knygelių mažų vaikų užsiėmimui?
- Ar registratorė maloni ir draugiška, kaip ji bendrauja su vaikais?

Jei atsakymai į šiuos klausimus jus tenkina, užsirašykite į priėmimą pas gydytoją ir išsiaiškinkite, ką jis (ji) mano kitais jums rūpimais klausimais:

- Apie maitinimą krūtimi.
- Maisto papildus.
- Naujagimių geltą.
- Berniukų apipjaustymą.
- Antibiotikų naudojimą.
- Skiepus.

Aš būtinai...

LEISIU TĖVUI PRIŽIŪRĖTI VAIKĄ

Tėvas (arba kitas pagalbininkas) gali daryti daug ką:

✓ **Keisti vystyklus.**

✓ **Pamaitinti kūdikį** arba atnešti jį man.

✓ **Keltis** naktį ir prižiūrėti kūdikį.

✓ **Padėti namuose ir ruošoje.**

✓ **Nupirkti maisto,** papildant jo atsargas namuose.

✓ **Pagaminti valgį** ir suplauti indus.

✓ **Nuraminti verkiantį kūdikį.**

✓ **Bendrauti su svečiais**, kad aš galėčiau pabūti nuošalyje ir pailsėti.

Auklė

Kartu gyvenanti auklė kainuoja daug, tačiau jeigu planuojate greit turėti daugiau vaikų ir galite skirti jai laisvą kambarį, šis sprendimas bus tinkamas. Be abejonės, kad pirmaisiais vaiko gyvenimo metais jam labai naudinga išskirtinė priežiūra. Todėl labai svarbu, kad auklė būtų patikima ir patyrusi, galinti patenkinti visus kūdikio fizinius ir emocinius poreikius.

Au pair

Kitas sprendimas – pasisamdyti žmogų, kuris gyvens pas jus ir ne tik padės prižiūrėti vaiką, bet ir darys kitus darbus – vykdys pavedimus, virs, padės namų ruošoje. Tačiau *au pair* darbo krūvis ribojamas, daug jų dar tik mokosi kalbos, todėl gali kilti bendravimo problemų.

Kvalifikuota auklė

Galite rasti auklę, kuri turi patentą prižiūrėti vaikus pas save namuose; dažniausiai ji turi ir savų vaikų arba prižiūri kelis svetimus. Taip prižiūrimas vaikas būna šeimos aplinkoje ir turi žaidimo draugų. Privalumas ir tai, kad vaikas būna mažoje grupėje ir ilgą laiką jį prižiūri tas pats žmogus. Trūkumas – jūsų vaikas nuo kitų vaikų neišvengiamai užsikrės peršalimo ar kitomis ligomis.

Lopšelis

Šis pasirinkimas skirtas vyresniems vaikams, nes ne visi lopšeliai priima vaikus iki 12 mėnesių amžiaus. Svarbu pasirinkti geras sąlygas turintį lopšelį, kurį gali rekomenduoti žmonės, kuriais pasitikite. Aišku, svarbu ir lopšelio darbo laikas ir jo kaina. Lopšelio privalumas bus tas, kad kūdikis bendraus su kitais vaikais ir galės naudotis lopšelio įranga – žaidimų aikštele, baseinu ir pan., bet ir čia yra didesnė rizika užsikrėsti nuo kitų vaikų.

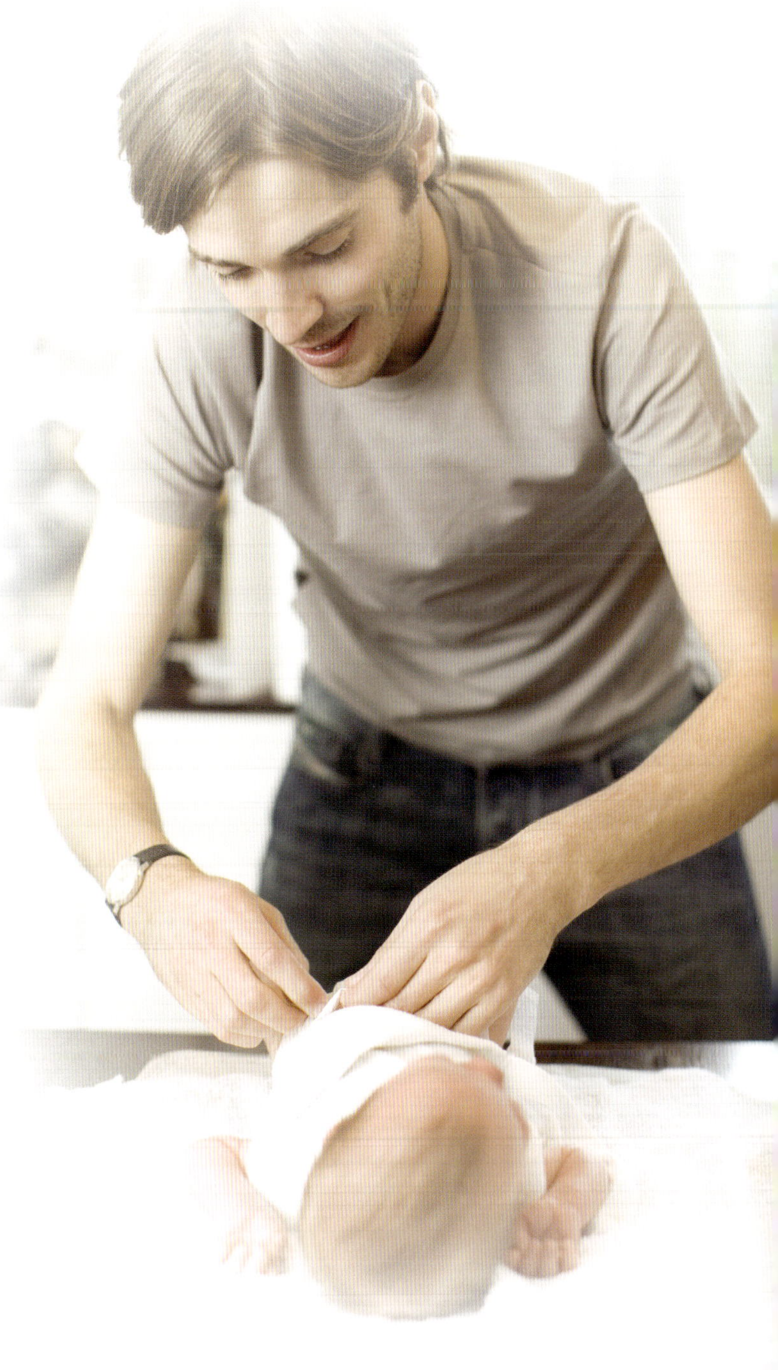

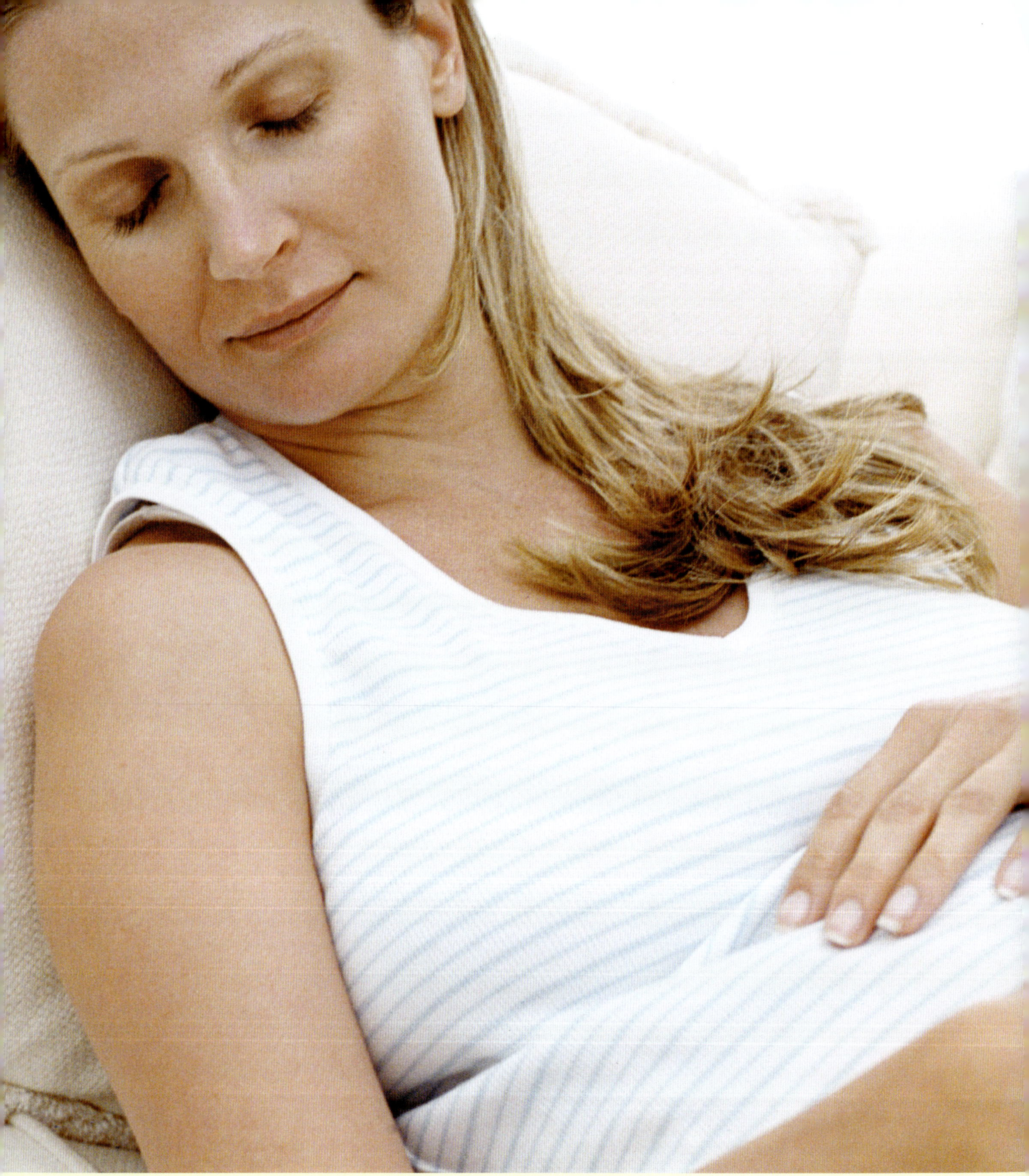

I DALIS Nėštumas

Pasirengimas gimdyti

Prasidėjo paskutinės trečiojo nėštumo trimestro savaitės, aš tuoj gimdysiu. Norėčiau žinoti, kad gimdymas jau prasideda. Aš ruošiuosi tam įvykiui. Paskutinėmis savaitėmis man vis sunkiau atlikti kasdieninius darbus – trukdo didžiulis pilvas ir papildomi 9–13 kilogramų priaugto svorio.

Nėštumo pabaigos problemos

Paskutinėmis nėštumo savaitėmis jaučiuosi vis labiau nepatogiai, nes kūdikis auga, užima vis daugiau ir daugiau vietos mano pilve ir užima padėtį, iš kurios gims (žr. p. 97).

SUTINUSIOS PĖDOS IR KOJOS

Jeigu daugiau stovėjau arba sėdėjau, arba kai karšta, dienos pabaigoje mano pėdos ir kojos (kartais ir rankų pirštai bei plaštakos) sutinsta. Tai vadinama edema, kuri atsiranda dėl kūne cirkuliuojančių skysčių pertekliaus.

Sutinimas būna mažesnis, jeigu vengiate ilgai stovėti, sėdite arba gulite aukštai pakėlusi kojas, dėvite patogius įsispiriamus batus ir kasdien išgeriate bent 8–10 stiklinių skysčio.

PILVO TEMPIMAS

Neretai moterys nepatogiai jaučiasi dėl deginančio pojūčio įtemptame pilve. Tai paviršiniai skausmai, kuriuos sukelia aptemptų arba sunkių drabužių dirginimas.

Šių skausmų galima išvengti nenešiojant tamprių ir aptemptų drabužių. Deginimą sumažina prie pilvo priglaustas ledas. Gali padėti specialus diržas nėščiosioms. Reguliariai darykite pilvo pratimus ir

Aš būtinai...

PASIRŪPINSIU SAVIMI

Man gali tekti pakeisti įpročius, nes kūne susikaupė daugiau riebalų, o medžiagų apykaita pagreitėjo. Aš:

✓ **Dėvėsiu lengvus ir laisvus drabužius**, nes man labiau karšta, nei įprastai.

✓ **Miegosiu tiek, kiek galėsiu**, nes naktį išsimiegu prastai dėl to, kad tenka nuolat keltis į tualetą. Nakties miego trūkumą kompensuosiu pamiegodama dieną.

✓ **Gersiu daug skysčių**, nes tai sumažins kojų ir pėdų tinimą. Kūne turi būti pakankamai skysčių.

✓ Kai tik galėsiu, **darysiu pertraukėle**s, kurių metu (bent 3 kartus kasdien po 10–15 minučių) laikysiu kojas pakeltas.

✓ **Daugiau vartosiu baltymų**. Valgant daugiau pieno produktų, kiaušinių, mėsos ir žuvies didėja ištvermė.

PILVO PRATIMAI

Darau juos gulėdama ant šono, bet galiu tą daryti ir sėdėdama arba stovėdama. Sudedu rankas už galvos ir lėtai lenkiuosi, riečiuosi kelių link, įtempdama pilvo raumenis ir iškvėpdama orą. Tada apie 30 sekundžių pabūnu atsipalaidavusi ir kartoju pratimą. Darau tol, kol pasijuntu pavargusi.

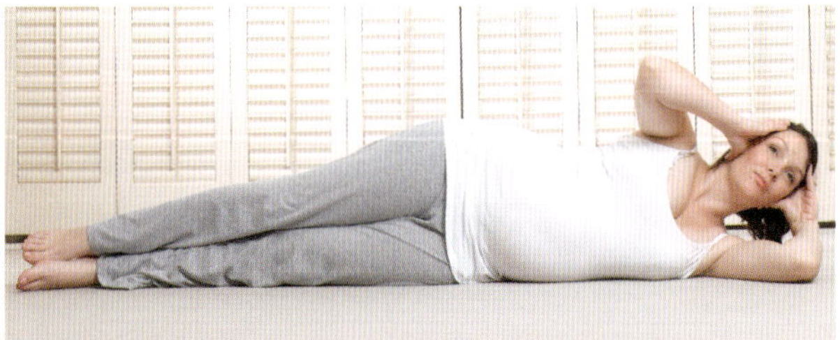

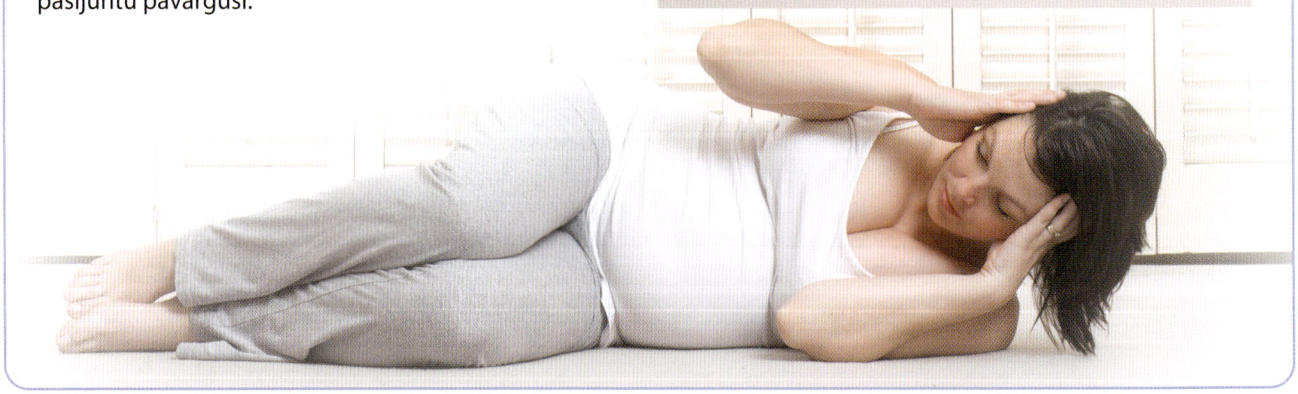

stiprinkite pilvo raumenis (žr. priešais), tai pagerins laikyseną ir sumažins skausmą.

NEVIRŠKINIMAS

Nėštumo pabaigoje vienas iš dažniausiai pasitaikančių sutrikimų yra rėmuo. Tai skrandžio sulčių ir oro pakilimas į stemplę dėl to, kad auganti gimda spaudžia skrandį. Padėtį dar pablogina hormonai, atlaisvinantys tarp skrandžio ir stemplės esantį sfinkterį.
Bus lengviau, jeigu valgysite mažomis porcijomis, nevalgysite prieš einant miegoti, o gulant po galva pasidėsite kelias pagalves. Kalcio karbonato turintys antacidai dažniausiai nepadeda, nes jie tik padidina skrandžio sulčių rūgštingumą.

NĖŠČIŲJŲ DIRŽAS

Kai kada nėščiųjų diržas gali palengvinti pilvo, nugaros ir kojų skausmus. Jis ypač naudingas, kai pilvo raumenys ištempti dėl dvynių arba nešiojate labai didelį kūdikį.

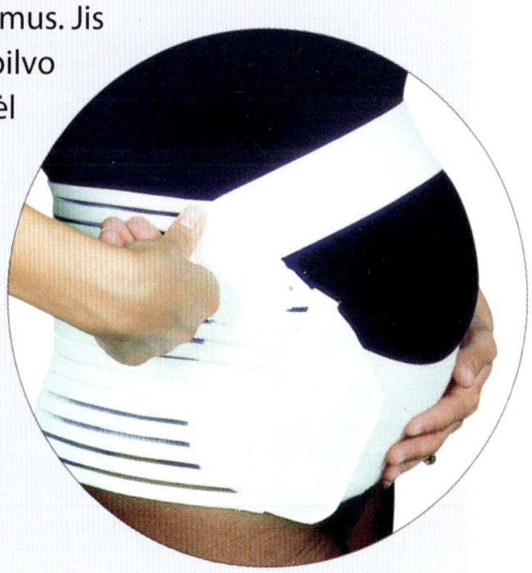

KŪDIKIO PADĖTIS

Iki 32 savaitės vaisius dar yra nedidelis ir gali dažnai keisti padėtį gimdoje. Po to dauguma kūdikių įsitvirtina vienoje padėtyje. Labai svarbu žinoti, kokia ta padėtis, nes nuo jos ypač priklausys gimdymo eiga. Gydytojas nustato padėtį čiuopdamas ir nestipriai spausdamas moters pilvą.

Galva žemyn

Geriausia kūdikio padėtis gimdoje prieš jam gimstant – galva žemyn ir nugara į motinos priekį. Šioje padėtyje pirmiausia gimdymo kanalu praslenka siauriausia kūdikio galvos dalis. Tai vadinama kaktine pirmeiga; taip gimsta daugiau kaip 95 % vaikų. Jeigu kūdikis guli galva žemyn, tačiau nugara į motinos nugarą (pakaušinė pirmeiga), gimdymo takais pirmiausia turi praeiti platesnė galvos dalis. Toks gimdymas gali būti skausmingesnis.

Sėdmeninė pirmeiga

Jeigu kūdikis gimdoje guli galva aukštyn (tokių sėdmeninės pirmeigos atvejų būna apie 4 %), gydytojas veikiausiai nerekomenduos gimdyti per makštį. Rizika nėra didelė, tačiau gana svarbi, ypač, jeigu sėdmenine pirmeiga per makštį gimdomas pirmas vaikas.

Skersinė padėtis

Jeigu vaikas gimdoje guli skersai (t.y., į gimdos kaklelį neatkreipta nei jo galva, nei kojos, žr. pav.), jį pagimdyti galima tik atliekant cezario operaciją. Tokių gimdymų būna apie 1 %.

Kūdikio padėties keitimas

Pasukimas ranka (žr. p. 80) ir vizualizacija (žr. p. 100) gali padėti kūdikiui greičiau grįžti į veidinės pirmeigos padėtį.

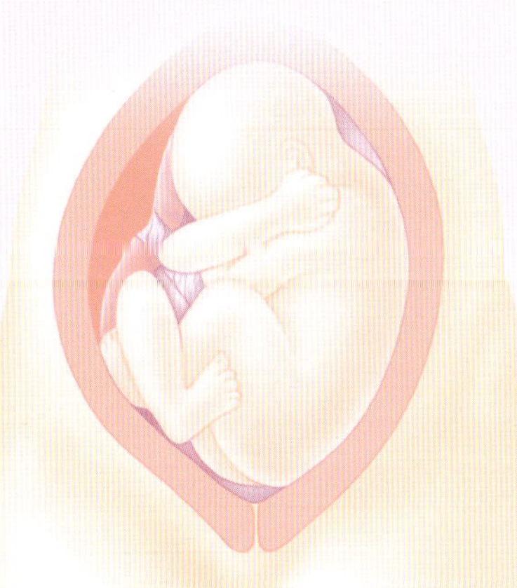

Sėdmeninė pirmeiga

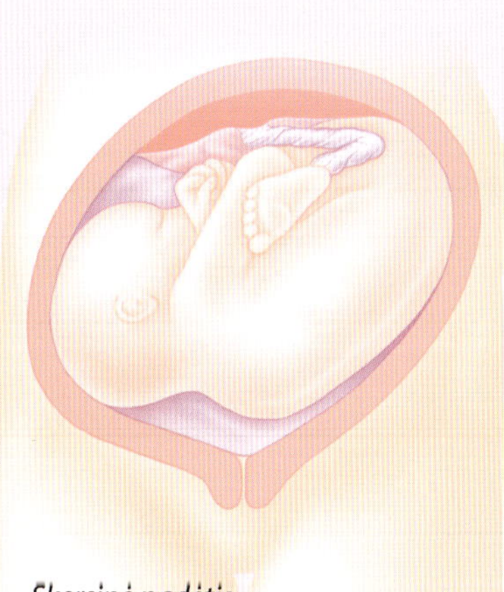

Skersinė padėtis

Sąrėmių valdymas

Artėjant numatytam gimdymo laikui turite kai ką padaryti, kad būtumėte pasirengusi. Turite būti pasirengusi fiziškai ir nusiteikusi emociškai, o jei tik galite – tiesiog stenkitės nesijaudinti. Išbandykite kelias padėtis ir metodus, kuriuos naudojant gimdymas gali būti lengvesnis ir mažiau skausmingas.

FIZINIS PASIRENGIMAS

Yra pratimai ir padėtys (žr. žemiau), kurie padeda kūnui pasiruošti gimdymui. Nuo maždaug 28 nėštumo savaitės turėtumėte juos atlikinėti kasdien. Tuo pačiu metu yra pats laikas pradėti intensyvesnius dubens dugno raumenų stiprinimo pratimus (žr. p. 62). Suspaudus raumenis reikėtų skaičiuoti iki 10, pakartoti tai 4–6 kartus paeiliui ir 3 kartus per dieną. Lankstumas ir raumenų kontrolė pagerės, jeigu keisite suspaudimo greitį: galite greit skaičiuoti iki 10 arba 20, pakaitomis suspausdama ir atleisdama dubens dugno raumenis, arba galite sutraukti raumenis lėtai, skaičiuodama iki 4, išlaikyti padėtį, kol suskaičiuosite

KŪNO PARENGIMAS

Pratampius raumenis kūdikiui bus lengviau gimti; dubens lankstumą pagerina sėdėjimas siuvėjo poza. Siūbavimas dubeniu gali sumažinti nugaros skausmus, o pritūpimai sustiprina šlaunų raumenis ir padeda kūdikio galvutei užimti tinkamą padėtį dubenyje.

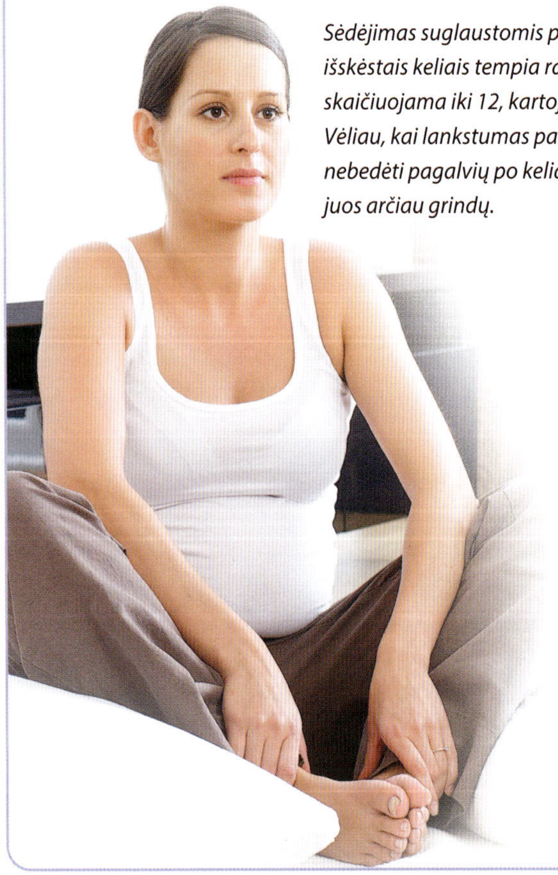

Sėdėjimas suglaustomis pėdomis ir išskėstais keliais tempia raumenis; skaičiuojama iki 12, kartojama kasdien. Vėliau, kai lankstumas padidėja, galima nebedėti pagalvių po keliais ir prilenkti juos arčiau grindų.

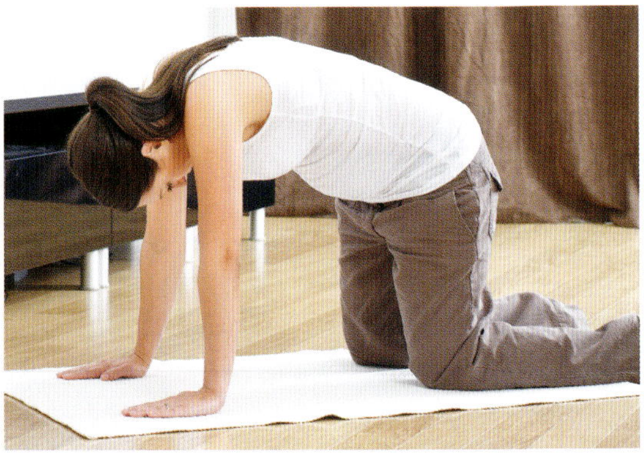

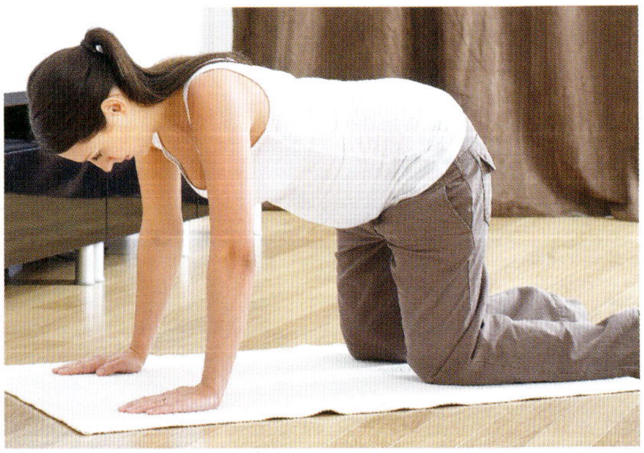

Siūbuoti dubenį reikia stovint keturiomis. Keliant aukštyn nugarą ir pečius, galva nuleidžiama žemyn, trumpam įtempiant pilvą ir sėdmenis. Keletą sekundžių pabuvus tokioje padėtyje, pamažu kūnas atpalaiduojamas. Kartojama po 10 kartų, du kartus per dieną.

iki 10, tada, skaičiuojant iki 4, lėtai atpalaiduoti raumenis.

EMOCINIS PASIRENGIMAS

Kartais, žinant, kad kūdikis tuoj gims, moteris apima jaudulys; joms atrodo, kad sąrėmiams, gimdymui ir motinystei jos yra visiškai nepasirengusios. Tokia nuotaikų kaita yra labai įprasta, kaip ir emocinis išsekimas paskutinėmis nėštumo savaitėmis. Nieko keisto, jeigu moters jausmus visiškai užvaldo kūdikis.

Nėštumo pabaigoje neretai užvaldo baimė ir įvairiausios mintys, todėl visas nepageidaujamas mintis reikėtų aptarti su akušeriu arba išsakyti jas gimdyvių užsiėmimuose. Gali padėti ir teigiamas nusiteikimas – meditacija, vizualizacija, kraitelio kūdikiui rengimas arba tiesiog išėjimas papietauti.

Toms, kurios planuoja gimdyti ligoninėje, gali padėti ir ekskursija į gimdymo namus. Pasitikėjimo suteiks ir apsisprendimas, kokiu transportu ir kaip vyksite į gimdymo namus. Galite kartu su partneriu žemėlapyje pažymėti geriausią maršrutą ir jį išbandyti; atkreipkite dėmesį, kad piko metu gali tekti vykti kitu keliu. Turėtumėte žinoti, kur įėjimas ir kur pastatysite mašiną. Numatykite galimus netikėtumus: susitarkite, kas iš draugų, esant reikalui, jus nuveš, turėkite patikimos taksi tarnybos numerį.

Nerimas ir jaudulys gali tiesiogiai fiziškai paveikti gimdymą. Jeigu nesate pasirengusi, kad sąrėmiai bus skausmingesni, galite išsigąsti, sutriks kvėpavimo ritmas, todėl įsitempsite, o įtampa raumenyse padidins skausmą. Gali sumažėti hormono oksitocino, kuris skatina gimdos susitraukimus, išsiskyrimas. Todėl svarbu kuo daugiau žinoti apie gimdymą ir kas jo metu vyksta su kūnu. Kai tik suprasite, kad visi pojūčiai yra normalūs, sąrėmius vertinsite ne kaip skausmą, o kaip darbą.

Protas gali padėti kūno darbui ir kitu būdu, nukreipdamas dėmesį į tikslą – šiuo atveju, kūdikio gimimą. Dėmesio atitraukimas padeda kovoti su visais nemaloniais fiziniais pojūčiais. Yra daugybė emocinio dėmesio atitraukimo būdų, kuriuos galima išmokti ir pritaikyti – tai kvėpavimo technika, masažas, meditacija, vizualizacija.

Galiausiai, atpalaidavus raumenis gimdai bus lengviau susitraukinėti ir prasiplėsti, kai kūdikis slenka dubeniu. Todėl reikiamų padėčių (žr. priešais) reikia mokytis iš anksto; naudokite atsipalaidavimo metodus, pavyzdžiui, masažą arba meditaciją.

Pritūpimai daromi atsirėmus nugara į sieną ir lėtai slenkant ja žemyn. Trumpam pabūkite pritūpusi, tada lėtai atsistokite. Du kartus per dieną darykite po 12 tokių pritūpimų.

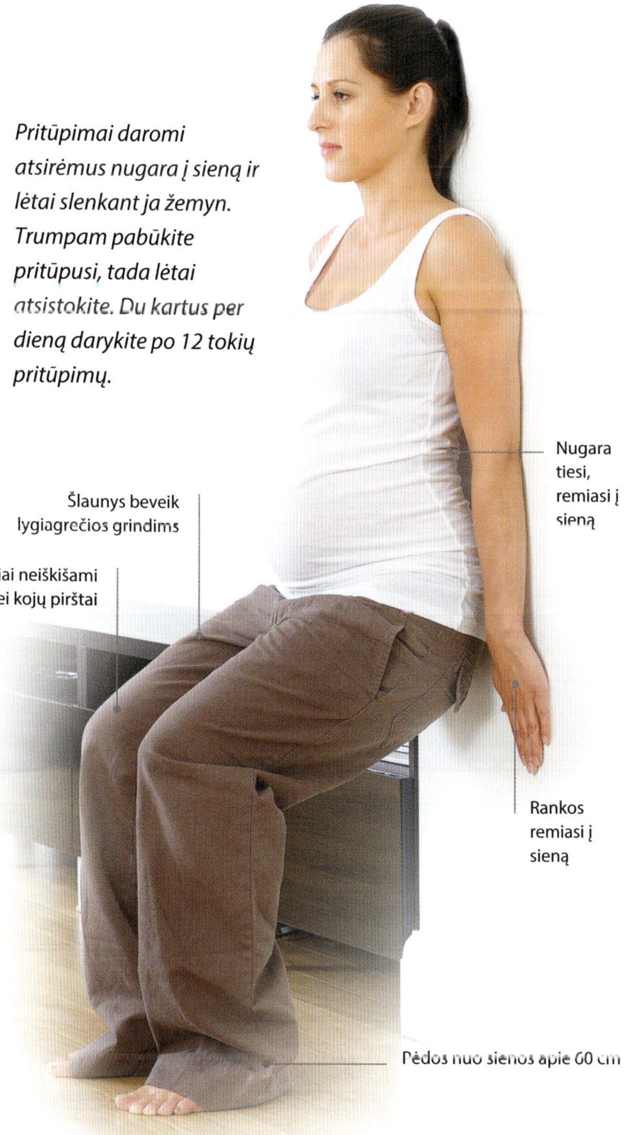

Kvėpavimas

Taisyklingas kvėpavimas labai svarbus sėkmingam gimdymui. Jeigu raumenims nepakanka deguonies, atsiranda skausmai; kai trūksta deguonies gimdoje ir placentoje, nukenčia kūdikis. Kaip kvėpuoti sąrėmių metu mokoma gimdyvių užsiėmimuose. Gimdymo pradžioje lėtas kvėpavimas padeda atsipalaiduoti. Kūdikis gaus pakankamai deguonies, jeigu giliai ir atpalaiduojančiai kvėpuosite sąrėmio pradžioje ir pabaigoje. Labai svarbu, kad ilgam nesulaikytumėte kvėpavimo ir nekvėpuotumėte per greitai.
Pūškavimas arba gilus iškvėpimas gali padėti ir kitose gimdymo stadijose, pavyzdžiui, jeigu reikėtų susilpninti stanginimąsi tuo metu, kai pasirodo kūdikio galvutė. Iškvepiant plaučiai nustoja plėstis ir nebespaudžia gimdos tuo metu, kai stangintis nereikėtų.

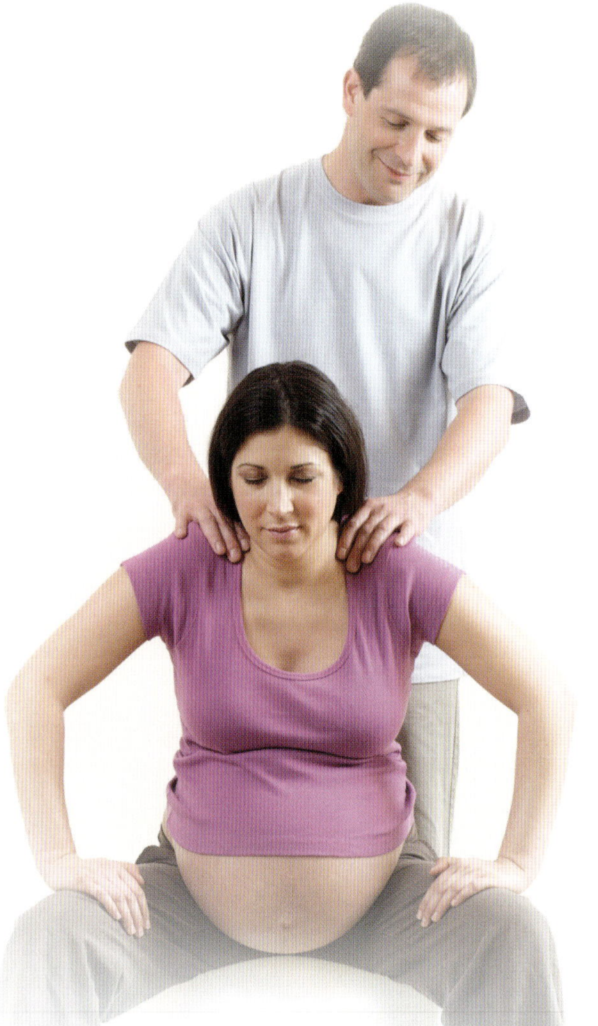

Masažas

Raumenų gniaužymas ar glostymas gali padėti juos atpalaiduoti arba bent sumažinti įtampą. Masažas tarp sąrėmių suteikia malonių pojūčių ir pakelia nuotaiką, sąrėmių metu atitraukia mintis nuo skausmo.

Meditavimas ir vizualizacija

Ir meditavimo, ir vizualizacijos metu naudojamas įrankis (pirmu atveju – žodis, garsas ar frazė, antruoju – įvaizdis), kuris padeda sulėtinti kvėpavimą ir atpalaiduoti raumenis. Kai medituojant sąmonė nukreipiama į garsą (vizualizacijos metu – į vaizdinį), skausmo pojūtis sumažėja.

Vanduo

Ir namie, ir ligoninėje gimdyvei būnant šiltame vandenyje atsipalaiduoja raumenys ir gimdymas vyksta greičiau. Kai kurios moterys vandenyje pagimdo, tačiau kol kas nėra vieningos nuomonės, ar tai pakankamai saugu. Dauguma moterų vandenyje gimdo namuose, akušerei arba pribuvėjai prižiūrint (baseinas išnuomojamas); tokie gimdymo baseinai yra ir kai kuriuose gimdymo namuose.

KŪNO PADĖTIS GIMDANT

Emocijų valdymas padeda atsikratyti skausmo pojūčio, bet ne mažiau svarbu sužinoti ir praktiškai išbandyti įvairias kūno padėtis, tiek dalyvaujant partneriui, tiek ir be jo.

Gimdymo metu gali būti naudingos kelios padėtys. Vienos jų geriau malšina nugaros skausmus ir leidžia pailsėti, kitos padeda kūdikiui lengviau praslysti gimdymo takais. Rekomenduojamos šios padėtys: sėdėjimas apsižergus kėdę veidu į jos atlošą, klūpojimas remiantis į pagalvių krūvą, klūpojimas remiantis į partnerį, tupėjimas atsirėmus į partnerį ir klūpojimas keturpėsčia remiantis alkūnėmis. Dar kitos padėtys – tai gulėjimas atrėmus galvą, sėdmenis ir šlaunis į pagalves arba sėdėjimas specialioje gimdymo kėdėje.

Geriausia gimdyti stovint, taip traukos jėga padeda kūdikiui slinkti žemyn. Galite pasirinkti vieną kurią padėtį arba bandyti keisti kelias.

Kai sėdite apsižergus kėdę veidu į jos atlošą, o sėdmenys yra iškišti, sumažėja spaudimas į kryžkaulį.

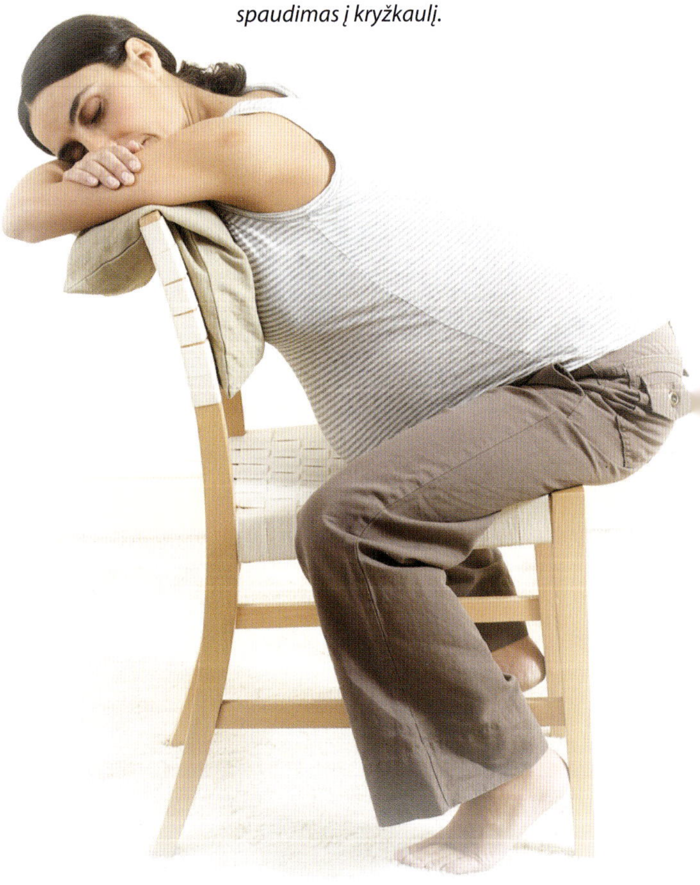

Kai lenkiatės ir atsiremiate į partnerį, kūdikis iš pakaušinės pirmeigos gali pasisukti į kaktinės pirmeigos padėtį. Moteris klūpo, remdamasi rankomis į partnerį, kuris palaiko ją pasilenkusią.

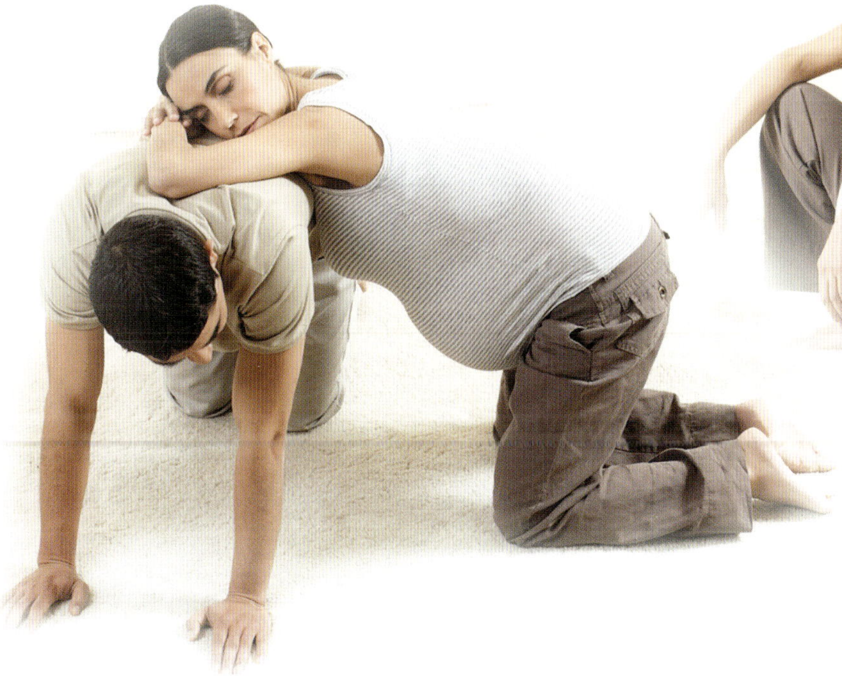

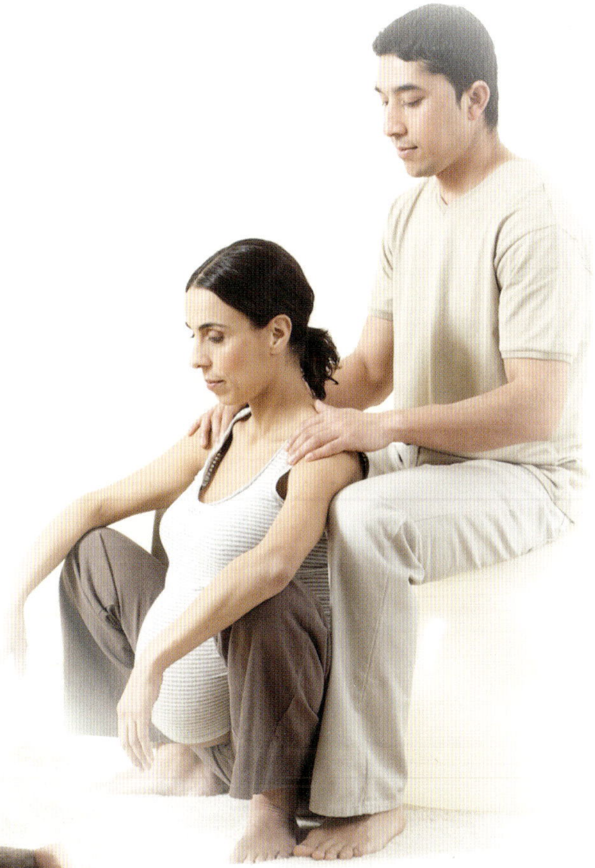

Tupėjimas skatina kūdikį leistis žemyn greičiau ir dviem centimetrais praplatina dubens angą. Nereikia tiek daug pastangų stanginantis, tačiau ilgesnį laiką tupėti yra labai nepatogu. Patogiau, kai gimdymo partneris prilaiko nugarą, arba moteris sėdi gimdymo kėdėje.

Klūpant keturiomis galima sumažinti nugaros skausmus ir apgręžti pakaušine pirmeiga gimstantį kūdikį. Tokia padėtis naudinga, kai kūdikis gimdymo takais slenka per greitai. Jei skauda nugarą, bandykite šioje padėtyje siūbuoti klubais į šonus.

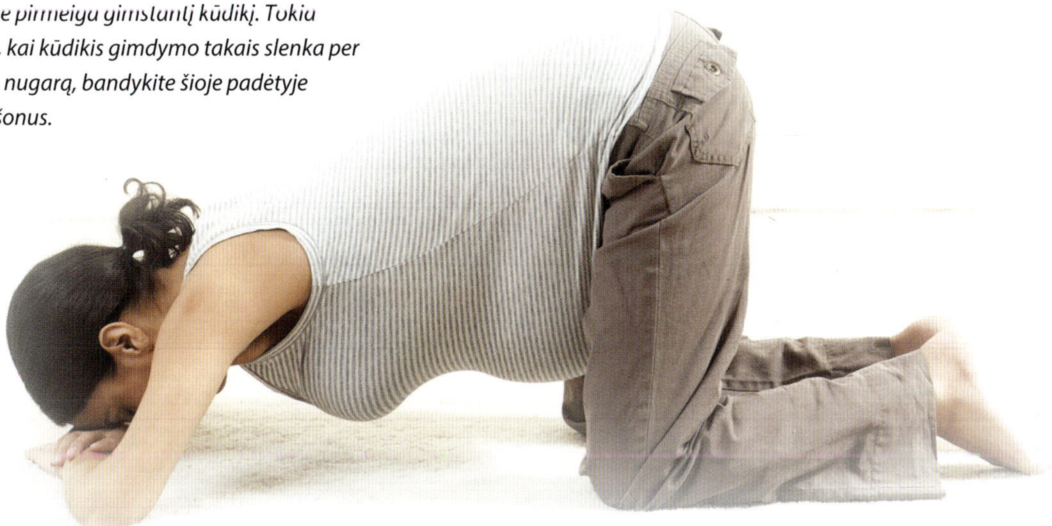

Kaip atpažinti sąrėmį

Likus kelioms savaitėms iki numatyto gimdymo laiko kūne prasideda pokyčiai, po kurių prasideda tikrieji sąrėmiai. Kai kurie jų priklauso nuo to, kad kūdikis užima padėtį, iš kurios gims. Nėra žinoma, kas būtent skatina sąrėmių pradžią. Dažniausiai manoma, kad kūdikio išskiriamos medžiagos pakeičia nėštumo hormonų santykį. Moteris sužino, kad jau gimdo, kai prasideda nereguliarūs sąrėmiai, dėl kurių pradeda atsidaryti gimdos kaklelis. Kai kurie kiti požymiai dar anksčiau parodo, kad gimdymas prasidėjo arba tuoj prasidės.

GALVUTĖS ĮSISTATYMAS

Likus 2–4 savaitėms iki gimdymo kūdikio galva nusileidžia į dubens apačią. Tai vadinama galvutės įsistatymu; su šiuo veiksmu susiję kai kurie privalumai, o tuo pačiu ir nedideli nepatogumai. Nors moteriai pasidaro lengviau kvėpuoti ir sumažėja rėmuo, pradingsta per didelis pilnumo jausmas po valgio, tačiau jai tenka dažniau šlapintis ir tuštintis, ima skaudėti gaktikaulį ir nugarą, atsiranda aštrūs diegliai dubens srityje, sutinsta pėdos ir kojos. Siūbavimas dubeniu (žr. p. 98) ir gulėjimas ant kairiojo šono palengvina kai kuriuos minėtus pojūčius.

KAIP ĮSISTATO GALVUTĖ

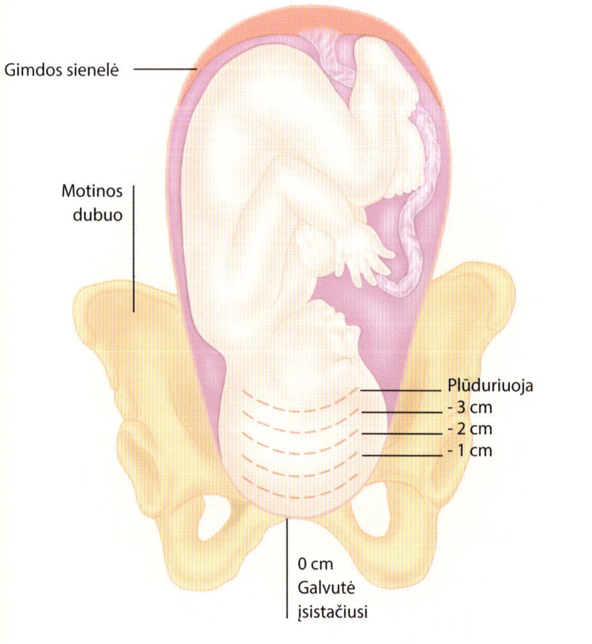

EKSPERTO PATARIMAS

Neįprastos makšties išskyros

Nors gimdymui artėjant makšties išskyrų kiekis turėtų padidėti, jos turėtų būti skaidrios, bespalvės arba rausvos. Geltonos, žalios, rudos arba putotos išskyros gali reikšti infekciją arba nutekantį amniono skystį su mekonijumi (pirmieji kūdikio žarnyno judesiai parodo, kad jis patiria stresą). Būtina tuoj pat pranešti gydytojui.

NORAS VALYTIS

Paskutinį mėnesį moteris staiga pajunta norą ištuštinti stalčius, išvalyti indaują, išsveisti visus namus. Tai vidinis motinos poreikis paruošti namus kūdikio atsiradimui. Kad ir labai norėtumėte maksimaliai išnaudoti energijos antplūdį, nepersistenkite.

PAŠALINAMAS GLEIVIŲ KAMŠTIS

Gimdos kaklelis trumpėja, minkštėja ir pradeda atsidarinėti; galiausiai pajuda ir gleivių kamštis, kuris visą nėštumo laiką buvo uždaręs gimdos kaklelį. Kamščiui išėjus pasirodo nedidelis kiekis ryškiai raudonų arba rusvų gleivių. Kraujavimas gali būti stipresnis, bet gali būti toks nežymus, kad galima nepastebėti. Nors kamščio pasišalinimas parodo, kad gimdymas bus netrukus, kartais tai įvyksta iki gimdymo likus 6 savaitėms. Jeigu kamštis pasišalino, pasikonsultuokite su akušeriu.

DANGALŲ PLYŠIMAS

Kažkuriuo gimdymo momentu plyšta amniono maišelis, kurio skystyje ir gyvena kūdikis. Tai vadinama vandenų nubėgimu. Retais atvejais vandenys nubėga dar prieš prasidedant tikriems sąrėmiams. Dauguma moterų gimdo per 24 valandas po vandenų nubėgimo, nes plyšus dangalams išsiskiria prostaglandinai – gimdos susitraukimus skatinančios medžiagos.

Kartais moteriai sąrėmiai prasideda dar iki vandenų nutekėjimo, bet ji jų nepajaučia. Nutekėjus vandenims sąrėmiai tampa intensyvesni, nes gimdos kaklelį spaudžia ta kūdikio dalis, kuri gimstant pasirodys pirmoji.

Jeigu vandenys nuteka namuose, reikia pasižymėti laiką, kada tai įvyko, skysčio pobūdį (pavojinga, jeigu skystyje yra mekonijaus), ir pranešti tai akušerei. Dažniausiai amniono skystis yra skaidrus ir bekvapis; jeigu dangalai sutrūksta prieš gimdymą, skysčiai tekės iki pagimdant (laikas nuo laiko tekės ir šlapimas, ir makšties išskyros). Jeigu vandenys nuteka per anksti, iki įsistatant galvutei, arba jeigu per paskutinį tyrimą kūdikio galvutė buvo aukštai gimdoje, akušerė gali rekomenduoti atvykti į ligoninę ir išsitirti dar iki prasidedant sąrėmiams.

Nutekėjus vandenims negalima nieko dėti į makštį, nes gali kilti infekcija. Kol neprasidėjo tikri sąrėmiai ir kūdikio neapžiūrėjo akušerė, galima maudytis tik duše, ne vonioje. Jeigu nutekėjus vandenims makštyje pajusčiau kažką pulsuojantį, tai gali būti išsikišusi bambagyslė – privalau nedelsiant skambinti gydytojui.

SĄRĖMIAI

Dar neprasidėjus tikriems sąrėmiams, gali vykti netikri Brakstono-Hikso sąrėmiai, kurie praplečia apatinę gimdos dalį, kad įsistatytų galvutė, o gimdos kaklelis suplonėja ir suminkštėja. Artėjant gimdymui šie bandomieji sąrėmiai pradeda stiprėti, pilvas sukietėja ir suapvalėja lyg kamuolys. Visi malonūs pojūčiai baigiasi atsigulus. Tokie ankstyvi sąrėmiai vadinami netikru gimdymu, nes jie vyksta trumpai, bet paruošia gimdą tikram gimdymo procesui.

Trumpus ir nereguliarius sąrėmius pakeičia ritmiški ir ilgiau trunkantys sąrėmiai. Šie sąrėmiai vis labiau sutraukia gimdos viršutinę dalį ir ištempia apatinę, plėsdami ir atverdami gimdos kaklelį. Tuo būdu gimdos viršutinės dalies stiprūs raumenys stumia vaisių žemyn pro besiplečiančią gimdos apačią.

Kartais sąrėmiai jaučiami kaip nugaros skausmas. Jeigu kas 5 minutes nugaros skausmai kartojasi, reikia skambinti akušerei ir vykti į ligoninę.

AR TAI TIKRAS GIMDYMAS?

Sąrėmiai – vienintelis tikras požymis, kuris parodys, ar aš jau gimdau. Žemiau pateikta lentelė padės suprasti, ar sąrėmiai tikri, ar bandomieji (Brakstono-Hikso).

TIKRAS GIMDYMAS	NETIKRAS GIMDYMAS
✓ Sąrėmiai reguliarūs, vyksta kas 5 minutes.	✗ Sąrėmiai nereguliarūs – vyksta kas 3 minutes, vėliau – kas 5–10 minučių.
✓ Sąrėmiai vis stipręja	✗ Sąrėmių stiprumas nesikeičia.
✓ Sąrėmiai nesiliauja vaikštant ar ilsintis.	✗ Pakeitus kūno padėtį arba veiklą sąrėmiai gali išnykti.
✓ Vykstant sąrėmiams išstumiamas gleivių kamštis.	✗ Vykstant sąrėmiams gleivės ir kraujas iš makšties nepasirodo.
✓ Gimdos kaklelis vis labiau plečiasi.	✗ Nėra gimdos kaklelio pokyčių.

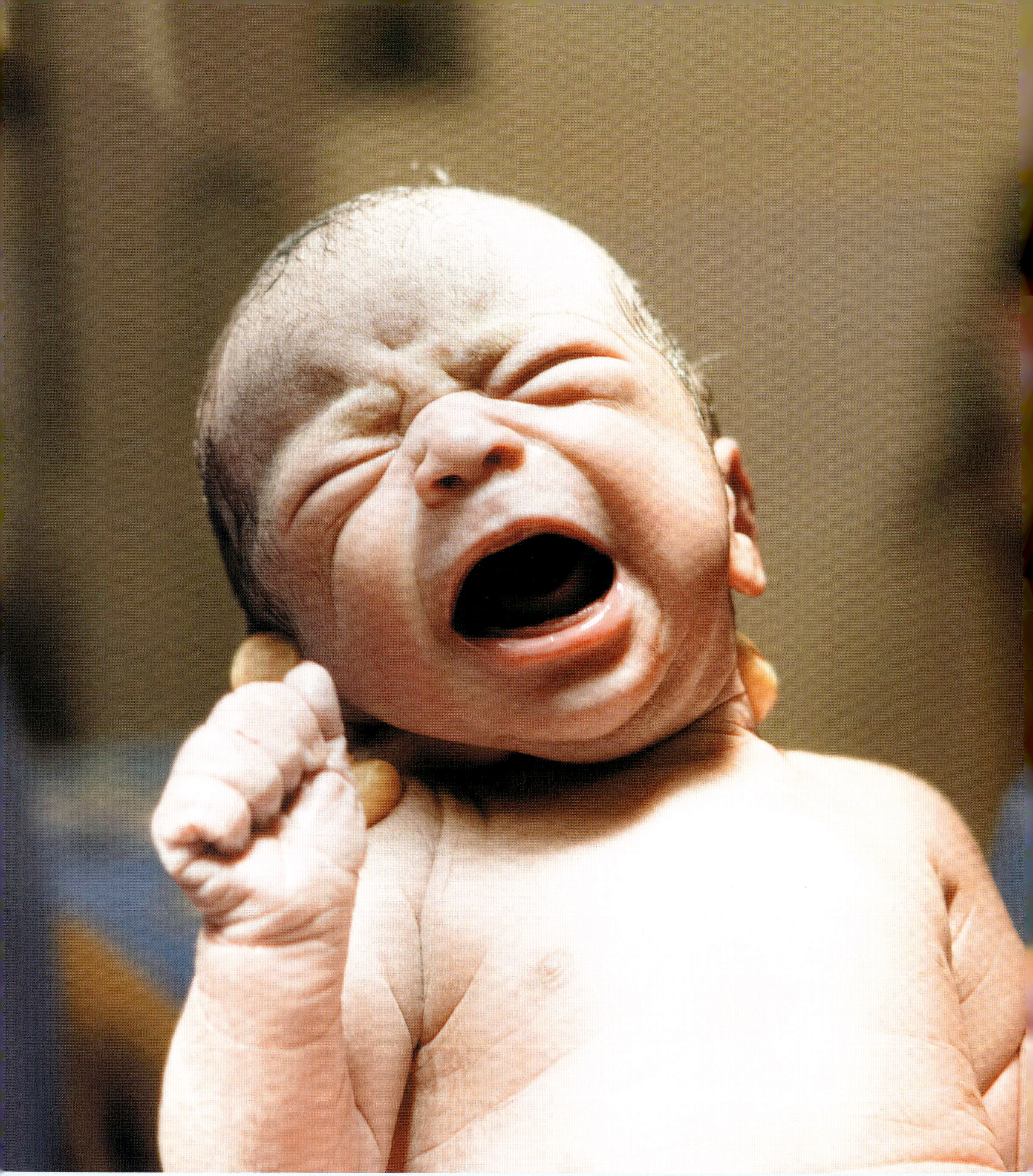

I DALIS Nėštumas

Sąrėmiai ir gimdymas

Jau metas vykti į ligoninę ir pagimdyti. Mano krepšys sukrautas. Aš jaučiu sąrėmius, arba tai yra diena, kuriai numatyta cezario operacija. Nors dauguma gimdymų praeina be netikėtumų, gali būti tokia situacija, kai prireiks nenumatytų priemonių. Žinojimas, kad jau tuoj pamatysiu savo kūdikį, padės man ištverti visus sunkumus.

Važiuoju į ligoninę

Tik 5 % moterų pagimdo tiksliai numatytą dieną, dauguma jų šiek tiek vėluoja. Pirmojo nėštumo metu vaikas dažniausiai gimsta šiek tiek vėliau – vidutiniškai 8 dienomis vėliau, negu numatyta. Pernešiojimu vadinamas tik daugiau nei 42 savaites trunkantis nėštumas. Jeigu mano nėštumas truks ilgiau nei numatyta, pabandysiu tas kelias dienas (ar savaites) panaudoti poilsiui prieš gimdymą. Jeigu nuvykus į ligoninę man pasakys, kad sąrėmiai netikri, stengsiuosi neužsispirti prašydama akušerių, kad mane ištirtų. Aš suprantu, kad labai lengva suklysti dėl gimdymo požymių, ypač pirmojo nėštumo metu, todėl jau geriau aš apsigausiu, negu pavėluosiu.

AR JAU LAIKAS?

Gimdymo pradžia, kurią parodo įvairūs simptomai – diegliai, nugaros skausmas, dažnesnis šlapinimasis, tuštinimasis, išskyros iš makšties, spaudimas dubens srityje, kojų ir šlaunų mėšlungis – gali trukti valandų valandas. Jeigu sugebėsiu susitvarkyti su šiais nepatogumais, planuoju likti namuose, kur yra daug dalykų, galinčių nukreipti mano dėmesį. Jeigu pirmieji sąrėmiai prasideda naktį, pasistengsiu kuo geriau pailsėti. Jeigu negaliu miegoti, bandysiu skaityti, pažiūrėti filmo įrašą, apsitvarkyti, papuošti vaiko kambarį, t.y., veikti ką nors nesunkaus. Svarbu gerti pakankamai skysčių ir lengvai užkąsti: gimdymas – tai sunkus darbas, mano kūnui prireiks daug energijos.

KODĖL LAIKAS VYKTI

Į ligoninę turbūt apsispręsiu vykti tuomet, kai nebegalėsiu kęsti nepatogumo. Man patarė iš namų važiuoti tuomet, kai sąrėmiai tampa tokie stiprūs, kad jų metu nebegaliu kalbėti, arba kai jie tampa reguliarūs ir trunka daugiau kaip valandą, kas 5 minutes, o sąrėmis trunka 45–60 sekundžių. Intensyvūs sąrėmiai, pasireiškiantys dažniau kaip kas 3 minutes, dažniausiai parodo, kad kūdikis tuoj pat gims.

Gali tekti vykti ir anksčiau, jeigu sąrėmių metu nuteka vandenys. Jeigu vandenys nuteka dar prieš sąrėmiams vykstant kas 5 minutes, reikėtų paskambinti akušerei arba į gimdymo namus ir paklausti, ką daryti.

EKSPERTO PATARIMAS

Pernešiojimas

Kai kada nėštumas užsitęsia ilgiau, negu placenta pajėgi maitinti vaisių. Dėl to gali kilti problemų, todėl po 40 savaitės atliekami tyrimai, kurie turi parodyti, ar kūdikiui viskas gerai. Turėtumėte suskaičiuoti bent 10 judesių per 12 valandų dienos metu (judesius žymėkite p. 35 esančioje lentelėje).

Jeigu judesių mažai, arba vaiko aktyvumas atrodo sumažėjęs, skambinkite akušerei arba nedelsiant vykite į ligoninę. Medikai ištirs jūsų kūdikį – jie stebės vaisiaus širdies ritmą ir specialiu ultragarso aparatu pamatuos galūnių bei plaučių judesius, patikrins amniono skysčio kiekį.

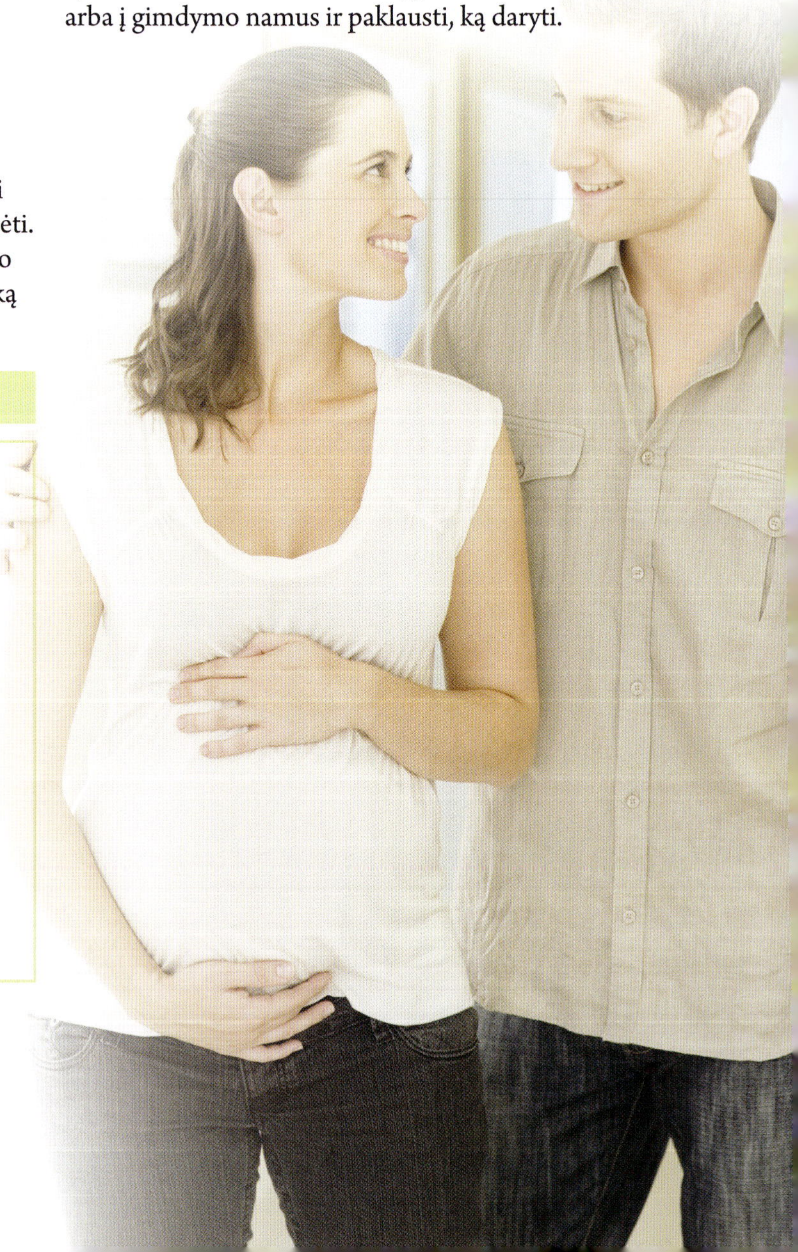

DAIKTŲ SĄRAŠAS

LIGONINĖJE BŪTINI DAIKTAI

- ☐ Mobilus telefonas.
- ☐ Pinigai, ypač smulkūs, mokėti už stovėjimo aikštelę ir užkandžius.
- ☐ Draugų, giminaičių, auklės telefono numeriai.
- ☐ Fotoaparatas arba videokamera su atsarginiais elementais.
- ☐ Žurnalai ir knygos.
- ☐ Užkandžiai man ir partneriui.
- ☐ Izotoniniai gėrimai.
- ☐ Kremas arba pudra masažui.
- ☐ Šalti ir karšti kompresai nugarai.
- ☐ Šlepetės ir storos kojinės.
- ☐ Dantų šepetėlis, pasta ir burnos skalavimo skystis.
- ☐ Tualeto reikmenys ir kosmetika.
- ☐ Plaukų šepetys, segtukai arba kaspinas.
- ☐ Jeigu reikia – pagalvė.
- ☐ Chalatas, naktiniai marškiniai, apatiniai drabužiai.
- ☐ Įklotai gimdyvėms.
- ☐ Maitinimo krūtimi reikmenys: speciali liemenėlė, įklotai, lanolino tepalas speneliams.
- ☐ Vystyklai ir įklotai kūdikiui.
- ☐ Kūdikio drabužėliai.
- ☐ Naujagimio kortelės, adresų sąrašas ir rašiklis.
- ☐ Kūdikio dienoraštis.

DAIKTAI GRĮŽIMUI NAMO*

- ☐ Laisvi drabužiai.
- ☐ Patogūs batai.
- ☐ Krepšys dovanoms ir ligoninės reikmenims.

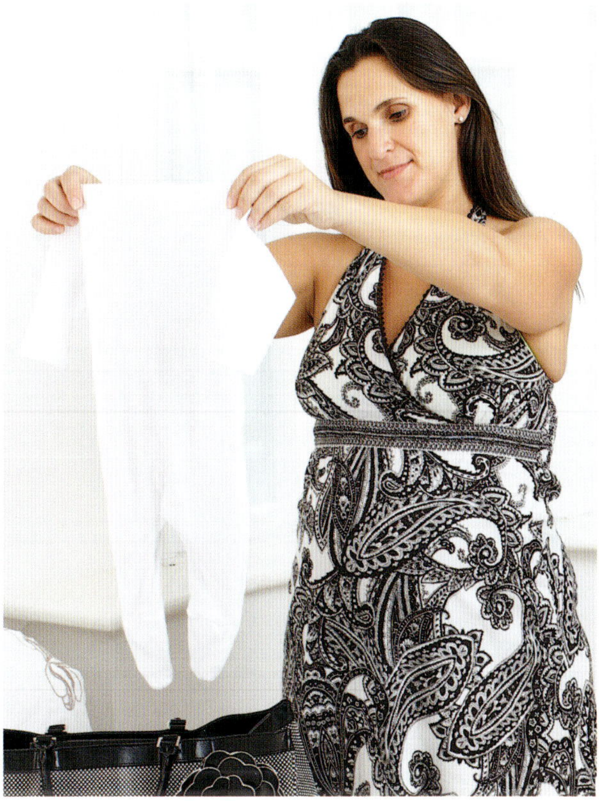

Drabužėliai kūdikiui:

- ☐ Liemenė.
- ☐ Naktiniai marškiniai arba kombinezonas.
- ☐ Kojinės (nebūtinos).
- ☐ Kepurė.
- ☐ Skraistė.

Jeigu oras šaltas:

- ☐ Megztinis.
- ☐ Šilta kepurė.
- ☐ Šilta skraistė.
- ☐ Vystyklai ir servetėlės.
- ☐ Automobilinė kėdutė naujagimiui.

* Priklauso nuo to, ar ilgai būsite ligoninėje (dažniausiai 24 val. su pirmuoju vaiku ir 3–4 dienas po cezario operacijos), galite pasiimti tik vieną krepšį. Reikmenis grįžimui namo partneris atneš jums vėliau.

Gimdymas

Skiriami 3 gimdymo laikotarpiai. Pirmasis vadinamas gimdos kaklelio atsivėrimu – jo metu gimdos susitraukimai priverčia gimdos kaklelį visiškai atsiverti. Antrojo laikotarpio metu kūdikis išstumiamas gimdymo takais iš motinos kūno į išorę. Trečiasis laikotarpis – tai placentos atsiskyrimas ir išstūmimas. Visas šis procesas trunka apie 18 valandų pirmą kartą gimdančioms ir apie 12 valandų gimdančioms antrą ir daugiau kartų. Kai kada pirmasis gimdymo laikotarpis trunka ilgai, o antroje stadijoje pagreitėja. Gimdymas sulėtėja, jeigu kūdikio padėtis netaisyklinga, sąrėmiai silpni, kūdikio galva sunkiai telpa į gimdymo takus arba jeigu dubens audiniai dar nepakankamai išsitempę.

GIMDOS KAKLELIO ATSIDARYMAS

Šis laikotarpis dalijamas į tris fazes: ankstyvąją, aktyviąją ir tikrąjį gimdymą. Daugeliui moterų šios stadijos atrodo labai skirtingos, tačiau yra moterų, kurios jokio skirtumo nepajunta.

Ankstyvoji fazė

Dažniausiai tai ilgiausiai trunkanti ir pati lengviausia gimdymo dalis; šiuo metu gimdos kaklelis išsitempia ir pamažu prasiveria 3–4 cm. Šioje fazėje sąrėmiai dar gali būti valdomi; jų metu moteris gali miegoti.

Sąrėmis trunka 20–60 sekundžių, iš pradžių jie būna maždaug kas 20 minučių. Per 6–8 valandas sąrėmiai sustiprėja ir tampa dažnesni. Būtent šiuo metu dažniausiai pasišalina gimdos gleivinis kamštis, gali trūkti amniono apvalkalas. Aš tikiuosi šią fazę praleisti namie.

Jeigu pirmuosius sąrėmius pajusiu naktį, bandysiu kiek įmanoma daugiau pamiegoti. Jeigu užmigti nepavyks, pabandysiu susirasi nesunkios veiklos dėmesiui atitraukti. Visai nebloga idėja gimdymo

Aktyviojoje gimdymo fazėje moteris dažniausiai jaučia tik save ir nebendrauja. Svarbu nemanyti, kad gimdymas tęsis be galo. Jeigu jaudinatės dėl to, kad nežinote, ar viskas vyksta gerai, paklauskite akušerės arba paprašykite partnerio paaiškinti viską, kas kelia jums nerimą.

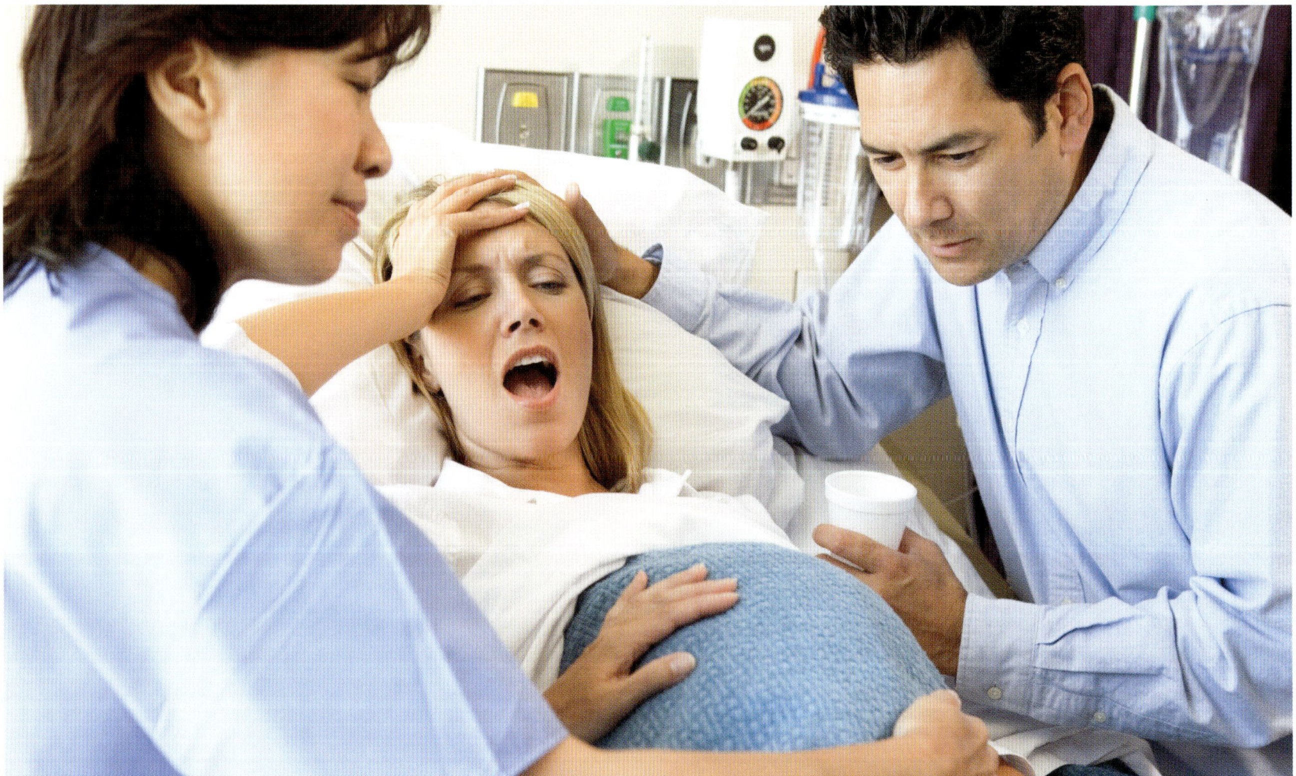

pradžioje lengvai užkąsti. Jeigu numatoma, kad moteriai gimdymo metu prireiks visiško nuskausminimo, jai patariama nieko nevalgyti. Buvo manoma, kad jos gali uždusti įkvėpusios maisto, tačiau tyrimai rodo, kad tokia tikimybė yra labai maža. Šiek tiek kieto maisto gimdymo metu iš tikrųjų gali pagreitinti jo baigtį – gimdymas yra labai sunkus darbas, todėl kūnui reikia energijos jam atlikti.

Šioje gimdymo fazėje požymiai labai panašūs į tuos, kurie parodė gimdymo pradžią – tai diegliai, nugaros skausmas, dažnesnis šlapinimasis ir tuštinimasis, išskyros iš makšties, spaudimas dubens srityje, blauzdų ir šlaunų mėšlungis. Daugelis moterų pajunta didžiulį energijos antplūdį. Jeigu tą pajausiu ir aš – pabandysiu šią energiją pataupyti vėlesniam laikui.

Aktyvioji fazė

Tai laikas, kai gimdos kaklelis pradeda atsidarinėti greitai – dažniausiai ne mažiau kaip 1 cm per valandą. Sąrėmiai darosi dažnesni ir pastebimai sustiprėja. Jie trunka po 45–60 sekundžių. Anksčiau vykę kas 5–7 minutes, sąrėmiai dabar būna kas 2–3 minutės.

Kai sąrėmiai tampa ilgesni ir dažnesni, tarp jų moteris vis mažiau pailsi ir vis labiau pavargsta. Raumenų įsitempimą gali sumažinti pavaikščiojimas aplinkui ir kūno padėties pakeitimas. Didelė fizinė įtampa verčia tankiau kvėpuoti, dažniau plaka širdis, moteris prakaituoja, ją gali pykinti, todėl reikia daug gerti izotoninių skysčių, kad organizme nevyktų dehidracija. Bandykite sukaupti dėmesį ties tuo, kad ši gimdymo fazė dažniausiai netrunka ilgai, o kiekvienas sąrėmis vis priartina kūdikio gimimą.

Sąrėmiams stiprėjant, auga nuovargis, skauda vis labiau. Jeigu tai dar nebuvo įvykę, plyšta amniono dangalai ir nubėga vandenys.

Tikrasis gimdymas

Tikrasis gimdymas – tai pati sunkiausia ir daugiausiai pastangų reikalaujanti fazė, kuri trunka 1–2 valandas. Dabar gimdos kaklelis yra prasivėręs per 8–10 cm (žr. pav.). Sąrėmiai labai stiprūs, jie trunka 60–90 sekundžių ir vyksta kas 2–3 minutes.

Kadangi ši gimdymo dalis labai įtempta, jos metu vyksta fiziniai ir emociniai pokyčiai. Kai kūdikis stumiamas pro dubens angą, jaučiamas stiprus spaudimas nugaros apačioje ir (arba) tarpvietėje. Juntamas noras stangintis arba tuštintis, kojos dreba ir tampa kaip vatinės. Nieko keisto, jeigu pasireiškia stipraus streso požymiai – prakaitavimas, plaučių hiperventiliacija, drebulys, pykinimas, vėmimas ir išsekimas. Moteriai gali pasirodyti nepriimtinas bet koks prisilietimas ar medikų įsiterpimas, ji gali atstumti ir partnerio pagalbą. Dauguma moterų praranda savikontrolę, gali išreikšti savo susijaudinimą šauksmais ir priesaikomis. Labai svarbu žinoti, koks gimdymo tikslas.

AKTYVUS SĄRĖMIŲ VALDYMAS

Daugelyje gimdymo namų yra priimta, kad gimdymas vyktų pagal tvarkaraštį; jeigu jis trunka ilgiau, gydytojai padeda gimdyvei. Prasidėjus gimdymui, kai vyksta reguliarūs skausmingi sąrėmiai, kai pradeda atsiverti gimdos kaklelis ir plyšta dangalai, tikimasi, kad per 12 valandų moteris pagimdys. Per makštį dažnai tikrinama, ar gimdos kaklelis atsidaro 0,5–1 cm per valandą. Jeigu atrodo, kad gimdymas sulėtėja, dangalai atidalomi dirbtinai (žr. p. 79) ir skiriama sintocino. Ligoninės, kuriose taikomas aktyvus sąrėmių valdymas, gimdančių moterų pirmasis gimdymas trunka trumpiau, sumažėja neplaninių cezario operacijų tikimybė.

KAKLELIO ATSIDARYMAS CENTIMETRAI

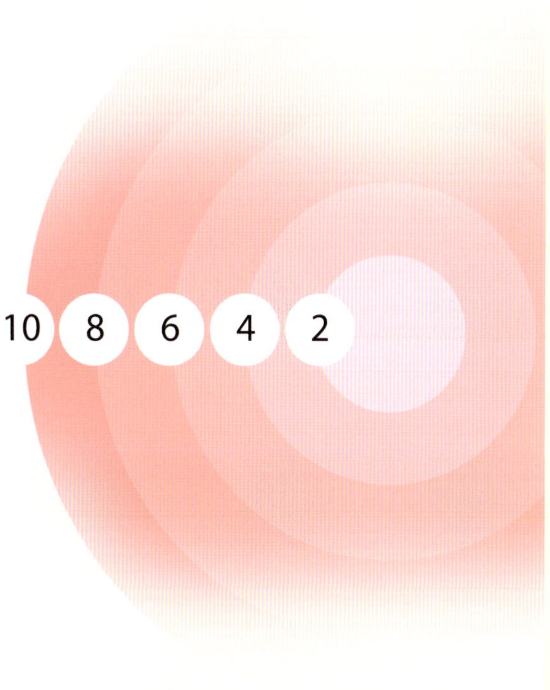

Greitai prasidės kūdikio išstūmimas, o jo metu gimdymas yra labiau kontroliuojamas. Jeigu sąrėmiai stiprūs, ši fazė pasibaigia greičiau.

Moteriai nereikia bijoti išreikšti save, parodant, kas jai padeda ir kas ne. Reikėtų bandyti atsipalaiduoti; tai padeda išsaugoti jėgas ir sąrėmiai greičiau atlieka savo darbą.

UŽGIMIMAS

Antroji gimdymo stadija dažniausiai trunka apie valandą, tačiau gali trukti nuo 10 minučių iki 3 valandų. Ji gali užtrukti daug ilgiau, jeigu moteris gimdo nejautroje. Sąrėmiai trunka 60–90 sekundžių, tačiau vyksta kas 2–4 minutes. Jie daug priklauso nuo moters kūno padėties: stovint sąrėmiai stipresni, gulint ant nugaros arba klūpant keturiomis sąrėmiai sulėtėja.

Moteris jaučia labai stiprų norą stangintis, tačiau turėtų palaukti, kol akušerė pasakys, kad jau laikas. Išeinamoji anga labai stipriai spaudžiama, o vaiko galvai pasirodant makšties angoje jaučiamas dilgčiojimas ir deginimas. Reikia tikėti, kad susijaudinimas dėl tuoj pat gimsiančio kūdikio padės įveikti nuovargį ir skausmą.

Laikas stangintis

Kai man bus leista stangintis, pastangos sąrėmio metu suteiks man pasitenkinimą. Jeigu užgimimas nevyksta per greitai ir tarpvietė spėja išsitempti, bus jaučiamas tik spaudimas, ne skausmas. Neretai vaiko galvutės spaudimas į taip glaudžiai ją apgulančius audinius paveikia nervų galūnėles ir sukelia nejautrą. Daugeliui moterų toks nervų užspaudimas leidžia nejausti plyšimų, chirurgo įsiterpimo ir siūlių. Kūnas pats supranta, kad metas stangintis (jeigu ne, pasakys akušerė). Kai vaikas spaudžia dubens dugno raumenis, receptoriai skatina stangintis. Šis poreikis panašus į norą tuštintis, nes kūdikio spaudimas į išeinamąją angą panašus į tą, koks būna tuštinantis.

Dažniausiai poreikis stangintis vieno sąrėmio metu būna 2–4 kartus, nors gali būti ir vienas ilgai trunkantis noras. Jei stangos rezultato neduoda, galbūt gimdos kaklelis dar neprasivėręs – tada vieną arba kelis sąrėmius reikėtų praleisti gulint ant kairiojo šono arba klūpant keturiomis. Kai kada gali padėti „pučiantis“ kvėpavimas. Iškvėpti reikia lyg užpučiant žvakę, tai neleidžia sulaikyti kvėpavimo. Sulaikytas kvėpavimas padidina spaudimą į gimdos kaklelį. Klūpojimas keturiomis sumažina spaudimą į gimdos kaklelį ir dubens raumenis; taip sumažėja noras stangintis.

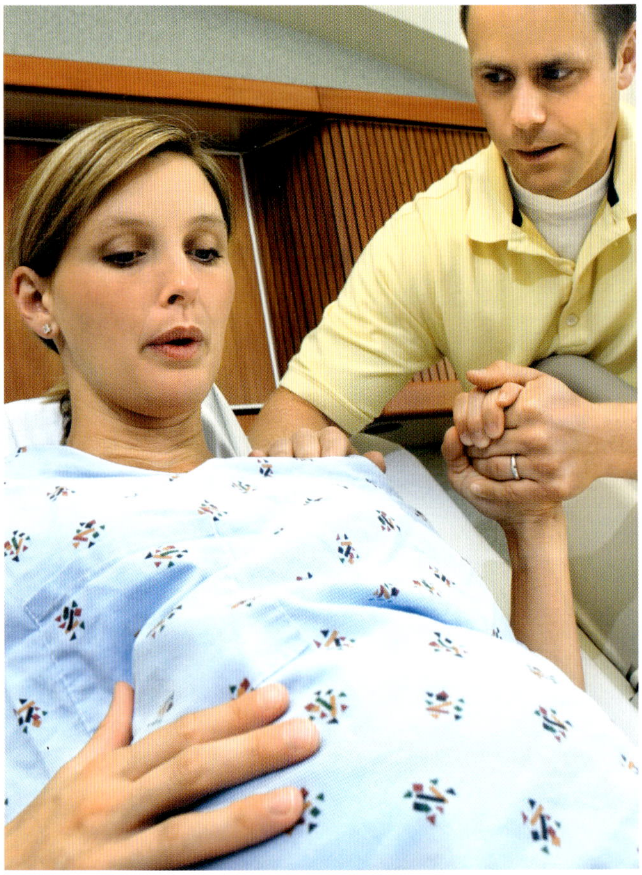

Stanginantis reikia giliai įkvėpti, atpalaiduoti dubens raumenis ir spausti žemyn padedant pilvo raumenims. Svarbu ne stanginimosi trukmė, bet jo suderinimas su sąrėmiu. Tinka visai trumpos, 5–6 sekundžių trukmės pastangos, nes taip į kraują spėja patekti daugiau deguonies.

Kūdikis gimsta...

Sulig kiekvienu stanginimusi kūdikio galva vis daugiau matoma iš makšties. Kai galva nustoja trauktis atgal ir lieka matoma makštyje, sakoma, kad ji užgimė.

Per labai trumpą laiką moters tarpvietė išsitempia, jos plotis iš 5 cm tampa tik 1 cm. Tai visiškai natūralu, išsitempimas atsistato per kelias minutes po kūdikio gimimo. Moteris tarpvietės išsitempimą pajunta kaip stiprų spaudimą. Kai kūdikio galva (arba sėdmenys) ištempia makšties prieangį, juntamas geliantis skausmas. Jeigu atrodo, kad plyšimų išvengti nepavyks, moteriai pasiūloma padaryti epiziotomiją.

Kai kūdikis stumiamas lauk, moteris turėtų stumti lėtai – tuomet tarpvietė spės pamažu išsitempti, bus išvengta plyšimų. Stumti ar palaukti pasakys akušerė.

Bambagyslės perkirpimas
Kūdikiui gimus bambagyslė užspaudžiama dviem spaustukais ir perkerpama tarp jų. Jeigu partneris pareiškia norą bambagyslę nukirpti pats, reikia sužinoti, ar tai leidžia ligoninės taisyklės. Užspausti ir perkirpti bambagyslę tuoj pat po gimimo nėra ypač svarbu, tačiau perkirpus bambagyslę ligoninės darbuotojai gali apžiūrėti kūdikį; jį galima nunešti į kitą vietą.

TREČIOJI STADIJA

Dabar vyksta placentos išstūmimas. Dažniausiai tai įvyksta savaime, beveik be pastangų. Vos tik kūdikiui užgimus gimda traukiasi, žymiai sumažėdama, todėl mažiau lanksti placenta atskiriama nuo jos sienelių. Gimdos susitraukimai išstumia ją lauk.

Daugelyje ligoninių trečioji gimdymo stadija yra aktyviai valdoma, taip išvengiant žymaus nukraujavimo po gimdymo. Vos tik gimus kūdikiui, moteriai į šlaunį suleidžiama sintocino arba sintometrino; abu jie sutraukia gimdą. Akušerė padeda placentai pasišalinti, švelniai tempdama ją už bambagyslės. Moters paprašoma stumti, akušerė masažuoja gimdą.

Išstumta placenta ištiriama, ar jos dalių neliko gimdoje. Labai retais atvejais placenta išstumiama ne visa, gimdoje likusios dalys gali kraujuoti. Pašalinant placentos likučius, akušerė turi juos ištraukti iš gimdos ranka. Tokia procedūra atliekama operacinėje naudojant epidurinę nejautrą.

EKSPERTO PATARIMAS

Maitinkite krūtimi nedelsiant
Tai sumažina kraujavimą iš placentos prisitvirtinimo vietos, nes stimuliuojant spenelius išskiriamas oksitocinas. Šis hormonas skatina gimdos susitraukimą.

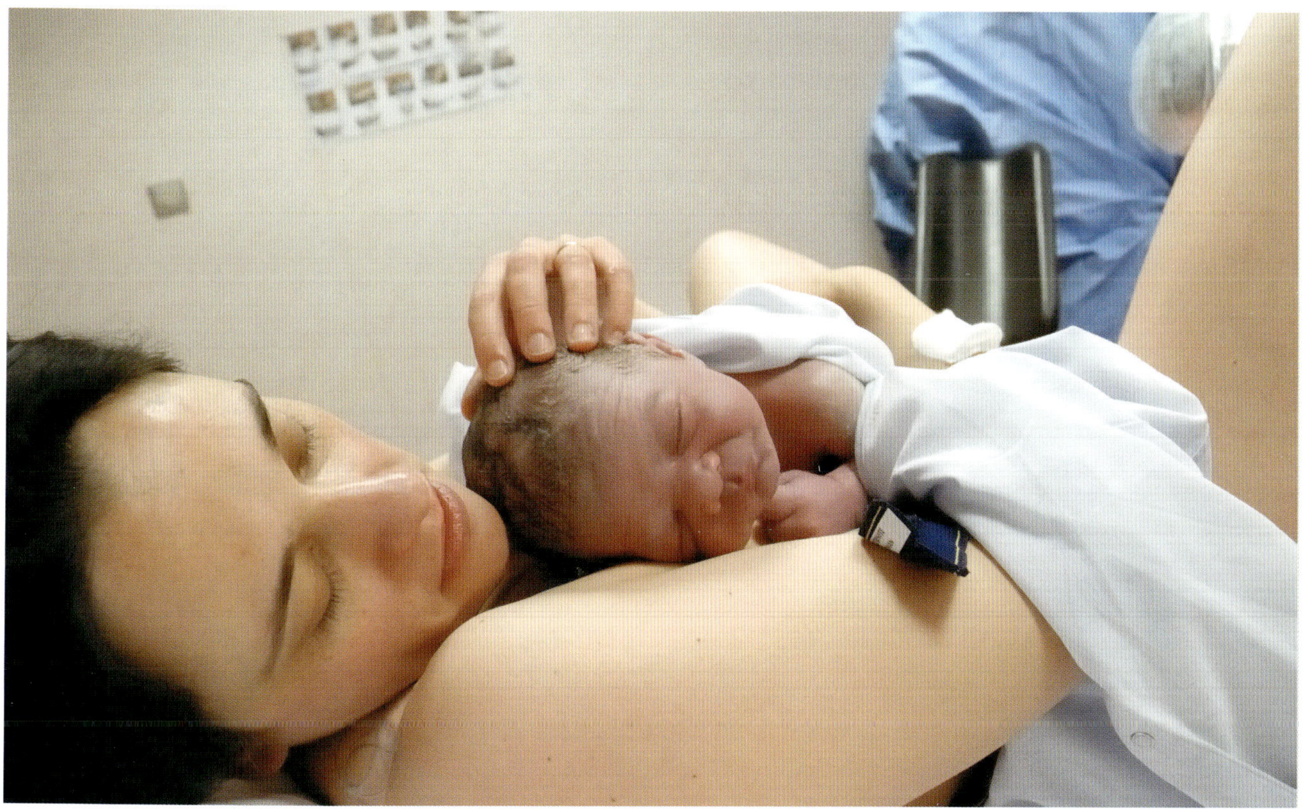

Gimdymo komplikacijos

Kai kurie gimdymai būna komplikuoti dėl kūdikių skaičiaus arba vieno kūdikio padėties gimdoje. Kartais problema paaštrėja tik prasidėjus sąrėmiams arba gimdymo metu.

DVYNIAI IR DAUGIAU

Nors gimdančioms dvynius dažniausiai rekomenduojama cezario operacija, daug moterų dvynius be problemų pagimdo per makštį. Dvyniai gimsta greičiau, negu vienas kūdikis. Tačiau gimdant daugiau kūdikių, būtina, kad budėtų anesteziologas, nes gali prireikti cezario operacijos. Pirmasis kūdikis gali be problemų gimti per makštį, o antrojo padėtis gali būti netaisyklinga, todėl prireiks pagalbos. Antrasis vaikas gimsta 10–20 minučių vėliau po pirmojo. Jeigu gimdymas sulėtėja, jam pagreitinti gali būti skiriama sintocino, o kūdikis traukiamas replėmis. Placenta ar placentos gali būti išstumtos greitai, bet gali prireikti injekcijos jų išstūmimui pagreitinti. Jeigu moteris laukiasi trijų ar daugiau kūdikių, jie gimdomi atliekant cezario operaciją.

SĖDMENINĖ PIRMEIGA

Sėdmenine pirmeiga gimstančių vaikų kojos arba sėdmenys yra arčiausiai gimdos kaklelio. Galima padėtis, kai kūdikio kojos prispaustos prie krūtinės, o pėdos yra ties ausimis. Kita padėtis – kai šlaunys prispaustos prie krūtinės, blauzdos – prie šlaunų, o pėdos yra ties sėdmenimis. Panaši padėtis, kai šlaunys nesukryžiuotos, todėl pėdos yra žemiau sėdmenų.

Gimdymas sėdmenine pirmeiga yra sunkus, nes jeigu kūdikio kūnelis išstumiamas per nepilnai atsidariusį gimdos kaklelį, jo galva įstringa gimdoje. Galima gimdyti per makštį, jeigu kūdikio padėtis yra kojos prispaustos prie krūtinės, o pėdos yra ties ausimis, vengiant motinos ir vaiko traumų, atliekama cezario operacija.

PAKAUŠINĖ PIRMEIGA

Kūdikio, kuris į gimdymo takus nusileidžia pirmyn galva, o jo nugara pasukta į motinos stuburą, pirmeiga vadinama pakaušine. Tokie kūdikiai gimsta sunkiau, nes siauru gimdymo kanalu pirmiausia slenka platesnė vaisiaus galvos dalis. Tokie gimdymai trunka ilgiau, jų metu labiau skauda nugarą. Stūmimo metu vaikas gali apsisukti, tačiau taip atsitinka nedažnai. Jeigu kūdikis pats nepasisuka, akušerė gali paskatinti jį sintocinu, kuris sustiprina sąrėmius.

REPLĖS ARBA VAKUUMINIS EKSTRAKTORIUS

Jeigu kūdikis į gimdymo kanalą patenka netinkamu kampu arba jam stresas, arba jo motinos silpna (pvz., širdies liga), ji pervargusi arba gavo per daug vaistų ir nebepajėgia efektyviau stangintis, antroji gimdymo

SĖDMENINĖ PIRMEIGA

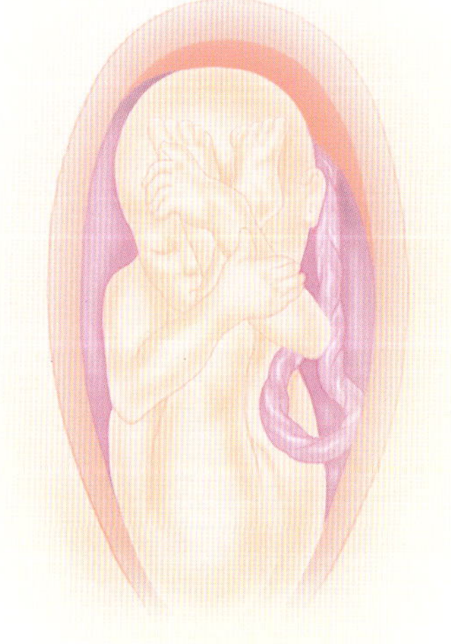

PAKAUŠINĖ PIRMEIGA

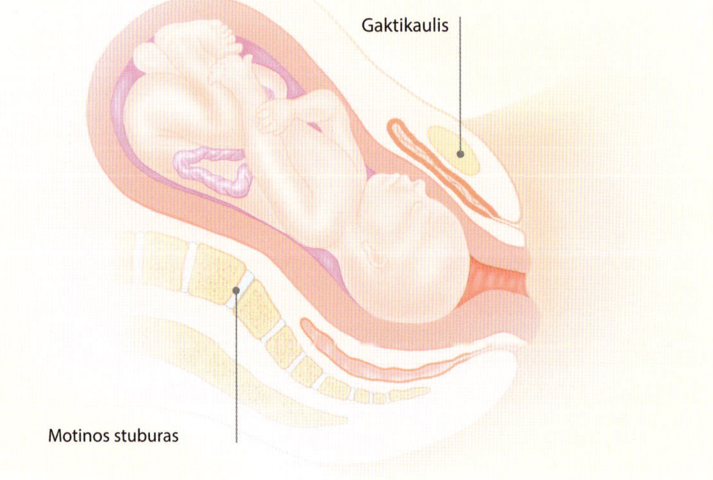

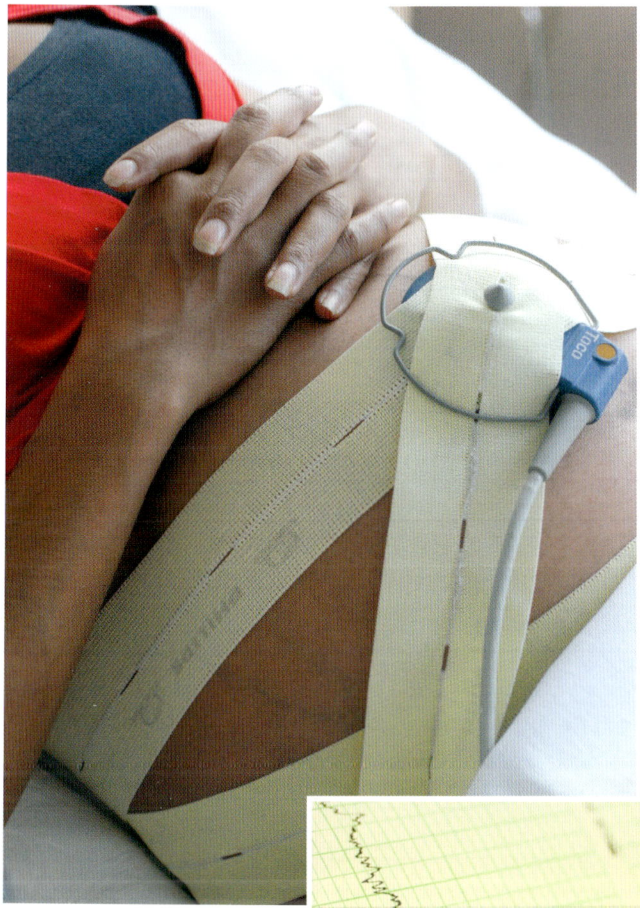

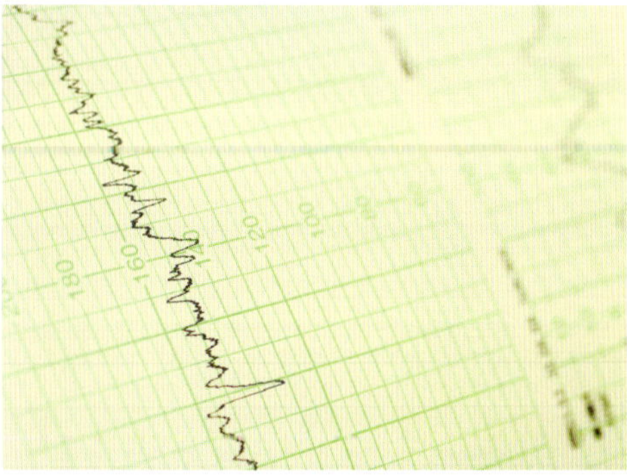

stadija sutrumpinama. Kūdikiui gimti padedama replėmis arba vakuuminiu ekstraktoriumi. Jeigu svarbiausia greitis, geriau tinka replės. Gimdant per makštį replių arba ekstraktoriaus prireikia 10–15 % atvejų.

Kai reikia panaudoti reples, tarpvietė patepama nuskausminamaisiais arba naudojama vietinė nejautra. Naudojant epidurinį nuskausminimą šis papildomas nuskausminimas užtikrins nejautrą. Gali būti nuskausminama ir per stuburo smegenis. Akušerė švelniai kiša reples per makštį tol, kol jos apima kūdikio galvutę iš šonų. Sąrėmių metu, moteriai stanginantis, akušerė švelniai traukdama padeda kūdikiui užgimti.

Jeigu naudojamas vakuuminis ekstraktorius, prie kūdikio galvutės prispaudžiamas plastikinis arba guminis gaubtelis. Siurbliui pradėjus siurbti orą, jis prisispaudžia prie galvutės, moteriai stumiant, akušerė kartu su instrumentu traukia ir kūdikį.

BAMBAGYSLĖS PROBLEMOS

Kartais bambagyslė gimdoje susiraizgo arba užsimezga. Ji gali netgi apsivynioti kūdikio kaklą. Tuomet kūdikis blogiau aprūpinamas krauju. Labai retais atvejais bambagyslė pirmoji patenka į gimdymo takus prieš kūdikio galvutę ar kitas kūno dalis. Gyvybiškai svarbu visas bambagyslės problemas išspręsti greitai.

Bambagyslės užsimezgimą arba iškritimą galima įtarti, jeigu vaisiaus aktyvumas sumažėja. Jeigu įtariama, kad bambagyslė užsimezgė, todėl vaisius nebegauna kraujo ir deguonies, būtinas skubus gimdymas, dažniausiai daroma cezario operacija.

Bambagyslės pirmeiga dažniausiai būna tuomet, kai gimdoje yra per daug amniono skysčio (polihidramnija), jeigu kūdikio pirmeiga sėdmeninė arba jis gimdoje guli skersai, gimdant antrąjį ir dvynius, taip pat, kai dangalai trūksta (patys arba tiriant per makštį) iki vaiko galvutei nusileidžiant į dubenį.

Jeigu bambagyslė vis dar pulsuoja ir matoma arba apčiuopiama makštyje, akušerė arba priėmėja sulaikys pirmiausia gimstančią kūdikio kūno dalį, kad apsaugotų bambagyslę nuo spaudimo. Kad jam padėtų, moters prašoma atsikaupti ir pasilenkti į priekį. Akušerė laikys ranką makštyje tol, kol vaikas bus pagimdytas greičiausiu būdu, dažniausiai atliekant cezario operaciją, kartais – naudojant reples arba vakuuminį ekstraktorių.

VAISIAUS STRESAS

Šiuo terminu apibūdinama bet kuri situacija, kai dar negimęs kūdikis yra pavojuje, dažniausiai dėl sumažėjusio aprūpinimo deguonimi. Stresą vaisiui gali kelti įvairūs veiksniai, tarp jų ir motinos ligos – anemija, hipertenzija, širdies ligos, žemas kraujospūdis, placentos veiklos sutrikimas, jos priešlaikinis atsiskyrimas nuo gimdos, užspausta arba susiraizgiusi bambagyslė, vaisiaus infekcija, sutrikęs jo vystymasis bei per ilgi arba per stiprūs sąrėmiai gimdymo metu.

Vaisiaus stresas pasireiškia judesių pokyčiais arba jų nutrūkimu ir širdies ritmo pokyčiais.

Dažniausiai rekomenduojama gimdyti nedelsiant; tai daroma atliekant cezario operaciją, ypač tada, kai gimdymas per makštį dar nevyksta. Pirmiausia motinai gali būti duodama sąrėmius lėtinančių vaistų, nuo kurių pagerėja kūdikio aprūpinimas deguonimi, arba jos kraujagysles plečiančių vaistų, kurie pagerina vaisiaus aprūpinimą krauju.

Cezario operacija

Dažniausiai gimdymas atliekant cezario operaciją yra planuojamas iš anksto, tačiau kartais vaisiaus stresas pasireiškia gimdant per makštį, atsiranda gimdymo traumos tikimybė, arba motinai prasideda sunki liga, pavyzdžiui, preeklampsija (žr. p. 71), dėl kurios būtinas skubus gimdymas.

KAS VYKSTA PLANINĖS OPERACIJOS METU

Jeigu cezario operacija planinė, moteris paguldoma į ligoninę prieš operaciją. Prie jos rankos prijungiama lašinė, per kurią į kūną tiekiama vandens ir reikiamų vaistų.

Priklausomai nuo moters būklės ir operacijos pobūdžio, taikoma bendra arba vietinė nejautra.

Bendra nejautra reiškia, kad anestezuojančių dujų ir oro mišinys per vamzdelį tiekiamas į trachėją. Bendros nejautros reikia, jeigu moteris turi problemų su nugara. Nuo tokios nejautros pacientė užmiega ir vėliau nieko neprisimena.

Vietinė nejautra užblokuoja skausmo pojūtį nuo liemens žemyn. Moteris nemiega, yra budri ir gali paliesti bei palaikyti kūdikį. Prieš operaciją ateina anesteziologas ir aptaria su moterimi galimus pasirinkimus. Prieš operaciją moteriai nuo vakaro neleidžiama valgyti ir gerti, net ir vandens, kad nuo paskutiniojo valgymo ar gėrimo praeitų bent 8 valandos. Taip išvengiama nejautros sukeltų komplikacijų.

Moters partneriui leidžiama būti operacinėje. Jis pasodinamas prie pacientės galvos ir turi klausyti medicinos personalo nurodymų.

Prieš operaciją į moters šlapimo pūslę įvedamas plonas vamzdelis (kateteris), kuriuo operacijos metu ir kelias valandas po jos nuteka šlapimas. Nuskutama ta pilvo vieta, kurioje bus daromas pjūvis. Po to pilvas nuplaunamas aseptiniu skysčiu ir uždengiamas steriliu užklotu. Chirurgas įpjauna moters pilvo apačią ir praskečia raumenis, po to perpjauna gimdą. Kai siurbiamas amniono skystis, moteris gali girdėti siurbimo garsą.

Tuomet pro pjūvį iš gimdos iškeliamas vaisius; moteris gali jausti spaudimą ir traukimą. Motinai kūdikis parodomas tuoj pat po to, kai jį apžiūri kitas gydytojas. Įvertinamas vaiko fizinis išsivystymas, atliekami pagrindiniai tyrimai ir būklės vertinimas pagal Apgar skalę (žr. p. 117). Kai tik chirurgas pašalina placentą, gimda ir pilvo sienelė susiuvamos tirpiais siūlais arba susegamos kabėmis. Tai atlikus, motinai atiduodamas kūdikis ir jie išvežami į pooperacinę palatą. Motinai leidžiama laikyti kūdikį ir maitinti jį krūtimi.

CEZARIO OPERACIJŲ TIPAI

Planinė cezario operacija daroma, jeigu:

- Kūdikis yra labai didelis (motina serga cukriniu diabetu, kūdikis sveria daugiau kaip 4,5 kg, kitais atvejais – daugiau kaip 5 kg).
- Yra placentos arba bambagyslės pirmeiga (jos yra gimdos kaklelyje).
- Vaisiaus padėtis – sėdmeninė pirmeiga arba jis guli skersai.
- Anksčiau buvo daryta gimdos operacija (pašalinti fibroidai, buvo cezario operacija ar pan.
- Laukiama dvynukų, trynukų arba daugiau kūdikių.
- Motina serga širdies ligomis arba žarnyno uždegimu.
- Moteris to nori pati.

Neplanuota, bet ne skubi cezario operacija daroma, jeigu:

- Sąrėmiai liaujasi arba sulėtėja dėl dviejų numanomų priežasčių – vaikas yra per didelis ir netelpa į gimdymo takus, arba negali gimti per makštį dėl padėties gimdoje.
- Vaisiaus stebėsena parodo, kad kūdikiui gimdymas kelia pavojų.
- Motinos liga – preeklampsija, širdies nepakankamumas ir pan. – gimdant pablogėja.

Skubi cezario operacija bus atlikta, jeigu:

- Kūdikio širdies dažnis sulėtėja ilgesniam laikui.
- Moteris labai gausiai kraujuoja.
- Kūdikio bambagyslė arba kita kūno dalis išsikiša pro gimdos kaklelį.

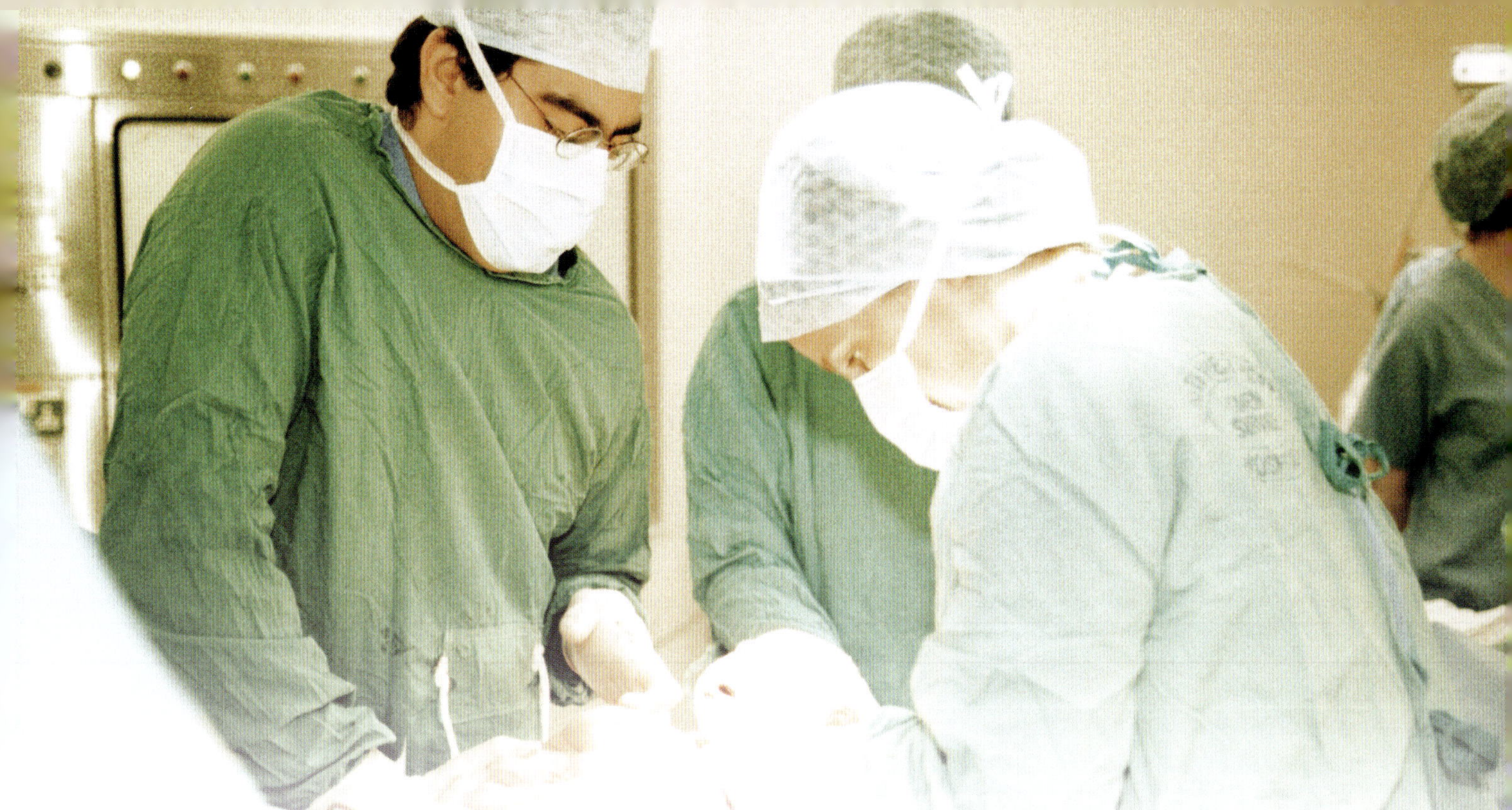

KAS VYKSTA SKUBIOS CEZARIO OPERACIJOS METU

Chirurginiu požiūriu ši operacija panaši į planinę, bet skubėjimas dėl nelauktų aplinkybių gali sukelti daug streso. Gydytojai gali skubėti, partneriui neleidžiama likti operacinėje, o moteriai taikoma pilnutinė nejautra. Jeigu kūdikio padėtis netaisyklinga, arba reikia labai skubėti, daromas didesnis pjūvis.

SKAUSMO MALŠINIMO BŪDAI

Cezario operacija saugiausia motinai ir kūdikiui tada, kai ji atliekama su vietine nejautra (epidurinis nuskausminimas arba per stuburo smegenis, žr. p. 81). Taip mažiau vaistų tenka kūdikiui, motina gali pamatyti ką tik gimusį kūdikį, operuojant gali dalyvauti šeimos nariai.

Tačiau kartais motinos ir vaiko saugumui užtikrinti būtina bendroji nejautra. Kadangi taip nejautra pasiekiama greičiau, ji taikoma tuomet, kai kūdikiui pasireiškia stresas.

Dažniausiai bendra nejautra pasiekiama suleidžiant vaistų į veną ir duodant kvėpuoti anestezuojančių dujų. Operuojant moteriai padeda kvėpuoti aparatas, taip ji apsaugoma nuo plaučių uždegimo ir aspiracijos (maisto dalelių ir skrandžio rūgšties įkvėpimo).

GALIMI PJŪVIAI

Cezario operacijos metu chirurgas daro du pjūvius: vienu perpjauna odą ir pilvo sienelę, kitu, žemiau pirmojo – gimdą. Dažniausiai pjūvis daromas pagal bikinio liniją (pavadinimas duotas dėl to, kad pjūvis yra pilvo apačioje, šiek tiek virš gaktikaulio). Retais atvejais, kai chirurgo darbui reikia daugiau vietos, arba kai kūdikį reikia skubiai gelbėti, pilvas perpjaunamas vertikaliai, nuo gaktos iki bambos.

Gimda dažniausiai perpjaunama skersai, pačioje jos apačioje, nuo vieno šono iki kito. Ši gimdos dalis gimdant plečiasi, o ne susitraukinėja, todėl pjūvio vieta kito gimdymo metu neplyšta. Daugelis moterų po cezario operacijos kitą vaiką gimdo per makštį. Šio pjūvio trūkumas – jam atlikti reikia daugiau laiko, todėl netinka skubioms cezario operacijoms, kai laikas labai svarbus.

Perpjaunant gimdą vertikaliai chirurgas turi daugiau vietos, lengviau išvengiama motinos ir vaiko traumų,jeigu vaiko padėtis netinkama, moteris nešiojo kelis kūdikius arba jeigu gimdos apačia nepakankamai išsiplėtusi ir vaikui gimti per skersinį pjūvį yra neįmanoma. Jeigu operuojama darant vertikalų pjūvį, kuris pasiekia gimdos viršutinę dalį, visi kiti nėštumai irgi turės pasibaigti cezario operacija, nes yra daugiau nei 2 % tikimybė, kad gimdant randas gali trūkti.

Kūdikio sveikatos tikrinimas

Iš karto po gimimo ir per pirmąsias gyvenimo dienas medikai kūdikiui skirs daug dėmesio, kad įsitikintų, jog jam viskas gerai. Jeigu gimdoma ligoninėje, kūdikį pirmiausiai apžiūri pediatras. Jeigu gimdoma namuose, kūdikį pirmasis apžiūrės šeimos gydytojas.

FIZINĖS BŪKLĖS ĮVERTINIMAS

Po 1 ir po 5 minučių nuo gimimo, ligoninės darbuotojai įvertina būklę pagal Apgar skalę (žr. p. 117). Tyrimą sugalvojo dr. Virginija Apgar; jis skirtas greitam naujagimio sveikatos būklės įvertinimui. Anglų kalba žodį Apgar sudaro pirmos raidės tų požymių, kurie yra įvertinami: išvaizda, pulsas, refleksai, aktyvumas ir kvėpavimas. Kiekvienas iš šių požymių vertinamas 0, 1 arba 2 balais. Kūdikiai 10 balų įvertinami retai, tačiau visiškai pakanka 6 balų. Jeigu kūdikis įvertinamas nedidele balų suma, jaudintis nereikėtų, nes ateityje nuo šio įvertinimo jo sveikata nepriklausys. Tiesiog tokiam kūdikiui iš pradžių reikia medikų pagalbos ir geresnės priežiūros.

Per pirmąsias dienas po gimimo bus apžiūrėtos odos žymės, stuburas, išangė, pirštai ir nagai. Kūdikis pasveriamas, pamatuojama jo galvos apimtis ir ūgis. Patikrinama, ar gerai juda kūdikio kojos (nėra įgimto klubo sąnario išnirimo).

VITAMINO K INJEKCIJA

Daugumoje ligoninių tuoj pat po gimimo kūdikiui suleidžiama vitamino K, arba jo duodama per burną. Taip daroma dėl to, kad šio vitamino naujagimiams dažniausiai trūksta, o jis būtinas kraujo krešumui užtikrinti. Nuo trūkumo geriausiai apsaugo vitamino injekcija po gimimo. Krūtimi maitinami vaikai per pirmąją savaitę gali gauti 2 vitamino dozes per burną ir dar vieną – sulaukę mėnesio. Iš buteliuko maitinamiems kūdikiams užtenka dviejų kartų per pirmąją savaitę. Pieno mišiniuose vitamino K yra daugiau, negu motinos piene.

KRAUJO TYRIMAS

5–8 amžiaus dieną kūdikiui atliekamas kraujo tyrimas. Kraujas imamas iš kulno. Kraujo tyrimas parodo, kaip

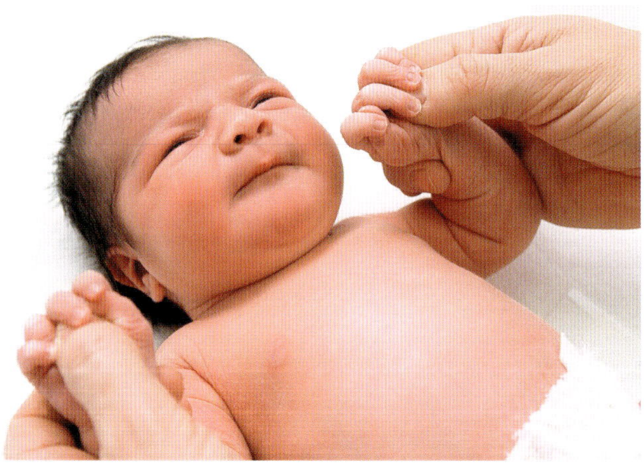

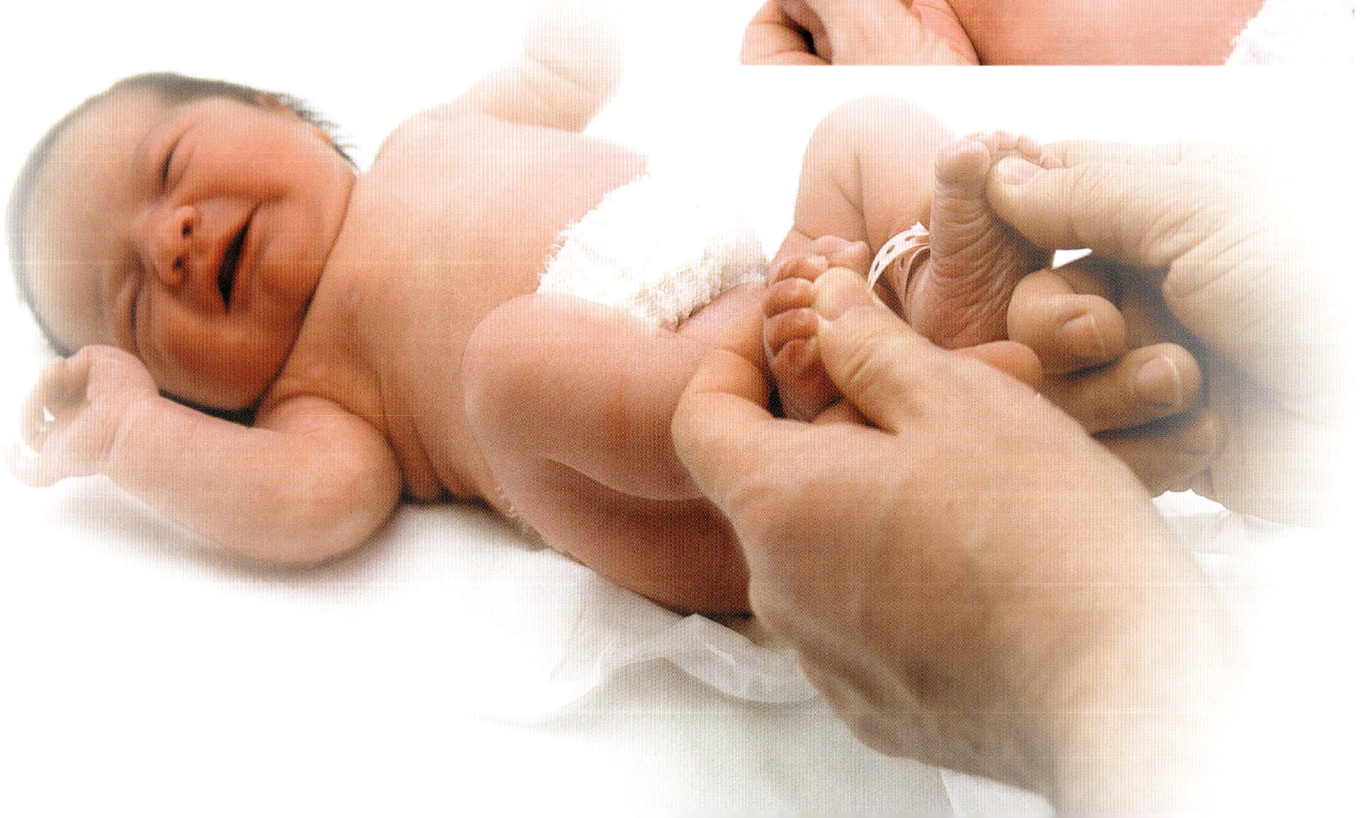

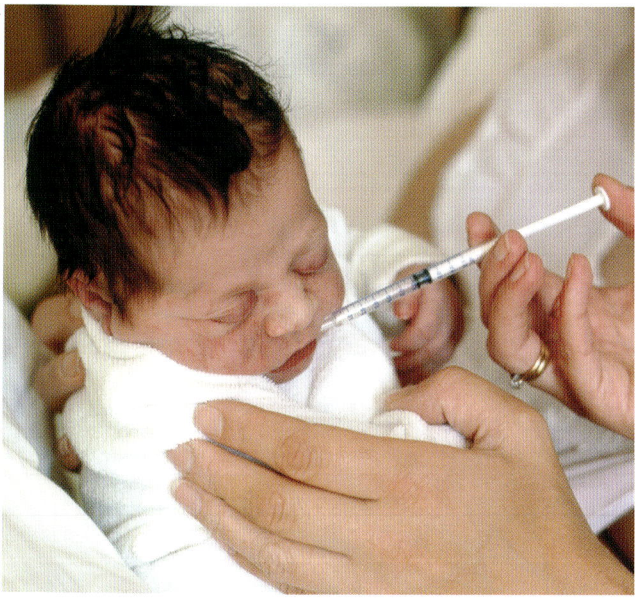

Aš būtinai...

STEBĖSIU KŪDIKIO FUNKCIJAS

Kadangi su kūdikiu praleidžiu visą laiką, o gydytojas ne, aš geriausiai žinau, kaip jis jaučiasi. Aš turėčiau žinoti:

- ✓ **Kiek kūdikis suvalgo** per maitinimą (mišinėlio gramų; žinda vieną ar abi krūtis).
- ✓ **Ar dažnai jis valgo.**
- ✓ **Ar dažnai šlapinasi ir kokia šlapimo spalva.**
- ✓ **Ar dažnai tuštinasi ir kaip atrodo išmatos.**

veikia skydliaukė ir ar kūdikis neserga reta liga – fenilketonurija (medžiagų apykaitos sutrikimu). Gali būti ištirti ir visų paveldimų ligų požymiai. Gydytojai atlieka įvairius tyrimus, todėl svarbu žinoti, kokie konkrečiai bus atlikti jūsų kūdikiui.

VAKCINA NUO HEPATITO

Prieš išrašant iš ligoninės kūdikis paskiepijamas nuo hepatito B, jeigu bent vienas šeimos narys yra sirgęs šia liga. Jeigu skiepijama, iki metų amžiaus kūdikis turėtų gauti tris skiepų dozes. Kai kuriems kūdikiams po gimimo suleidžiama imunoglobulino, saugant jį nuo infekcijos. Tai iš karto padidina jų imunitetą.

KŪNO SVORIS

Pirmas kelias gyvenimo dienas kūdikis yra sveriamas nuolatos. Nieko keisto, jeigu iš pradžių kūno svoris mažėja; dažniausiai per pirmąsias gyvenimo dienas kūdikis netenka iki 10 % gimstant buvusio svorio. Svoris pradeda atsistatyti po savaitės.

KLAUSA

Praėjus kelioms dienoms po gimimo ištiriama kūdikio klausa. Kūdikiui uždedamos ausinės ir kompiuteriu analizuojama, ar kūdikio smegenys priima per jas leidžiamus garsus. Aišku, motina pastebi, ar kūdikis reaguoja į garsus.

APGAR TYRIMAS

Požymis	**Balai**		
	0	**1**	**2**
Išvaizda	Visas kūnelis išblyškęs ar pamėlęs	Kūnas rausvas, galūnės mėlynos	Visas rausvas
Pulsas	Neapčiuopiamas	< 100 tvinksnių / min.	> 100 tvinksnių / min.
Refleksai	Į stimulus nereaguoja	Vaiposi	Garsiai šaukia, kosi ar čiaudi
Aktyvumas (raumenų tonusas)	Suglebęs (tonuso nėra ar jis silpnas)	Galūnės šiek tiek juda	Labai aktyvūs judesiai
Kvėpavimas	Nėra	Lėtas, nereguliarus	Geras, verkia

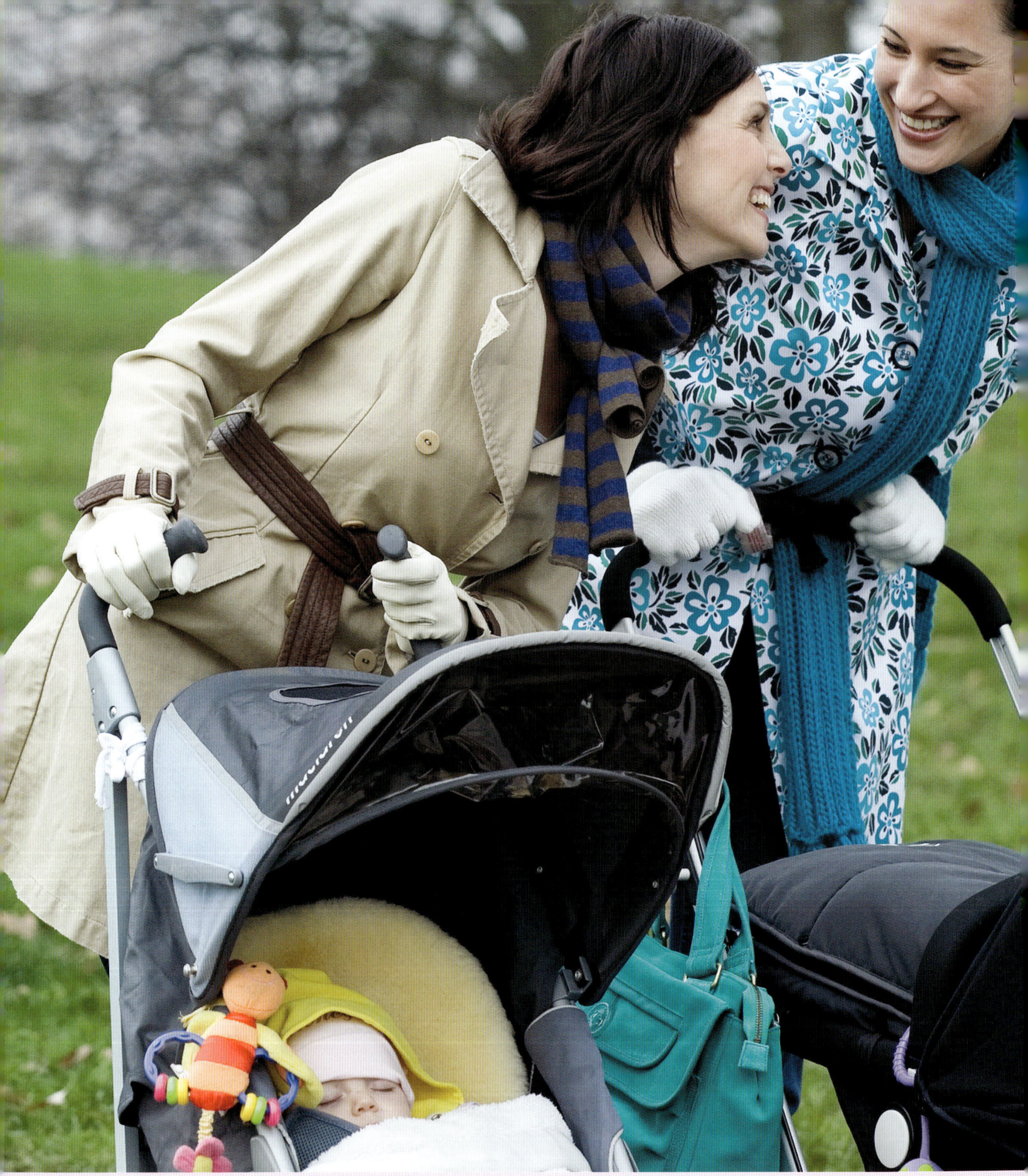

I DALIS Nėštumas

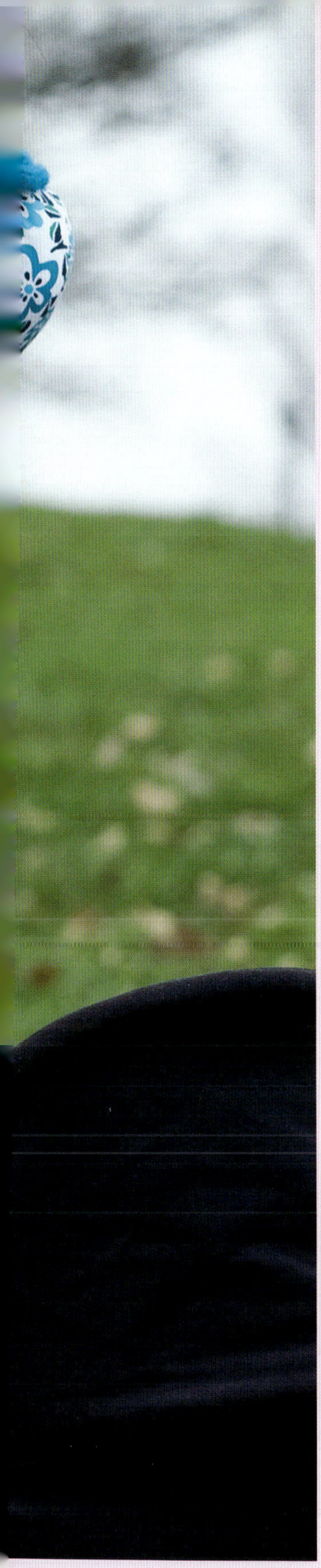

Aš vėl gerai atrodau

Mano figūros atsistatymas nevyks greitai. Per devynis mėnesius mano figūra pasikeitė, todėl turės praeiti maždaug tiek pat laiko, kad vėl atrodyčiau kaip iki nėštumo. Šį procesą lemia gera mityba, tinkama ir saugi mankšta bei emocijų valdymas. Nereikia užmiršti ir to, kad po gimdymo ir maitinant krūtimi moterys kartais turi problemų.

Mano kūnas po gimdymo

Dėl didelių pastangų gimdant man skauda kiekvieną kūno raumenį, o mano emocijos tapo nestabilios. Labiausiai man nepatinka tai, kad nors ir labai sumažėjęs, mano pilvas yra vis dar atsikišęs ir nukaręs.

Praėjus maždaug 6 savaitėms po gimdymo, kai nueisiu pas gydytoją, aš aptarsiu ir formos atgavimą, ir apsisaugojimo nuo nėštumo klausimus.

FIZINIAI POKYČIAI

Iš karto po vaiko gimimo pilve pajutau stiprius skausmus; panašiai skaudėdavo mėnesinių metu. Tai vadinamieji pogimdyminiai gimdos diegliai, kurie atsiranda išsiskiriant oksitocinui. Hormonas oksitocinas skatina sąrėmius gimdant, o po gimdymo sutraukia gimdą ir taip sumažina jos kraujavimą. Mano gimda dar trauksis šešias savaites; viskas vyks greičiau, jeigu maitinsiu kūdikį krūtimi, nes maitinimo metu išsiskiria daugiau oksitocino.

Laimei, šie pogimdyminių gimdos susitraukimų keliami nepatogumai kasdien mažėja. Jeigu reikia, galiu išgerti saugių skausmą mažinančių vaistų (ibuprofeno arba paracetamolio), kurie tinka ir maitinant krūtimi. Skausmus ramina šilta vonia.

Lochijos

Po gimdymo iš gimdos pašalinamas kraujas, gleivės ir audiniai. Šios išskyros vadinamos lochijomis. Iš pradžių jos būna gausios, tirštos ir tamsiai raudonos, jose būna didelių kraujo krešulių. Ypač gausios jos būna keliantis iš lovos ir maitinant.

Lochijų būna iki 6 savaičių, tačiau pamažu jų kiekis mažėja, spalva šviesėja. Išskyroms sugerti turi būti naudojami specialūs įklotai gimdyvėms (didesni, negu higieniniai įklotai), kuriuos reikia dažnai keisti. Jokiu būdu negalima naudoti tamponų. Jeigu kraujavimas staiga tampa gausesnis, ryškiai raudonos spalvos, jame pasirodo neįprastai didelių krešulių, kvapas pasidaro nemalonus, būtina kuo skubiau pasirodyti gydytojui, nes tai infekcijos požymiai.

Paburkimas ir jautrumas

Mano lytiniai organai patinę, ištampyti ir skaudūs. Jeigu gimdymas ilgas ir sunkus, galimi plyšimai, kurie susiuvami, arba epiziotomija, todėl skauda tarpvietės sritį (vietą tarp makšties ir išangės), ji gali tapti nejautri. Labai svarbu naudoti pagalbines priemones (žr. p. 121).

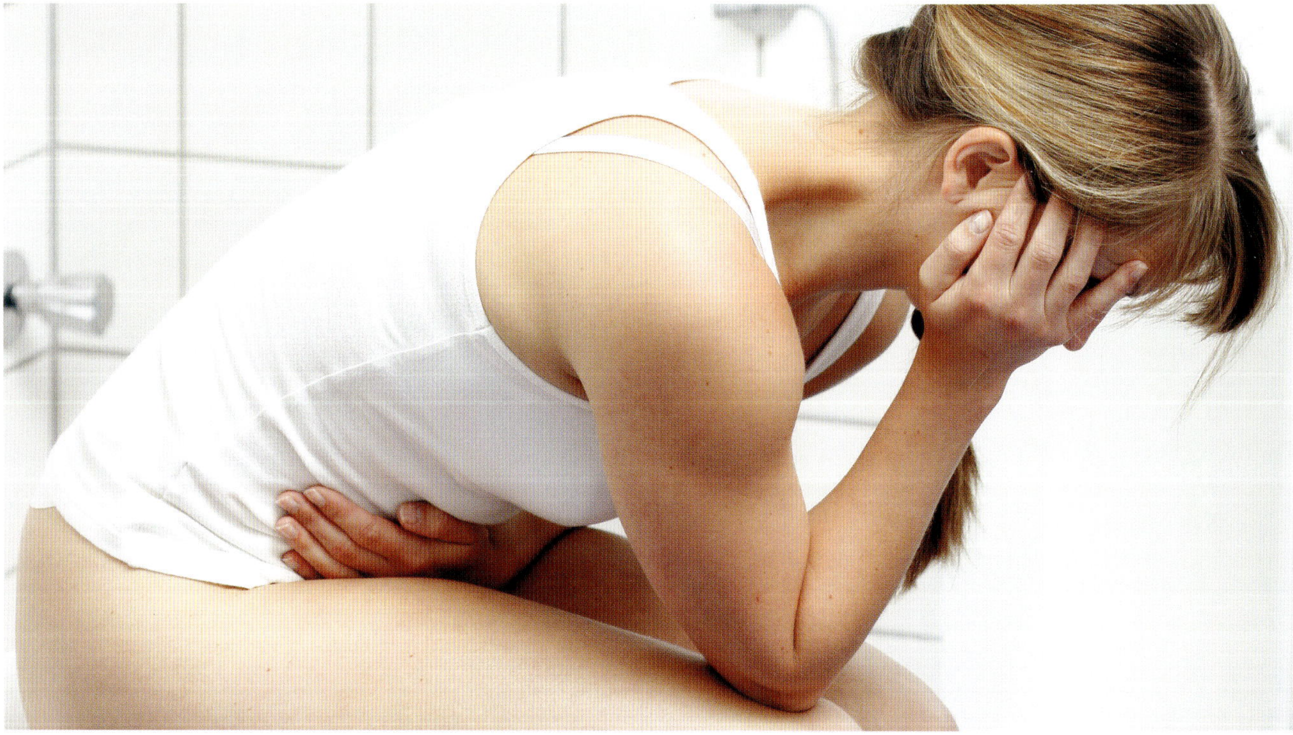

Problemų sprendimas

Po gimdymo labai svarbu, kad šlapimo pūslė būtų ištuštinta per 6–8 valandas; tai apsaugo nuo šlapimo takų infekcijos ir neleidžia šlapimo pūslei išsitempti (dėl to jos raumenys gali netekti tonuso). Tačiau, kaip ir daugelis moterų, galiu visai nenorėti šlapintis, arba, jeigu ir norėčiau, negalėsiu. Šlapimo pūslės veikla atsistatys greičiau, jeigu gersiu daug skysčių, po gimdymo kiek galima greičiau kelsiuos ir pavaikščiosiu. Po 24 valandų turėčiau pradėti šlapintis dažnai ir gausiai, nes iš kūno bus šalinami visi nėštumo metu susikaupę skysčiai.

Jeigu po epiziotomijos būčiau susiūta, man kels rūpestį galimi nepatogumai tuštinantis, bijosiu, kad neiširtų siūlės. Gydytojas pasakys, kad nors pirmi išsituštinimai ir kels nepatogumų, siūlės atlaikys, o po kelių dienų šios problemos baigsis. Jeigu maiste bus skaidulų (viso grūdo duonos, šviežių vaisių ir daržovių) gersite daug skysčių, viduriai susitvarkys. Nepatogumus sumažins lengva mankšta ir dubens dugno pratimai. Jeigu užkietėtų viduriai, šeimos gydytojas paskirs laisvinamųjų vaistų.

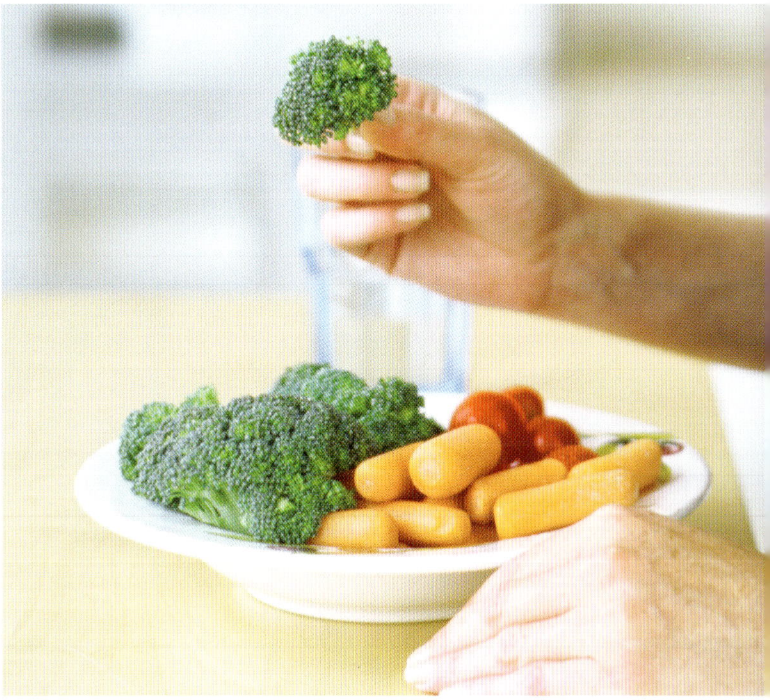

Aš būtinai

PASISTENGSIU SUMAŽINTI TARPVIETĖS SKAUSMUS

Šios priemonės padės man greičiau sveikti. Turėčiau:

✓ **Pradėti dubens dugno pratimus** (žr. p. 62) tuoj pat po gimdymo. Jie ne tik sumažins skausmus, bet ir padės atgauti raumenų tonusą, skatindami pažeistos vietos kraujotaką, pagreitins jos gijimą.

✓ **Gerti daug skysčių**, kad šlapimas atsiskiestų (tuomet mažiau perštės) ir dažnai šlapintis.

✓ Penkioms minutėms ant tarpvietės **uždėti ledo** (arba šaldytų žirnelių pakuotę), įvynioto į minkštą audinį. Tai kartojant kas kelias valandas pirmą parą po gimdymo, sumažės tinimas ir skausmas.

✓ Tualete **šlapintis tupėdama**, o ne atsisėdus. Reikia parinkti tokią padėtį, kad šlapimo srovė neliestų jautrios vietos.

✓ **Tualete turėti indą šalto vandens**. Jeigu pilsite vandenį sau tarp kojų šlapinantis ir pabaigus, ant odos neliks šlapimo.

✓ **Daryti sėdimas vonias** (užteks dubens su šiltu vandeniu) arba dėti šiltus kompresus po 20 minučių 3 kartus per dieną.

✓ **Pamirkyti įklotą sodinio hamamelio tirpale**. Tai atvėsins tarpvietę ir neleis prie įkloto prilipti gaktos plaukams

EKSPERTO PATARIMAS

Kaip išvengti pogimdyminės infekcijos

Svarbu, kad lytinių organų sritis būtų ypatingai švari. Kai plaunate tarpvietę arba šluostotės tualete, valykitės iš priekio atgal, kad neperneštumėte bakterijų nuo išangės į šlaplę. Keiskite gimdyvėms skirtus įklotus ne rečiau kaip kas 4–6 valandas, kad tarpvietė būtų švari ir matytumėte, ar gausiai kraujuojate. Prieš liesdamos tarpvietės sritį, keisdamos įklotą ir po to, būtinai plaukite rankas.

Krūtų problemos

Pirmas 2–4 dienas po gimdymo vyksta hormoniniai pokyčiai, parengiantys krūtis žindymui. Tas pats vyksta ir moterims, kurios nusprendė krūtimi nemaitinti. Krūtys pritvinsta, tampa didelės ir kietos (prasideda pieno gamyba), kartais jas skauda. Patogiau jaustis padės gerai pritaikyta, krūtis prilaikanti liemenėlė, dėvima visą parą. Prieš maitinant kūdikį naudinga pastovėti po labai karštu dušu arba ant krūtų uždėti šiltus kompresus. Šiluma ir drėgmė praplės pieno latakus ir, vaikui žindant, pienas tekės lengviau, spaudimas krūtyse sumažės. Krūtys padidėjusios būna 2–5 dienas.

Jeigu ruošiatės krūtimi nemaitinti, bandykite dėti vėsius kompresus ir gerkite nuskausminamuosius (ibuprofeną arba paracetamolį). Nejudinkite krūtų bandydamos palengvinti spaudimą ir nenutraukinėkite pieno, nes jo gaminsis dar daugiau. Kūdikio čiulpimo nestimuliuojamose krūtyse pienas gaminsis lėčiau, o paskui visai nebesigamins.

Krūtų priežiūrai pakanka jas nuplauti su muilu ir vandeniu. Jeigu krūtyse prasideda uždegimas, jas skauda arba įtrūksta speneliai (žr. p. 128), reikia pasirodyti gydytojui.

Odos ir plaukų pokyčiai

Su nėštumu susiję odos pigmentacijos pokyčiai (*linea nigra*, chloazma, žr. p. 39) pamažu nyksta, tačiau gali būti, kad kai kurie pokyčiai nebeatsistatys. Kad patamsėjusios vietos dar labiau nepatamsėtų, turite vengti saulės ir naudoti tinkamą apsauginį kremą. Strijos irgi pamažu mažėja, tačiau jų žymės vis tiek išliks.

Dar 6 savaites po gimdymo galite gausiai prakaituoti, nes kūnas atsikrato po nėštumo likusio skysčių pertekliaus. Maitinimas krūtimi pagreitina medžiagų apykaitą, todėl prakaituojama dar labiau. Naudinga gerti daug skysčių ir dėvėti natūralaus audinio (medvilnės arba vilnos) drabužius, kurie leidžia odai kvėpuoti. Jeigu temperatūra pakiltų virš 37^{0}C, reikia pasikalbėti su gydytoju, nes tai gali reikšti infekciją.

Po gimdymo nebesigamina hormonai, kurie buvo sustabdę įprastą plaukų augimo ciklą, todėl plaukai slenka, kai kada netgi labai gausiai. Tačiau per 6 mėnesius įprastas plaukų augimo ciklas vėl atsistato. Stabdydama plaukų slinkimą, galvą turėtumėte plauti tik kai būtina, naudoti švelnų šampūną ir maitinamąjį kondicionierių, vengti karštai sukti, džiovinti ar tiesinti plaukus, nes karštis pažeidžia jų struktūrą. Kol plaukų augimas neatsistatys, reikėtų vengti cheminių medžiagų, pavyzdžiui, ilgalaikio sušukavimo ir plaukų tiesinimo priemonių.

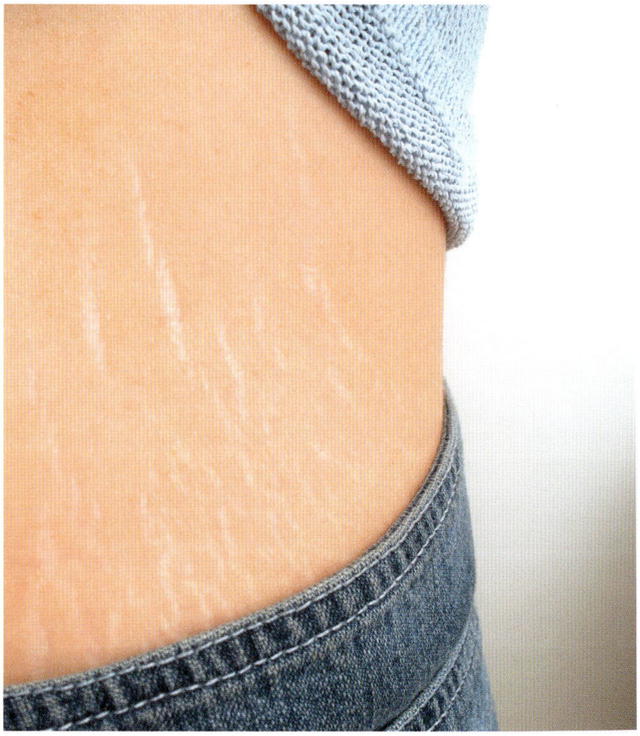

Kūno forma ir svorio mažėjimas

Per gimdymą moteris netenka vidutiniškai 5 kg svorio. Krūtys būna labai padidėjusios, nes jose ima gamintis pienas, o pilvas vis dar atsikišęs dėl susikaupusių skysčių ir ištemptos gimdos. Oda atrodo apdribusi, nes buvo labai ištempta, o raumenys prarado tonusą. Tačiau sveikai maitinantis ir reguliariai mankštinantis kūno forma grįžta į ankstesnę, iki nėštumo.

Nugaros skausmai

Nėštumo metu nugara atlaikė augantį vaiko kūno svorį ir kompensavo pilvo raumenų silpnumą. Hormonas relaksinas atpalaidavo raiščius ir sąnarius, todėl svorio centras pasislinko; moteris vaikšto atsilošusi ir atkišusi pilvą į priekį. Gimdymas gali dar pabloginti nugaros būklę, ypač jeigu jis truko ilgai ir buvo sunkus.

Jeigu buvo naudojama epidurinė nejautra, gali skaudėti ir nugaros apačią (vietą, kur buvo leidžiami nuskausminamieji vaistai). Pasilenkus pakelti ar paguldyti kūdikį, arba ilgai jį laikant, kol maitinu krūtimi, skausmas dar labiau sustiprėja. Jeigu skauda labai stipriai, būtina išsitirti, ar nėra rimtesnių priežasčių, pavyzdžiui, sumuštas ar net lūžęs stuburgalis.

Nugarą gali skaudėti labai ilgai, tačiau tai labai individualu. Nepatogumus žymiai sumažina pratimai, stiprinantys pilvo ir nugaros raumenis. Padeda ir taisyklinga laikysena: kai stojatės, įsivaizduokite, kad už viršugalvio jus tempia aukštyn prie lubų pritvirtinta viela. Atpalaiduokite pečius, per daug neįtempkite krūtinės. Švelniai įtraukite pilvą ir ištiesinkite stuburą. Jeigu tenka ilgai sėdėti, būtinai atremkite nugaros apačią. Įtempimą pečių juostoje sumažinsite pasukdamos ir palankstydamos sprandą.

Mėnesinių ciklo atsistatymas

Mėnesinės turėtų vėl prasidėti po 4–6 savaičių, nors, maitinant krūtimi jos nereguliarios arba mėnesinių iš viso nebūna, kol maitinama. Pirmosios mėnesinės gali būti labai negausios, arba atvirkščiai, gausios, tačiau vėliau ciklas nusistovi. Nuo pirmųjų mėnesinių po gimdymo prasideda ir ovuliacija, todėl, nenaudojant apsaugos nuo nėštumo priemonių, galite vėl pastoti. Kad taip neatsitiktų, reikia saugotis nuo lytinių santykių atnaujinimo pradžios. Maitinančioms krūtimi moterims turėtų pakakti vien tik progesterono. Jeigu nemaitinate krūtimi, jau 2–3 savaites po gimdymo reikėtų pradėti naudoti kontraceptinius preparatus. Jeigu tarpvietė susiūta ir kol visiškai nesugijo gimdos kaklelis negalima naudoti barjerinės kontracepcijos būdų.

EMOCIJŲ POKYČIAI

Daugiau kaip pusei moterų po gimdymo pasireiškia jaunų motinų depresija – tai nuotaikų kaita, nepaaiškinamas liūdesys, moteris jaučiasi verksminga, irzli, sunerimusi ir pasimetusi. Tai gali prasidėti praėjus vienai ar dviem dienoms po gimdymo ir trukti 10–14 dienų. Nors šios depresijos priežastys yra nežinomos, dažniausiai ją sukelia hormonų kaita ir miego trūkumas, todėl reikėtų pasnausti vos tik atsiranda galimybė, galima bandyti įvairius atsipalaidavimo būdus. Miego stoka yra labai svarbus veiksnys; fizinis nuovargis padidina jautrumą stresui. Motinai būtina pamiegoti ir pačiai kūdikio miego metu bei neatmesti pagalbos pasiūlymų.

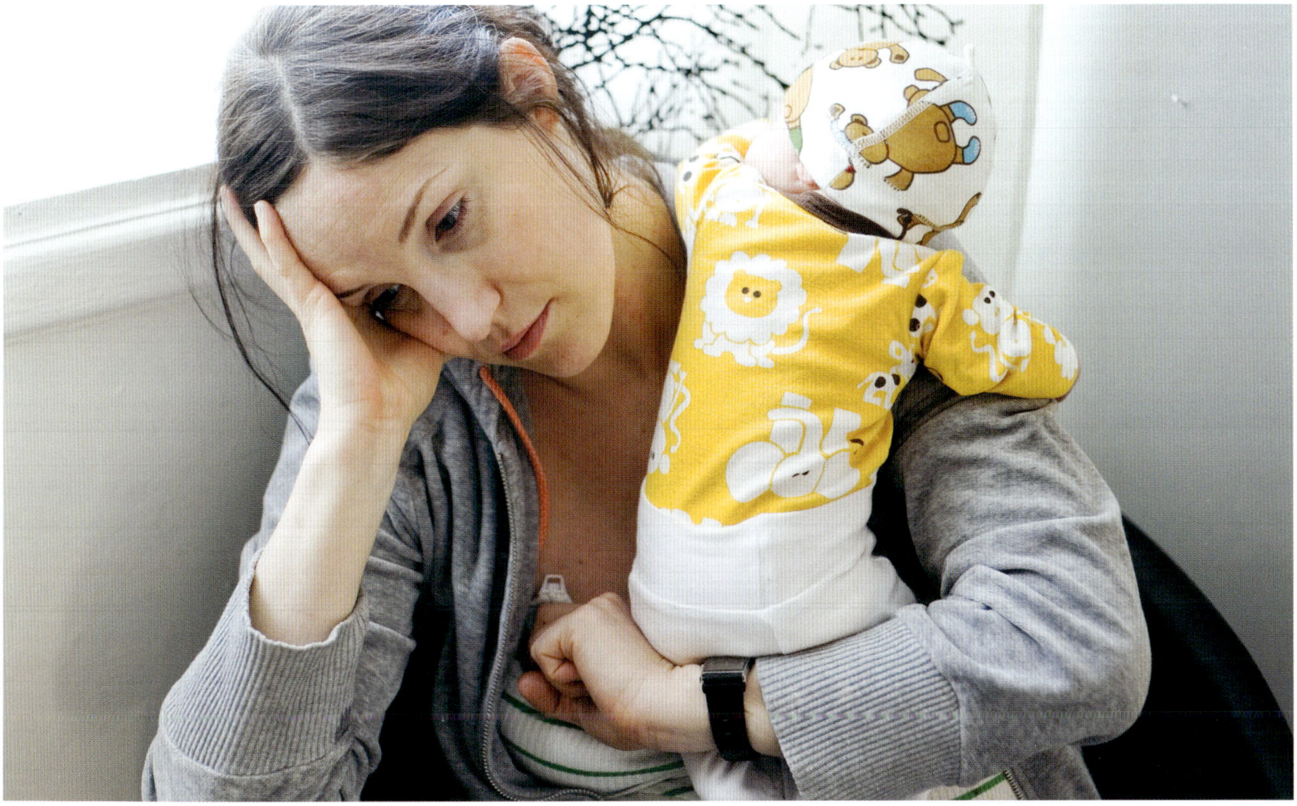

Mityba ir mankšta po gimdymo

Nors ir norėtumėte kaip galima greičiau atgauti savo ankstesnę figūrą, turėtumėte suprasti, kad tai įvyks pamažu, todėl nereikėtų laikytis dietų ir pernelyg aktyviai mankštintis. Svarbiausia – derinti sveiką mitybą ir stiprinančius bei tonusą palaikančius pratimus.

SUBALANSUOTA MITYBA

Teisingai maitintis – tai laikytis tų pačių mitybos taisyklių, kaip ir nėštumo metu (žr. p. 54): valgyti daug šviežių vaisių, riboti riebalų, aliejaus ir cukraus kiekį. Energijos, kurios daug prireiks vaiko priežiūrai, suteiks neišgryninti angliavandeniai; jų yra ruduosiuose ryžiuose, viso grūdo duonoje, košėse ir makaronuose. Šiuose produktuose yra ir kitų, svarbių mitybai medžiagų. Tačiau reikėtų suprasti, kad prižiūrint kūdikį gali nelikti laiko normaliai pavalgyti tris kartus (žr. priešais), todėl netoliese turėkite sveikų užkandžių. Geriausiai tinka:

- Kešju riešutai arba migdolai.
- Moliūgų arba saulėgrąžų sėklos.
- Švieži ir džiovinti vaisiai.
- Pilno grūdo skrebučiai arba vitaminais praturtinti dribsniai.

Reikia gerti daug skysčių. Rekomenduojama norma – 6–10 250 ml talpos stiklinės kasdien. Maitinant reikėtų netoliese turėti vandens puoduką ir atsigerti kelis kartus. Alkoholis patenka į krūties pieną ir pakeičia jo kvapą (tai gali suerzinti kūdikį), todėl galima išgerti tik vieną nedidelę taurę vyno po maitinimo. Kofeinas (žr. p. 56) irgi paveikia kūdikį, nes jo organizmas kofeino neįsisavina. Kūdikio organizme kofeinas kaupiasi, vaikas pasidaro dirglus ir neužmiega. Jeigu norite kavos arba arbatos, apsiribokite vienu puodeliu per dieną ir išgerkite jį ne vėliau kaip prieš 2 valandas iki maitinimo.

KALORIJŲ KIEKIO MAŽINIMAS

Visos pagimdžiusios moterys turėtų svorio pertekliaus atsikratyti lėtai ir be ekstremalių priemonių; netapkite per griežtomis pačios sau per greitai. Priešingai negu manoma, maitinimui krūtimi nereikia papildomų kalorijų. Siūloma palaukti, kol pieno gamyba krūtyse susireguliuos, o tik po to pradėti mesti sukauptą antsvorį. Labai svarbu palaikyti tinkamą skysčio ir energijos kiekį organizme. Nuo dabartinės mitybos iki ankstesnio (iki nėštumo) suvartojamų kalorijų kiekio pereikite per

DIENOS MITYBA

Šiuose valgiuose yra visi maitinant krūtimi reikalingi vitaminai ir mineralinės medžiagos.

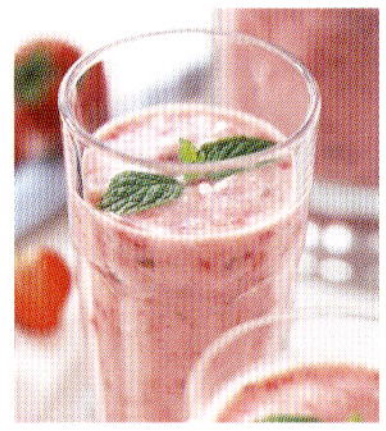

PUSRYČIAI

Diena gali prasidėti vitaminais, folio rūgštimi ir geležimi papildyta koše, į kurią pridedama šviežių arba džiovintų vaisių, neriebaus pieno arba jogurto. Galima suvalgyti viso grūdo skrebutį su sviestu arba uogiene. Virtas ar keptas kiaušinis su skrebučiu suteikia sotumo jausmą. Po pusryčių galima atsigerti vaisių sulčių arba sulčių ir pieno kokteilio.

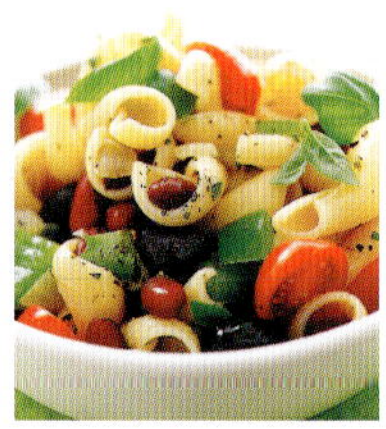

PRIEŠPIEČIAI

Dažnai valgomi įvairūs suvožtiniai su ciabata ar kitokia duona, kumpiu, vištiena ar lydytu sūriu. Tinka makaronų arba kuskuso kruopų salotos su daržovėmis – raudonaisiais pipirais arba brokoliais, apibertos kapotais riešutais. Priešpiečių pabaigai labai tinka švieži vaisiai.

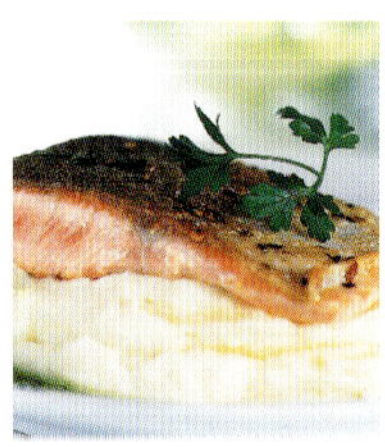

PIETŪS

Tinka įvairūs patiekalai su mėsa, žuvimi ar kitais baltymų turinčiais produktais (lęšiais, pupelėmis), derinant baltymus su angliavandenių turinčiais produktais ir daržovėmis. Galima valgyti keptuvėje keptos vištienos arba jautienos file su virtomis bulvėmis ir špinatais, arba grilyje keptą tuną su keptomis bulvėmis ir žaliomis salotomis, arba garuose virtą tofu su spagečiais, cukriniais žirniais ir geltonąja paprika. Desertui rinkitės vaisius su jogurtu , morengus su abrikosais ir plakta grietinėle, ryžių pudingą.

kelias savaites. Su maistu reikėtų gauti mažiausiai 1800 kalorijų per dieną.

KAIP ATGAUTI FORMĄ

Tai turėtų vykti pamažu. Paprasčiausius pratimus galite pradėti tuoj po gimdymo, kaip ir pasivaikščiojimus lauke su kūdikiu. Aerobinių pratimų programa galima tik po to, kai baigėsi kraujavimas, lochijos nebeišsiskiria, ir kai šeimos gydytojas, pirmą kartą apžiūrėjęs jus po gimdymo, leis mankštintis. Gydytojas turi patikrinti, ar nėštumo metu neatsiskyrė tiesusis pilvo raumuo. Pirmiausia daromi tie pratimai, kurie skirti per 9 nėštumo mėnesius labiausiai nusilpusioms kūno dalims – joms reikia daugiau laiko, kad atgautų buvusią formą. Lenkimasis ir liemens pakėlimai labai tinka pilvo sienelei sustiprinti.

Taip pat reikia treniruoti dubens dugno raumenis (žr. p. 62), sutraukiant ir atleidžiant juos kasdieninės ruošos metu, pavyzdžiui, skalbiant.

- **Lenkimosi pratimai**: gulint ant nugaros, rankos ant liemens, keliai sulenkti ir pakelti, pakelti galvą ir pečius nuo grindų.
- **Liemens pakėlimas**: gulint ant kieto paviršiaus (lova netinka) prie grindų prispaustais pečiais, lėtai pakeliama galva, pažiūrima į lubas, galva nuleidžiama.
- **Pratimai su kūdikiu**: gulima ant grindų, keliai sulenkti, kūdikis padėtas ant motinos pilvo. Abiem rankomis laikantis už šlaunų lėtai pakeliama galva ir pečiai, kaklas turi būti tiesus, smakras neprispaustas prie krūtinės.

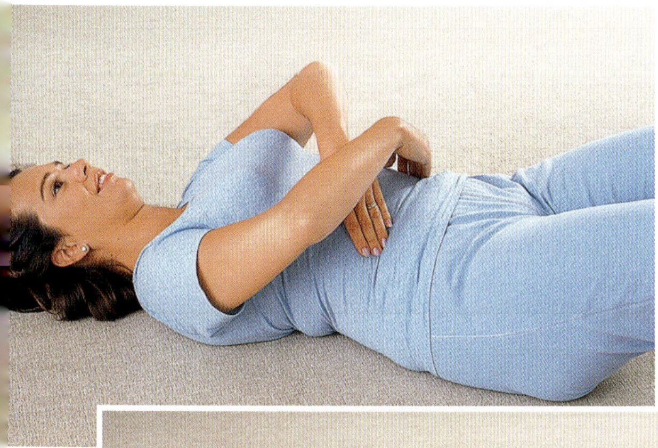

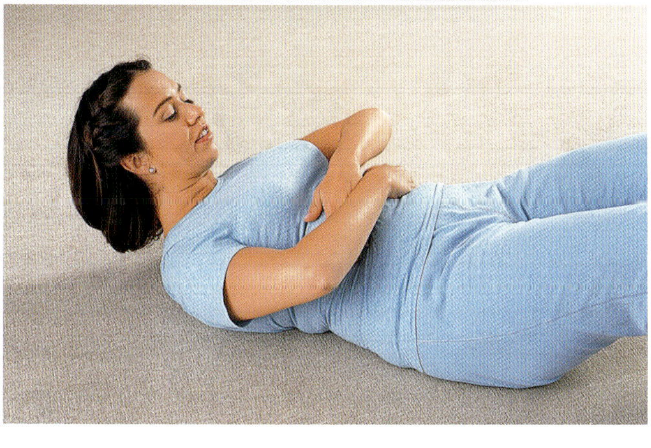

Aš būtinai...

FORMĄ ATGAUSIU PAMAŽU

Kad mankštinčiausi saugiau, privalau:

✓ **Dėvėti krūtis prilaikančią liemenėlę**. Jeigu maitinate krūtimi, nedėvėkite sportinės liemenėlės, nes ji suspaudžia krūtis ir gali stabdyti pieno gaminimąsi.

✓ **Mankštintis po kūdikio maitinimo**, arba nusitraukti pieną, kad krūtys nebūtų pilnos. Nereikia mankštintis per daug intensyviai, nes fizinio aktyvumo metu pasigaminusi pieno rūgštis gali kauptis piene.

✓ **Skirti 5–10 minučių apšilti ir atvėsti**, jeigu atliekami aerobiniai ir raumenų masę didinantys pratimai. Atvėstant atliekami tempimo ir atsipalaidavimo pratimai.

✓ **Pradėti nuo mankštos 3 kartus per savaitę**, vėliau pamažu pereinant prie 5 kartų.

✓ **Pradėti nuo 15 minučių mankštos**, neviršijant nustatyto pulso dažnio, po to kas savaitę galima mankštos laiką ilginti po 5 minutes. Maksimalus mankštinimosi laikas neturėtų viršyti 40–60 minučių.

✓ **Mankštintis kas antrą dieną**, kad kūnas spėtų pailsėti; ypač svarbu, jeigu maitinate krūtimi.

✓ **Siurbčioti vandenį** prieš mankštą, jos metu ir po mankštos. Jeigu neatstatysite skysčių kiekio, prasidės dehidracija ir krūtyse nebesigamins pienas.

✓ Pratimų su svoriais **programą tegu sudaro instruktorius**. Galima naudoti tik nedidelius svorius (pratimą atliekant 2 kartus po 12–15 pakartojimų).

✗ **Nesimankštinti, jeigu jaučiate skausmą, sukasi galva, silpna**. Jeigu tokia savijauta nepraeina, nedelsiant skambinkite gydytojui.

Po cezario operacijos

Iš pradžių daugiausia rūpesčių kelia skausmas, judrumo apribojimai ir pjūvio vietos priežiūra. Gali praeiti metai ir netgi daugiau, kol visiškai atsistatys buvusi fizinė forma ir energingumas. Taigi, priedo prie skausmo dėl pjūvio pilve ir šalutinio nejautros poveikio, šioms moterims lieka ir kiti pogimdyminiai reiškiniai – gimdos susitraukimai, lochijos (žr. p. 120), kurie pasireiškia per makštį gimdžiusioms moterims. Šlapimo kateteris bus pašalintas tuomet, kai moteris jau galės nueiti iki tualeto, o lašinės prijungimo vieta rankoje paliks tol, kol neatsistatys žarnyno veikla. Ji pasireiškia pilvo gurgėjimu ir skausmu nuo susikaupusių dujų.

Jeigu planuojate maitinti krūtimi, reikėtų pradėti kaip galima greičiau – reanimacijos kambaryje, arba praėjus 1–2 valandoms po operacijos. Jums duodama tik tokių nuskausminamųjų, kurie nekenkia kūdikiui, nes nepatenka į krūties pieną. Gali tekti pabandyti įvairias kūno padėtis ir atramas, kad jaustumėtės patogiau.

EKSPERTO PATARIMAS

Stebėkite pjūvį

Praėjus po 2–6 savaitėms po operacijos nepatogumų liks nedaug, tačiau geriau šiuo metu nieko sunkaus nekelti ir nevairuoti pirmas 4 savaites, nes, jeigu įvyks avarija, galite nukraujuoti. Veikiausiai pirmas 6 savaites nenorėsite lytinių santykių; geriausia vėliau bus tokia padėtis, kad neslėgtų partnerio kūnas, pvz., gulint ant šono. Jeigu kraujavimas iš pjūvio baigiasi, o vėliau vėl prasideda, jeigu per valandą krauju sumirksta daugiau nei vienas tvarstis, arba kraujas tampa ryškiai raudonas, pasikalbėkite su šeimos gydytoju. Jeigu pjūvio vieta tampa skausminga, parausta arba sutinsta, atsiranda išskyrų, kreipkitės medikų pagalbos nedelsiant.

Aš būtinai...

BANDYSIU PALENGVINTI SKAUSMUS

Jeigu nebeskaudės, galėsite laisviau judėti ir patogiau laikysite kūdikį. Reikia:

✓ **Paprašyti nuskausminamųjų** dar prieš tai, kai skausmas tampa nebepakeliamas.

✓ **Dėvėti gimdyvėms skirtą palaikantį diržą** (jeigu reikia, virš tvarsčių) – jis gali sumažinti skausmą.

✓ **Keltis ir trumpai pavaikščioti** taip dažnai ir tiek anksti po gimdymo, kiek tik galite.

✓ **Ilsintis dažnai keisti padėtį.**

✓ **Siūbuoti** pirmyn–atgal, kai sėdite kėdėje.

✓ **Neskubėti pradėti valgyti kieto maisto**, negerti gazuotų gėrimų.

PRATIMAI

Atsistatant po operacijos ir dar 6 menesius reikia didinti pratimų intensyvumą pamažu; pradedama gulint ant nugaros, vėliau sėdint, o tik po to – stovint. Po kiek laiko galėsite mankštintis laikydama kūdikį.

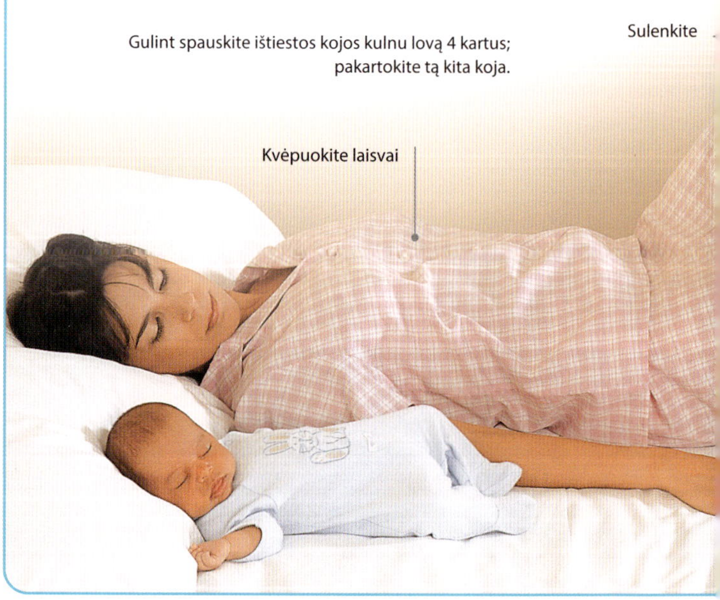

JUDĖJIMAS IR PATOGUMAS

Dėl nejautros operacijos metu gali kauptis skysčių, nuo jų gali išsivystyti plaučių uždegimas, todėl judėjimas yra labai svarbu. Judant pagerėja plaučių veikla; giliau kvėpuojant suaktyvėja kraujotaka, mažesnė trombų susidarymo tikimybė, pagerėja virškinimas, vėl pradeda veikti žarnynas. Kai tik galite, ir kiek tik pajėgiate, turėtumėte sėdėti ir keltis iš lovos. Gali tekti pabandyti įvairias pozas, atramas ir pagalves, kad kasdien judėtumėte vis daugiau.

Reikėtų pradėti sėdėti ir eiti jau praėjus 6–8 valandoms po operacijos. Atsikėlus priglauskite rankas, prispauskite pagalvę ar susuktą rankšluostį prie pilvo, tai jį prilaikys. Kuo daugiau būsite judri, tuo lengviau bus judėti ir tuo greičiau sveiksite.

PJŪVIO VIETOS PRIEŽIŪRA

Slaugė parodys, kaip valyti pjūvio vietą ir kaip nustatyti, ar ji neparaudo ir nesutino. Iš pradžių sunksis rausvas, vandeningas skystis. Jeigu tai truks ilgiau kaip 6 savaites, galima įtarti infekciją, kurią reikia gydyti.

Pjūvio vietoje gali susidaryti kietas randas, kuris vėliau turėtų suminkštėti. Ši vieta gali būti nejautri, plotas apie randą sukietėjęs. Judant ar kažką keliant, rande gali jaustis tempimas. Jeigu jausite nepatogumų, gali padėti šildymas drėgnu šiltu rankšluosčiu. Gyjant randą gali niežėti, mėnesinių metu jis tampa kietesnis.

Galima maudytis duše ir vonioje, tačiau turėtumėte naudoti švelnų bekvapį muilą ir po to sausai nušluostyti pjūvio vietą. Dieną dėvėkite laisvus drabužius, nakčiai palikite pjūvio vietą atvirą.

Jeigu jums sunku rasti patogią kūno padėtį miegojimui, pabandykite atsiremti į pagalves. Maitinant kūdikį, pagalve apsaugokite pjūvio vietą.

Laikui bėgant randas sumažės, tačiau po gimdymo mažiausiai 6 mėnesius turėtumėte vengti saulės. Pjūvis visiškai sugis tik per metus.

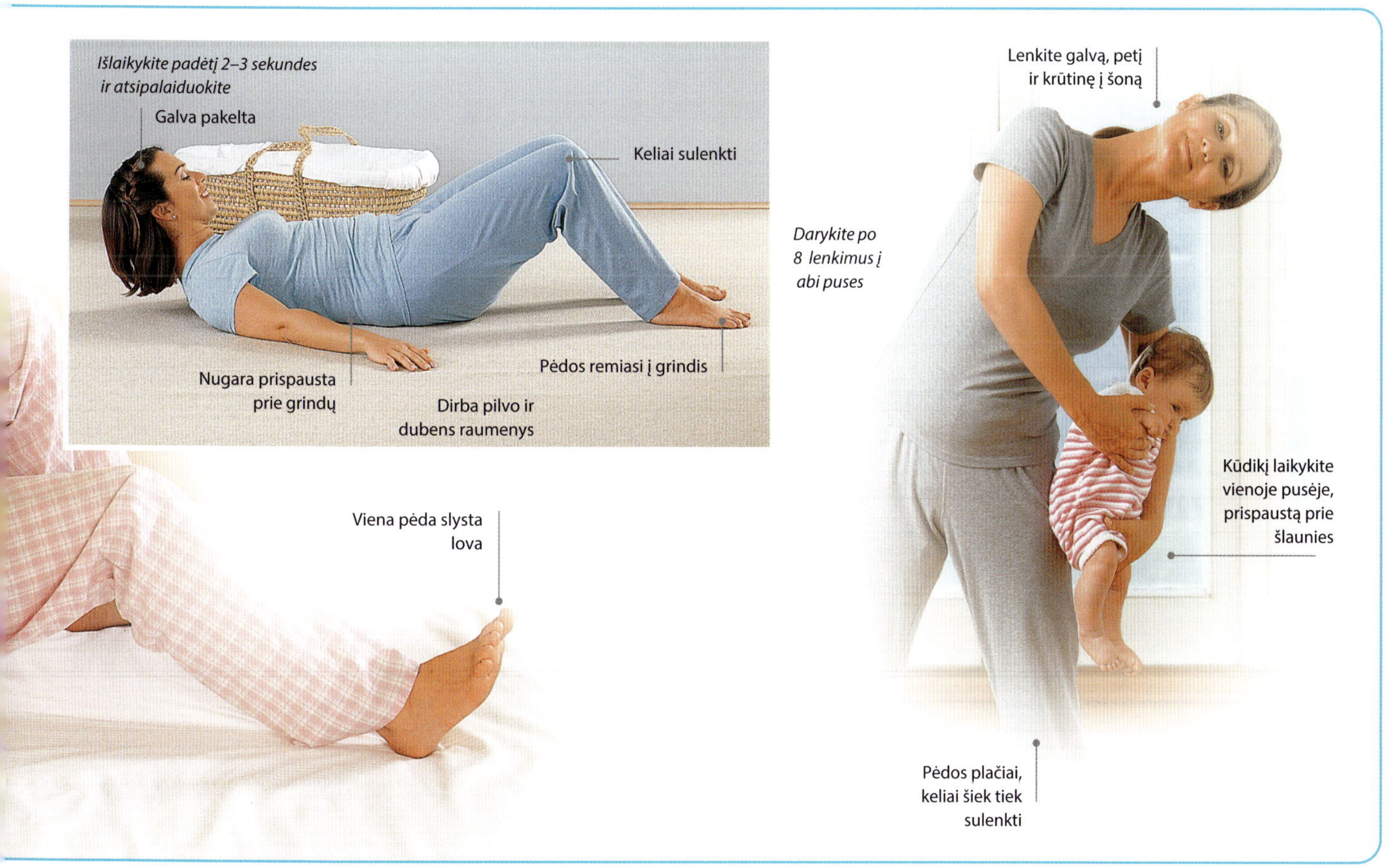

Galimos pogimdyminės problemos

Didelių problemų po gimdymo dažniausiai nekyla. Tačiau vidutiniškai 8 % gimdymų baigiasi infekcijomis, kai kurioms maitinančioms motinoms būna rūpesčių su krūtimis.

POGIMDYMINĖS INFEKCIJOS

Dažniausiai pasitaiko gimdos gleivinės uždegimas, tačiau uždegimas gali apimti ir gimdos kaklelį, makštį, išorinius lyties organus ir tarpvietę. Bakterijos gali užkrėsti taip pat vietą, kurioje buvo daryta epiziotomija. Priešlaikinis dangalų plyšimas, ilgas gimdymas, dažnai atliekamas gimdos kaklelio tikrinimas gimdant, vidinė vaisiaus stebėsena, nėštumo metu jau buvusios infekcijos, cukrinis diabetas ir antsvoris didina pogimdyminių infekcijų tikimybę.

Simptomai:

- Karščiavimas.
- Pilvo arba tarpvietės skausmai.
- Makšties išskyros ir nemalonus kvapas.
- Uždegimas, paraudimas, sutinimas.

Gydymas

Gydytojas skiria 2–7 dienų geriamų arba į veną leidžiamų antibiotikų kursą. Jeigu reikia tolesnio gydymo, gali tekti gultis į ligoninę. Gydant infekcija turi baigtis per 7–10 dienų. Dauguma atvejų gydoma moteris gali maitinti krūtimi.

Jeigu infekcija apima siūles, dažniausiai pakanka rūpestingo jų valymo ir dažniau maudytis. Retais atvejais siūlė gali iširti. Tuomet gali tekti siūti iš naujo, bet dažniausiai sugijimui pakanka asmens higienos procedūrų.

UŽSIKIMŠĘ PIENO LATAKAI IR MASTITAS

Pieno latakai gali užsikimšti, kai gaminasi per daug pieno, kūdikis neteisingai žinda, praleidžiami maitinimai ir krūtis neištuštinama prieš naktį.

Jeigu į užsikimšusį pieno lataką patenka bakterijų, dažniausiai per įtrūkusį spenelį (žr. priešais, viršuje), užkrečiamas pienas, prasideda pieno latako uždegimas, o nuo jo – krūties uždegimas (mastitas).

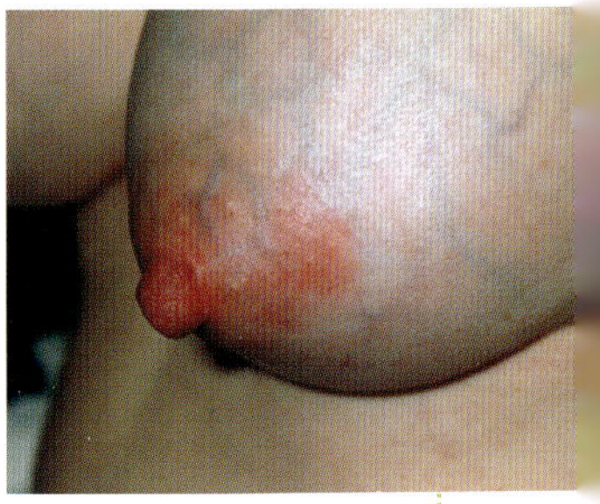

Simptomai:

- Krūties jautrumas.
- Paraudimas, galimas karščiavimas.
- Gumbai krūtyje. Jie gali sumažėti masažuojant arba po maitinimo, arba lieka skausmingi ir paraudę.
- Karščiavimas, gripą primenantys raumenų skausmai.
- Pykinimas.

Gydymas

Jeigu latakas tik užsikimšo, gali padėti šildymas (karštu vandeniu sumirkytas ir nugręžtas kompresas, uždėtas ant skaudamos vietos) ir masažas prieš kiekvieną maitinimą. Dar gali padėti dažnas maitinimas; jeigu kūdikis neištuština krūties, po maitinimo likusį pieną reikia nutraukti pientraukiu. Labai svarbu kiekvieno maitinimo metu keisti padėtį ir teisingai pridėti kūdikį prie krūties (žr. p. 154-155).

Jeigu užsikimšusius latakus apima uždegimas, papildomai prie minėtų priemonių skiriama antibiotikų ir nuskausminamųjų. Skiriama tokių vaistų, kad galėtumėte tęsti maitinimą krūtimi, nes būtent maitinimas yra svarbi gydymo dalis. Jeigu geriant antibiotikus per 24 valandas padėtis nepasikeitė, reikėtų pasirodyti šeimos gydytojui, nes krūtyje gali atsirasti pūlinys.

ĮTRŪKĘ SPENELIAI

Maitinant krūtimi pirmomis dienomis jautrūs ir skausmingi speneliai būna labai dažnai; jeigu kūdikis žinda godžiai, ima krūtį netaisyklingai, o po maitinimo lieka pieno ant spenelio, jis gali įtrūkti.

Įtrūkimai labai skausmingi, gali prasidėti spenelio uždegimas.

Įtrūkę speneliai dažnai užkrečiami mielėmis *Candida albicans*, prasideda pienligė. Nors moteris neturi problemų maitinant, bet yra sirgusi makšties pienlige, pienligė gali atsirasti ir ant krūtų.

Simptomai

- Maži įtrūkimai spenelyje, kurie gali kraujuoti.
- Aštrus duriantis skausmas maitinant kūdikį.
- Niežtintys, jautrūs, rausvi arba raudoni speneliai.
- Mažos baltos dėmelės aplinkui spenelį.

Gydymas

Reikia tęsti maitinimą krūtimi, tačiau kūdikiui ji turi būti duodama teisingai (žr. p. 154-155). Jeigu vaikiui baigus žįsti krūtyje yra dar pieno, jį reikia nusitraukti pientraukiu. Po kiekvieno maitinimo reikia trumpam palaikyti krūtis atidengtas, visada nuplauti spenelius švariu šiltu vandeniu (be muilo ir dezinfekuojamųjų priemonių) ir tapšnojant sausai nušluostyti. Gali padėti ir gaubtuvėliai speneliams.

Pienligė gali būti motinai perduota iš kūdikio, todėl tenka priešgrybeliniais vaistais gydyti abu. Gydymo metu reikia nenustoti maitinti krūtimi, nors tai ir gali būti skausminga.

ŠLAPIMO NELAIKYMAS

Dabar manoma, kad šlapimo nelaikymą lemia ne dubens dugno raumenų nusilpimas, kaip manyta anksčiau, o nėštumo metu kūne vykstantys fiziniai pokyčiai. Po gimdymo per makštį šlapimas gali būti nelaikomas kelias savaites ir net mėnesius.

Nelaikymas dėl krūvio (kai šlapimas išteka juokiantis, čiaudint ir įsitempus) būna labai dažnai ir gali trukti metus po gimdymo. Vėliau dažniausiai tai praeina.

Simptomai

- Nuteka nedidelis šlapimo kiekis.
- Pilnumo jausmas pūslėje ir noras šlapintis.
- Negalėjimas nustoti šlapintis.

Gydymas

Nepriklausomai nuo nelaikymą sukėlusios priežasties, dubens dugno pratimus reikia daryti reguliariai (žr. p. 62), po 8 pakartojimus bent 3 kartus kasdien. Tai geriausia priemonė nuo šlapimo nelaikymo. Kai pajusite, kad pūslė jau valdoma, gali praeiti kelios savaitės, tačiau pratimus reikia tęsti bent 3 mėnesius. Nutekančiam šlapimui sugerti reikia nešioti apsaugines kelnaites ir naudoti įklotus. Galimi atvejai, kai prireikia chirurgo pagalbos.

IŠMATŲ NELAIKYMAS

Replių naudojimas gimdant, tarpvietės plyšimas arba epiziotomija gali pažeisti išangės rauko raumenis ir nervus, šis raukas uždaro žarnyną. Dėl to gali būti nebekontroliuojamas tuštinimosi procesas. Išmatų nelaikymas trunka įvairiai, priklausomai nuo pažeidimų. Kol moteris vėl pradės kontroliuoti tuštinimąsi, po gimdymo gali praeiti nuo 6 savaičių iki 4 mėnesių.

Simptomai

- Nevalingas tuštinimasis.
- Garsus vidurių dujų išleidimas.

Gydymas

Trumpam laikui galima naudoti išangės tamponus ir specialius įklotus. Reikėtų valgyti daug skaidulų turintį maistą, vengti aštraus riebaus maisto ir pieno produktų. Išangę valdančius raukus gali sustiprinti dubens dugnui skirti pratimai (žr. p. 62); jie padidina kraujo pritekėjimą į tarpvietę ir taip paspartina gijimą. Jeigu nuo pratimų išmatų nelaikymas nesumažėja, aptarkite šią problemą su gydytoju per apžiūrą. Nereikia to gėdytis; daug geriau pradėti gydytis nedelsiant. Gydytojas gali rekomenduoti žarnyno ir bioatsako pratimus arba operaciją.

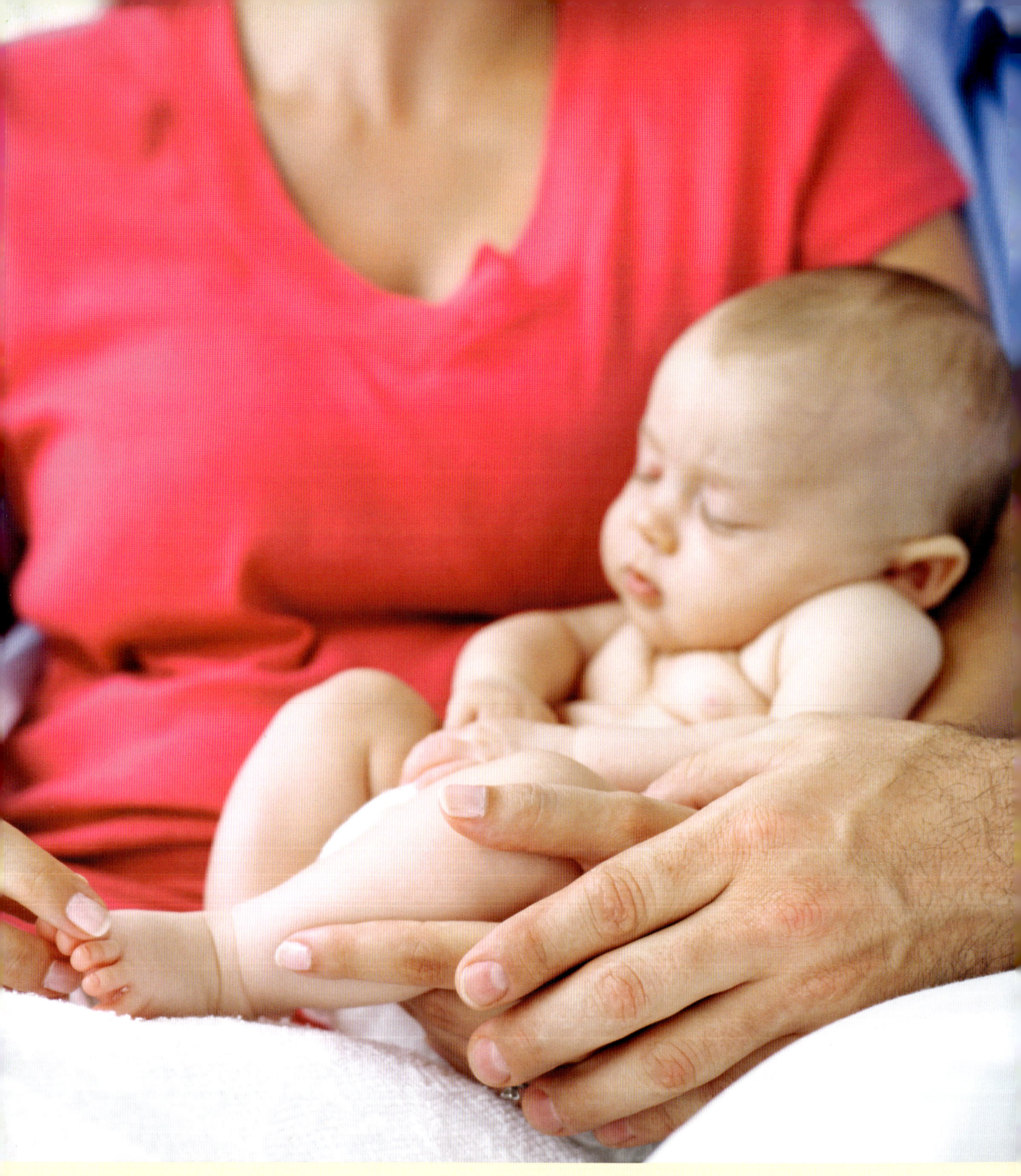

I DALIS Nėštumas

Tapimas tėvais

Visą nėštumo laiką kaip mokėdama saugojau kūdikį, teko priimti nemažai sprendimų apie jo priežiūrą ir gerovę. Per tuos devynis mėnesius, kol kūdikis buvo saugus manyje, daug kalbėjomės su partneriu apie tai, į ką ji bus panaši ir kaip jai gimus pasikeis mūsų gyvenimas. Dabar sužinosime, ar galvojome teisingai. Kūdikio buvimas gali turėti ir nenumatytų pasekmių. Ar mes būsime geri tėvai, ar mūsų šeimos gyvenimas bus harmoningas, daug priklauso ir nuo to, ar sutarsime nuo pat pradžių.

Motinystės pasirinkimai

Kūdikis – tai nauja patirtis (tiek džiugi, tiek ir gąsdinanti) ir kasdien priimami nauji sprendimai. Be abejonės bus ir taip, kad nežinosiu ko geriausia būtų imtis, tačiau tikiuosi, kad visada pasirinksiu teisingai.

Motinystė reiškia įsipareigojimus. Pirmaisiais mėnesiais kūdikiui reikia nuolatinės motinos globos. Visai nesvarbu, ar motina ką nors veikia ar tiesiog pavargusi, jeigu kūdikis išalko, nuobodžiauja, pavargo ar serga, motina turi rasti jėgų jo poreikiams patenkinti. Atsiranda motinos ir kūdikio emocinis ryšys, kuris padeda lengviau ištverti sunkumus.

Būdama motina, moteris per dieną gali padaryti daug daugiau, negu manė anksčiau; joje atsiskleidžia paslėpta jėga ir ryžtas. Kūdikiui jaučiamos meilės ir jo saugumui skiriamų pastangų stiprumas yra beribis.

SKIRTINGI POŽIŪRIAI

Visi tėvai ir motinos nori būti geriausi tėvai pasaulyje, viską daryti teisingai ir be klaidų, užauginti gerus ir mylinčius vaikus. Tačiau šiems idealiems norams trukdo asmenybių ypatumai (tėvo, motinos ir vaiko), taip pat ir kiti įsipareigojimai namuose ar darbe. Svarbu, kad požiūris į motinystę būtų nuoseklus – tai būtina vaikui. Tačiau negalima ir dogmatiškai laikytis stereotipo, nes vaikas vystosi ir jo elgesio pokyčiai gali reikalauti, kad motinos elgesys irgi keistųsi.

Viena iš sistemų skirsto tėvus į grupes pagal tai, kiek jie priklausomi nuo vaiko emocinių ir kitokių poreikių, ir kiek jie reikalauja iš vaiko prisitaikyti prie aplinkos normų ir tvarkos. Taip tėvus galima suskirstyti į tris grupes: pirmenybę teikianti vaikui, paremta tvarkaraščiu ir lanksti. Dauguma profesionalų mano, kad veiksmingiausias yra lankstus požiūris, nes vaikas auga mylinčioje aplinkoje, kurioje yra ir reikalavimai bei leistinos ribos, ir nukrypimai nuo taisyklių.

Pirmenybė vaikui

Ar manote, kad geriausia auginti vaiką tenkinant jo emocinius ir fizinius poreikius kai tik jie pasireiškia? Ar vaikui pravirkus puolate jo raminti iš karto, ar maitinate

Laikydama priglaudusi švarų, šiltą ir patenkintą kūdikį, motina supranta, kad visos pastangos ir darbai buvo to verti.

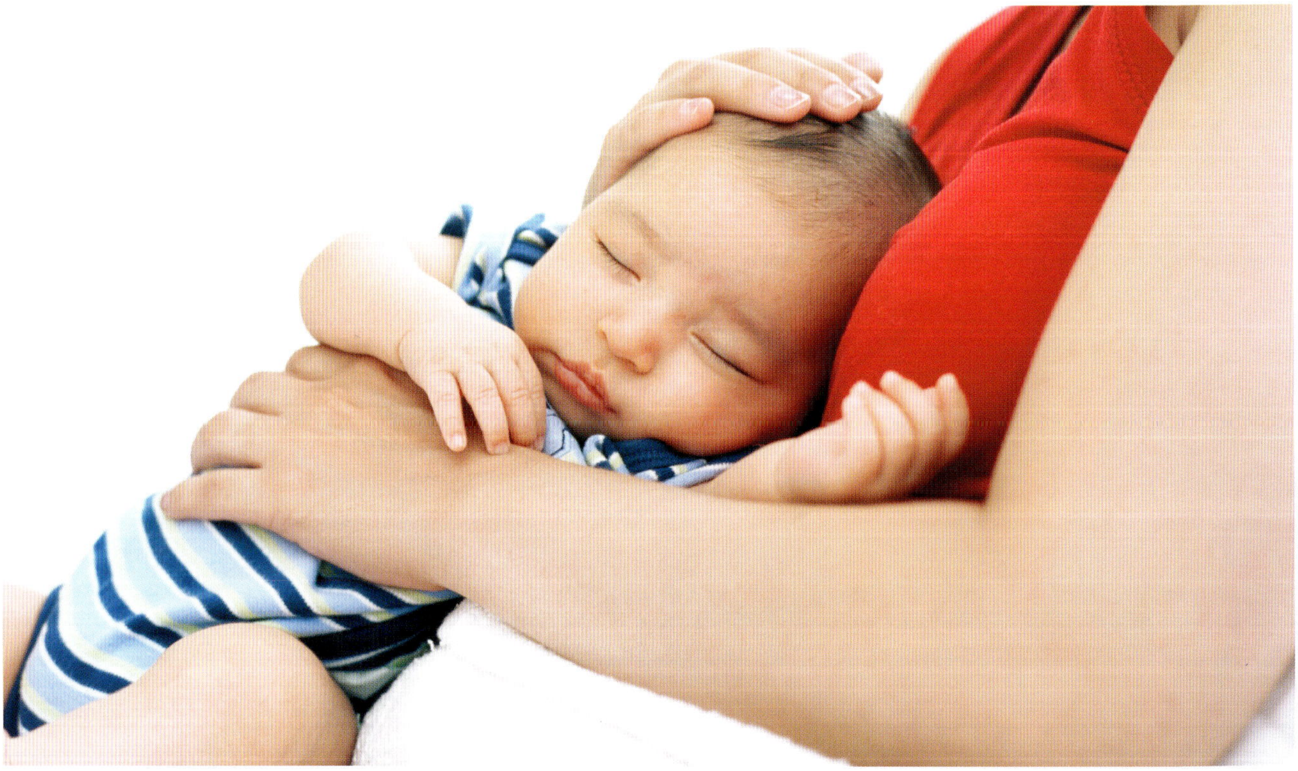

kai tik išalksta, ar pradedate žaisti su kūdikiu, kai tik įtariate, kad jam nuobodu? Tokio auginimo privalumas vienas – kūdikio poreikiai patenkinami tučtuojau, todėl jis niekada nesijaučia vienišas, atskirtas arba ignoruojamas. Yra ir neigiama pusė – vaikui atrodo, kad visas pasaulis sukasi apie jį, todėl kūdikis neturi kantrybės ir atkaklumo pačiam ką nors padaryti.

Tvarkaraščio valdomi

Ar manote, kad vaikui reikalingas tvarkaraštis ir būtent jūs geriausiai žinote, koks tas tvarkaraštis turėtų būti? Maitinsite vaiką griežtai nustatytu laiku, guldysite kaip numatyta, nesvarbu ar kūdikis nori miego ar ne?

Teigiama tokio požiūrio pusė yra ta, kad motina nuo pat pradžių žino, kaip auginti kūdikį; vaikas labai greit supranta, kad pirmenybė nebūtinai teikiama jo poreikiams. Yra ir neigiama pusė: kūdikis gali priešintis tvarkaraščio įvedimui, o tvarkaraštis gali neatitikti besikeičiančių emocinių kūdikio poreikių.

Lankstus požiūris

O gal jūs manote, kad augančiam vaikui reikalinga tvarka, bet kiekvienas vaikas yra individualus ir turi tik jam būdingų bruožų? Ar todėl leisite kūdikiui pakeisti numatytą maitinimo laiką, bent jau retkarčiais, ir nebandysite visada jo guldyti miegoti tuo pačiu metu?

Toks požiūris leidžia motinai geriau atsižvelgti į kūdikio vystymąsi ir besikeičiančius jo emocinius poreikius. Neigiama pusė ta, kad vaikas gali jaustis sutrikęs, jeigu tvarkaraštis keičiasi nuolatos, o jūs taip ir nesuprasite, kas yra geriau, jeigu nepabandysite to ilgesnį laiką.

PARTNERYSTĖ

Ne taip svarbu, kokio tipo tėvais jūs esate – jeigu šeimoje yra abu tėvai, jie turi sutarti vaiko auginimo klausimais. Tiesa, abu partneriai neprivalo būti vienas kito kopija, juk vaikas turės naudos iš abiejų tėvų panašumų ir skirtumų.

Kūdikiui naudingiausia, kad tėvai sutartų dėl esminių dalykų – disciplinos, elgesio, santykių ir tvarkaraščio.

Jeigu moters ir jos partnerio požiūris į tėvystę skiriasi, o taip atsitinka bet kurioje šeimoje, reikėtų išspręsti nesutarimus nedalyvaujant vaikui. Tėvai vaikui turi atrodyti vieningi. Tai naudinga vaiko psichologiniam gerbūviui ir jo emociniam saugumui, nes jis mato, kad tėvai palaiko vienas kitą.

Aš būtinai...

TURĖSIU SAVO POŽIŪRĮ

Apsisprendimas, kaip auginsite vaiką, leis geriau patenkinti jo poreikius, net jeigu jūsų nuomonė ir pasikeis. Turėtumėte:

- ✓ **Gerai apsvarstyti galimus pasirinkimus.**
- ✓ **Vykdyti tai, ką numatėte.**
- ✓ **Būti pasirengusi prisipažinti, kad suklydote.**
- ✗ **Nemanyti, kad esate neteisi.**
- ✗ **Nepasirinkti tik paties lengviausio sprendimo.**
- ✗ **Nesikarščiuoti ir neskubėti keisti savo nuomonės.**

VIENIŠA MOTINA

Vienišai motinai kyla daug iššūkių – dėl pinigų, laiko ir paramos, tačiau jai bent jau netenka konfliktuoti su partneriu dėl to, kaip auginti vaiką. Aišku, ir vieniši tėvai turi giminių bei draugų, kurių nuomonės būna skirtingos, tačiau daugeliu atvejų jie patys vieni nusprendžia ir neprivalo kam nors aiškintis.

Taigi, vienišos motinystės privalumas tas, kad nereikia dėl vaiko auklėjimo tartis su niekuo kitu. Vieniša mama pati priima visus sprendimus. Yra ir trūkumas – vieniša mama turi labai pasitikėti savo sprendimais, o tai ne visada yra lengva. Juk kiekvienas žmogus kada nors turi abejonių.

Pirmosios motinystės problemos

Šeimoje atsiradus kūdikiui tenka prie daug ko prisitaikyti. Suvokimas, kad esate visiškai atsakingi už bejėgę būtybę, kartais gąsdina. Kūdikį reikia maitinti, keisti vystyklus, maudyti, saugoti ir mylėti, suvokti ir išspręsti visas jo problemas. Moters dienotvarkė tampa visiškai neprognozuojama, dėl miego trūkumo ji jaučiasi emociškai ir fiziškai išsekusi, jai reikia pastangų įsisavinti naujas pareigas, ją kamuoja visiems tėvams būdingas nerimas. Reikia laiko visam tam susitvarkyti, tačiau būkite kantri ir neleiskite mažoms atsitiktinėms nesėkmėms pažeisti jūsų pasitikėjimo savimi.

NAMŲ RUOŠA

Namų ruošos darbų pasiskirstymą reikėtų pakeisti iš karto. Naudinga surašyti visus darbus ir susitarti su partneriu, kuriuos darbus atliks jis. Aišku, kai kuriuos darbus galite dalytis arba atlikti kartu.

RASKITE LAIKO SAU

Nors iš pradžių tai atrodo neįmanoma, gali atsirasti nemažai laisvų valandėlių, jeigu tik žinote, kaip jas rasti. Svarbiausia nustatyti pagrindinį tvarkaraštį – kada išvežti kūdikį į lauką, kada maudyti, kada pervystyti ir kada guldyti miegoti. Kai kūdikis miega arba kai juo rūpinasi partneris, pailsėkite, pakėlusi kojas aukščiau. Noriai priimkite giminaičių siūlomą pagalbą; jie gali prižiūrėti kūdikį, nueiti į parduotuvę, sutvarkyti namus.

KAIP MAITINTI

Nusprendusios maitinti krūtimi vienos motinos tą daro labai sėkmingai, kitoms gi tai atrodo neįmanoma arba jos nuolatos dėl to jaudinasi. Jeigu taip yra, klausykite savo vidinio balso (instinktų). Jeigu jau apsispręsite vėliau maitinti ne krūtimi, o iš buteliuko, nesijaudinkite, kad toks sprendimas paveiks jūsų emocinį prisirišimą prie kūdikio. Supraskite, kad vaikui svarbiausia jūsų teikiamas saugumo ir atsipalaidavimo pojūtis. Maitinimas – tai ne vien maisto davimas kūdikiui, tuo pačiu yra patenkinami ir emociniai poreikiai.

Per pirmuosius kelis mėnesius, kai kurios su vaiko maitinimu susijusios problemos (vaikas neteisingai apžioja spenelį arba atpila pieno) iš mažų virsta labai didelėmis, nes jas apsunkina tėvų nerimas ir įtampa. Motinos nerimas persiduoda kūdikiui – taip pasidaro užburtas ratas. Jeigu tikrai manote, kad kūdikis sveikatos problemų neturi, pabandykite jį kitaip laikyti maitinant

Aš būtinai...

PASINAUDOSIU SENELIŲ PARAMA

Nors su seneliais galite ir nesutarti, jų pagalba gali būti labai naudinga. Reikėtų:

✓ **Priimti jų siūlomą pagalbą geranoriškai** ir padrąsinančiai. Seneliai gali šalintis anūkų todėl, kad bijo tapti per daug komanduojančiais.

✓ **Įtraukti juos į kūdikio priežiūrą**. Jeigu manote, kad jie to nebemoka, pradėkite nuo paprasčiausių užduočių – paskaityti vaikui pasaką, padėti pervystyti ir pan.

✓ **Paklausti jų patarimo**. Juk būna dalykų, dėl kurių nesate tikra, o gal šeimoje yra buvę kažkokių nesklandumų, todėl jie tikrai jausis pamaloninti, jeigu paklausite jų nuomonės. Žinoma, neklauskite to, kuo esate tvirtai įsitikinusi pati.

✓ **Kad jie jaustųsi reikalingi**. Papasakokite jiems, ką kūdikis veikia. Vaikui paaugus pasakykite, kaip jis džiaugiasi seneliais ir kaip jūs laukiate jų apsilankant.

✓ **Pasakyti jiems, kada tikitės jų pagalbos**. Senelių gyvenimas gali būti labai aktyvus, todėl nesitikėkite, kad jie gali viską mesti ir atlėkti prižiūrėti anūko. Būtinai padėkokite jiems už pagalbą.

✓ **Pasakyti jiems savo nuomonę dėl vaiko auklėjimo**. Jeigu jums atrodo, kad jie vaikui per daug atlaidūs, aptarkite tai kartu; griežtai laikykitės savo nuomonės.

krūtimi. Jeigu maitinate iš buteliuko, pakeiskite čiulptuką.

Jeigu kūdikis žinda labai lėtai, arba žinda skubėdamas ir nebaigęs valgyti užmiega, pažiūrėkite į visa tai iš šono. Atsakykite į klausimus:

- Ar jūs pati laukiate maitinimo laiko?
- Ar jums patinka laikyti kūdikį, kol jis žinda?
- Ar kūdikis atrodo ramus ir patenkintas jūsų rankose, kai duodate krūtį arba buteliuką?
- Ar jis patenkintas ir tada, kai baigia žįsti?

Jeigu neigiamai atsakėte bent į vieną klausimą, turėtumėte sukurti kitokią, labiau atpalaiduojančią aplinką, tiek maitinant krūtimi, tiek iš buteliuko.

KAIP NURAMINTI VERKIANTĮ VAIKĄ

Prisiminkite, kaip apsidžiaugėte išgirdusi vaiko riksmą jam gimus – tai buvo ženklas, kad jis sveikas. Dabar, kai kūdikis jau namie, jo verksmai jus liūdina ir neramina. Atsiminkite, kad verksmas yra pagrindinis kūdikio bendravimo būdas. Riksmas rodo, kad vaikas yra sveikas, o ne kad jūs kažką darote blogai. Po kiek laiko imsite geriau suprasti, ką reiškia kiekvienas riksmas, todėl mažiau jaudinsitės dėl to, kaip kūdikį nuraminti. Kaip ir visi kūdikiai, jūsiškis retai verkia be priežasties, todėl bandykite išsiaiškinti, kodėl jis verkia.

Nepakanka bandyti suprasti, kodėl kūdikis verkia. Kai jį imate ant rankų, nebūkite sunerimusi ir įsitempusi, nes kūdikis pajaus įtampą ir vėl gausis uždaras ratas. Jeigu jaučiate įtampą, padarykite pertraukėlę, nes kelių minučių atokvėpio jums turėtų užtekti, kad nuotaika taptų pozityvesnė.

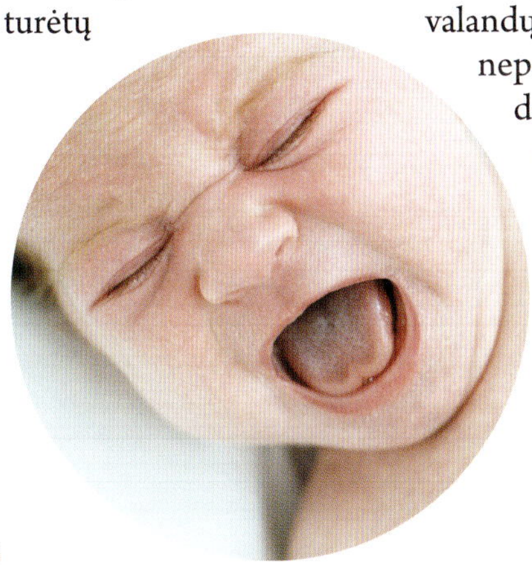

MIEGO POREIKIS

Tyrimai rodo, kad dėl kūdikio per pirmus metus jo tėvams pritrūksta 400–750 valandų miego. Kol vaikui sueis penki mėnesiai, kas naktį tenka aukoti po 2 valandas miego; iki 2 metų amžiaus prarasto miego laikas sutrumpėja iki valandos kasnakt. Tą pajunta visi tėvai. Galima žiūrėti filosofiškai – kol kūdikis mažas, miego stoka yra neatskiriama motinystės dalis. Geriausia dalintis vaiko priežiūrą naktį pusiau su partneriu, o miego stoką kompensuoti pasnaudžiant dieną.

Būtina suvokti, kad miego stoka yra susijusi su kūdikio augimo ypatumais. Naujagimis pramiega visą dieną, tačiau dažnai prabunda ir šaukia, nes yra alkanas. Be pertraukos jis išmiega ne daugiau 4 valandų. Trijų mėnesių amžiaus kūdikis per parą išmiega 14–16 valandų, tačiau miegas ir būdravimas vis dar nepaskirstytas į dieną ir naktį. Tik vėliau kūdikis ims daugiau miegoti naktį, o būdrauti – dieną. Jam visai nerūpi, kad jūs norėtumėte, jog jis ilgiau pamiegotų naktį.

KODĖL KŪDIKIS VERKIA?

- ☐ Alkanas; ar jau metas maitinti?
- ☐ Jam šalta arba karšta; ar reikia kitaip aprengti, užkloti, pareguliuoti kambario temperatūrą?
- ☐ Šlapias arba prisidergęs; gal jam nepatogu, reikia pervystyti?
- ☐ Nuobodžiauja; norėtų kad kas jį prablaškytų?
- ☐ Vienišas; jam reikia meilaus dėmesio?
- ☐ Pavargo; reikėtų pasupti prieš užmiegant?
- ☐ Jaudinasi dėl garsaus triukšmo arba stiprios šviesos; reikėtų perkelti į ramią, tamsesnę vietą?
- ☐ Serga; reikėtų gydytojo?

Pogimdyminė depresija

Moterys po gimdymo dažnai jaučiasi pavargusios, tačiau tik 15–20 % gimdyvių pasireiškia tikra pogimdyminė depresija. Ją sukelianti priežastis nežinoma, tačiau įtakos tikrai turi besikeičianti hormonų koncentracija ir stresas. Depresija dažniau pasireiškia moterims, kurios gimdo per cezario operaciją, ypač jeigu ji buvo neplaninė. Cezario operacija gali tapti pačia sunkiausia viso gyvenimo patirtimi, po jos lieka ir psichologinių pasekmių – savęs nuvertinimas, nepasitenkinimo ir nesėkmės jausmas.

Dažniausiai pogimdyminė depresija prasideda 6 savaitę, paaštrėja 10 savaitę po gimdymo. Dažniausi jos simptomai – nebėra noro atlikti įprastus darbus, sunku susikaupti ir apsispręsti, jaučiamas nuovargis, kaltė ir beviltiškumas, kartojasi mintys apie mirtį ir savižudybę, priaugama arba netenkama daug svorio, keičiasi apetitas, miego poreikis, motina per daug nerimauja dėl vaiko sveikatos.

Jeigu jums pasireiškia šie požymiai, kreipkitės į šeimos gydytoją:

- Lengvai supykstate.
- Nuvertinate save ir nerimaujate dėl to, kaip jus vertina partneris.
- Bijotės dėl kūdikio sveikatos.
- Daug verkiate.
- Esate apsnūdusi, bet negalite užmigti.
- Jums būna panikos priepuoliai ir apima jausmas, kad esate žlugusi.
- Pajuntate neapykantą kūdikiui ir (arba) savo partneriui.

Kai kada pogimdyminė depresija apima ir tėvus, tik jie daug rečiau kreipiasi pagalbos.

Nors jums bus nelengva kalbėti apie savo jausmus su šeimos arba lankančiu gydytoju, žinokite, kad pogimdyminė depresija yra liga ir turi būti gydoma. Dažniausiai prireikia psichologo pagalbos ir vaistų. Jeigu maitinate krūtimi į tai turėtų būti atsižvelgta, skiriant vaistų. Jeigu varžotės apie tai kalbėti su šeimos gydytoju, arba nesate tikra, kad jums depresija, yra gydytojų ir organizacijų, kurie specializuojasi šioje srityje. Paieškokite jų internete, arba paskambinkite pagalbos telefonu ir pakalbėkite su konsultantu.

Aš būtinai...

SAUGOSIU SAVO EMOCINĘ SVEIKATĄ

Štai ką reikia daryti, kad nuotaika pasitaisytų. Būtina:

✓ **Rasti laiko tam, kas priverčia jus juoktis**, pavyzdžiui, pažiūrėkite mėgiamą komediją.

✓ **Paprašyti pagalbos, jeigu yra darbų ar situacijų**, dėl kurių jūs nerimaujate ir jaučiate įtampą.

✓ **Rasti laiko atsipalaidavimui.** Jeigu reikia, nuraminkite įaudrintą protą meditavimu arba vizualizacija.

✓ **Kreipti dėmesį į savo išvaizdą.** Jeigu manote, kad gerai atrodote, tada geriau ir jaučiatės.

✓ **Bent trumpam išeiti pasižmonėti.** Išvežkite vaiką į lauką, palikite partnerio priežiūrai ir trumpam nueikite į svečius pas draugus. Tai atitrauks jūsų mintis nuo namų rūpesčių ir pakels nuotaiką.

✓ **Apsilankyti jaunų mamų klube** ar pogimdyminės mankštos užsiėmimuose, pasidalinkite su kitomis moterimis savo rūpesčiais. Jūsų nuotaika pagerės.

✓ **Pasisakyti partneriui, kaip jaučiatės.** Jeigu jis jaus, kad jums per sunku, tai tikrai jums padės ir palaikys jūsų dvasią.

✗ **Vengti cukraus, šokolado ir alkoholio**, nes jie gali sustiprinti depresiją. Valgykite daug sveiko maisto.

Šeimos gyvenimo planavimas

Vaiko priežiūrai galima skirti visą laiką, tačiau labai svarbu rasti laiko ir sau, ir palaikyti santykius su partneriu. Kai naujagimis paaugs, jums teks iš naujo priprasti prie pasikeitusio gyvenimo būdo, taip pat apsispręsti – ar grįžti į darbą, ar užsiimti kažkuo kitu. Turbūt svarbiausias sprendimas, kuris jūsų laukia po kelių mėnesių – ar grįžti atgal į darbą. Apgalvokite savo pasirinkimą ir darykite tai, kas labiausiai tiks jums, jūsų partneriui ir kūdikiui.

PASIRINKOTE LIKTI NAMIE

Jeigu nuspręsite, kad prižiūrėsite vaiką pati, turite tikėtis, kad toks tikram darbui prilygstantis užsiėmimas suteiks jums pasitenkinimo. Moterys bijo, kad likusios prižiūrėti vaiką jos praranda savo individualybės dalį. Jeigu pasijusite būtent taip, tai manykite, kad jūsų dabartinis darbas – taip, taip, darbas auginant vaiką! – yra toks pat svarbus, kaip ir ankstesnysis, o gal ir dar svarbesnis. Dauguma vaikus auginančių moterų sako, kad žavu atrasti pasaulį kartu su vaiku ir matyti, kaip jie keičiasi augdami. Pasidalinkite su jomis savo atradimais.

PASIRINKOTE GRĮŽTI Į DARBĄ

Jeigu nusprendėte grįžti į darbą, susitarkite su darbdaviu dėl datos, o tada pasirūpinkite vaiko priežiūra: raskite jam auklę arba lopšelį (žr. p. 93).

Kai ateina laikas grįžti į darbą, moteris neišvengiamai pasijaučia nuliūdinta ir kalta, nes galvoja apie laiką, kurį galėtų praleisti su vaiku, arba pergyvena, kad vaikui kas nors atsitiks. Jeigu į darbą grįžtate savo noru ar dėl susiklosčiusių aplinkybių, neleiskite tokioms mintims gadinti jūsų nuotaikos. Supraskite, kad dirbdama tampate labiau nepriklausoma, todėl būsite laimingesnė motina ir tai bus naudinga jūsų vaikui. Dirbdama turėsite geresnį finansinį pagrindą laimingai šeimai.

Tikėkitės, kad jūsų vaikas pripras prie auklės ar auklėtojos ir kad tai nepaveiks jūsų abiejų tarpusavio santykių. Jūs rasite laiko pabūti dviese ir tai bus įprasta, kai pareisite namo vakare bei savaitgaliais. Jūs maitinsite vaiką, žaisite su juo ir guldysite jį miegoti.

Grįžus į darbą iš pradžių bus nelengva. Jausitės pavargusi, jums reikės išmokti derinti krūvį darbe ir atsakomybę namie.

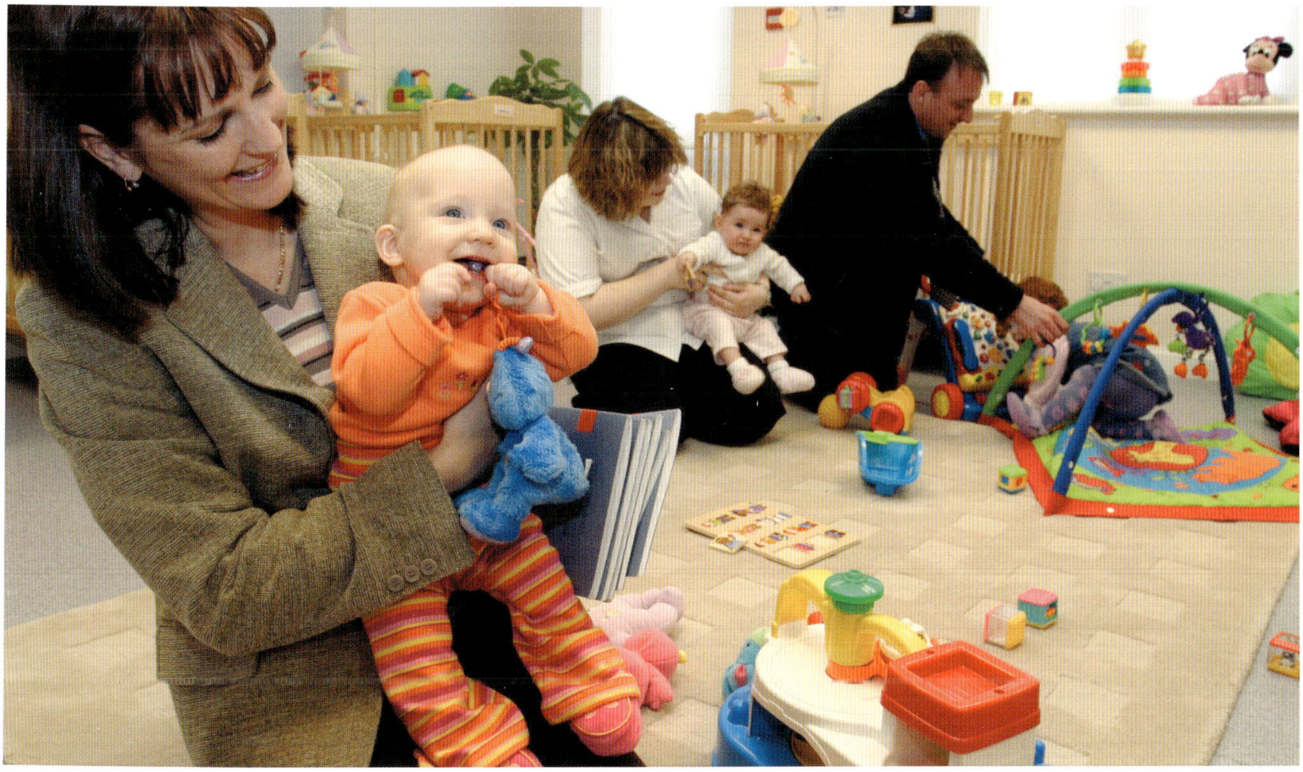

SANTYKIAI SU PARTNERIU

Gyvenimas kartu su kūdikiu skirtingai paveikia abu partnerius. Veikiausiai vienas jūsų visada bus namie, o anksčiau abu dirbote; galbūt jūsų partnerį žeidžia tai, kad visą dėmesį dabar skiriate kūdikiui. Nuslėpti tokie dalykai tampa jus skirianČia siena. Santykius geriausia palaikyti nuoširdžiai pasakant, kas kelia nerimą. Taip turėtų būti ir toliau, vaikui augant.

Jums reikės daug ką atkurti. Vienas tokių dalykų – tai socializacija. Iš pradžių nesitikėkite išeiti visam vakarui į svečius, tačiau labai naudinga bus pažiūrėti kartu filmą ar aplankyti draugus.

Turite kartu aptarti savo požiūrį į vaiko auklėjimą ir visas kylančias problemas. Jūs turite žinoti partnerio viltis ir nuogąstavimus ir išsakyti jam savuosius. Kad ir kaip jis myli jūsų vaiką, jį gali žeisti ir atstumti jūsų prieraišumas kūdikiui. Būtinai pasakykite jam, koks jis reikalingas jums abiems.

Atsispirkite norui viską daryti pati viena. Iš pradžių tikrai norėsite visą laiką skirti tik kūdikiui, manysite, kad galite juo rūpintis daug geriau už partnerį; vėliau suprasite, kad galite dalytis priežiūra neprarasdama įvykių kontrolės. Turėkite galvoje, kad kūdikis iš abiejų tėvų išmoksta skirtingų dalykų.

LYTINIO GYVENIMO ATNAUJINIMAS

Nors gydytojas patarė lytinius santykius atnaujinti po 6 savaičių, viskas priklauso nuo to, ar jau jaučiatės pasirengusi. Jeigu gimdėte lengvai ir problemos greit baigėsi, galite nenorėti laukti tiek ilgai. Toms moterims, kurios gimdė sunkiai ir turi siūlių, 6 savaičių nepakaks. Kai pasijusite pasirengusi, darykite viską savaip, supraskite, kas jums tinka ir kas ne. Jeigu netoleruojate lytinių santykių įsiskverbiant, galite apsiriboti bučiniais ir glamonėmis, masažu, abipuse masturbacija ir oraliniu seksu. Teigiama, kad kol moteris nėra visiškai pasirengusi ir tikra, kad jai neskaudės, reikėtų vengti santykiavimo vyrui esant viršuje. Geriau pasirinkti pozą, kurioje moteris kontroliuoja jo įsiskverbimo gylį – ji pati viršuje, arba abu partneriai guli ant šono. Tuomet ji visada gali atsitraukti, jeigu spaudimas bus per stiprus. Supraskite ir tai, kad dėl pervargimo, miego stokos ir prisitaikymo prie vaiko poreikių, po gimdymo lytinis potraukis sumažėja ir seksas nebebūna toks spontaniškas, kaip būdavo anksčiau.

Ovuliacija gali vykti ir maitinant krūtimi, nors mėnesinių ir nebūna. Būtent todėl atnaujindamos lytinius santykius turite naudotis apsaugos nuo nėštumo priemonėmis. Iš pradžių geriausiai tinka prezervatyvai. Jeigu norite kitokios apsaugos, pasikalbėkite su šeimos gydytoju. Estrogeno turinčios tabletės netiks, nes jos gali sustabdyti pieno gaminimąsi. Iš pradžių galima naudoti vien tiktai progesterono turinčias tabletes. Jeigu norite naudoti gimdos spiralę arba gimdos diafragmą (gaubtuvėlį), teks palaukti, kol visiškai atsistatys gimdos kaklelis. Tam prireiks maždaug 6 savaičių.

EKSPERTO PATARIMAS

Naudokite lubrikantą

Po gimdymo organizme sumažėja estrogeno ir progesterono, todėl laikinai jaučiamas makšties sausumas, pila karštis, prakaituojama. Šie reiškiniai praeina ne iš karto. Taigi, kai jausitės pasirengusi lytiniams santykiams ar bandysite masturbuotis, naudokite vandens pagrindu pagamintą lubrikantą. Nenaudokite skysto vazelino, nes jis gaminamas aliejaus pagrindu ir gali sukelti infekciją.

VALDYKITE PADĖTĮ

Iš pradžių motinystės realybė gali neatitikti jūsų lūkesčių; ji reikalauja daug daugiau nei tikėjotės, sunku būti visada pasirengus patenkinti visus vaiko poreikius. Jeigu pasitikėsite savimi, bus lengviau įveikti visus sunkumus. Jūs abejojate ir klystate; visiems pasitaiko abejonių, netikrumo ir noro, kad galėtumėte pasielgti kitaip, tačiau neleiskite, kad tokie momentai sumažintų pasitikėjimą savimi. Pasakykite sau, kad abejonių turi ir kiti tėvai. Palengvės, jeigu savo abejonėmis pasidalinsite su partneriu ir artimais draugais. Kai aiškinsite savo idėjas kitiems, mintys taps aiškesnės, net jeigu klausytojai ir negalės nieko jums patarti. Jeigu gausite patarimų, išklausykite jų ir aptarkite viską dar kartą. Nebūtinai turite pakeisti savo nuomonę, tačiau tvirčiau jausitės apsispręsdama.

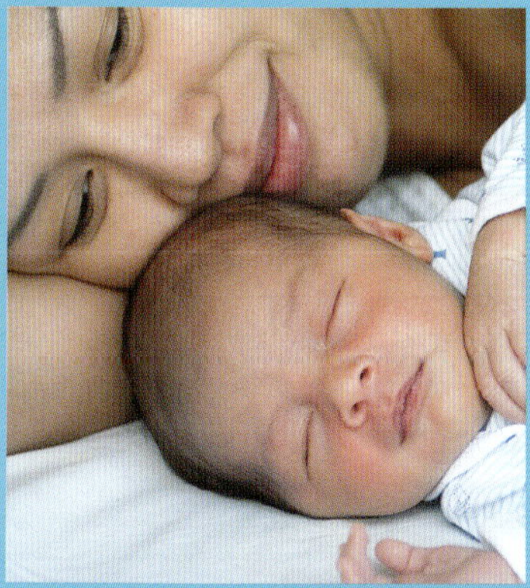 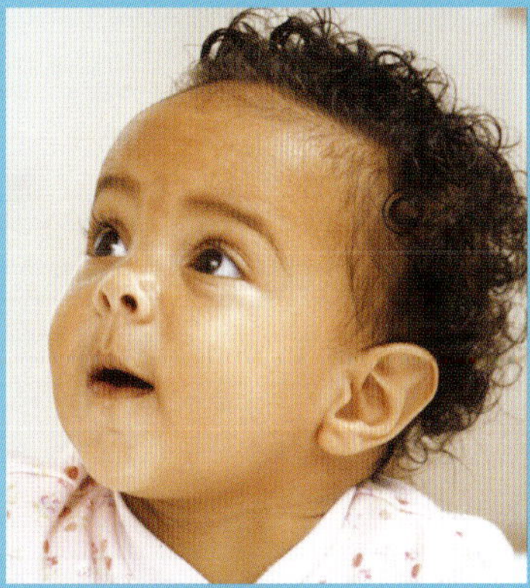 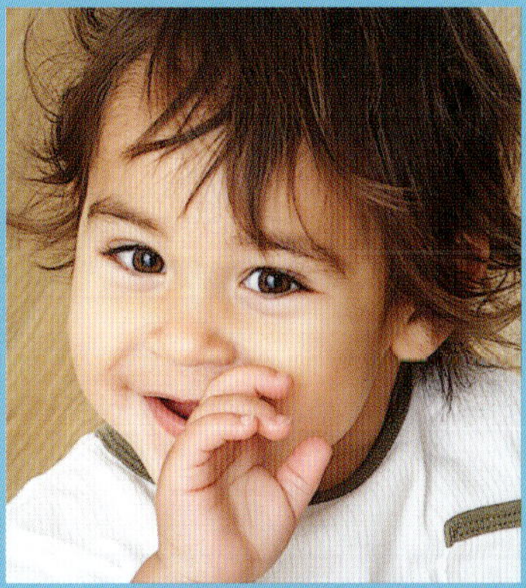

II DALIS Mano kūdikis

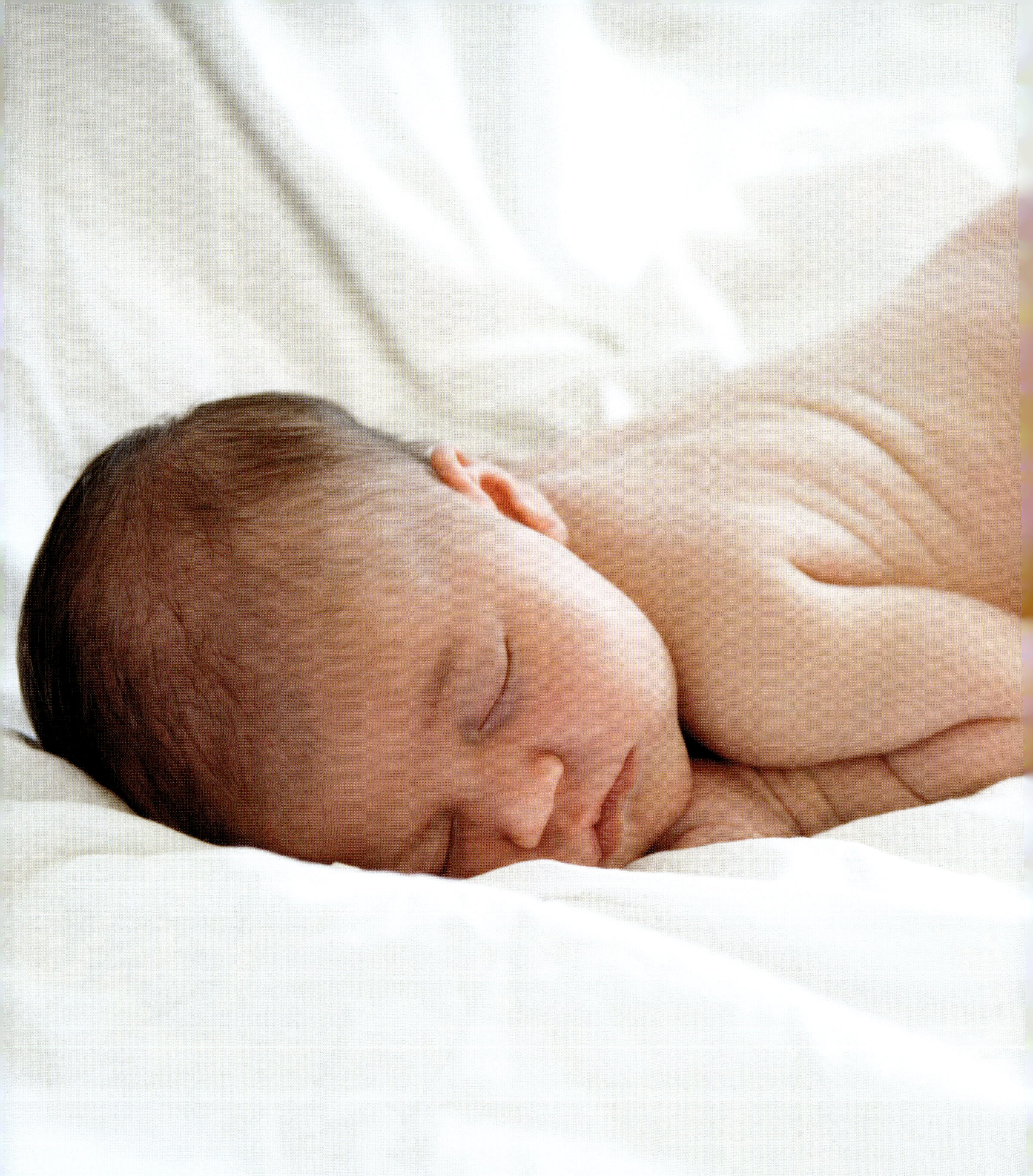

II DALIS Mano kūdikis

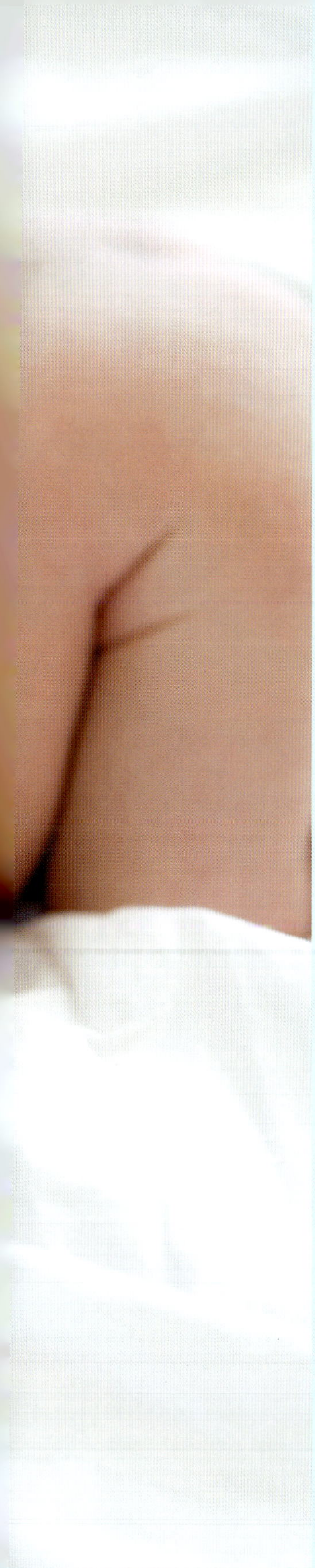

Mano nuostabus naujagimis

Po 9 mėnesių laukimo mano kūdikis galiausiai jau čia. Mane žavi tai, koks jis gražus ir tobulas visais atžvilgiais. Aš žinau, kad kai kuriems kūdikiams prireikia specialių priemonių gimstant, arba jie gimsta nesveiki. Laimei, daugumoje atvejų, sulaukę pagalbos tokie vaikai gali gyventi ilgai, sveiki ir laimingi.

Kaip atrodo mano kūdikis

Kai ji gimė, negalėjau patikėti, kokia ji nuostabi! Graži – tai turbūt ne tiesiogine to žodžio prasme. Bet štai ji čia, puikiai išsivysčiusi – kūdikis, kurio laukiau ilgus mėnesius, ir gydytoja man ją paduoda. Aš tikrai ja žaviuosi. Jei būtų gimusi per cezario operaciją, jos galvutė būtų apvalesnė, veidukas mažiau suplotas, nes jai nebūtų tekę tilpti į siaurus gimdymo takus. Tačiau visa kita visų naujagimių atrodo taip pat, kaip ir manojo. Jeigu kūdikis gimdomas panaudojus reples ar vakuuminį ekstraktorių, arba gimdymo metu prie pakaušio buvo pritvirtintas elektrodas, galvutė gali būti nubrozdinta ir patinusi.

BAMBAGYSLĖ

Kūdikio bambutė gali būti įdubusi arba išsikišusi. Jeigu bambagyslė buvo trumpa, arba ilgesnė bambagyslė buvo apsivyniojusi apie vaisių gimdoje, ji buvo įtempta, todėl kūdikio bambutė bus išsikišusi. Jeigu bambagyslės iki gimdymo netempė, bamba bus įdubusi. Jeigu tempimas buvo nestiprus, bambutė bus pilvo odos lygyje. Nereikia jaudintis, jeigu bambutė išsikišusi; daugeliu atvejų išsikišusi bambutė įdumba.

Kūdikis tebeturi bambagyslės likutį. Jis yra gelsvai baltas ir minkštas, užspaustas spaustuku, kurį akušerė uždėjo po gimimo. Spaustukas neleidžia kūdikiui kraujuoti per bambagyslę. Per dieną ar dvi bambagyslės galiukas susitrauks, patamsės ir sukietės. Tada spaustukas bus nuimtas.

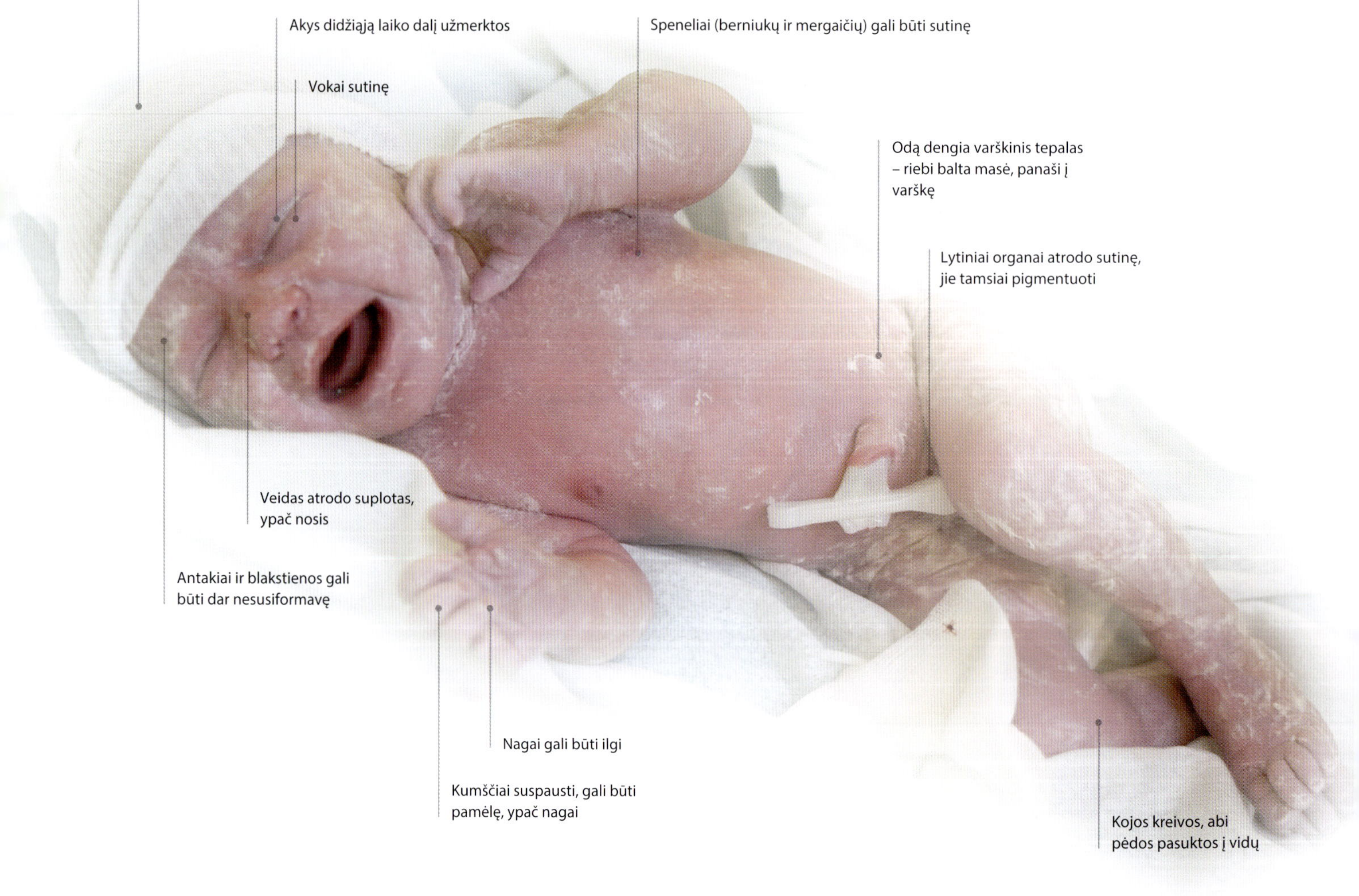

APGAMAI

Nors mano kūdikis jų (dar) neturi, kūdikių apgamai nereti, jų būna įvairių.

HEMANGIOMOS

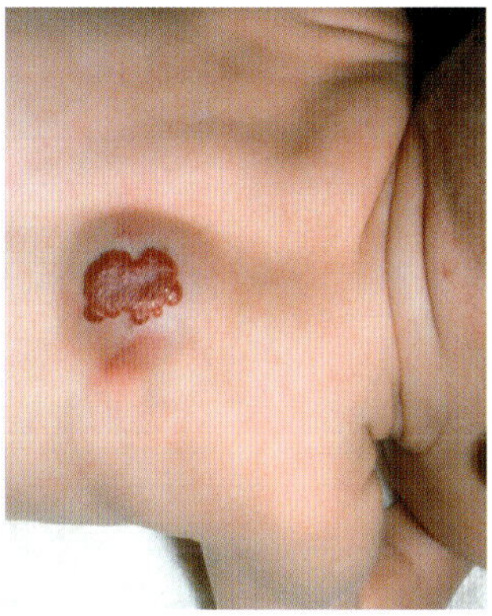

Ką tik gimus šios žemuogės formos dėmės yra plokščios, gerai matomos, blyškiai raudonos spalvos. Iš tikrųjų tokį apgamą sudaro mažų kraujagyslių sankaupa; dalis apgamų nematomi, kol kraujagyslės nepradeda augti. Kai jos auga (dauguma jų auga odos paviršiuje), apgamai padidėja, tampa raudoni ir iškilūs. Hemangiomos auga pirmus 6–9 mėnesius, paskui pamažu susitraukia ir netenka spalvos. Dauguma jų, net labai didelės ir negydomos pranyksta per kelis metus. Labai retai didelės hemangiomos ima kelti problemų arba dėl to, kad yra netoli svarbių kūno vietų (akių, nosies ar burnos), arba ten, kur lengvai gali būti dirginamos (ant rankų arba vystyklo dengiamose vietose). Tokios hemangiomos gydomos įšvirkščiant kortizono arba lazeriu.

PLOKŠČIOSIOS HEMANGIOMOS

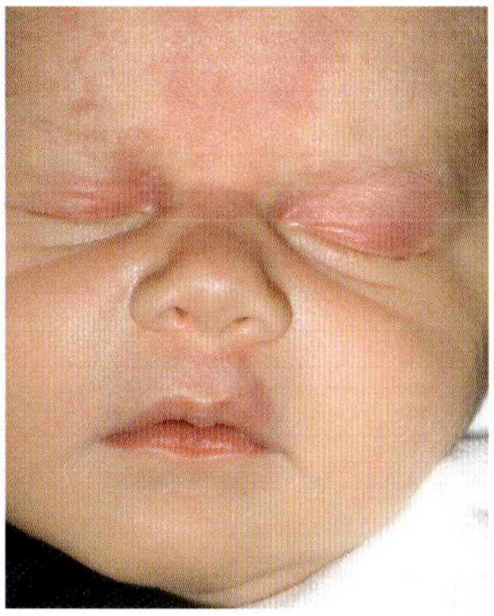

Šios odos žymės yra plokščios ir raudonos, jas irgi sudaro kraujagyslės, tačiau, skirtingai nuo kitų hemangiomų (žr. aukščiau), jos gimus jau matomos ir neauga. Dažniausiai būna ant sprando (vadinamasis gandro kaklas), viršutinių vokų (angelo bučinys), ant nosies ar virš jos ir ant kaktos. Šios žymės laikui bėgant šviesėja ir dažniausiai visai išnyksta. Tačiau kūdikiui verkiant ar stanginantis tuštinimosi metu, šie apgamai greitai paurausta.

PIGMENTINĖS DĖMĖS

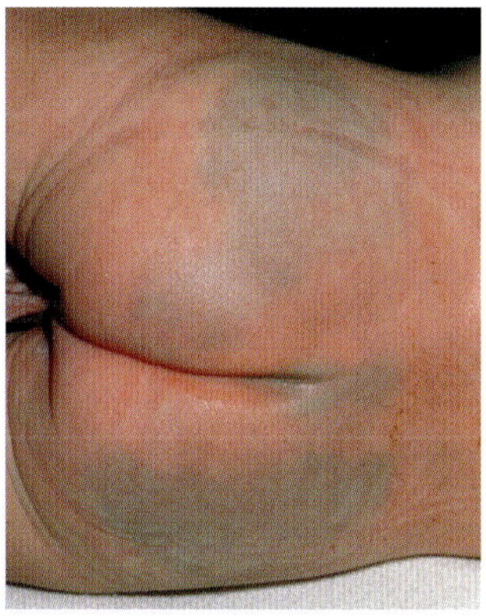

Tai didelės (kelių centimetrų skersmens) plokščios, melsvai pilkos dėmės. Dažniausiai jos būna nugaros apačioje ir šlaunų viršutinėje dalyje, gali būti ir kitose vietose – rankų viršutinėje pusėje, nugaros viršuje ir ant pečių. Jos dažniausiai pasitaiko afrikiečių ir azijiečių kilmės naujagimiams. Vaikui augant šios dėmės dažniausiai tampa vis mažiau matomos.

APGAMAI

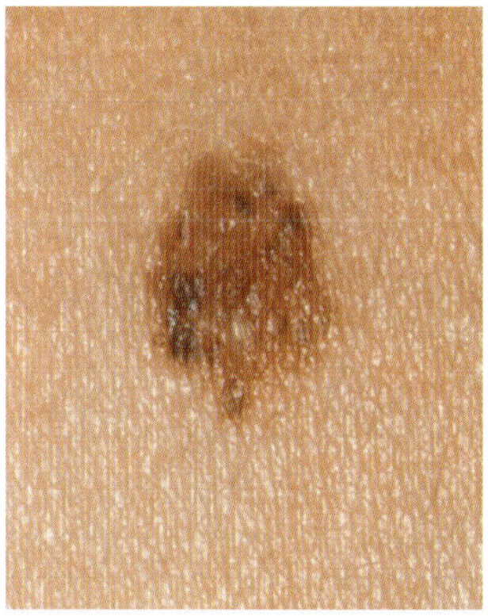

Tai juodos spalvos, plokščios arba iškilos dėmelės. Kaip ir hemangiomos, apgamai gali atsirasti ne iš karto po kūdikio gimimo. Dauguma jų maži ir primena vaikų arba suaugusiųjų strazdanas. Kartais apgamai būna dideli. Jie nedidėja, tačiau ir nepranyksta.

Ką mano kūdikis gali

Ką tik pirmą kartą įkvėpęs kūdikis pravirksta. Jos riksmas yra garsus, tačiau mane stebina daugybė kitų jos skleidžiamų garsų – žagsėjimas, čiaudulys ir prunkštimas. Kai kada ji elgiasi refleksiškai, reaguoja į dirgiklius, tačiau kai kurie jos veiksmai rodo, kad kūdikis reaguoja į pojūčius. Dar daugiau, atrodo, kad ji turi ir temperamentą.

REFLEKSAI

Kai kurie kūdikio refleksai skirti jam išgyventi naujame pasaulyje, tačiau visiškai neaišku, kam reikalingi kiti. Kvėpavimo refleksas yra pirmasis, kurio prireikia vos tik gimus. Kūdikio plaučiai gimdoje neveikia, tačiau gimus jie būtini deguonies įsisavinimui.

Kūdikis gali valgyti dėl kelių refleksų – apžiojimo, čiulpimo ir rijimo. Jų dėka kūdikis pasisuka į maisto šaltinį (krūtį ar buteliuką), apžioja ir ryja maistą.

Akis saugo lėliukės ir mirksėjo refleksai, dėl kurių reaguojant į ryškią šviesą lėliukės susitraukia, o vokai užsimerkia.

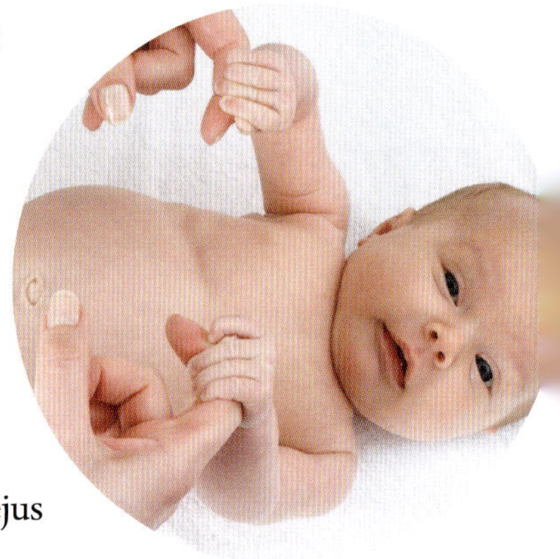

Staigūs garsai ar pojūčiai sukelia Moro refleksą – skėsčiojimą galūnėmis, tai rodo, kad ji yra budri ir jaučia pavojų (žr. priešais).

Jeigu aš laikau kūdikį taip, kad jo kojos liečia kietą paviršių, jam pasireiškia žingsniavimo refleksas, lyg kūdikis eitų. Įdėjus ką nors kūdikiui į delną, jis sugriebia labai stipriai (griebimo refleksas). Šie du refleksai greit pranyksta. Jie gali būti išmokti gimdoje – kūdikis stveria bambagyslę, ir gali turėti reikšmės tolesniam jo vystymuisi – žingsniavimo refleksas padeda išmokti vaikščioti. Galų gale, kas tą žino?

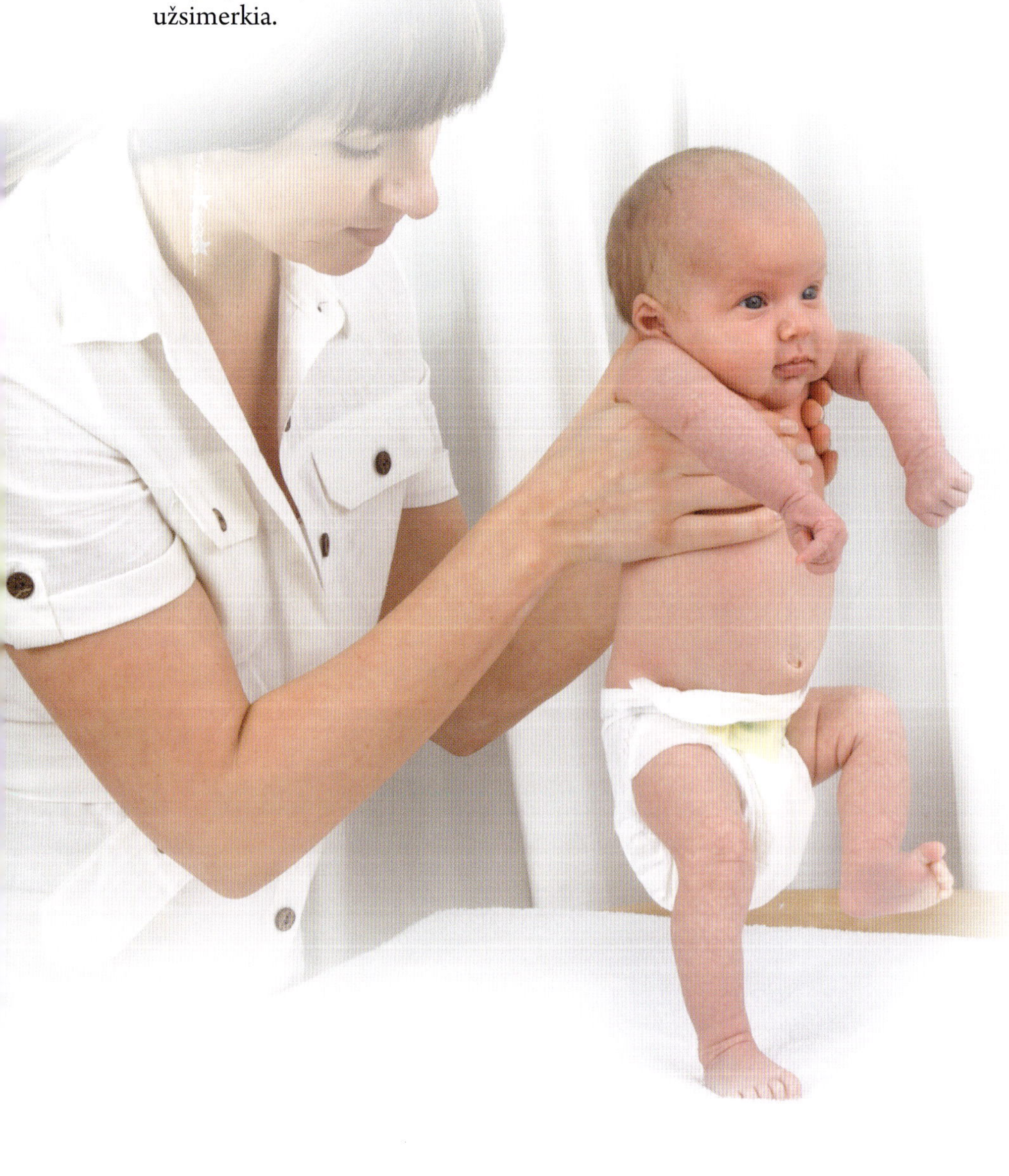

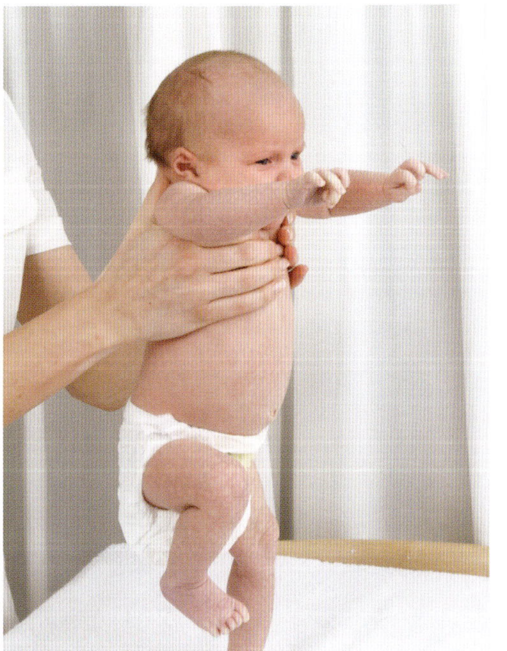

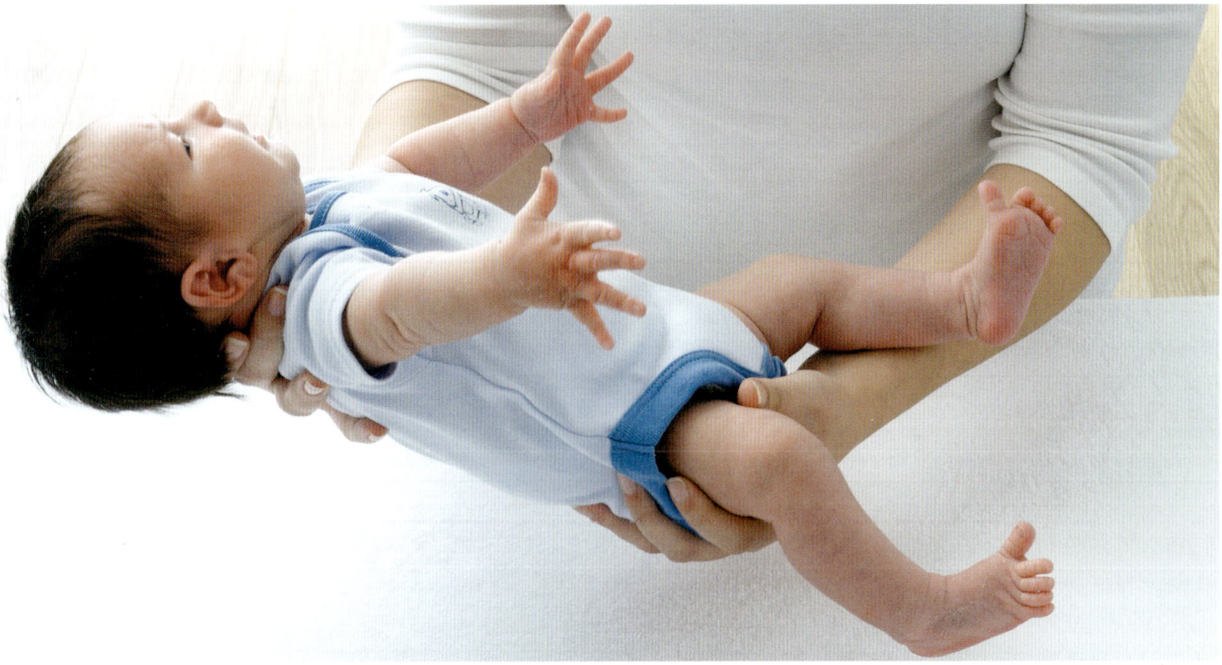

KŪDIKIO POJŪČIAI

Ji gerai mato nuo pat gimimo, tačiau ryškiausia regos zona yra 20–25 cm atstumu. Įdomu tai, kad maitinant krūtimi mano veidas yra būtent tokiu atstumu nuo jos akių. Aš dažnai pastebiu, kad ji žiūri į mane.

Mano kūdikis nuo pat gimimo puikiai girdi. Kai kalbu, ji pasisuka į mane. Garsūs balsai ir triukšmas ją gąsdina, ji pradeda verkti. Tačiau, jeigu paleidžiu muziką, kurios klausydavausi būdama nėščia, ji atpažįsta garsus ir nusiramina.

Man sakė, kad kūdikis skiria motinos ir kitos moters pieną, teigiamai reaguoja į vienus kvapus, neigiamai – į tuos, kurie jam nemalonūs. Nuo pat gimimo ji jaučia skonį, todėl turiu atsargiai valgyti stipraus skonio maistą, pvz., česnakus, nes nuo jų pienas gali pasidaryti jai nebeskanus.

Kaip ir visiems kūdikiams, jai patinka glamonės ir priglaudimas; tai ją nuramina. Man patinka ją jausti savo oda. Atrodo, kad jai tas patinka.

TEMPERAMENTAS

Mano kūdikis jau asmenybė. Manau, kad net ir tokio amžiaus ji jau turi nemėgiamų dalykų, savaip reaguoja į aplinką. Ji labai entuziastingai valgo; kiek žinau, kiti kūdikiai pasyvesni ir žinda lėčiau. Nuo pat pradžių ji priglunda arti prie manęs; kiek pamenu sesers vaikas iš pradžių labai raitydavosi.

Kūdikių temperamentą tiriantys psichologai nustatė, kad 75 % visų kūdikių gali būti priskirti vienam iš trijų asmenybės tipų, likusieji 25 % savyje suderina ne vieno tipo bruožus. Kūdikis būna:

- Linksmas ir ramus, su juo būti malonu, nes jis teigiamai reaguoja į viską, kas atsitinka jam arba vyksta aplinkui. Toks kūdikis lengvai prisitaiko prie naujų aplinkybių ir jomis džiaugiasi, o ne vengia. Jo nuotaika ir elgesys yra pastovūs ir nuspėjami.
- Sunkiai valdomas, nes yra kaprizingas ir dirglus, tačiau labai aktyvus didžiąją dienos dalį. Reikia labai nedaug , kad tokio kūdikio nuotaika pasikeistų. Jo nuotaika nepastovi, o elgesys nenuspėjamas. Tokiam vaikui nepatinka pokyčiai, jam reikia daug laiko priprasti prie naujos aplinkos ir naujų veidų.
- Lėtai išjudantis, dažniausiai neveiklus, į daugumą dalykų reaguojantis vangiai. Naujus dalykus priima be entuziazmo, tačiau niekada nereaguoja labai negatyviai. Pavyzdžiui, jeigu kūdikiui nepatinka naujas žaislas, jis paprasčiausiai nusisuka nuo jo, o ne atstumia patį žaislą.

Ar mano kūdikiui reikia specialios priežiūros?

Prieš laiką gimę (neišnešioti) kūdikiai, gimę per maži, arba kai liga nustatoma dar gimdoje, arba iš karto po gimimo, arba nukentėję gimdymo metu gali būti prižiūrimi specialiame kūdikių priežiūros skyriuje, kol pasitaiso ir gali vykti namo. Motinoms, kurių kūdikiai gydomi, tenka suderinti norą lankyti kūdikį ir laiką, kurio joms reikia pailsėti, sveikti ir atgauti energiją. Iš pradžių turi pakakti vieno lankymo kasdien, kuris trunka 2–3 valandas (kai motina sėdi prie inkubatoriaus) arba 1 valandą (jeigu ji stovi). Vėliau rekomenduojama kūdikį lankyti ryte, ateinant prieš pat maitinimą ir išeinant po kito maitinimo; antras, trumpesnis apsilankymas būna vakare. Kai kurios poros kūdikį ligoninėje lanko pakaitomis; vakare po darbo atvažiuoja tėvas. Neišnešioti kūdikiai miega dar ilgiau, negu įprasta (naujagimis išmiega 16–20 valandų kasdien), todėl didžiąją lankymo dalį jis pramiega.

NEIŠNEŠIOTAS KŪDIKIS

Neišnešiotu laikomas bet kuris kūdikis, kuris gimė 36 nėštumo savaitę ar dar anksčiau. Dabar dažnai neišnešioti būna dvyniai, nes gimda nepajėgi jų išlaikyti visą nėštumą. Ne visi to paties amžiaus neišnešioti kūdikiai yra vienodi, todėl iš ligoninės jie išrašomi tik tuomet, kai gali būti sėkmingai maitinami ir stabiliai priauga svorio, o ne pagal amžių.

PRIEŽIŪRA LIGONINĖJE

Kūdikių skyriuje jie guli inkubatoriuje. Inkubatorius pašildomas, izoliuoja kūdikį nuo aplinkos, tačiau leidžia jį stebėti. Kūdikis maitinamas, maudomas, lašinė prijungiama ir kraujas tyrimams paimamas neiškeliant kūdikio iš jo šiltų namų. Tėvai gali paliesti kūdikį tik pro specialias angas; kai jis paauga, galima paimti ant rankų ir trumpai paglamonėti.

Labai maži neišnešioti kūdikiai iš pradžių maitinami per ploną zondą, kuris įkišamas per nosį arba burną tiesiai į skrandį. Neišnešioti kūdikiai negali stipriai čiulpti; zondas išvaduoja juos nuo šitos būtinybės. Nutrauktas krūties pienas ar specialus mišinėlis tokiems kūdikiams atmatuojamas švirkštu ir sušvirkščiamas arba sulašinamas per zondą tiesiai į skrandį. Kai kūdikis paauga, jis maitinamas iš buteliuko, neiškeliant jo iš inkubatoriaus.

Tėvams, kurie lanko vaiką ir daug laiko praleidžia skyriuje, slaugės parodo, kaip prižiūrėti kūdikį, todėl prieš parsivežant kūdikį namo jie daug sužino ir pradeda pasitikėti savo įgūdžiais. Tėvai išmoksta jį prausti ir vystyti, dozuoti ir duoti vitaminų. Jie išmoksta kūdikį paimti ir laikyti bei tampa tikrais maitinimo ekspertais.

Labai neišnešioti kūdikiai neretai iš pradžių labai serga, nes jų nebrandūs plaučiai, žarnynas ir kraujotakos

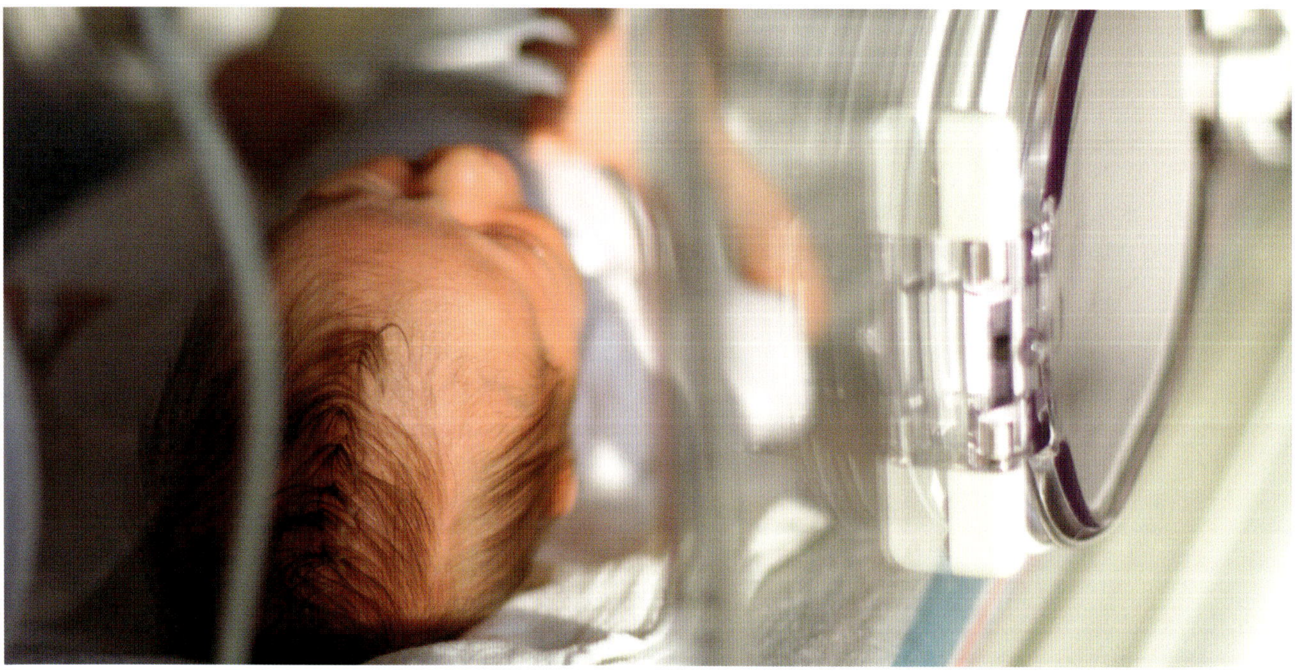

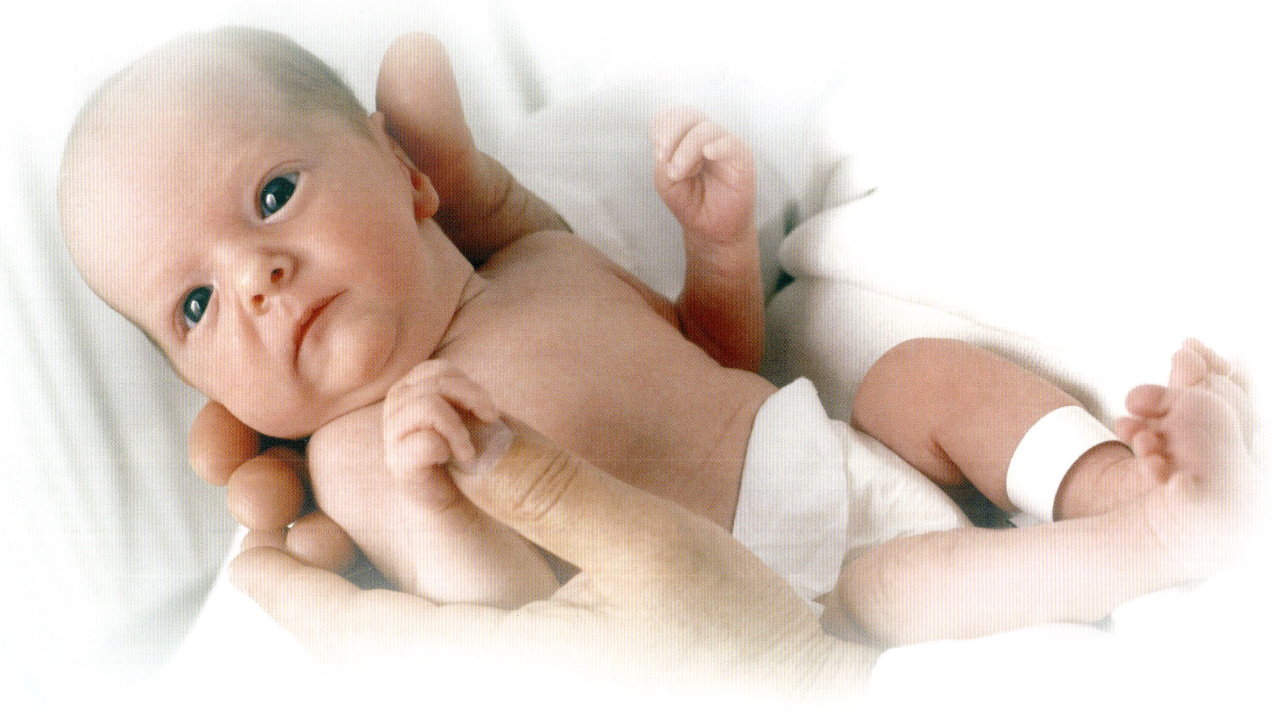

sistema. Kol kūdikis yra ligoninėje, tėvams suteikiam informacija apie kūdikių ligas ir kaip prižiūrėti sergantį vaiką.

GELTA

Daugeliui naujagimių pageltonuoja oda ir akių obuoliai. Taip atsitinka dėl bilirubino, senų kraujo ląstelių irimo produkto; nesubrendusios naujagimio kepenys nepajėgia šių ląstelių pašalinti. Gelta dažniausiai pasireiškia gimdymo metu mėlynių įgijusiems naujagimiams, arba tiems, kurių kraujo grupė nesutampa su motinos, arba neišnešiotiems kūdikiams.

Dažniausiai gelta gydoma fototerapija. Kūdikis švitinamas lempa, kurios šviesa odoje ir paviršinėse kraujagyslėse skaido bilirubino molekules; dėl nedidelių struktūros pokyčių jos gali būti pašalintos iš organizmo su šlapimu. Fototerapija geltos negydo. Jos dėka tik sumažinama bilirubino koncentracija. Taip daroma tol, kol subręsta kepenys.

Aš būtinai...

PALAIKYSIU RYŠĮ SU SAVO NEIŠNEŠIOTU KŪDIKIU

Net jeigu kūdikis guli inkubatoriuje, yra būdų, kaip juo rūpintis. Jūs galite:

✓ **Dainuoti ir kalbėti** su kūdikiu, kol jis inkubatoriuje.

✓ **Glamonėti ir glostyti** jį pro specialias angas.

✓ **Priglausti jį prie savęs**, kai tik slaugės leidžia kūdikį išimti iš inkubatoriaus. Tyrimai parodė, kad odos prisilietimas net ir labai mažam kūdikiui sumažina stresą.

✓ **Nusitraukti pieną iš krūtų**. Tuo pienu bus maitinamas kūdikis.

✓ **Sužinoti viską** apie kūdikio būklę ir jo priežiūrą. Jeigu rašysite dienoraštį, žinosite, kaip kūdikis vystėsi (galėsite jam papasakoti vėliau). Jeigu būsite šalia, kai jį maudys, vystys ir maitins, galėsite kaip įmanoma anksčiau daryti tą pati.

Gimstant nustatomos problemos

Kai kurie sveikatos sutrikimai yra laikini ir lengvai išgydomi (pavyzdžiui, hiperglobinemija, gliukozės stoka kraujuje arba trumpalaikis kvėpavimo padažnėjimas), kitiems reikia sudėtingo gydymo, dar kiti yra neišgydomi.

RANKŲ, KOJŲ IR KLUBŲ PROBLEMOS

Papildomi pirštai pasitaiko neretai. Kartais tai būna tik odos išauga be nago ir kaulų viduje, kitais atvejais šeštasis pirštas būna visiškai susiformavęs. Pirmu atveju pirštas perrišamas siūlu ir nudžiūna, antruoju – rankų ir kojų pirštus šalina chirurgas.

Šleivos gali būti viena arba abi pėdos. Pažeista pėda ties čiurna yra pasukta į vidų, palenkta žemyn ir perkreipta. Tuo pat po gimimo pėda dedama į plastikinį įtvarą, kuris laiko ją kiek galima normalesnėje padėtyje. Tiems naujagimiams, kurių pėdos nepasitaisė panaudojus įtvarą, arba kurių pėdos ypač iškrypusios, gali padėti operacija.

Kai kada kūdikiams būna išniręs klubas; sąnario duobutė, kurioje sukiojasi rutulinė šlaunikaulio galvutė, yra per daug sekli, todėl galvutė nesilaiko reikiamoje padėtyje. Kūdikio klubai ištiriami per jo apžiūrą 6–8 savaitę po gimimo. Jeigu įtariamas klubo išnirimas, sąnarys ištiriamas ultragarsiniu skenavimu, naujagimį apžiūri chirurgas-ortopedas. Kai kuriais atvejais, klubo sąnariui vystantis, viskas susitvarko savaime. Kitiems vaikams tenka dėti specialų, kojas skečiantį įtvarą, dar kitiems tenka dėti įtvarą ir tempti sąnarį arba klubą operuoja chirurgas.

SĖKLIDŽIŲ PROBLEMOS

Kartais gimusio berniuko viena sėklidė nėra nusileidusi į kapšelį. Per keletą mėnesių problema dažniausiai išnyksta pati. Kai kada viena sėklidė atrodo didesnė už kitą, nes ją supa skysčio apvalkalas. Tai vadinama hidrocele. Jeigu hidrocelė maža arba vidutinio dydžio, ji išnyksta per pirmuosius mėnesius. Jeigu hidrocelė neišnyksta arba yra labai didelė, ji gydoma nedidele operacija.

ŠIRDIES PROBLEMOS

Širdies ūžesys – tai triukšmas, kuris girdimas kraujui tekant širdimi ir didžiausiomis kraujagyslėmis (ir kai kraujas per daug sūkuriuoja). Pirmą dieną po gimdymo girdimi ūžesiai dažniausiai yra laikini; tai ne nukrypimas nuo normos. Dažniausiai garsaus ūžesio priežastis yra ta, kad kairįjį nuo dešiniojo širdies skilvelio skirianti raumeninė pertvara nepilnai juos atskiria; lieka nedidelė anga, per kurią kraujas iš kairiojo skilvelio gali patekti į dešinįjį. Tai vadinamasis pertvaros defektas, dėl kurio kylantis ūžesys dažniausiai pastebimas antrą ar trečią kūdikio gyvenimo dieną. Dauguma tokių angų užauga pačios kūdikiui augant.

Tačiau yra ir daugiau širdies defektų; jie pasitaiko rečiau, tačiau kai kurie kelia rimtų problemų.

Širdies nepakankamumą parodo melsvos lūpos (ne rankos ir ne pėdos, nes jos dažniausiai būna raudonai melsvos spalvos), greitas kvėpavimas, blyškumas ir vangus čiulpimas. Jeigu įtariama širdies yda, gydytojas atlieka daugiau tyrimų – peršviečia krūtinę rentgenu, padaro elektrokardiogramą, echokardiogramą, arba konsultacijai iškviečia chirurgą-pediatrą.

GOMURIO SKELTUMAS

Tai anga burnos ertmės viršuje (gomuryje), per kurią burnos ertmė ir nosies ertmė nesusisiekia. Naujagimiui dėl tokio defekto sunku žįsti, nes dėl angos nesusidaro čiulpimui būtinas neigiamas slėgis. Laikinai problema sprendžiama duodant kūdikiui buteliuką su labai dideliu čiulptuku. Angą galima uždengti plastikine plokštele, panašia į tą, kokias naudoja ortodontai. Rekomenduojama gomurio skeltumą operuoti iki kūdikiui sukaks vieneri metai. Operacija visiškai pašalina defektą.

Kai defektas didelis, gomurio skeltumą turinčiam kūdikiui dar yra ir iškili viršutinė lūpa (zuikio lūpa). Šiam defektui ištaisyti bus reikalinga sudėtingesnė operacija.

HIDROCEFALIJA (GALVOS VANDENĖ)

Nors priežastys būna skirtingos, rezultatas yra toks pat: stuburo smegenų skysčio perteklius spaudžia galvos smegenis, todėl galva yra padidėjusi.

Hidrocefalija gali atsirasti sergantiems, neišnešiotiems kūdikiams, kuriems kraujuoja smegenų skilveliai; susidarę krešuliai užkemša angas, per kurias turėtų nutekėti smegenų skysčio (likvoro) perteklius. Vandenė atsiranda ir dėl sutrikusio smegenų skilvelių ir jų angų formavimosi nėštumo metu, randų, kurie atsirado dėl kūdikio smegenų infekcijos gimdoje, dėl to, kad skilvelį arba angą spaudžia smegenų navikas. Hidrocefalija išsivysto ir dėl to, kad smegenų dangalus pažeidžia meningitas.

Gydymas priklauso nuo vandenės sunkumo. Jeigu vandenės forma yra lengva, smegenų skysčio perteklius pašalinamas stuburo smegenų kanalo punkcija ir taip sumažinamas slėgis smegenyse. Kitais atvejais smegenų skilveliai šuntuojami (įstatomi vamzdeliai, kuriais nuteka smegenų skystis) arba chirurgas padidina angas, per kurias skystis nuo smegenų nuteka į aplinkines ertmes.

DAUNO SINDROMAS

Dauno sindromą sukelia ląstelių dalijimosi sutrikimas kai vaisius yra dar labai mažas. Tipiška veido išraiška, fiziniai trūkumai ir su tuo susijusios sveikatos problemos atsiranda dėl papildomos 21 chromosomos kiekvienoje ląstelėje.

Dauno sindromu sergantieji vaikai turi daug sveikatos problemų. Naujagimiams būdinga įgimta širdies yda (kurią tenka šalinti chirurgiškai) ir žarnyno užsikimšimas. Vaikystėje būna padidėjusi ausies uždegimų rizika ir hipotirozė (skydliaukės nepakankamumas). Prieš pradedant judrius žaidimus ar sportavimą, tokį vaiką būtina ištirti – gali pasireikšti stuburo viršutinės dalies nestabilumas.

Dažniausiai pasireiškia ir intelekto sutrikimų ir nesugebėjimas mokytis, bet pasekmės gali būti labai įvairios. Būdinga tai, kad šie vaikai yra ramūs ir laimingi

ĮSKILAS STUBURAS

Taip vadinami keli sutrikimai, įvykę formuojantis stuburo slankstelių, kurie supa ir saugo stuburo smegenis, nugarinei pusei ir virš jos esantiems audiniams bei odai. Paprasčiausiu atveju, kurį medikai vadina *spina bifida occulta*, pažeidimas nustatomas tik tada, kai rentgeno spinduliais peršviečiamas dubuo arba pilvas, ir nuotraukoje matosi, kad stuburo apačios slanksteliai nugarinėje pusėje yra atviri. Sunkiausiu atveju, vadinamu meningomielocele, slanksteliai taip pat atviri, tačiau stuburo apačios nedengia oda.

Spina bifida occulta gydyti nereikia. Minkštųjų audinių defektai, esantys netoli stuburo smegenų apatinės dalies, gydomi chirurgiškai iš karto, kai tik pastebimi. Meningomielocelė naujagimiui turi būti koreguojama chirurgiškai.

Spina bifida occulta atveju komplikacijų dažniausiai nebūna. Koreguojant vidutinio sunkumo defektus gali būti pažeisti nervai. Meningomielocelės atveju nervai būna pažeisti neišvengiamai. Jeigu pažeisti iš stuburo smegenų apačios išeinantys nervai, paralyžiuojamos kojos, kūnas žemiau liemens lieka nejautrus, vyrai būna impotentais. Nervų pažeidimas gali paveikti ir virškinimo sistemos apatinę dalį (nelaikomos išmatos, užkietėja viduriai), ir šlapimo sistemą (nelaikomas šlapimas, neištuštėja šlapimo pūslė). Kai šlapinantis šlapimo pūslė neištuštinama, gali pasireikšti šlapimo takų infekcija, kai kada pažeidžiami inkstai.

POJŪČIŲ SUTRIKIMAI

Klausos sutrikimai gali būti įgimti; neišnešiotiems naujagimiams tai pasitaiko dažniau. Galimos priežastys – virusinė infekcija gimdoje arba įgimtas kurtumas. Klausos sutrikimų turinčių vaikų išmokymas kalbėti pagerėja, kai sutrikimai aptinkami ir gydomi nuo pat pradžių. Priemonės – klausos aparatai, specialios mokymo programos neprigirdintiems vaikams, kai kuriais atvejais kūdikiams naudojami kochleariniai implantai.

Naujagimių regos defektų gali atsirasti dėl paveldimų akių ligų, įgimtos kataraktos, glaukomos ir neišnešiojimo.

Glaukoma išsivysto, kai akies obuolyje esančio skysčio spaudimas yra padidėjęs; tą parodo didesnė akies lėliukė, pažeistos akies ašarojimas ir akies baltymo paraudimas. Kai kada gydoma į akį lašinant vaistus, neretai tenka akispūdį sumažinti operaciniu būdu.

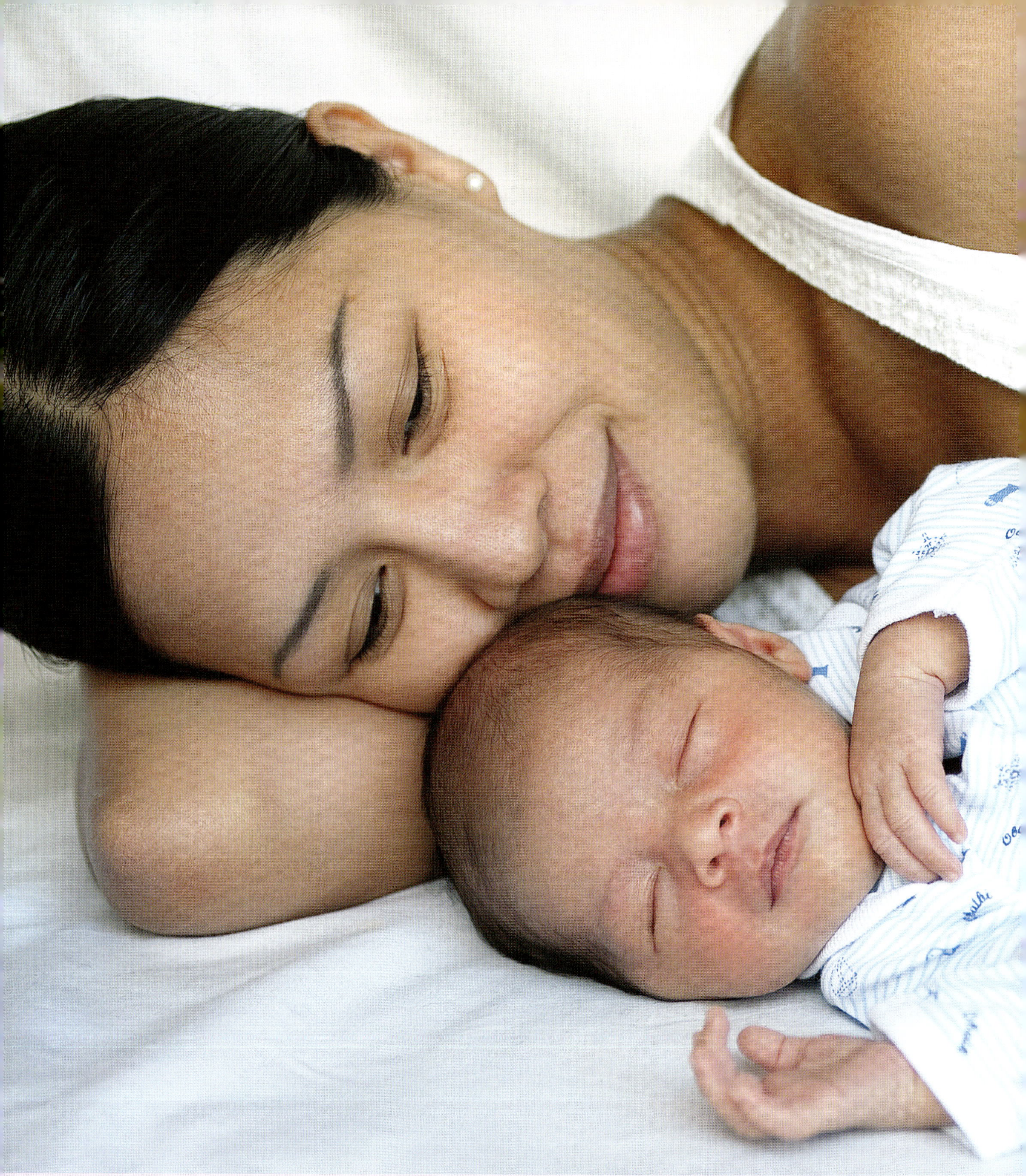

II DALIS Mano kūdikis

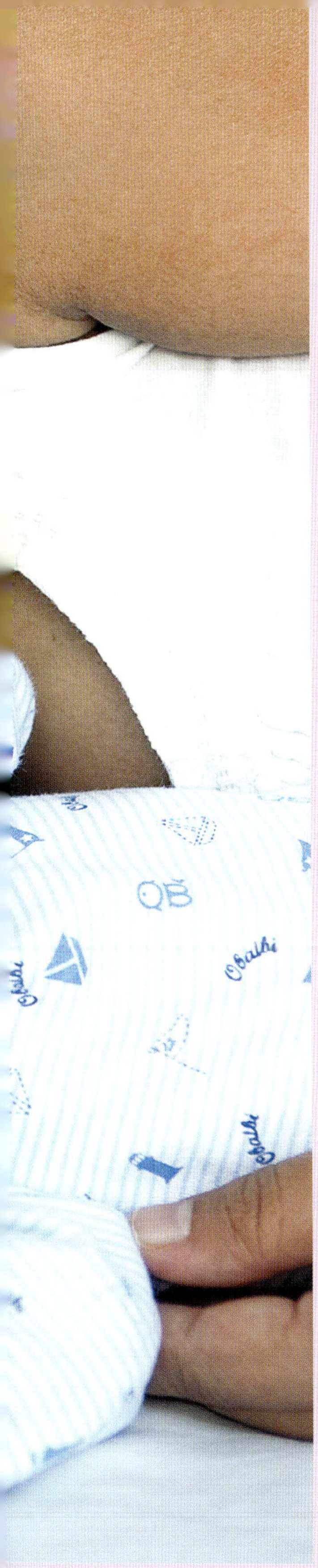

Naujagimio priežiūra

Dar niekada nebuvau taip labai užsiėmusi! Atrodo, kad maitinimas, vystymas, valymas, raminimas ir guldymas miegoti niekada nepasibaigia. Bandau į viską žiūrėti nerūpestingai, todėl mažiau jaudinuosi dėl to, kad nežinau, ar viską darau gerai. Atrodo, kad maitinti ją man sekasi gerai, aš džiaugiuosi tais momentais, kai laikau priglaudusi kūdikį ir didžiuojuosi: ji čia, o aš esu jos mama.

Prisirišimas

Kaip ir dauguma tėvų, įsimylėjau savo kūdikį nuo to momento, kai paėmiau jį į rankas. Kai kurie tėvai šio prisirišimo momento nepajunta, tačiau juos apima jaudulys ir poreikis apsaugoti savo vaiką. Tai natūralu, nes motiniški ir tėviški jausmai yra įgimti, jų nereikia mokytis. Kai rūpinatės kūdikiu – laikote jį, maitinate, raminate ir vystote – jūsų prisirišimas vis didėja, todėl greitai suvoksite, kad pats svarbiausias dalykas jūsų gyvenime yra suteikti jam meilę ir saugumą.

Aišku, kad tik gimęs kūdikis tokių jausmų motinai neturi. Nors nuo pat pirmų dienų kūdikis siekia gauti šilumos, komforto ir saugumo, ir gamta jį „užprogramavo" pasiekti norimą tėvų atsaką, tik tėvai gali pasirūpinti kūdikio poreikiais.

Visiškas kūdikio bejėgiškumas ir priklausomybė sukelia motinai giliausius jausmus, bet pats kūdikis prieraišumo iš pradžių nejaučia. Tam reikia laiko ir bendravimo, tiek fizinio, tiek verbalinio, kad abu suprastų, ką jaučia vienas kitam.

PAŽINKITE VIENAS KITĄ

Kaip ir visi kūdikiai, mano kūdikis bendrauti su manimi ir mano partneriu pradėjo tuoj po gimimo. Ji bendrauja riksmu, triukšmavimu, veido išraiška, judesiais ir lietimais; po kiek laiko jau moku tinkamai atsakyti.

Aš bandau kalbėti su ja, kai atlieku kasdieninius dienos darbus. Net mažiausiam vaikui patinka jo mamos balsas, todėl aš būtinai jai pasakau, ką dabar veikiu ir kas vyksta aplinkui. Stengiuosi su kūdikiu kalbėti įprastu tonu, kad jam būtų kuo lengviau suprasti garsus, žodžių skambesį ir įprastą pokalbį. Kai kūdikis man atsako triukšmavimu ir gugavimu, aš į tuos garsus atsakau „Ar taip?" arba „Aš žinau". Bandau tinkamai reaguoti ir į jos gestus. Kai kalbu, visada žiūriu į kūdikio veidą ir šypsausi jai, kad ji jaustųsi patenkinta ir saugi.

Mums abiem patinka, kai aš ją sūpuoju, arba kartu su ja šoku pagal muziką.

Kadangi kūdikis mane pažįsta visais savo pojūčiais, kvapas ir lietimas yra ne mažiau svarbūs už klausą ir regą. Mūsų odos susilietimas ir daugybė glamonių ją ramina, abi jaučiamės gerai.

EKSPERTO PATARIMAS

Prisirišimo stoka

Bendraujant su kūdikiu turite jausti jam šiltus jausmus ir prisirišimą. Jeigu to nejaučiate, pasikalbėkite su šeimos gydytoju ar vaiką lankančia sesele. Galbūt jums pogimdyminė depresija (žr. p. 136), arba kuo nors sergate.

Aš žinau, kad kūdikis paaugs ir išmoks nuspėti mano elgesį, tuomet ji žinos, ką padaryti, kad aš nusišypsočiau arba atkreipčiau dėmesį. Negaliu sulaukti, kol ji paaugs tiek, kad galėtų atsakyti man šypsena, ištiestų rankas prašydama pakelti ir apsikabintų man kaklą kai ją glamonėju.

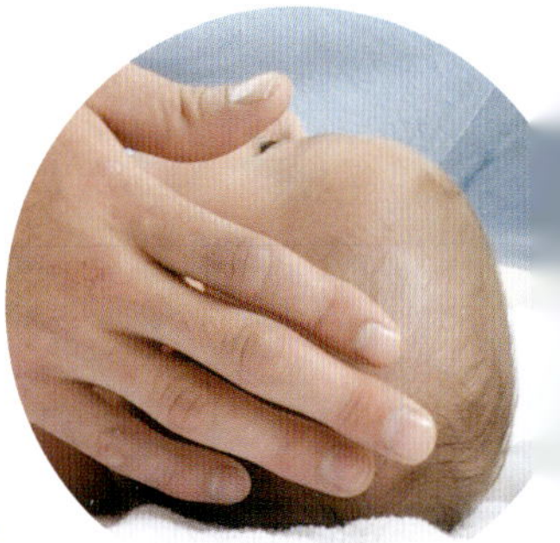

Visiems tėvams ir vaikams patinka artumas, kai oda liečia odą. Dažniausiai tėvai su vaikais praleidžia mažiau laiko, nei mamos, todėl paskatinkite savo partnerį rasti truputį laiko kasdien palaikyti arba pamasažuoti vaiką. Taip jis drąsiau ir pasitikėdamas galės paimti vaiką į rankas.

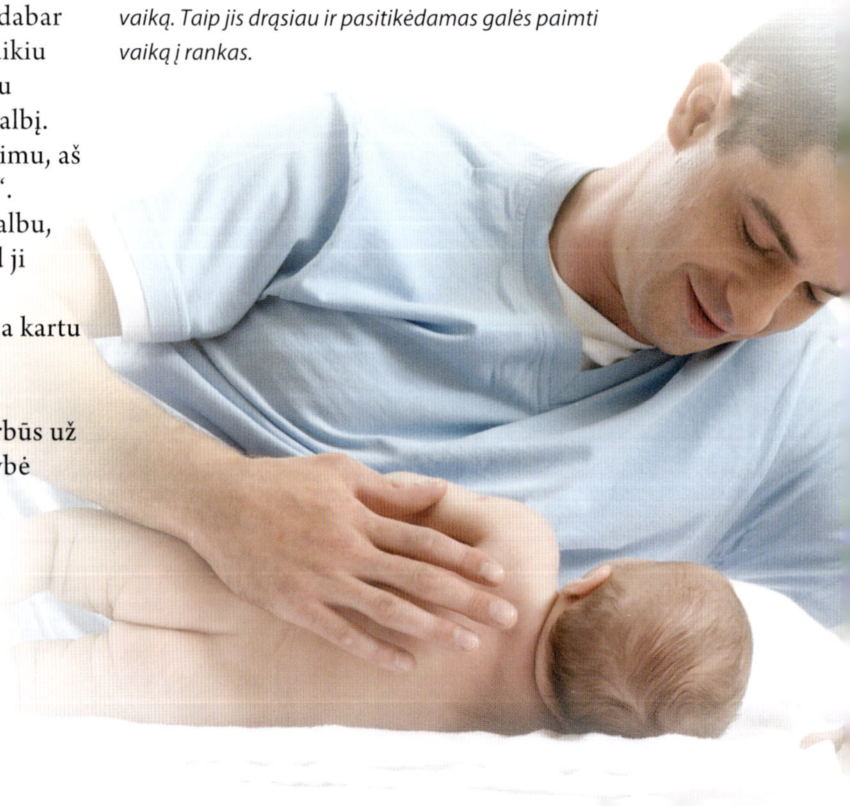

Maitinimo pagrindai

Iš pradžių daugiausia su vaiku praleisto laiko užima jo maitinimas, nepriklausomai nuo to, ar motina maitina jį krūtimi, ar iš buteliuko (nutrauktu pienu arba mišinėliais). Kol maitinimas taps patogiu ir rūpesčių nekeliančiu užsiėmimu, gali praeiti kelios savaitės.

Krūties pienas tinkamiausias naujagimiui, nes jame yra visų reikalingų medžiagų; jis saugo kūdikį nuo infekcijų. Maitinimas krūtimi apsaugo nuo kai kurių ligų ir motiną, skatina fizinį ir emocinį prisirišimą prie kūdikio. Tačiau motina, kuri apsisprendžia naujagimį maitinti iš buteliuko (dėl ligos, geriamų vaistų arba todėl, kad jai tai nepriimtina), neturėtų jaustis kalta dėl tokio apsisprendimo. Jos naujagimis vis tiek bus maitinamas tinkamai, o artumui užtikrinti yra ir daugiau būdų (žr. p. 160).

AR DAŽNAI MAITINTI

Visi kūdikiai, bent jau iš pradžių, turi būti maitinami dažnai, tačiau jų poreikiai būna skirtingi. Mano kūdikis nori valgyti kas kelias valandas; kiek žinau, kiti vaikai išalksta rečiau. Kaip ir visos mamos aš greit išmokau suprasti, kad kūdikis jau alkanas. Naujagimio skrandis mažas, jame telpa tik keli šaukštai pieno. Per pirmas savaites krūtimi maitinamas kūdikis nori valgyti kas pora valandų, tiek dieną, tiek naktį (maitinami iš buteliuko naujagimiai valgo kas 3–4 valandas). Krūties piene mažai baltymų, užtat daug pieno cukraus, todėl vaikas valgo dažnai, bet po nedaug ir gerai auga. Maitinti iš buteliuko irgi reikia pagal naujagimio norus, todėl turėtumėte duoti buteliuką, jeigu tik vaikas išalko. Dauguma normaliai sveriančių kūdikių be maisto gali išbūti 6 valandas. Kai kūdikis ilgam įminga, verta jį švelniai pažadinti ir nedelsiant pamaitinti.

KIEK DUOTI MAISTO

Jeigu jūs maitinate krūtimi, kūdikis turbūt norės žįsti vieną krūtį tiek ilgai, kiek pajėgs. Tuomet reikėtų padaryti pertraukėlę atsirūgimui arba pervystymui ir pasiūlyti kūdikiui kitą krūtį. Kol kūdikis žinda iš antros krūties, pirmoji vėl prisipildo pieno; jeigu kūdikis neprivalgė, galima vėl maitinti iš pirmosios krūties.

Kiekvienas kūdikis yra kitoks ir žinda skirtingai. Krūtys irgi yra nevienodos talpos ir pienas jose gaminasi skirtingai, tačiau pirmąsias savaites pieno pakanka, nes naujagimis valgo dažnai.

Jeigu maitinate iš buteliuko, kūdikiui per dieną reikės apie 60–75 ml mišinėlio kiekvienam 0,5 kg kūno svorio. Kūdikiui, sveriančiam 3,5 kg, per dieną reikėtų duoti 420–525 ml mišinėlio per 24 valandas. Kol kūdikis sveria mažiau kaip 5 kg, reikės maitinti 6–8 kartus per parą, nes vienu kartu toks kūdikis suvalgo apie 60 ml.

Neverta kūdikio sverti kas savaitę, nes jis neauga pastoviu greičiu, o jūs galite imti dėl to nerimauti. Koks yra įvairių tautybių kūdikiams būdingas vidutinis augimo greitis galima rasti grafikuose.

Jeigu maitinti jums nesiseka, reikėtų nuo pat pradžių ieškoti pagalbos. Kai jaudinatės, kad kūdikis „neprivalgo“, atkreipkite dėmesį į žemiau pateiktą sąrašą. Jeigu kas nors neatitinka, pakalbėkite su kitomis mamomis, šeimos nariais, draugais ir gydytoju.

KAIP KŪDIKIS JAUČIASI

- ☐ Maitinimo metu valgo ne godžiai, čiulpia ir ryja neskubėdama, su pertraukomis.
- ☐ Aktyviai žinda tik apie 30 minučių, tai rodo, kad spenelį paima taisyklingai. Jeigu kūdikis žinda labai ilgai, kažkas yra ne taip; krūtį gali tekti duoti kitaip.
- ☐ Tarp maitinimų guli patenkinta arba gerai įminga, kai nemiega, yra budri ir laiminga.
- ☐ Per pirmas 5 dienas išmatos pasikeičia – buvusios juodos ir lipnios, tampa aukso geltonumo spalvos ir minkštos (skystos maitinant krūtimi, kietesnės – maitinant iš buteliuko).
- ☐ Kasdien gausiau prišlapina daug vystyklų.
- ☐ Kūnelis putlėja, pakilnojus atrodo sunkesnė.

Sėkmingas maitinimas krūtimi

Visiškai maitinti krūtimi negali tik labai nedidelė dalis moterų; dažniausiai dėl krūties audinių pažeidimų ar operacijų, hormoninių ar endokrininių problemų, vartojant kai kuriuos vaistus. Daugeliui moterų tam tiesiog nepakanka pasitikėjimo savimi. Kūdikiai tokių problemų neturi. Visi ką tik gimę kūdikiai instinktyviai gali žįsti krūtį, jeigu tik yra galimybė.

Sėkmingam maitinimui krūtimi daug reiškia patogi padėtis. Kaip ir dauguma moterų, aš maitinu sėdėdama kėdėje, dažniausiai pakeliu kojas, po ranka pasidedu pagalvę. Kartais išbandau ir kitokią padėtį. Gulint ant šono maitinti gerai, kai jaučiuosi pavargusi, arba sėdėti yra nepatogu. Pasidedu daug pagalvių atsirėmimui ir laikau vaiką arti, kad jos burnytė būtų mano krūties aukštyje. Moterys po cezario operacijos turėtų sulenkti kelius, po nugara pasidėti pagalvę. Kūno padėtis turi būti tokia, kad nesunkiai pakelčiau kūdikį iki krūties ir galėčiau jį tvirtai išlaikyti tokioje padėtyje (arti savęs, visas kūdikio kūnelis nukreiptas į krūtį, kūdikio krūtinė prie manosios).

Aplinka turi būti rami ir atpalaiduojanti. Maitindama nukeliu namų telefono ragelį, išjungiu mobilųjį ir uždarau duris, kad niekas netrukdytų. Netoliese turiu stiklinę vandens, jeigu užsinorėčiau atsigerti.

Nustoti maitinti krūtimi patariama pamažu, pakaitomis duodant krūtį ir buteliuką (su nutrauktu pienu ar mišinėliu). Kūdikis turi laiko priprasti prie buteliuko, jūsų kūnas – prisitaikyti. Jeigu nustojate maitinti staiga, krūtys labai pritvinksta ir tampa skaudžios (žr. p. 164).

KRŪTIES PADAVIMAS

Patogu, jeigu prilaikote kūdikį delnu arba atremiate ją pirštais, padėjusios ranką ant šono. Spenelio negalima

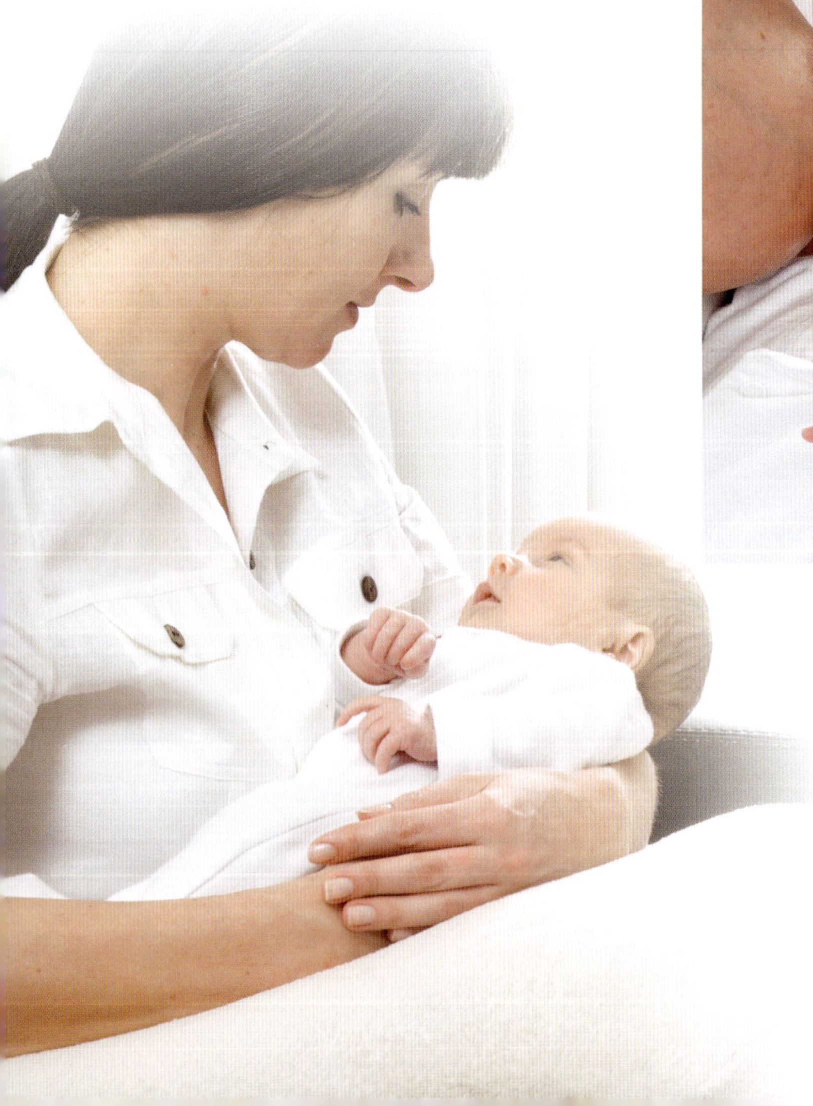

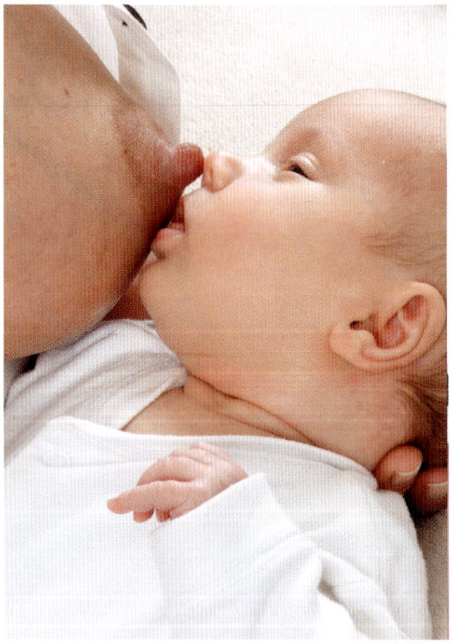

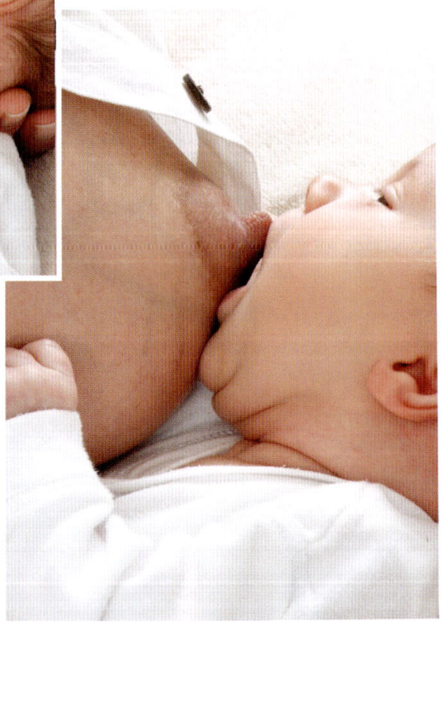

Maitinimas vyksta taip: sėdėdama patogiai, aš pasiūlau krūtį kūdikiui, braukdama speneliu jam per lūpas; kūdikis prasižioja ir paima spenelį; kol jis valgo, žiūriu jam į akis. Pavalgęs kūdikis užmiega.

suimti dviem pirštais, lyg žirklėmis, nes tada vaikas jį apžios neteisingai. Kūdikio šnervės yra išplatėjusios, kad galėtų tuo pačiu metu žįsti ir kvėpuoti, todėl nereikia rūpintis, kad krūtimi neužkimštumėte jam nosies. Jeigu kūdikis nepradeda čiulpti vos tik pajutęs krūtį prie skruosto, reikia perbraukti speneliu jam per lūpas. Kai kūdikis prasižioja, pritraukite jį prie krūties.

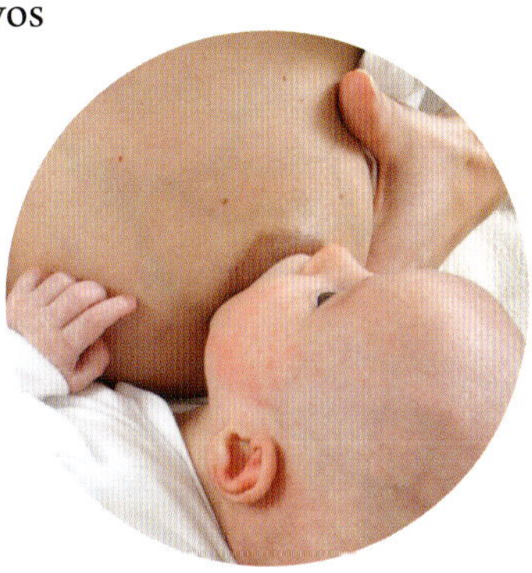

Apžiojimas

Kai kūdikis apžioja krūtį, į jo burną telpa spenelis ir didžioji dalis pigmentinės zonos. Spenelis būna netoli gomurio; žandikaulio raumenims ritmiškai susitraukiant kūdikis žinda. Visos krūties dalys išskiria pieną, kurį kūdikis geria lėtai ir tolygiai. Galite girdėti, kaip jis ryja.

Jeigu kūdikis prasižiojo per mažai ir neapžiojo krūties pakankamai giliai, arba nepakankamai iškišo liežuvį, todėl čiulpti pieną jam yra nepatogu; jeigu pienas prateka spenelio šonu, arba žindant kūdikio skruostai įdumba, reikia krūtį duoti iš naujo. Mažąjį pirštą įkiškite kūdikiui į burnos kampą, kad jis paleistų spenelį.

Išgerti normą

Mano kūdikis žinda nevienodai – trumpai čiulpteli, po to patraukia daugiau, daro pertraukėles. Ji duoda suprasti, kad krūtyje nebėra pieno, leisdama speneliui išslysti iš burnos, žaisdama krūtimi arba užmigdama. Svarbu, kad ji ištuštintų krūtį, tada neužsikimš pieno latakai, o ji gaus su pienu pakankamai riebalų. Kol krūtis pilna, piene riebalų nedaug, bet pienui tekant jis darosi riebesnis. Kai ji nustoja žindusi, aš pasiūlau jai kitą krūtį. Jeigu ji nenori, kitą kartą pradedu maitinti iš kitos krūties. Atitraukdama ją nuo krūties aš praplečiu jos burnytę mažuoju pirštu.

Aš būtinai...

TURĖSIU PAKANKAMAI PIENO

Kad pieno būtų pakankamai, privalau:

- ✓ Paskatinti kūdikį žįsti per pirmas valandas po gimimo; jeigu jis nevalgo, reikia nusitraukti pieną.
- ✓ Įsitikinti, kad kiekvieno maitinimo metu kūdikis gerai apžiojo krūtį; jeigu jam tą padaryti sunku, man reikia pagalbos.
- ✓ Skatinti kūdikį valgyti dažnai; per pirmas savaites jis turi valgyti ir dieną, ir naktį. Reikia nešioti kūdikį prie savęs nešioklėje ir guldyti miegoti šalia savęs.
- ✓ Pakankamai valgyti, daug gerti, gerai pailsėti; kai esate atsipalaidavusi, iš krūtų lengviau teka pienas.

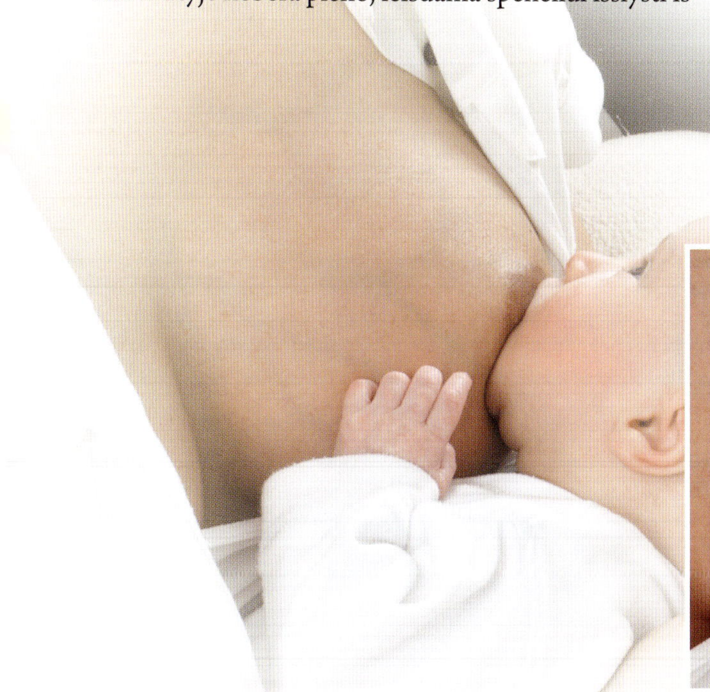

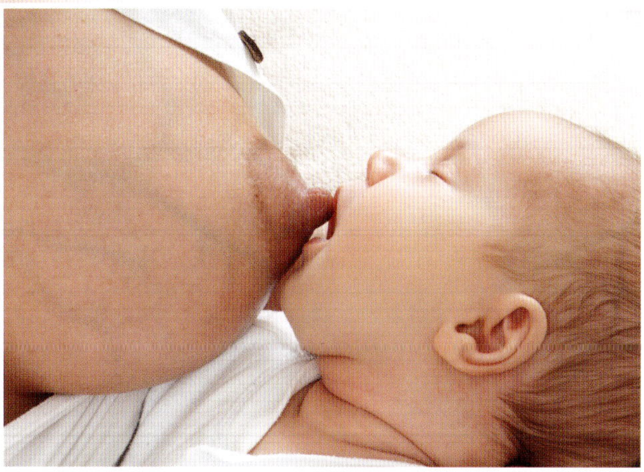

Dvynių maitinimas krūtimi

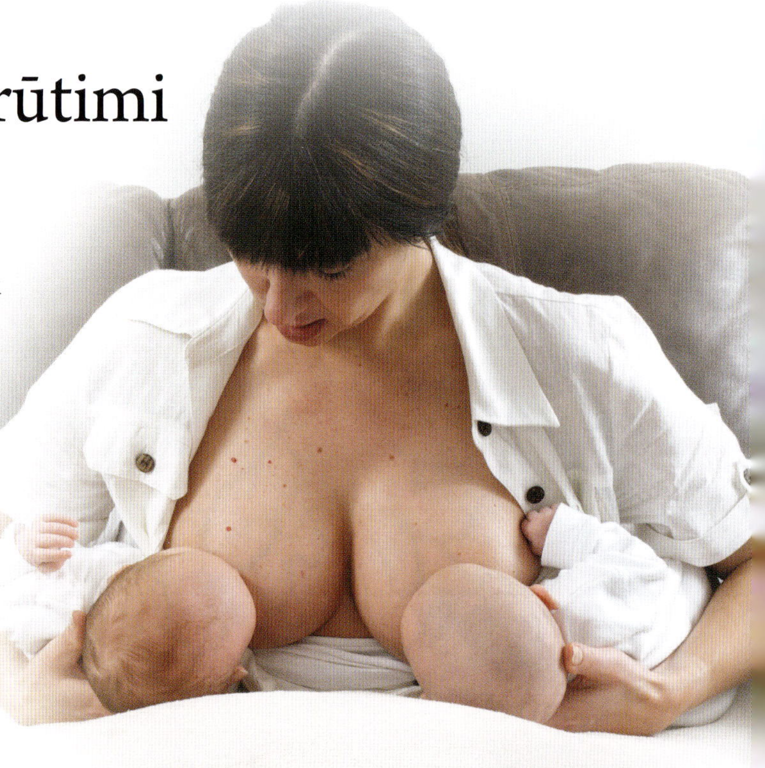

Jeigu abu dvyniai gerai jaučiasi, pamaitinkite juos kai tik pajėgsite. Jeigu vienam ar abiem dvyniams reikia papildomos priežiūros, nutraukite jiems savo pieno kiek galite greičiau. Net jeigu abu dvyniai iš karto gali žįsti, jums iš pradžių reikės pagalbos, ypač, jeigu buvote operuota, nes iš pradžių surasti patogią padėtį ir laikyti vieną arba abu naujagimius yra sunku be kieno nors pagalbos. Jūsų partneris, auklė ar akušerė gali palaikyti vieną dvynį, kol jūs maitinate antrąjį.

Dauguma dvynių motinų turi pakankamai pieno, jeigu tik vaikai maitinami dažnai; tai skatina krūtis gaminti daug pieno ir jo pakanka abiem dvyniams. Dvyniai stimuliuoja krūtis daugiau, negu vienas kūdikis. Net jeigu vienas dvynių serga arba blogiau valgo, krūtis stimuliuoja kitas.

KAIP MAITINTI

Daugumos dvynių motinos neturi griežtos tvarkos, kaip juos maitinti – po vieną ar kartu; kai kada lengviau vienaip, kitą kartą – kitaip. Vienos motinos abu maitina krūtimi, kitos – vieną maitina krūtimi, kitą – nutrauktu pienu iš buteliuko, arba taip daro pakaitomis. Motina turi pieno abiem, tačiau reikėtų užsirašyti, kurį iš dvynių kaip maitinote.

Kartu maitinti abu dvynius gali būti lengviau. Kadangi naujagimiai valgo labai dažnai, maitinant dvynius paeiliui gaunasi maitinimas–vystymas–migdymas be pertraukų. Vienintelis trūkumas maitinant abu yra tai, kad motina neturi laisvos rankos, o kūdikiai tik mokosi apžioti krūtį ir žįsti. Motinai tai nepatogu – ji negali net pasikasyti nosies, pasitaisyti plaukų ar paimti vandens stiklinę. Jeigu vienas iš kūdikių pameta spenelį, sunku jam vėl paduoti krūtį. Kai kurioms moterims padeda V formos pagalvė.

Daugelis dvynių pripranta prie vienos iš krūtų; jeigu nenorite, kad taip atsitiktų, pirmomis savaitėmis kaskart maitindamos keiskite krūtį. Atsižvelgiant į tai, kad dvyniai dažniausiai čiulpia nevienodai, yra naudinga, kad daugiau valgantis paeiliui stimuliuotų vis kitą krūtį. Įprasti prie maitinimo dvyniams lengviau, jeigu jie abu vienodo dydžio ir valgo vienodai. Įpratimui prireikia iki 6 savaičių, tačiau vėliau jums bus daug lengviau.

Iš pradžių naudinga užsirašyti, kaip maitinote. Kai kurios moterys prie liemenėlės petnešėlių prisitvirtina skirtingos spalvos juosteles.

SKIRTINGOS PADĖTYS

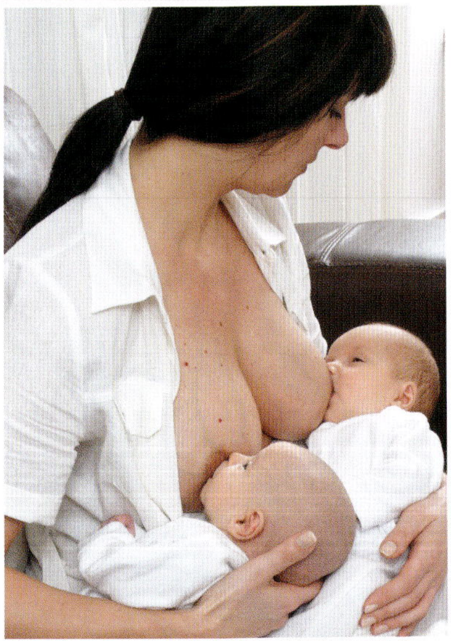

Du kūdikius vienu metu maitinti galima keliais būdais; ne laikas eksperimentuoti tada, kai abu yra alkani. Gali pasirodyti, kad tokia padėtis, kuri netiko jiems ką tik gimus, vėliau bus tinkama.

Populiariausia kūdikių laikymo padėtis yra galva į galvą (viršuje) ir lygiagreti (apačioje). Mažus naujagimius motinos dažnai laiko V raidės padėtyje – jų kojos liečiasi arba sukryžmintos. Galite vieną kūdikį laikyti galva į krūtį, o kitą skreite. Kad ir kokią padėtį pasirinktumėte, kai laikysite kūdikius prie krūtų jums veikiausiai reikės atramos nugarai arba rankoms.

Pieno nutraukimas

Pieną nutraukti iš krūtų gali reikėti dėl daugelio priežasčių. Gali būti naudinga sumažinti spaudimą perpildytose krūtyse; tada partneris gali sugirdyti pieną iš buteliuko naktį, arba kai motinos nėra namie. Tai tiesiog būtina, jeigu moteris nenori nutraukti maitinimo krūtimi grįždama į darbą. Nutrauktu pienu gali būti maitinami neišnešioti kūdikiai – taip jie gauna sveikiausią maistą, o motinos vėliau gali maitinti juos krūtimi.

Patariama iš pat pradžių nemaitinti naujagimio krūtimi ir iš buteliuko pakaitomis. Kūdikiui reikėjo laiko priprasti prie krūties, o maitinant iš buteliuko jam reikėtų iš naujo mokytis čiulpti žinduką. Nutrauktu pienu galima maitinti kūdikį, kai maitinimo režimas jau nusistovėjo. Dauguma kūdikių iš pradžių atsisako buteliuko, tad taip maitinti tegu pradeda partneris moteriai išėjus iš kambario. Kai kurios moterys nutrauktą pieną sumaitina pipete arba šaukšteliu.

Krūties pieną galima nutraukti tiesiai į sterilų buteliuką, iš kurio maitinama, arba į stiklinį ar plastikinį indą, kuriame pieną galima laikyti šaldytuve iki 8 dienų, o užšaldžius – iki 3 mėnesių. Užšaldytą pieną atitirpdyti reikia laikant indą po šilto vandens srovele. Galima indą su pienu palikti didesniame inde, pripiltame šilto vandens. Vandeniui atvėsus, pakeiskite jį šiltu; kartokite tol, kol pienas atitirps ir taps kūno temperatūros.

EKSPERTO PATARIMAS

Tinkamas pieno saugojimas

Užšaldymas iš dalies naikina moters pieno imunines savybes, todėl kūdikiui geriausia duoti šviežio pieno (kambario temperatūroje jį galima laikyti 4–6 valandas) arba nutraukto ir šaldytuve (0–4^{0}C) laikyto pieno. Ant kiekvieno buteliuko užrašykite, kada pienas nutrauktas, tada pirmiausia galėsite sunaudoti seniausią ir nė vieno buteliuko neteks išpilti. Maisto medžiagos ir antikūnai geriausiai išlieka specialiuose induose; jų nereikia sterilizuoti. Atitirpdę šaldytą pieną, dar kartą jo užšaldyti nebegalėsite.

KAIP NUTRAUKTI PIENĄ

Dauguma moterų pieną greičiau, lengviau ir efektyviau nutraukia ne ranka, o pientraukiu. Pientraukių būna įvairių – rankinis, elektrinis (ir portatyvių, su baterijomis). Gali tekti išbandyti kelis, kol rasite sau tinkamiausią. Galima pabandymui pientraukį išsinuomoti, arba pasiskolinti iš kitos krūtimi maitinančios moters.

Naudojant švirkšto tipo rankinį pientraukį, tiesiog apgaubkite piltuvėliu spenelį, tvirtai priglausdami jį, kad nepraeitų oras, tada kelis kartus ištraukite švirkšto cilindrą, nutraukdamos pieną. Naudojantis elektriniu pientraukiu, reikia jį tik priglausti prie krūties ir įjungti.

Nutraukiant pieną ranka, iš pradžių reikia paskatinti pieno nutekėjimą, švelniai paglostant krūtį nuo viršaus žemyn, spenelio link. Tada abiejų rankų nykščius sudėkite virš spenelio, o kitus pirštus – po areole; ritmiškai spauskite krūties apatinę dalį, tuo pačiu spausdami rankas krūtinkaulio link.

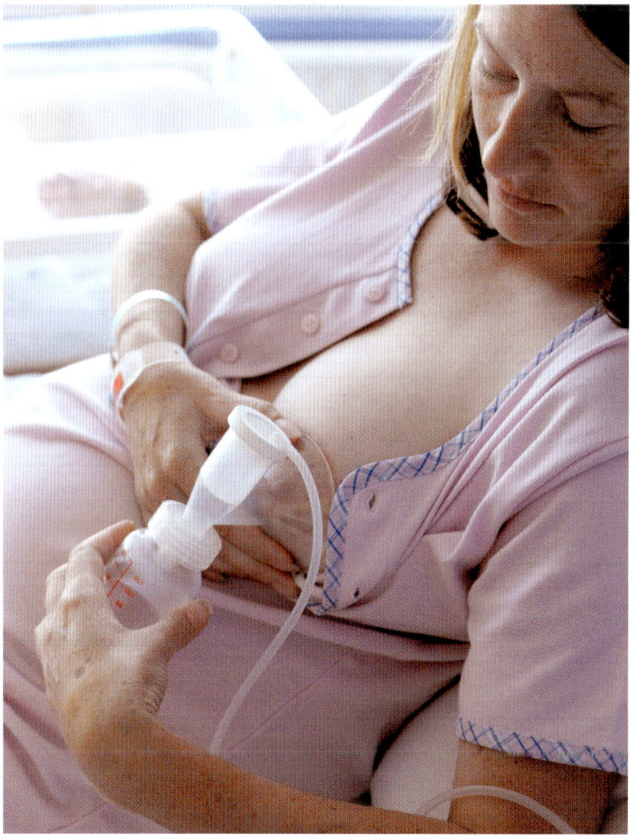

Maitinimas iš buteliuko

Maitinant nutrauktu pienu arba mišinėliais iš buteliuko privalote griežtai laikytis higienos reikalavimų (žr. žemiau, Mišinėlio paruošimas). Iš buteliuko maitinami kūdikiai imlesni infekcijoms.

MIŠINĖLIAI

Kol kūdikiui nesuėjo metai, jį maitinti reikia specialiais mišinėliais, kurių gamyba griežtai kontroliuojama. Mišinėlių sudėtis yra beveik tokia pat kaip ir motinos pieno, juose yra reikiamas kiekis riebalų, baltymų ir vitaminų. Karvės piene yra daug baltymų ir mineralinių medžiagų, kurios gali apsunkinti nesubrendusio kūdikio inkstų veiklą ir sukelti dehidraciją; tokiame piene nepakanka geležies. Kūdikiams netinka ir ožkos pienas, ir sutirštintas pienas.

Jeigu tikrai nežinote, koks mišinėlis labiausiai tinka jūsų kūdikiui, patars lankantis gydytojas. Miltelių, skysto koncentrato ir jau paruoštų vartojimui mišinėlių galima nusipirkti prekybos centruose ir specializuotose parduotuvėse. Milteliai dažniausiai yra pigiausi, tačiau pirmomis savaitėmis, kol mokotės maitinti kūdikį, naudingiausi bus jau paruošti mišinėliai, nors jie yra brangiausi. Mišinėliai buteliukuose jums pravers naktį, kai trūksta laiko, arba keliaujant. Kokius mišinėlius bepirktumėte, būtina laikytis gamintojo instrukcijos, kad kūdikis gautų reikiamą maisto kiekį.

Nepirkite ir nenaudokite pasenusių mišinėlių. Apžiūrėkite dėžutę, ji neturi būti sulankstyta ar surūdijusi. Mišinėlį iš pažeisto įpakavimo gali būti pavojinga naudoti.

Laktozės arba karvės riebalų nevirškinantiems išnešiotiems ir iš buteliuko maitinamiems kūdikiams (taip pat ir tiems, kurie turi mitybos problemų arba serga) yra įvairių specializuotų mišinėlių. Tai gali būti antialerginiai mišinėliai su sojų pienu – juose yra visų kūdikiui reikalingų maisto medžiagų.

MIŠINĖLIO PARUOŠIMAS

Kūdikiui gali būti duodamas tik šviežiai paruoštas mišinėlis, nes jį laikant ilgiau kūdikį galima susargdinti. Mišinėliai nuo atpylimo yra paruošiami kitaip. Apie juos galite sužinoti iš lankančio gydytojo.

Prieš pradėdami, kruopščiai nuvalykite ir dezinfekuokite stalą, švariai nusiplaukite rankas. Buteliukus, čiulptukus ir dangtelius reikia sterilizuoti (žr. p. 161). Mišinėlio dėžutės dangtelis ir semtuvėlis plaunami karštu vandeniu su muilu.

Užvirinkite vandenį

Įpilkite į virdulį krano arba filtro vandens ir užvirinkite. Nenaudokite mineralinio arba suminkštinto vandens, nes kūdikiams gali netikti juose esančių mineralinių medžiagų kiekis. Įpilkite į buteliuką reikiamą kiekį praaušinto, bet vis dar karšto vandens.

Jeigu naudojate skystą koncentratą, supilkite 1 skardinei paruošti reikiamą vandens kiekį į švarų indą su dangteliu.

Pamatuokite mišinėlio kiekį

Reikiamą miltelių kiekį pamatuokite pridėtu semtuvėliu, nuimdami kaupą peilio briauna (sulygindami sulig kraštais).

Arba supilkite 1 skardinės turinį į indą su atvėsintu vandeniu.

Sumaišykite

Dar kartą pažiūrėkite, kiek semtuvėlių miltelių turėtumėte įdėti, supilkite miltelius į buteliuką. Laikydami už sterilizuoto čiulpuko žiedo, užmaukite jį ant buteliuko. Uždenkite dangteliu. Stipriai pakratykite buteliuką, kad vanduo ir milteliai gerai susimaišytų.

Skystą koncentratą gerai išmaišykite šaukštu. Tokį mišinėlį galite šaldytuve laikyti iki 48 valandų arba išpilstyti į buteliukus.

KŪDIKIO MAITINIMAS

Pirmomis savaitėmis patogiausia naudoti pirktinius jau paruoštus mišinėlius buteliukuose, kad galėtumėte pamaitinti kūdikį vos tik jam išalkus. Tuomet jam neteks laukti; kūdikis gali susijaudinti ir vėliau nebevalgo.

Net ir tokio amžiaus kūdikis maitinamas gali apsitaškyti. Sau ant kelių pasitieskite rankšluostį, kuris apsaugos jūsų drabužius, kūdikiui pariškite seilinuką, tuomet jo nereikės perrengti pavalgius.

Maitinant būtina sėdėti patogiai, tada visą dėmesį galėsite sutelkti kūdikiui. Jį reikia tvirtai laikyti skreite, galvą atrėmus į alkūnės linkį, nugarą prilaikant dilbiu. Priglauskite kūdikį arti, dainuokite jam, žiūrėkite į jį visą laiką, matykite, ko jam reikia.

Kartais kūdikis nustoja čiulpti, nes nori atsikvėpti arba atsirūgsta; kai kurie vaikai suvalgo visą porciją nesustodami. Manykite, kad maitinimas yra džiugus ir atpalaiduojantis darbas. Žinokite, kad jau 3 mėnesių kūdikis pradeda džiaugtis, vos tik pamatęs atnešamą buteliuką.

Prieš maitindami būtinai patikrinkite, ar pienas ne per karštas. Suplakite mišinėlį ir nulašinkite kelis lašus ant vidinės riešo pusės; turite jausti šilumą, bet ne karštį. Jeigu mišinėlis per šaltas, galima jį pašildyti puode su verdančiu vandeniu, arba, dangteliu uždengus čiulptuką, palaikyti po karšto vandens srove. Niekada nešildykite buteliuko mikrobangėje. Išimtas iš krosnelės jis dar kais, todėl gali nudeginti kūdikį, nes mišinėlis sušils nevienodai. Jeigu reikia atšaldyti mišinėlį, palaikykite buteliuką po šalto vandens srove.

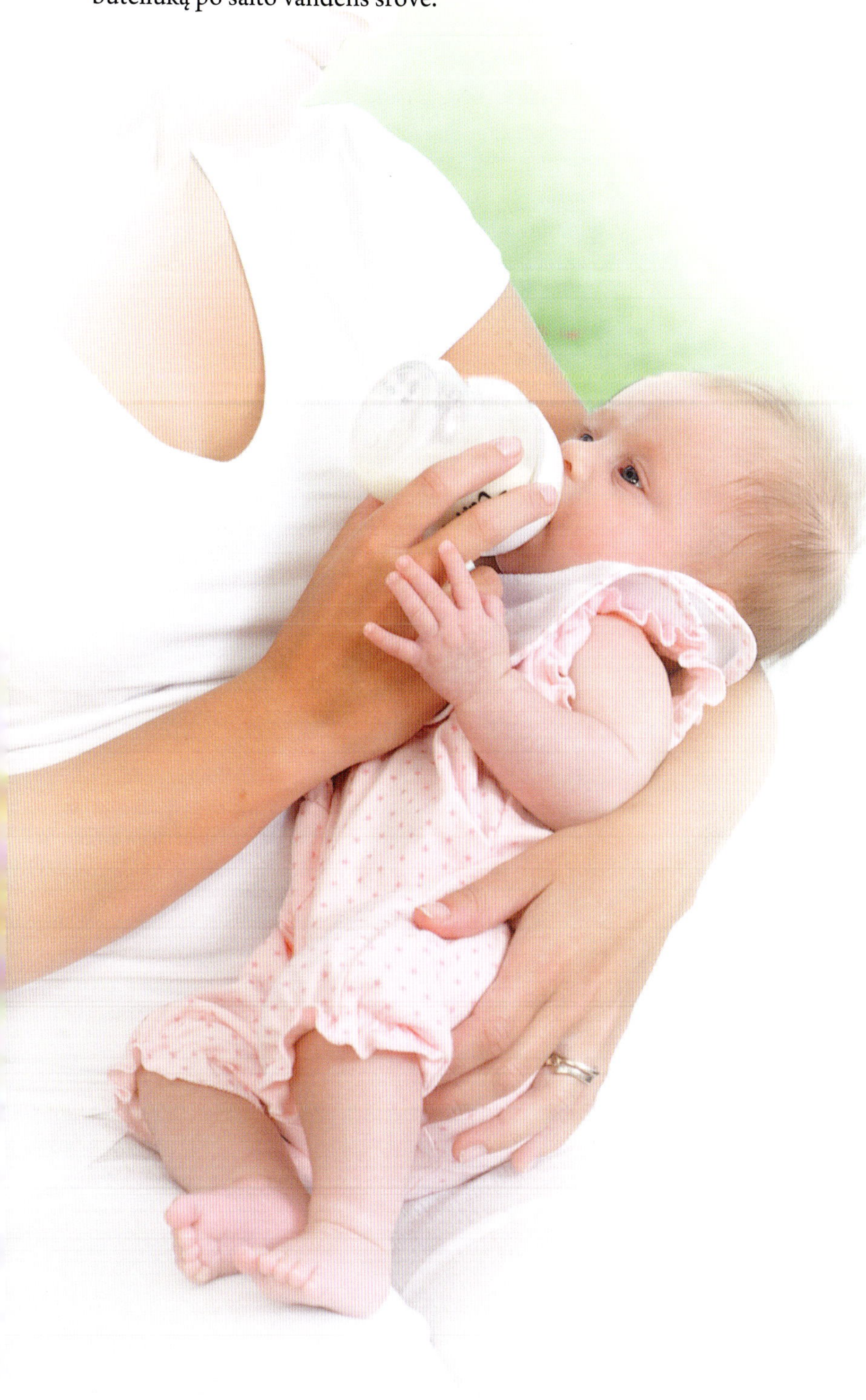

Buteliuko padavimas

Leiskite kūdikiui pamatyti buteliuką, tada paglostykite jam skruostą (sukeliant apžiojimo refleksą); kūdikis automatiškai atsuks galvą ir išsižios, pasirengęs čiulpti.

Buteliuką reikia laikyti 45^0 kampu, kad jo kakliukas būtų pilnas skysčio ir neliktų oro burbuliukų. Tada paduokite kūdikiui čiulptuką ir

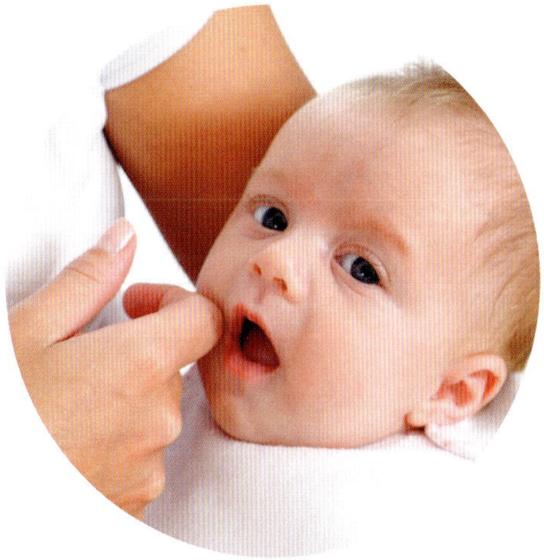

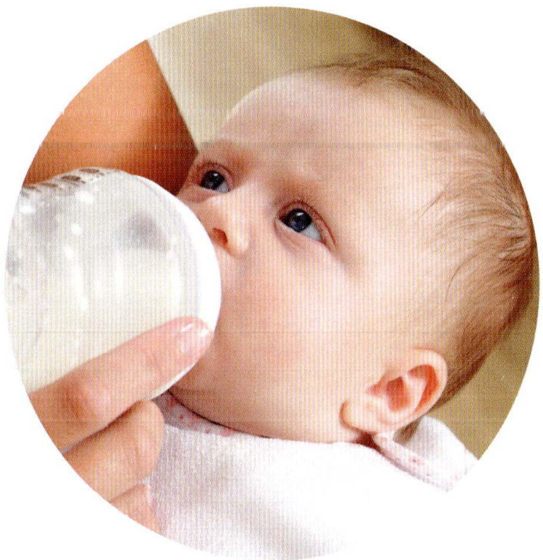

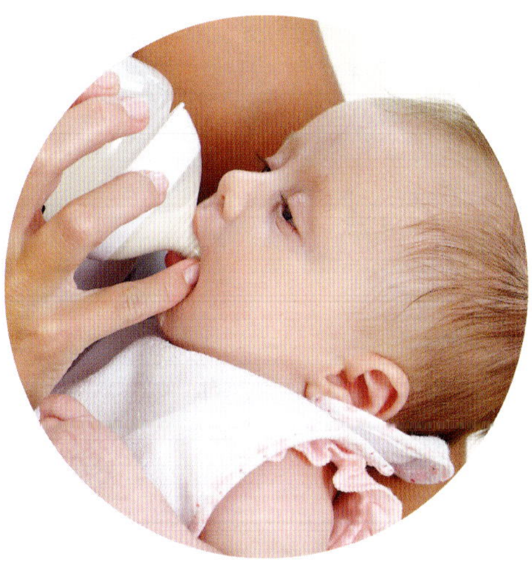

Aš būtinai...

MAITINDAMA LAIKYSIU KŪDIKĮ ARTI

Kad maitinimas iš buteliuko būtų panašus į maitinimą krūtimi, aš:

✓ **Laikysiu kūdikį** taip, kad jis liestų mano odą, atsisegsiu drabužį – taip bus panašu į žindymą.

✓ **Supsiu kūdikį rankose**, arba paguldysiu sau ant kelių veidu į mane, kad išlaikyčiau akių kontaktą ir fizinį artumą.

✓ **Bandysiu laikyti buteliuką alkūnės linkyje**, tuomet kūdikis bus taip arti, kaip maitinant krūtimi.

✓ **Raminamai kalbėsiu kūdikiui**, kol jis valgys. Kai jis norės nustoti valgyti, ar sulėtinti tempą, aš šiek tiek ištrauksiu žinduką iš burnos ir stebėsiu, kol burnos judesiais kūdikis parodys, jog yra vėl pasirengęs.

✗ **Neversiu kūdikio** išgerti buteliuką per greitai ar suvalgyti daugiau, nei jis norėtų.

✗ **Negrūsiu čiulptuko**, jeigu kūdikis užčiaupia burną. Dėl to jis gali užsiryti ir spjaudytis, taip pat negali kontroliuoti valgymo proceso.

✗ **Neleisiu, kad per daug žmonių maitintų mano kūdikį**, nes pirmiausia jis turės priprasti prie manęs ir mano partnerio.

leiskite jam giliai įtraukti jį į burną ir pradėti čiulpti. Tvirtai laikykite buteliuką, kad kūdikis galėtų geriau jį apžioti.

Kiek kūdikis išgeria

Man patinka jausti, kaip ji išgeria savo normą. Kad buteliuko kakliuke visada būtų pieno, aš palenkiu buteliuką tiek, kiek reikia.

Kai ji pavalgo, arba jai reikia atsirūgti, paimu buteliuką. Prieš tai mažuoju pirštu atitraukiu jos lūpų kamputį. Jai pavalgius mišinėlio likutį išpilu. Kitą kartą vėl maitinu naujai paruoštu mišinėliu.

ATSIRŪGIMAS

Dažniausiai kūdikis čiulpdamas prisiryja oro. Valgant iš buteliuko taip atsitinka dažniau, nes jam sunku glaudžiai apžioti čiulptuką. Oro burbuliukai kūdikio skrandyje sukelia spaudimą ir sunkumo jausmą, todėl jam reikia padėti atsirūgti.

Kai kuriems kūdikiams gali reikti atsirūgti daug dažniau nei kitiems; kartais problemą išsprendžia kitos formos čiulptukas. Jeigu kūdikis bevalgydamas užmiega, budinti jo nėra jokio reikalo. Po valgio visi kūdikiai dažniausiai užmiega; jų akys užsiverčia aukštyn, jie atrodo lyg apsinuodiję, tačiau tai visai normali reakcija.

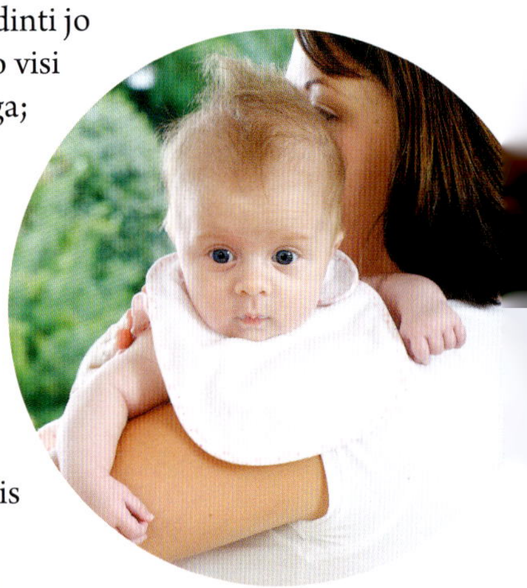

Atrydamas orą kūdikis gali atryti ir pieno (tai vadinama atpylimu). Skirtingai nuo vėmimo, iš burnos išspjaunamas šlakelis pieno. Pats kūdikis į tai nekreipia dėmesio. Kartais atpilama dėl permaitinimo, tačiau dažniau priežastis yra kita: skrandžio viršuje esantis vožtuvas dar nėra stiprus ir nesulaiko aukštyn kylančių skysčių. Jeigu maitinimo metu ir po jo laikysite kūdikį 30 laipsnių kampu, nemalonumų bus mažiau, nes sumažės tikimybė, kad skystis „išsipils“ iš skrandžio viršutinės dalies.

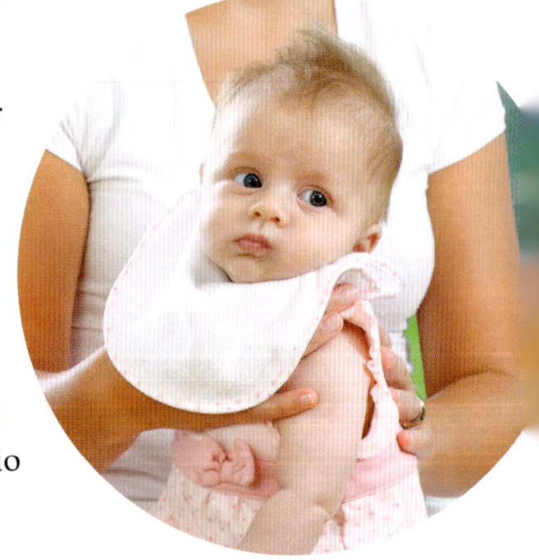

Ant peties

Aš pakeliu kūdikį taip, kad jo galva būtų man ant peties, o veidas nusuktas man į nugarą. Viena ranka prilaikau jį, kita ranka patrinu ar paplekšnoju jo nugarą. Pradedu nuo jo stuburo apačios ir judu aukštyn, tiesiog „pakeldama“ prarytą orą.

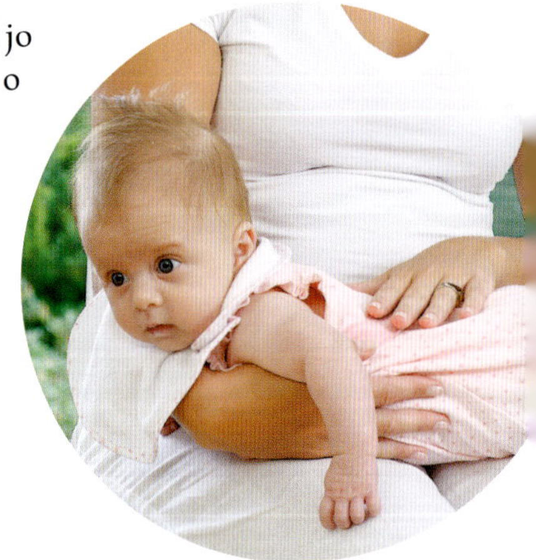

Atsisėdus
Galiu pasisodinti kūdikį skreite. Viena ranka prilaikau jo sprandą, kita ranka trinu ar plekšnoju jį ties mentėmis.

Ant kelių
Kartais pasiguldau kūdikį sau ant kelių taip, kad jo pilvukas ir krūtinė remtųsi į kelius arba sulenktą ranką, galva būtų nusukta nuo manęs. Burna neturi būti uždengta. Švelniai braukau arba plekšnoju per nugarą.

REIKMENŲ STERILIZAVIMAS
Kol kūdikiui sueis 6 mėnesiai, visus jo maitinimo reikmenis reikia sterilizuoti, nesvarbu, ar maitinate nutrauktu krūties pienu ar mišinėliais. Yra įvairiausios sterilizavimo įrangos; naudodami ją laikykitės gamintojo nurodymų. Prieš sterilizuojant kruopščiai išplaukite reikmenis.

Buteliukų ir čiulptukų plovimas
Plaukite buteliukus karštame muiliname vandenyje, naudodamos švarų šepetuką. Ypač kruopščiai plaukite tas vietas, kur gali likti pridžiūvusio pieno – užsukamoje buteliuko dalyje ir kaklelyje, iš vidinės pusės. Pirmiausia nuplaukite buteliuko išorę, tada išplaukite jo vidų ir perskalaukite šaltu vandeniu.

Sterilizavimas garu
Garais sterilizuoja elektrinis arba mikrobangų įrenginys. Įpilkite tiek vandens, kiek nurodo gamintojas. Sudėkite išplautus buteliukus kakliuku žemyn į jiems skirtas vietas, čiulptukus – į dėklą. Čiulptukų dėklą įstatykite į jam skirtą vietą. Kamštelius sudėkite į kitą dėklą, virš čiulptukų. Uždarykite sterilizatorių, įkiškite jo laidą į rozetę ir įjunkite. Paspauskite sterilizatoriaus įjungimo mygtuką. Įrenginys įkais, po darbo vėl atvės. Kai jis bus vėsus, visi buteliukai ir čiulptukai yra paruošti naudojimui. Nepanaudotus buteliukus prieš kitą maitinimą sterilizuokite iš naujo.

Sterilizavimas šaltu vandeniu
Sterilizuojantį tirpalą paruoškite pagal gamintojo nurodymus. Sudėkite buteliukus (neužsuktus), kamštelius ir čiulptukus į indą, užpilkite paruoštu tirpalu. Svarbu, kad viskas būtų apsemta ir viduje neliktų burbuliukų. Nugramzdinkite visus sterilizuojamus daiktus ir uždarykite sterilizatoriaus dangtį. Po 30 minučių visi daiktai bus sterilūs ir tinkami naudoti. Prieš naudojant perskalaukite naujai užvirintu ir atvėsintu vandeniu. Nepalikite nieko sterilizavimo skystyje ilgiau kaip 24 valandas. Po 24 valandų sterilizuojantis skystis turi būti pakeistas.

MAITINIMAS IŠĖJUS SVETUR
Jeigu reikia su savimi vežtis kūdikių maistą, imkite supakuotus mišinėlius, arba įsidėkite užkimštą virinto vandens buteliuką ir sterilų indelį su reikiamu kiekiu mišinėlio bei čiulptuką.

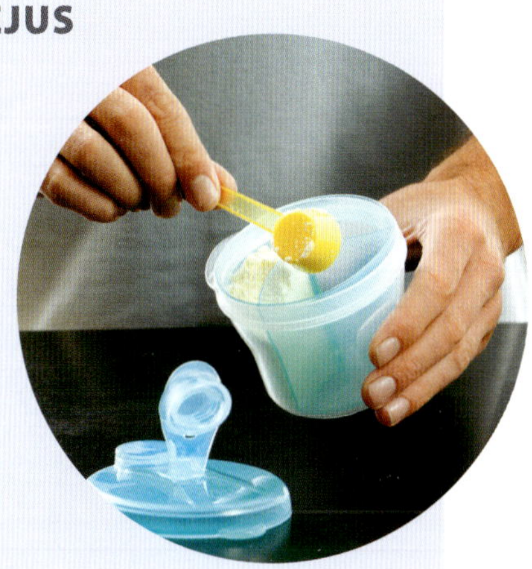

DVYNIŲ MAITINIMAS
Nors laiko ir pastangų reikės mažiau maitinant abu kūdikius iš karto, be pagalbos tą padaryti bus sunku. Kol dvyniai maži, galima juos maitinti suguldžius sau ant rankos (tada abi plaštakos laisvos), arba padėjus jų galvas sau į skreitą (kūneliai paremti pagalvėmis) ir maitinant prilaikyti galvas rankomis. Vėliau galbūt norėsite maitinti abu kartu, tačiau vienas iš jų ar abu sėdės kėdutėje, manieže ar atremtas į pagalves. Akys turi būti atkreiptos į jus. Maitinant palaikykite kontaktą žvilgsniu.

Maitinimo problemų sprendimai

Kūdikiams skirta maitintis iš krūties; gamtos sutvarkyta taip, kad pirmus 6 mėnesius kūdikiui pakanka krūties pieno. Vėliau, pratinantis prie kieto maisto, kūdikis vis dar žindomas. Taip sveikiausia ir motinai ir kūdikiui. Motinai kelis mėnesius nebūna mėnesinių, todėl sumažėja tikimybė jai pastoti, nes kūdikiui reikia daug jos dėmesio.

Dažniausiai, jeigu gimdymas buvo nesunkus ir motina tuoj pat gavo kūdikį, maitinimas krūtimi vyksta sklandžiai. Nors bando dauguma moterų, kai kurioms įprasti maitinti krūtimi reikia laiko, arba maitinti krūtimi jos negali. Dažniausios priežastys yra tokios:

- Kūdikis atsisako krūties.
- Maitinimas krūtimi yra skausmingas.
- Nepakanka pieno.

KRŪTŲ PRISIPILDYMAS

Tuoj pat po gimdymo hormonų pokyčiai parengia krūtis maitinimui. Laktacija (pieno gamyba) prasideda, kai hipofizė pradeda gaminti ir išskirti hormoną prolaktiną. Prasidėjus šiam procesui tolesnę pieno gamybą kūdikis skatina dažnu čiulpimu. Nesvarbu, ar maitinsite krūtimi, ar ne, 2–4 dienas po gimdymo krūtys būna didesnės ir kietesnės, gali tapti skausmingos, nes jos ruošiasi pieno gamybai. Šis procesas vadinamas pritvinkimu.

Krūtų prisipildymo metu nepatogumų sumažėja, jeigu dėvite gerai pritaikytą, krūtis palaikančią liemenėlę. Kai kurie ekspertai pataria tvinkstant krūtims liemenėlę dėvėti 24 valandas per parą. Prieš maitinant krūtimi naudinga pastovėti po karštu dušu arba ant krūtų uždėti karštus kompresus. Drėgmė ir šiluma praplečia pieno latakus, todėl kūdikiui čiulpiant pienas teka lengviau; taip spaudimas krūtyse sumažėja.

Jeigu nesiruošiate maitinti krūtimi, dėkite ant jų vėsius kompresus ir gerkite nuskausminamuosius , ibuprofeną arba paracetamolį. Nestimuliuokite krūtų bandydamos nusitraukti pieną ir sumažinti spaudimą, nes dėl to krūtyse jo gaminsis dar daugiau.

Krūtų prisipildymas trunka 2–5 dienas; jeigu kūdikis nežinda ir nestimuliuoja krūtų, pieno gaminimasis sulėtėja ir visai nutrūksta. Sveikoms krūtims nereikia specialios priežiūros. Reikia tik nuplauti su muilu ir švariu vandeniu.

Aš būtinai...

IMSIUOSI PRIEMONIŲ, KAD SUMAŽĖTŲ KRŪTŲ SKAUSMAS

Keletas naminių priemonių gali padėti, kad maitinti būtų patogiau. Man reikia:

✓ **Užtikrinti, kad krūtys nebūtų per kietos** ir kūdikis galėtų jas apžioti. Prieš duodama kūdikiui krūtį, turėčiau pamasažuoti ją pirštais. Pirštais krūtį reikia spausti krūtinės link, suimant apie 5 cm atstumu nuo spenelio. Masažuoti reikia visą pigmentuotą areolę, kol ji suminkštės. Kartais padeda, jei iš pradžių pirštais išspaudžiama truputis pieno.

✓ **Patogiai atsilošti** ir guldyti kūdikį veidu žemyn ant krūties. Taip sustiprėja kūdikio refleksas ir jis plačiau išsižioja. Laikant kūdikį taip arti, prilaikyti tenka ne jo galvą, o tik pečius ir sėdmenis. Kai kūdikio smakras remiasi į krūtį, nosis nebūna užspausta.

✓ **Nešiotis kūdikį** nešyklėje ir duoti jam krūtį tuoj pat, kai tik jis parodo norą. Nereikia laukti, kol kūdikis pradės verkti, verkdamas jis blogiau apžioja spenelį. Galite kūdikiui duoti nutraukto pieno, jeigu krūtyje jo nepakanka.

✓ Jeigu pradeda skaudėti spenelį, **švelniai atitraukti** kūdikį nuo krūties ir pabandyti duoti kitą krūtį. Spenelius minkštinkite ir gydykite, patepdamos nutraukto pienu arba plonu sluoksniu lanolino tepalo.

✓ **Gerai ištuštinti krūtis** – kiekvienam maitinimui duokite kitą krūtį. Jeigu po maitinimo krūtyje lieka sukietėjimų, švelniai pamasažuokite krūtį, kad neužsikimštų pieno latakai.

✓ **Teisingai nutraukti pieną**. Spenelis turi tilpti į pientraukio piltuvėlį. Kai kurioms moterims gali prireikti didesnio pientraukio. Prieš nutraukdamos pieną pamasažuokite krūtį.

KŪDIKIS NENORI VALGYTI

Naujagimis saugiausiai jaučiasi būdamas šalia motinos. Tuoj po gimdymo, kai laikote kūdikį arti, priglaudę prie skruosto, jis nusiramina ir po valandos yra pasiruošęs valgyti. Jeigu dėl bet kurios priežasties negalite jo pamaitinti, pirmi maitinimai bus sunkūs, tačiau vėliau palengvės.

Jeigu kūdikis neima krūties, tam veikiausiai yra priežastis. Motinai gali atrodyti, kad kūdikis atstumia ją ir geriau pradėti jį maitinti iš buteliuko, tačiau kūdikis sako ne „Aš noriu būti maitinamas krūtimi“, bet „Aš dar nepajėgiu valgyti“.

Norint padėti kūdikiui susidomėti, laikykite jį kiek galima arčiau; nešiokite jį minkštoje nešyklėje, arba galite kūdikį nešioti tamprioje palaidinukėje didele iškirpte, tada jis bus prie pat krūtinės. Partneris irgi gali panešioti kūdikį.

Nutraukite pieną ir duokite jį kūdikiui labai mažame puoduke. Paprašykite, kad gydytojas parodytų, kaip saugiai sugirdyti pieną. Viršutinę kūno dalį prauskite nenaudodama muilo, vien tik vandeniu, kad jūsų tikrasis kvapas, kurį kūdikis atpažįsta, nepasikeistų. Krūtų skleidžiamas kvapas traukia kūdikį, kuris pradeda ieškoti pieno šaltinio.

Aš būtinai...

SUDOMINSIU KŪDIKĮ KRŪTIMI

Labai svarbu, kad kūdikis pradėtų maitintis tinkamai. Galėsite jam padėti, jeigu:

✓ **Laikysite jį arti**, kad liestųsi oda, arba vilkėsite tik plonus drabužius. Kūdikį ramina pažįstamas motinos kvapas, balsas, širdies plakimas.

✓ **Palaikysite** jo kambaryje **ramybę**, pritemdysite šviesą, paleisite muziką, kurios klausydavote nėštumo metu ir švelniai elgsitės su kūdikiu.

✓ Kas kelias valandas švirkštu ar iš puodelio **kūdikiui duosite šlakelį nutraukto pieno**. Čiulptuko neduokite, nes po jo pradėti maitinti krūtimi bus sunkiau.

✓ **Kartu** su kūdikiu **išsimaudysite** šiltoje vonioje, padėję jį sau ant pilvo, veidu sau ant krūtinės.

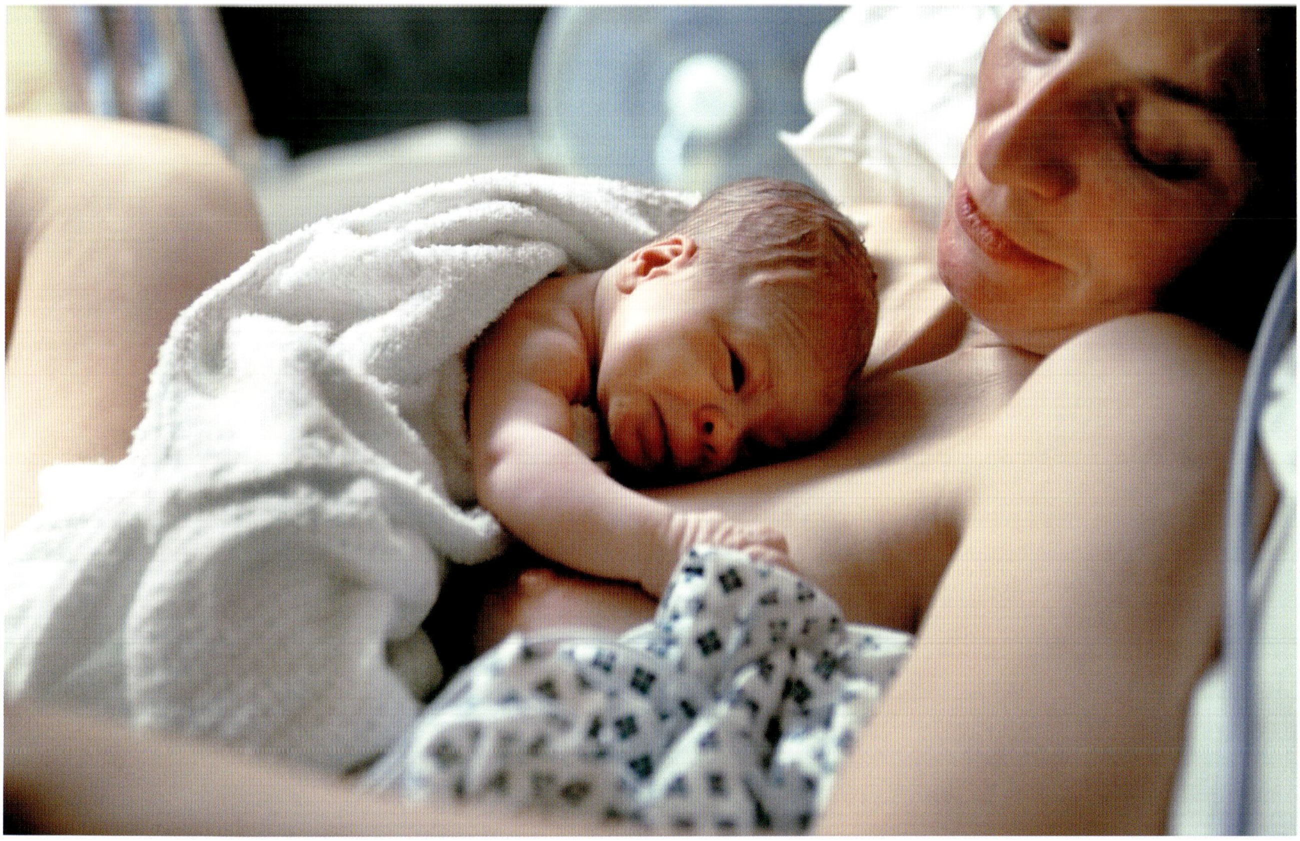

Jeigu kūdikiui čiulpti yra sunku, jis atrodo neramus, geriausia kiek galima ilgiau laikyti jį prie savęs arba partnerio, kol jis nusiramins. Šeimos nariai ir draugai turės suprasti, kad jiems teks palaukti to laiko, kai galės panešioti kūdikį.

Jeigu kūdikis nori valgyti, bet negali tinkamai paimti krūties (gal dėl to, kad krūtys yra labai pritvinkusios), jis gali labai nusivilti ir kitą kartą nebeimti krūties. Motina turi būti labai kantri ir švelni, nestumti kūdikio galvos krūties link. Laikykitės ramiai, dažnai pasiūlykite kūdikiui nutraukto pieno; taip palaikysite jo gamybą krūtyse tol, kol kūdikis išmoks paimti krūtį.

Maitinant nutraukstu pienu iš buteliuko, kūdikiui bus lengviau, jeigu laikysite jį kuo arčiau prie krūtinės tol, kol maitinsite (jeigu galima, laikykite taip, kad oda liestųsi).

KŪDIKIS ATSISAKO BUTELIUKO

Kai kada krūtimi maitinami kūdikiai neima buteliuko. Jeigu norite grįžti į darbą arba privalote kuriam laikui palikti kūdikį, tai taps problema. Buteliukas būtų išeitis, jeigu tik kūdikis jį imtų. Kai kurie tėvai tą problemą sprendžia paduodami buteliuką tokiu būdu, kuris nei kiek neprimena maitinimo krūtimi.

Pabandykite vaiką paguldyti veidu į save, automobilinėje kėdutėje ar kitur ir švelniai jam į burną paduoti čiulptuką; leiskite kūdikiui jį apčiuopti liežuviu. Laikykitės ramiai ir žaismingai, neverskite kūdikio valgyti, jeigu jis nervinasi. Pabandykite vėliau.

JEIGU MAITINANT SKAUDA

Maitinimas krūtimi turėtų motinai ir kūdikiui teikti malonumą daugelį mėnesių. Jis negali būti skausmingas; skausmas rodo, kad kažkas negerai. Jeigu nepatogu jums, netiks ir jūsų kūdikiui, todėl pagalbą reikėtų gauti kuo greičiau. Tinkamai gydant skausmas baigsis ir greit maitinimas krūtimi vėl teiks džiaugsmo.

Jeigu maitinimo metu skauda spenelius, veikiausiai kūdikis nepakankamai apžioja krūtį (žr. išnašą). Kad kūdikis gerai apžiotų spenelį ir pienas tekėtų lengvai, jums turi būti patogu, o krūtys būtų minkštos. Jeigu kūdikis guli šalia tuo metu, kai užsinori valgyti, krūtį jis gali susirasti pats. Jeigu jis pats neapžioja krūties, galite šiek tiek padėti, tik nenaudokite jėgos.

Labai svarbu, kad būtų ištuštinta visa krūtis, perpildymas gali sukelti skausmą maitinimo metu ir kitas problemas, netgi krūties uždegimą (mastitą). Kai kūdikis baigia čiulpti, apžiūrėkite spenelius; jų forma neturi pasikeisti. Kai speneliai pasidaro suploti, ištempti, sukramtyti arba pūslėti, kitą kartą kūdikis turėtų juos apžioti giliau, nes jie sutrūkinės ir ims kraujuoti. Viena iš galimų priežasčių – laikote kūdikį nepakankamai arti prie krūtinės. Kūdikio refleksai pasikeičia, todėl jis gali suploti arba ištempti spenelį. Tuomet spenelį trina kieta kūdikio burnos dalis.

KAS NELEIDŽIA KŪDIKIUI APŽIOTI KRŪTĮ:

Sutinusios krūtys. Nėštumo pabaigoje arba gimdymo metu laikinai susikaupia skysčių, arba krūtys tiesiog pritvinksta pieno (jos padidėja ir tampa kietos). Kadangi kelias dienas po gimdymo pieno vis daugėja, apžioti krūtį gali būti sunku.

Padidėję arba įtraukti speneliai. Spenelių forma gali būti paveldėta, arba laikinai pasikeisti paburkus. Kol kūdikis pradės apžioti krūtį, jums gali prireikti specialisto pagalbos.

Kūdikis per mažai išsižioja. Per mažai pražiodamas burną kūdikis gerai nepaima krūties; taip dažnai būna po sunkaus gimdymo.

Liežuvio saitelis. Jeigu po liežuviu esantis saitelis yra per trumpas, kūdikis nepakankamai iškiša liežuvį ir todėl neapima spenelio. Gali tekti įpjauti saitelį (tai labai maža chirurginė intervencija); reikėtų pasikonsultuoti su maitinimo krūtimi specialistu.

KAI PIENAS NETEKA

Pieno nepakanka arba jis laisvai neteka iš krūties tuomet, kai neveikia pieno atleidimo refleksas. Dažnai taip atsitinka pirmą savaitę po gimdymo, kai krūtis per daug pritvinkusi pieno.

Kartais pieno atleidimas sutrinka, kai po gimimo vaikas turi problemų ir kurį laiką neduodamas motinai, kai kūdikis labai mažas ar neišnešiotas, todėl negali arba nenori gerai čiulpti. Pieno gamybą sutrikdo depresija arba bloga motinos nuotaika. Galite įtarti, kad pieno tėkmė sutrikusi, jeigu:

- Tarp maitinimų iš krūtų nenuteka pieno.
- Nėra pojūčio, kad pienas teka (tuoj po gimimo jaučiami gimdos susitraukimai, vėliau, po 2 savaičių – dilgčiojimas krūtyse.
- Kūdikis atrodo nelaimingas ir yra alkanas.
- Kūdikis nepriauga pakankamai svorio.
- Kūdikis retai šlapinasi.

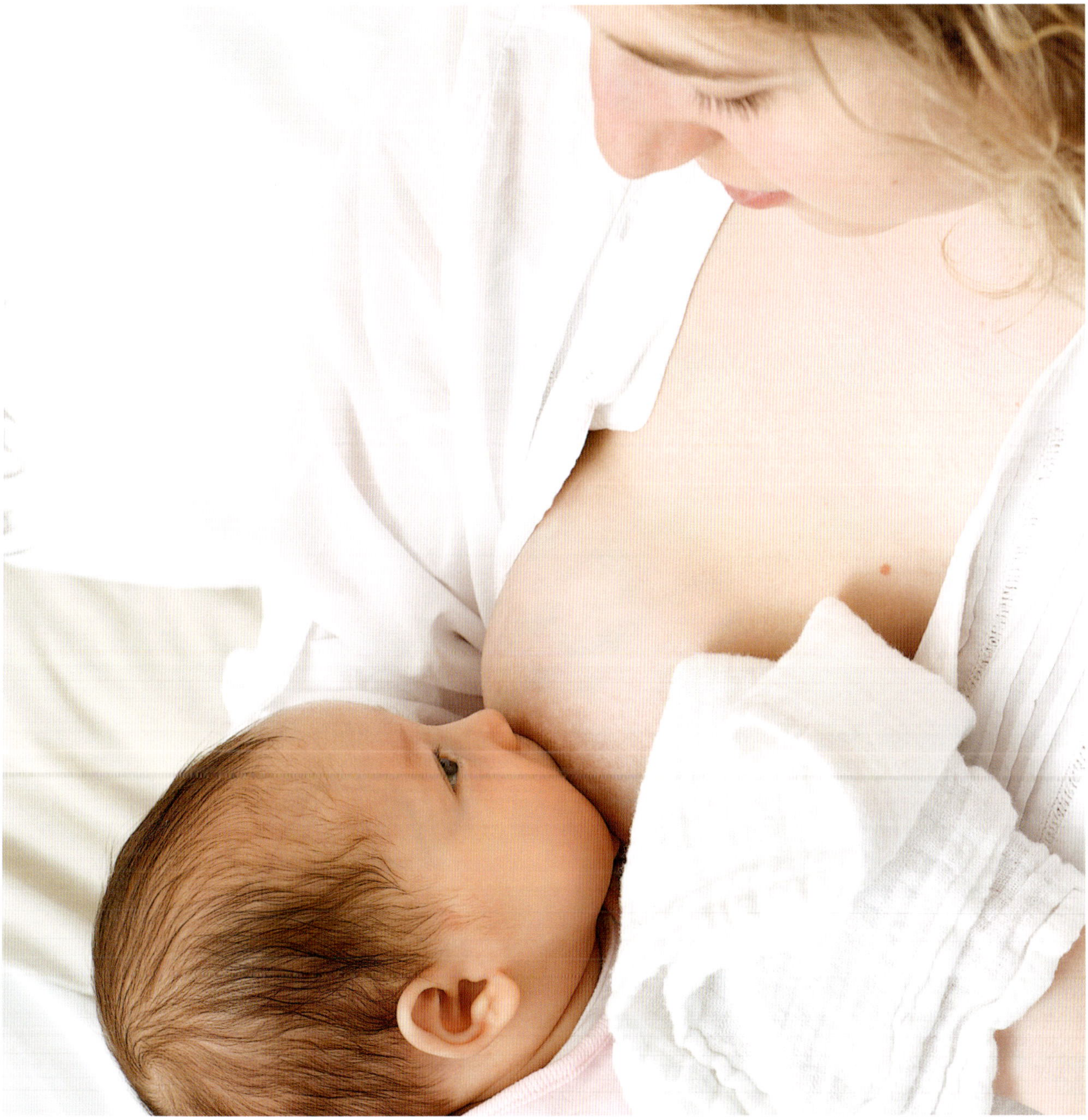

Problema gali sumažėti, jeigu maitinsite ramioje vietoje, atsipalaidavusi, sėdėdama patogiai, o kūdikis bus teisingai apžiojęs spenelį. Jeigu kūdikis nepakankamai (spaudimo ar laiko požiūriu) stimuliuoja krūtį, naudokite pientraukį. Emocines problemas ir depresiją turėtų gydyti gydytojas.

EKSPERTO PATARIMAS

Skausmas ir vėmimas

Jeigu atrodo, kad po kiekvieno maitinimo kūdikiui skauda arba jis vemia, jam gali reikėti gydyti rėmenį arba gastroenteritą. Abiem atvejais reikalinga gydytojų pagalba, todėl pasikalbėkite su šeimos gydytoju.

Naujagimio laikymas

Iš pradžių kūdikio paėmimas, laikymas ir nešiojimas buvo gąsdinantis; naujagimiai atrodo tokie trapūs, todėl aš rūpinausi, ar gerai ją laikau – ypač įkeliant į vonelę ir iškeliant iš jos. Tačiau kuo ilgiau ja rūpinausi, tuo lengvesnės tapo šios užduotys.

LAIKYMAS IR NEŠIOJIMAS

Kaip ir visiems naujagimiams, mano dukrytei patiko būti nešiojamai ir ji to reikalavo. Pirmosiomis savaitėmis labai naudinga buvo nešyklė; rankos likdavo laisvos, kūdikis priglaustas labai arti ir stipriai prilaikomas. Galėdavau ją maitinti, kol gulėdavo nešyklėje.

Buvo kilusių abejonių apie nešyklių saugumą; dabar kai kurie jų modeliai neberekomenduojami (žr. p. 176). Moterims reikėtų susipažinti su šiuo svarbiu patarimu.

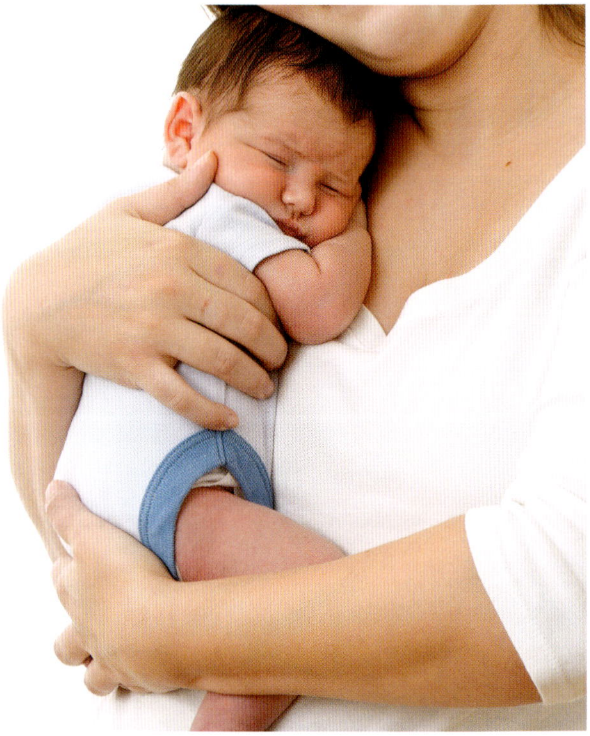

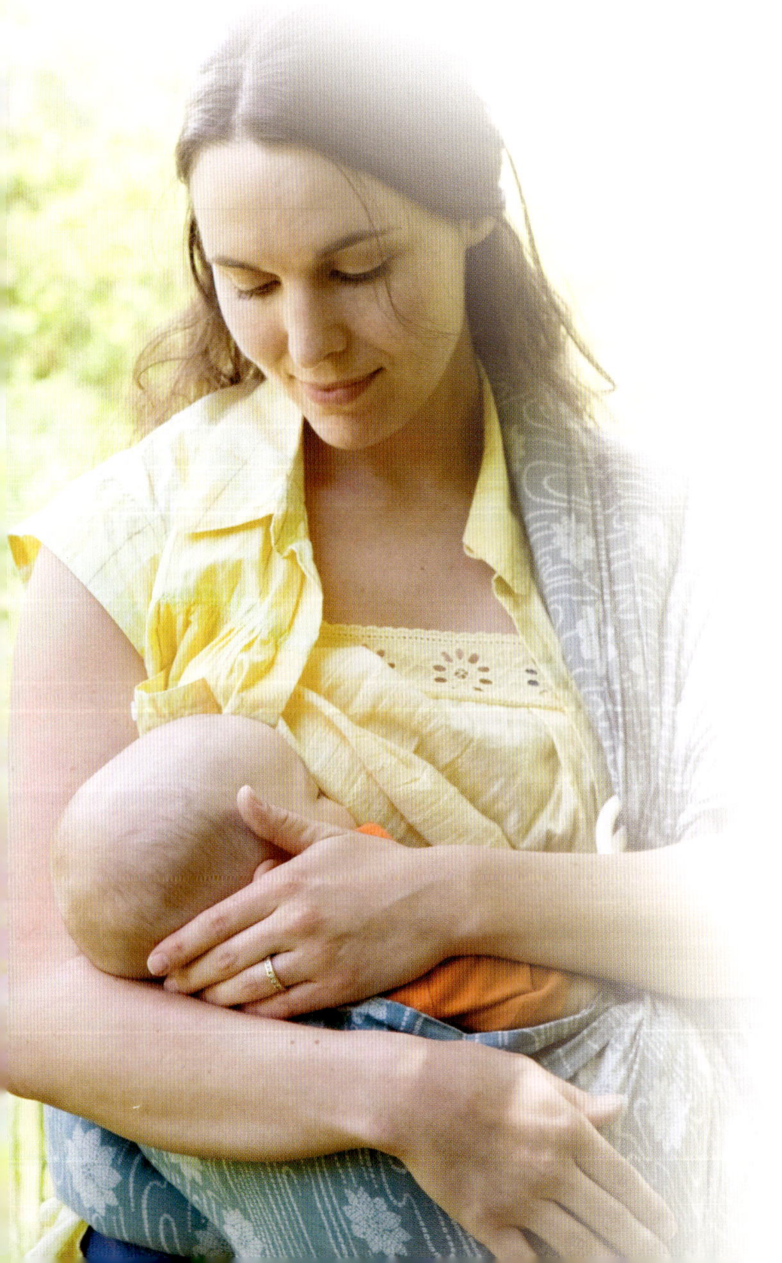

Kai nenaudojau nešyklės, dažniausiai laikiau kūdikį sau prie peties; taip buvo patogu, o ji galėjo jaukiai jaustis man prie kūno ir girdėti plakant mano širdį. Tai ją ramino. Tokioje padėtyje kūdikis buvo apsaugotas nuo atsitiktinių atsitrenkimų ir sumušimų, kai su ja vaikščiojau po namus.

Kai kada sūpavau kūdikį ant rankų, arba veidu aukštyn, kūnelį atrėmusi į mano sulenktą ranką, arba veidu žemyn, paguldžiusi sau ant dilbio, kita ranka prilaikydama jos pilvuką iš apačios. Ši padėtis gali būti naudinga kai kūdikį kamuoja diegliai (žr. p. 182).

Žinoma, labai rūpestingai saugojau jos galvą ranka, arba taip ją laikiau, kad galva remtųsi į mane. Tuomet vaikščiodama nebijojau, kad atsitrenksiu į ką nors ir užgausiu jai galvą.

KŪDIKIO PAKĖLIMAS

Išmokus taisyklingai pakelti ir nuleisti kūdikį kol jis dar mažas, apsisaugosite nuo nugaros skausmo, kai jis taps gerokai didesnis. Svarbu, kad stovėtumėte kiek pražergtomis kojomis, sulenktais keliais, tiesia nugara ir keltumėte vaiką laikydama jį arti savęs. Ne mažiau svarbu, kad keliant būtų palaikomas vaiko sprandas ir sėdmenys.

Keliant pakiškite vieną ranką kūdikiui po kaklu, palaikydama jo galvą, o kitą ranką – po užpakaliuku. Tada paimkite jį į rankas ir lėtai iškelkite iš lovelės, galvą laikydamos kiek aukščiau už kūną. Kai pakeliate vaiką artyn sau prie krūtinės, viena ranka prilaikykite jo galvą ir nugarą, kitą ranką sulenkiate. Ant sulenktos rankos dedate kūdikio galvą; jūsų riešai turėtų susikryžiuoti ties vaiko nugara, jo sėdmenis prilaikote riešu.

PAGULDYMAS

Kai laikote kūdikį glėbyje ir norite jį paguldyti, atitolinate rankas vieną nuo kitos – viena ranka palaikote galvą ir kaklą, kita – sėdmenis. Lėtai atitraukiate kūdikį nuo savęs. Tada lėtai pasilenkiate lovelės ar vystymo stalo link ir paguldote jį. Pirmiau padedate sėdmenis, vėliau galvą.

Kai vaikas jau guli, švelniai ištraukiate iš po jo rankas; pirmiau iš po sėdmenų, tada iš po galvos. Įsitikinkite, kad galva tvirtai ir patogiai padėta. Tik tada ištraukiate ir antrąją ranką.

Aš būtinai...

SAVO KŪDIKĮ KELSIU IR GULDYSIU TEISINGAI

Naujagimis negali nulaikyti galvos. Jeigu įprasite kelti jį neteisingai, vėliau jam skaudės nugarą. Privalote visuomet:

✓ **Prilaikyti** kūdikio stuburą, galvą ir kaklą.

✓ **Saugoti** kūdikio galvutę, kai jį nešiojate.

✓ Kūdikio **galvutę laikyti** jo kūno lygyje.

✓ **Laikyti kūdikį arti**, glostyti ir kalbėti su juo kaip galima dažniau.

✓ **Švelniai pabudinti** kūdikį prieš keldama, kad jis keliamas neišsigąstų.

✓ **Žiūrėti kūdikiui į akis**, kai jį keliate ir guldote.

✓ **Sulenkti kelius**, kai keliate kūdikį.

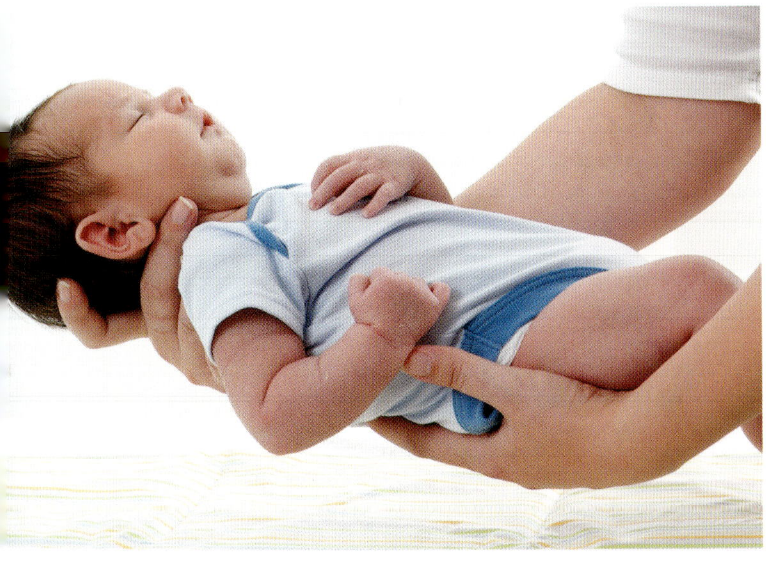

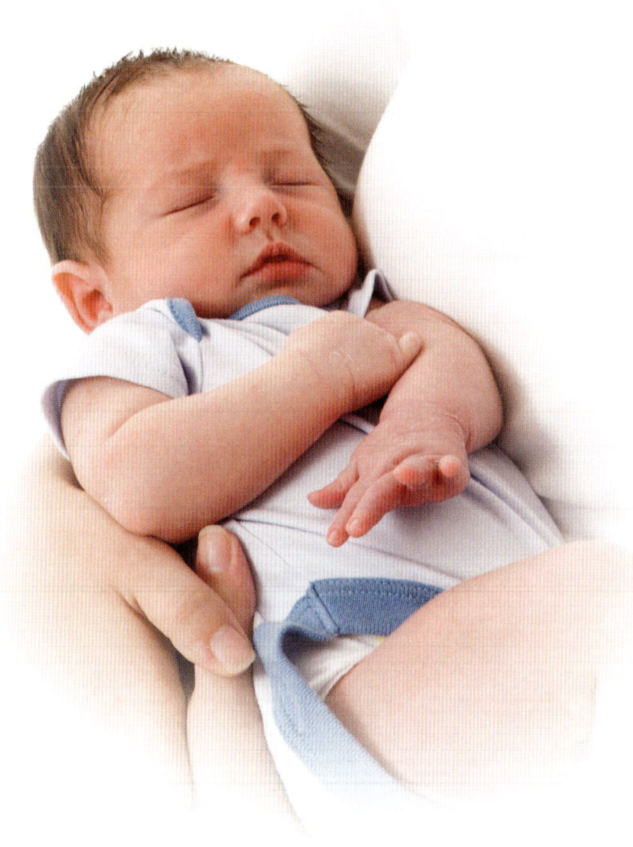

Vystyklų pasirinkimas ir keitimas

Paskaičiuota, kad kūdikiui nuo gimimo iki pradedant naudotis tualetu prireikia apie 6000 vystyklų. Todėl labai svarbu parinkti jam tinkamiausius.

VYSTYKLŲ TIPAI

Vienkartiniai vystyklai sugeria daugiau šlapimo, su jais kūdikis jaučiasi sausesnis, jie patogesni, tačiau ilgiau naudojant yra brangesni už medžiaginius. Vienkartinius vystyklus reikia tinkamai išmesti, medžiaginius – skalauti, dezinfekuoti, plauti ir džiovinti. Naujagimiui reikia švelnių muslino vystyklų, vyresniam kūdikiui – kvadratinių medžiaginių arba flanelinių vystyklų, neperšlampančių kelnaičių, vystyklų segtukų ir reikmenų vystyklams skalbti (žr. p. 170). Kai kurių medžiaginių vystyklų viena pusė būna neperšlampanti. Prieš naudojant medžiaginius vystyklus reikia išskalbti. Nenaudokite audinių minkštiklių, nes nuo jų audinys sugers mažiau skysčių.

Pirktinių vystyklų forma pritaikyta vaiko užpakaliuko dydžiui, todėl jums nereikės jų lankstyti ar vargti su vystyklų segtukais. Daugumos tokių vystyklų kojų dalis ir liemens dalis yra tampri, jie turi lipdukus ir neperšlampamą dangą. Į tokį vystyklą papildomai dar dedama marlė. Šie vystyklai plaunami taip pat, kai ir paprasti medžiaginiai, tačiau jeigu merkiate juos į sterilizuojantį skystį, pažiūrėkite į etiketę. Skystis gali pakenkti vystyklo elastingoms dalims.

MEDŽIAGINIAI VYSTYKLAI

Medžiagos gabalą perlenkite pusiau (gausis kvadratas) ir vienos pusės trečdalį užlenkite į vidų. Mergaitę ant vystyklo guldykite taip, kad storiausia vystyklo dalis būtų jai po užpakaliuku. Berniukui storiausia vystyklo dalis turi likti priekyje, kad papildomai saugotų jo penį.

Kūdikio liemuo turi būti sulig vystyklo viršutiniu kraštu, tada suimkite audeklo kampus ir užlenkite pro tarpukojį, vėl ištieskite medžiagą ant kūdikio pilvuko.

Užkiškite ranką tarp vystyklo ir kūdikio odos, užsekite vieną vystyklo pusę segtuku. Tinkamai suveržę užsekite ir antrą vystyklo pusę.

Išvystant kūdikį užkiškite ranką už vystyklo ir atsargiai atsekite abiejų pusių segtukus. Padėkite segtukus taip, kad kūdikis jų nepasiektų.

KREMAI, TEPALAI IR PUDRA KŪDIKIO UŽPAKALIUKUI

Ar reikia naudoti kremą arba tepalą, jums turėtų patarti šeimos gydytojas ar pediatras. Kai kurie tėvai nuolat tepa kūdikio sėdynę kremu arba tepalu; jie mano, kad tuomet jo neišbers (žr. p. 170). Jeigu bėrimas atsiranda, jie pradeda naudoti kitą tepalą arba kremą. Bėrimui užgijus, vėl naudoja buvusį tepalą. Kiti tėvai kūdikio niekuo netepa, kol užpakaliuko neišberia. Nereikėtų naudoti kūdikių pudros, nes ji neapsaugo užpakaliuko nuo drėgmės ir negali jos pašalinti iš vystyklo. Įkvėpti pudros milteliai gali būti žalingi kūdikiui arba jums.

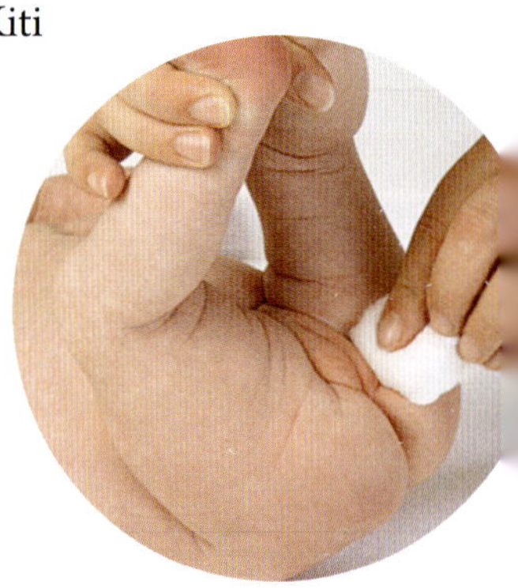

UŽPAKALIUKO VALYMAS

Tai pats pirmas veiksmas pervystant kūdikį. Išdžiūvusį šlapimą ir išmatų likučius nuo kūdikio odos nuvalykite vata arba minkšta medžiaga, pamirkyta virintame ir atvėsusiame vandenyje. Parduodamos ir specialios, bekvapės servetėlės kūdikiams.

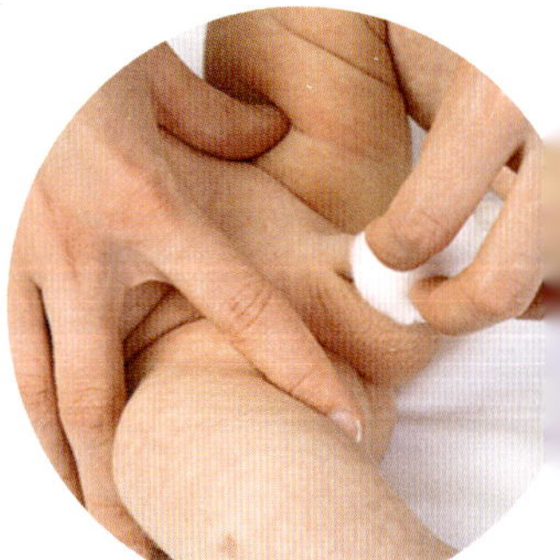

Kai valote mergaitę, šiek tiek pakelkite jos sėdmenis, viena ranka sulenkdami kelius. Išorines lytines lūpas valykite žemyn (sėdmenų link); vidinės pusės nevalykite. Tebelaikant užpakaliuką pakeltą, nauju vatos gniužulėliu ar servetėle nuvalykite sėdmenis, šlaunų užpakalinę pusę ir nugaros apačią. Tada visą šią sritį sausai nušluostykite.

Valant berniuką, jo varpą valykite nuo galiuko žemyn, neatitraukiant apyvarpės odelės. Nuvalykite sėklides ir aplinkui jas. Laikant kūdikio kelius, pakelkite jo sėdmenis aukštyn, nuvalykite išangės sritį ir šlaunų apatinę pusę. Kruopščiai nusausinkite visą šią sritį.

VYSTYKLO PAKEITIMAS

Prieš paguldydama kūdikį ant pervystymo stalo ar čiužinio, pasitikrinkite, ar šalia yra paruošta viskas, ko jums prireiks. Šalia pasidėkite keletą smulkių žaislų, kad reikiamu momentu atitrauktumėte kūdikio dėmesį. Kol keisite vystyklą, kalbėkite su kūdikiu arba jam dainuokite, švelniai masažuokite jo rankas, kojas ir pėdas ir kiek įmanoma, žiūrėkite jam į akis.

Šis būdas tinka tiek vienkartiniams, tiek vystyklams su lipduku ar medžiaginiams vystyklams.

1 Paguldykite kūdikį aukštielninką; guldant prilaikykite jo galvą ir nugaros apačią. Jeigu kūdikis aprengtas, nurenkite jį paliekant tik marškinėlius ir vystyklą, arba vien tik vystyklą.

2 Atsekite vystyklą ir ištraukite jį; apvalykite kūdikį švaria jo dalimi. Berniukai dažnai apsišlapina vos tik paėmus vystyklą; tai reakcija į šaltą orą. Uždenkite varpą medžiaga arba servetėle, kad nesušaltų, arba, jeigu vystyklas tik prišlapintas, laikykite jį virš berniuko lyties organų, kol pavojus praeis.

3 Viena ranka suvyniokite vystyklą ir padėkite taip, kad kūdikis jo nenuspirtų (kita ranka laikykite kūdikį). Tuomet rūpestingai išvalykite visas jo odos raukšleles (žr. priešais); lyties organus valykite iš viršaus žemyn; saugodami kūdikį nuo infekcijos dažnai keiskite vatą arba servetėles. Dar kitu vatos gniužulėliu sausai nuvalykite odą, ypač ten, kur ji gali būti sudirginta.

4 Tuomet išskleiskite švarų vystyklą ir, pakėlusi kūdikio kojas, pakiškite vystyklą po užpakaliuku. Jeigu naudojate kremą ar tepalą (žr. p. 168), patepkite tas vietas, kurios tiesiogiai liečiasi su vystyklu, nes būtent čia nuo vystyklo atsiranda išbėrimas.

5 Užlenkite vystyklą aukštyn tarp kūdikio kojų. Jeigu keičiate vystyklą berniukui, patikrinkite, ar jo varpa nulenkta žemyn, antraip jis prisišlapins iki pat liemens. Tuomet susekite vystyklo šonus ir užkiškite kraštą viršuje.

6 Perkėlę kūdikį į saugią vietą išmeskite į maišą vienkartinį vystyklą, arba įmeskite medžiaginį vystyklą į tam skirtą kibirą.

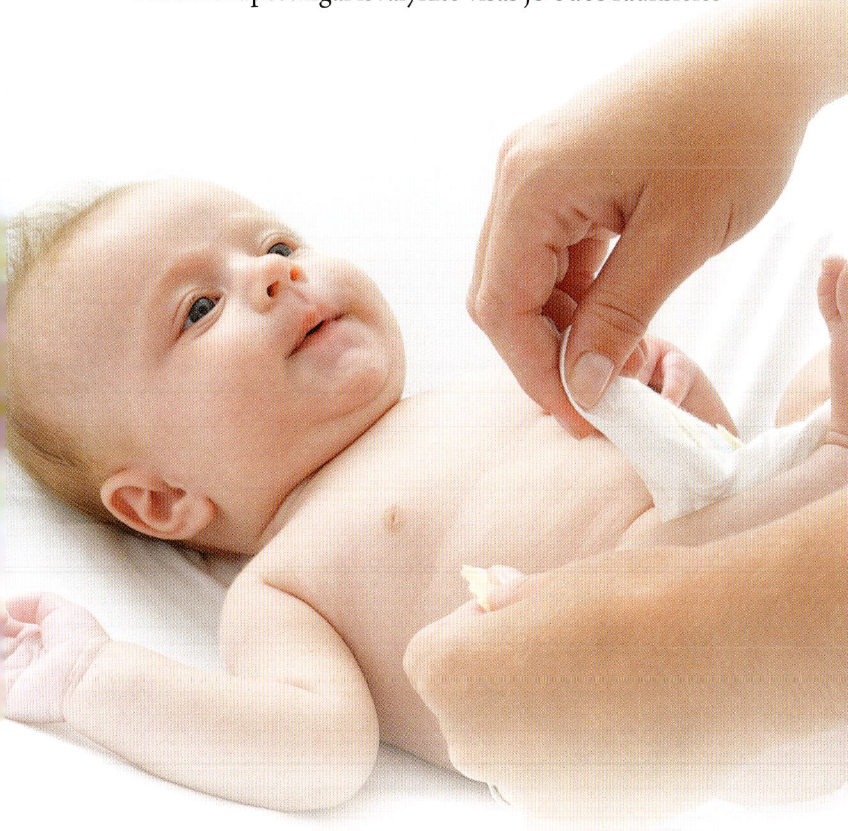

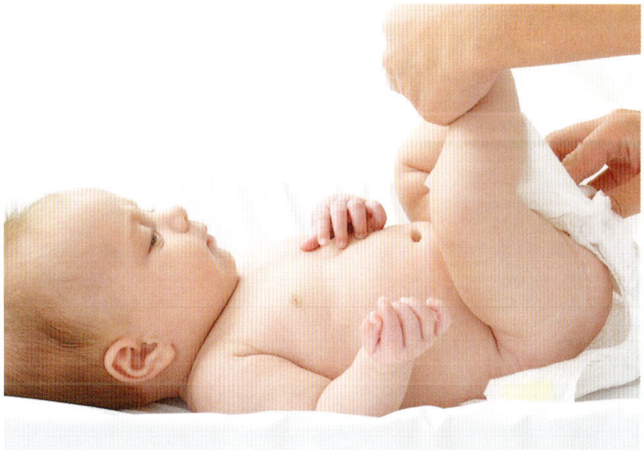

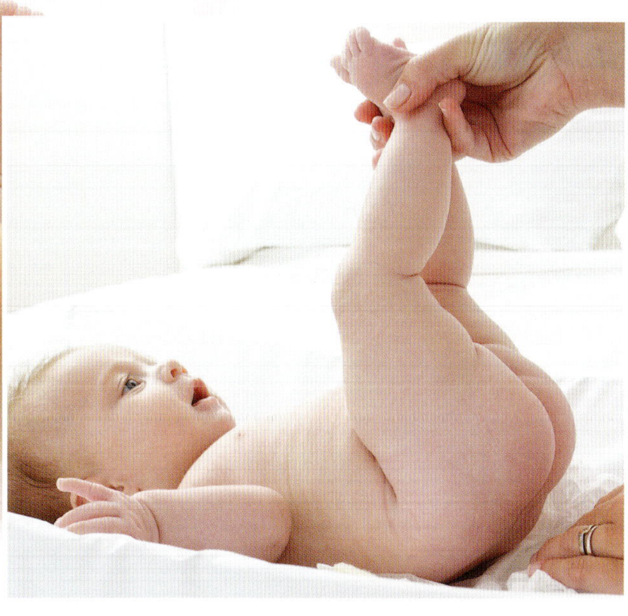

NEŠVARIŲ VYSTYKLŲ PLOVIMAS

Saugant aplinką ir dėl kūdikio gerovės nešvarius vystyklus reikia išmesti arba tinkamai plauti.

Vienkartiniai vystyklai

Nešvarius vienkartinius vystyklus reikia suvynioti taip, kad jų turinys liktų viduje ir kuo greičiau išmesti į lauke esančią dėžę, kad kambaryje neskleistų blogo kvapo. Yra gaminami specialūs kvapūs maišai, kurie sugeria vystyklų kvapą, ypač, jeigu ne iš karto juos išmetate. Tokie maišai labai naudingi, kai iš karto išnešti vystyklų neturite galimybės.

Medžiaginiai vystyklai

Vystyklų dezinfekavimas, plovimas ir džiovinimas yra sunkus darbas. Jeigu vystyklai blogai išplauti, ant jų lieka nešvarumų arba bakterijų, nuo kurių kūdikį beria. Jeigu skalbiant naudosite per daug miltelių, galite suerzinti jautrią kūdikio odelę. Todėl tiksliai dozuokite miltelius ir du kartus viską perskalaukite. Visą šį darbą galite patikėti skalbyklai, tačiau tai kainuos.

Būtina įranga: reikės 2 plastikinių kibirų vystyklams (vieno – prišlapintiems, kito – pridergtiems), žnyplių, plastikinio dubens, dezinfekuojamojo tirpalo. Būtinai reikia skalbimo mašinos, labai pageidautina ir elektrinė džiovyklė.

Kad išsidezinfekuotų, vystyklus reikia ne mažiau kaip 6 valandoms užmerkti kibire su dezinfekuojamuoju skysčiu. Prišlapintiems ir pridergtiems vystyklams patogiau naudoti skirtingos spalvos kibirus; taip nesuklysite. Reikia nemažo kibiro, į kurį tilptų bent 6 vystyklai, tačiau per didelį kibirą, pilną vandens, pakelti jums bus per sunku. Kibirams būtinos tvirtos rankenos ir sandarūs dangčiai.

Jeigu vystyklas pridergtas, kiek įmanoma daugiau išmatų reikia nukratyti į unitazą, tada vystyklą nuskalauti. Jeigu naudojate savaime suyrančius vystyklų įklotus, galite išmesti juos į tualetą kartu su išmatomis. Po to, jeigu neskalbiate iš karto, vystyklą turite užmerkti kibire ir sandariai uždengti dangtį.

Prišlapintus vystyklus prieš merkiant dezinfekuoti ar plaunant reikia praplauti po kranu ir išgręžti.

Neperšlampamas kelnaites reikia išplauti drungname vandenyje su trupučiu skalbiklio; jeigu vanduo bus per karštas arba šaltas, kelnaitės sukietės. Sukietėjusias kelnaites galite suminkštinti jas džiovindami 10 minučių nekarštoje džiovyklėje.

BĖRIMAS NUO VYSTYKLŲ

Nuo vystyklų, tiksliau, nuo juose likusio šlapimo ar išmatų, kūdikius dažnai išberia. Šlapimo drėgmė sumažina odos atsparumą kitiems dirgikliams. Vienkartiniai vystyklai pranašesni tuo, kad jie geriau už

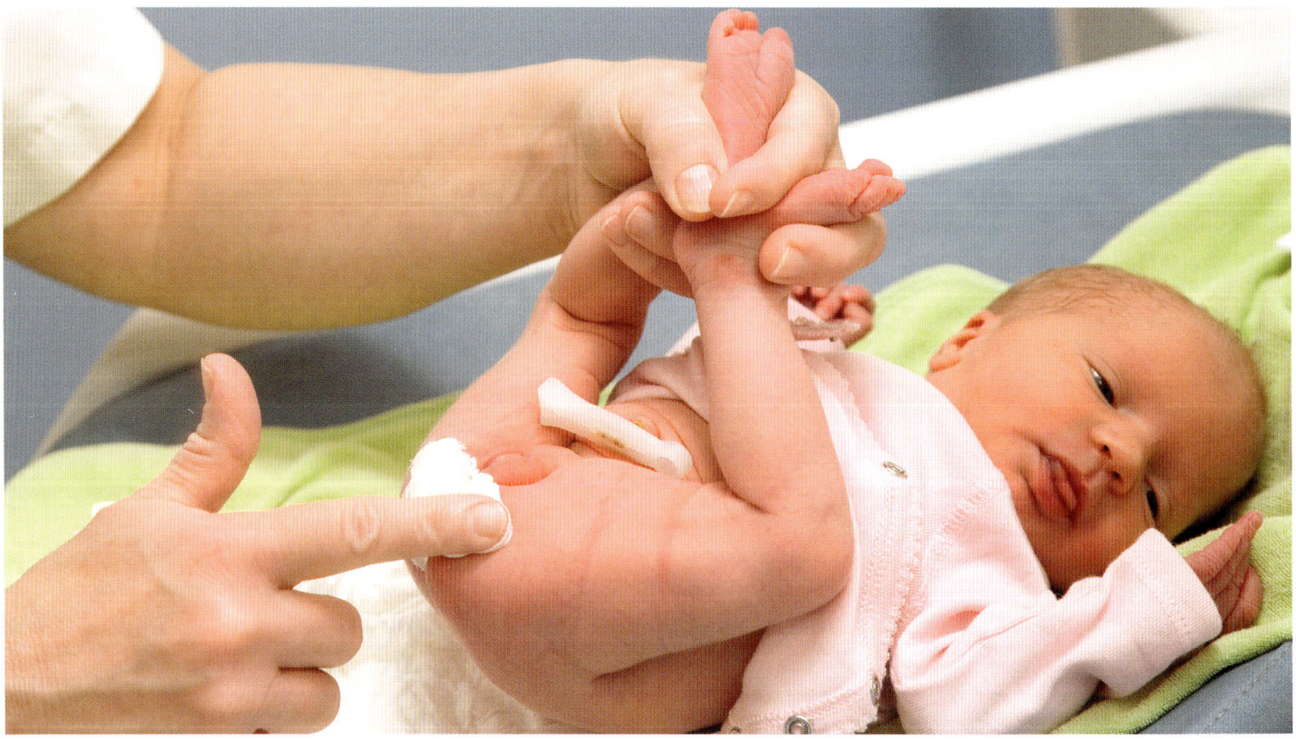

Aš būtinai...

GYDYSIU BĖRIMĄ NUO VYSTYKLŲ

Yra paprastų priemonių bėrimui gydyti arba neleisti jam atsirasti. Reikia:

✓ **Dažniau keisti vystyklus.**

✓ **Švelniai valyti** kūdikio odelę vandeniu ir minkštu skudurėliu arba šlapia (be alkoholio) servetėle.

✓ **Dažnai palikti nepridengtą** kūdikio odelę. Galima leisti kūdikiui pagulėti ant čiužinio visai be vystyklo, arba pasisodinti jį skreite ir apvynioti vystyklu.

✓ **Tepti apsauginiu tepalu arba kremu** (cinko oksidu arba vazelinu).

medžiaginius vystyklus atitraukia drėgmę nuo odos paviršiaus.

Odos ir vystyklo trynimasis dar labiau ją dirgina, todėl dažniausiai beriamos tos odos vietos, kurios yra arčiausiai vystyklo; šlaunų raukšlės beriamos rečiau. Odą pažeidžia šlapimo ir išmatų irimo produktai. Bėrimui gydyti ir jo profilaktikai būtina pašalinti jį sukeliančius veiksnius.

Kūdikio išbėrimo tikimybė sumažėja naudojant gerai sugeriančius vystyklus ir dažnai juos keičiant. Nereikia stipriai užveržti vystyklo, nes dėl to padidėja trintis tarp medžiagos ir odos.

NUOLATINIS BĖRIMAS

Kartais bėrimas nepraeina, nors ir imatės reikiamų priemonių. Sunku išvengti odos sudirginimo kūdikiui viduriuojant, arba kai jis išmiega visą naktį ir odą ilgai veikia šlapias vystyklas.

Dar viena bėrimo priežastis yra mielių (*Candida*) infekcija. Žarnyne esančios mielės į vystyklus patenka su išmatomis. Jų padaugėja kūdikiui duodant antibiotikų. Padidėjęs mielių kiekis kartu su viduriavimu, atsirandančiu dėl antibiotikų poveikio naudingoms virškinamojo trakto bakterijoms, dažniausiai ir sukelia bėrimą. Paprastai mielės užkrečia jau sudirgintą odą; tai reiškia, kad kūdikiui kyla antrinė infekcija. Jeigu manote, kad kūdikio bėrimą sukėlė mielės, iškvieskite šeimos gydytoją.

Gydyti galima įvairiai, tačiau dažniausiai skiriamas tepalas nuo mielių – klotrimazolis arba terbinafinas. Kai kurie gydytojai papildomai skiria hidrokortizono kremo, kuris gydo patį bėrimą, atsiradusį dėl odos sudirginimo.

PRIEŽIŪRA PO APIPJAUSTYMO

Kai tvarstis jau nuimtas, galite apipjaustytą vietą valyti, kai keičiate vystyklą. Visą vystyklo dengiamą odą galite valyti skudurėliu ar servetėle, tačiau nevalykite varpos tol, kol apipjaustyta vieta užgis. Ryškiai raudonos spalvos varpos galvutė pamažu šviesėja ir baigdama užgyti pasidaro melsvai rausva. Jums gydytojas turėtų duoti reikiamo tepalo arba tepalu įmirkytos marlės.

Virintame ir atvėsintame vandenyje sumirkyta vata švelniai nušluostykite varpos galvutę. Jeigu yra prilipusių šašų, pašalinkite tuos, kurie lengvai nusiima. Leiskite nudžiūti ore. Tuomet arba pirštu patepkite tepalu, arba uždėkite tepale sumirkytą marlę. Vystyklą keiskite taip, kad jis glaudžiai priglustų prie varpos. Jums gali pasirodyti, kad taip sūnui bus nepatogu, tačiau prigludęs vystyklas neleidžia varpai judėti (tai daug labiau erzina).

Toje vietoje, kur jungiasi varpos galvutė ir jos šaknis, rekomenduojama nuvalyti vagelę. Čia dėl tirštų baltų odos liaukų išskyrų, laiku nenuvalytų bekeičiant vystyklą ar maudant kūdikį, gali atsirasti sąaugų. Suauga liaukas dengianti oda su koto oda, jeigu dėl išskyrų jos sulimpa.

Po apipjaustymo infekcijos pasitaiko retai, tačiau jeigu naujagimiui pakyla karštis ir jis labai neramus, tai gali reikšti infekciją po apipjaustymo. Varpos šaknis, kurios apipjaustymas neliečia, turi išlikti įprastos spalvos. Paraudusi šaknies oda aplinkui galvutę gali reikšti prasidedančią infekciją. Jeigu įtariate tokią infekciją, nedelsiant skambinkite šeimos gydytojui, nes ji turi polinkį stiprėti.

Naujagimio švara

Iš tikrųjų kūdikis nenusitepa (išskyrus plotą po vystyklais, žr. p. 168), todėl dažniausiai pakanka greitai nuvalyti atviras jo kūno vietas, daugiausia dėmesio skiriant odos raukšlėms. Raukšlėse kaupiasi prakaito ir nešvarumų.

Bambutę valyti reikia kasdien tol, kol sugis bambagyslė ir nukris jos likutis.

Nebūtina kūdikį maudyti kasdien. Maudykite trumpai, nes kūdikiui nepatinka būti nuogam. Nereikia dažnai plauti jo plaukų šampūnu, pakanka galvą iššluostyti drėgna medžiaga arba kempine.

KŪDIKIO VALYMAS

Prieš pradedant pasidėkite viską taip, kad lengvai pasiektumėte: dubenį atvėsinto virinto vandens, vatą, minkštą rankšluostį ar medžiagą, dėžę panaudotai vatai išmesti.

Akys ir ausys. Kiekvieną akį valykite viršuje ir apačioje, nuo vidinio link išorinio kampo. Naudokite atvėsintame virintame vandenyje pamirkytą vatą. Kiekvienai akiai imkite naują gniužulėlį – taip išvengsite infekcijų. Po to didesniu vatos gniužulėliu nuvalykite odą apie ausis ir už jų. Ausų vidaus nevalykite.

Kaklas. Švariai nuvalykite jį šlapia vata, po to sausai nušluostykite.

Rankos ir kojos. Atgniaužkite kūdikio kumščiukus, išvalykite tarpupirščius ir panages, kur prisirenka nešvarumų, tuomet sausai nušluostykite. Vėliau nuvalykite pėdų viršų ir apačią, švelniai praskiriant pirštus išvalykite tarpupirščius. Sausai nušluostykite.

Pilvas ir kojos. Jeigu reikia, didesniu gumulu drėgnos vatos nuvalykite pilvą. Tuomet valykite kirkšnis; šluostykite raukšles žemyn, kad neperneštumėte nešvarumų ant lyties organų. Po to raukšles sausai iššluostykite rankšluosčiu. Nepalikite jose drėgmės.

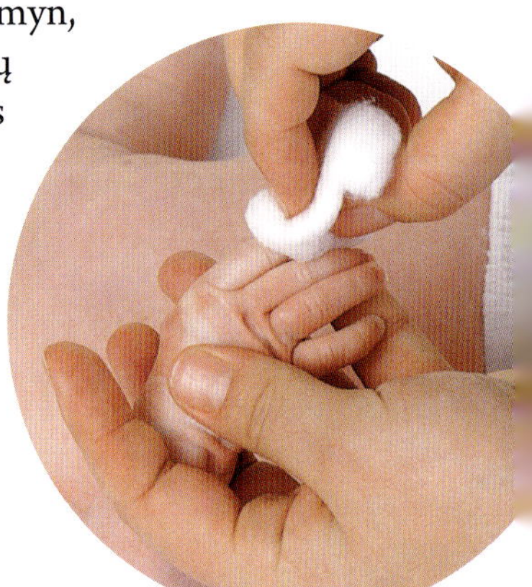

Bambagyslės sritis. Švaria vata, pamirkyta spiritiniame losjone, švelniai nuvalykite bambagyslės likutį, plotą aplinkui jį ir bambos raukšleles. Švelniai nusausinkite.

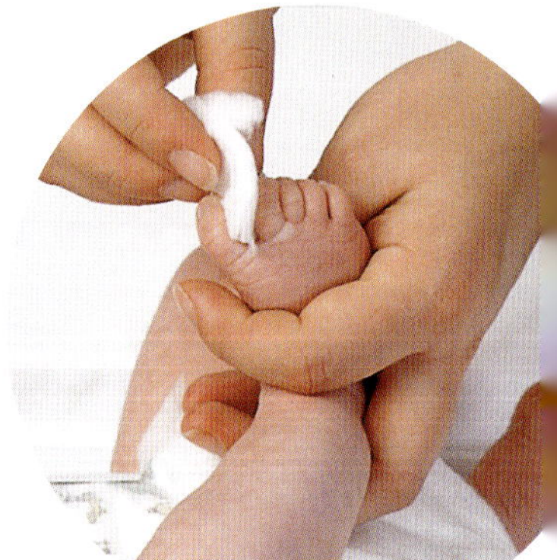

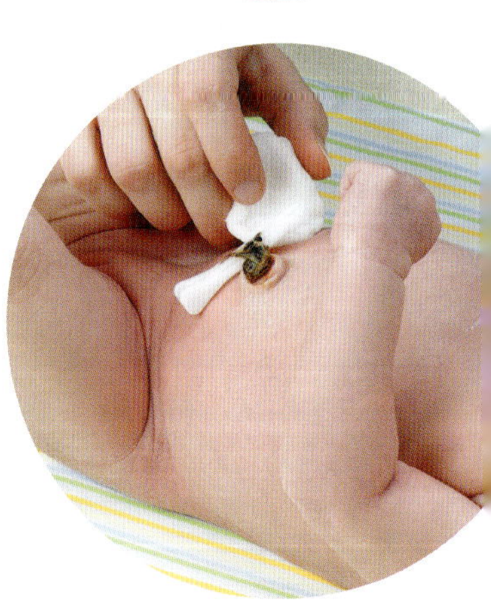

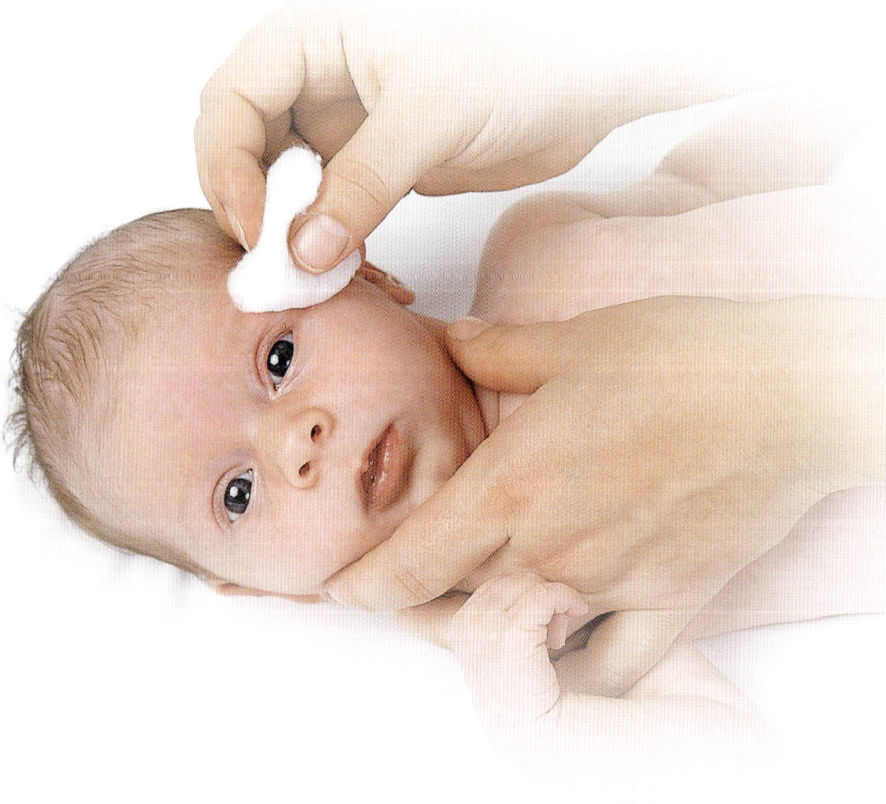

EKSPERTO PATARIMAS

Bambagyslė

Bambagyslės likutis nudžius ir greičiau užgis, jeigu kuo daugiau laikysite jį nepridengtą. Ypač venkite jį uždengti vystyklu arba neperšlampančiomis kelnaitėmis. Jeigu ši vieta drėgna, nusausinkite ją.

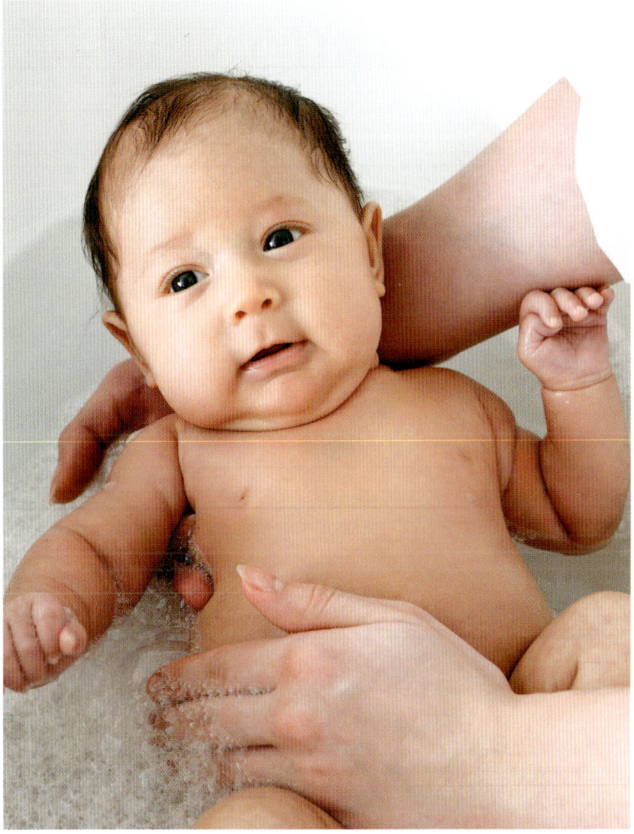

KŪDIKIO MAUDYMAS

Maudykite kūdikį plastikinėje vonelėje. Statykite ją ant grindų ar kieto paviršiaus, po apačia patieskite polietileno lakštą. Prieš maudant kūdikį, pašildykite kambarį, netoliese pasidėkite servetėlę veidui, švarius drabužėlius, naują vystyklą. Nedėkite jų per arti, kad neaptaškytumėte vandeniu. Ant vystymo čiužinio arba stalo užtieskite minkštą rankšluostį. Galite naudoti švelnų vaikišką skystą muilą, nors kūdikiui maudyti pakanka ir vandens. Šampūno prireiks tik vyresniam vaikui.

Vonelėje turi būti 3–8 cm vandens. Vanduo turi būti 30^{0} C temperatūros. Naudokite vandens termometrą, nes kūdikiui bus per šalta arba per karšta.

Kol kūdikiui pradės patikti maudymas vonioje, visą maudymo laiką dainuokite arba kalbinkite jį ramindamos. Jeigu reikia išplauti kūdikio plaukus, darykite tai prieš maudant vonioje. Iš karto po vonios guldykite kūdikį ant rankšluosčio, kur jį sausai nušluostykite.

Įkelkite į vandenį. Priklaupkite prie vonelės. Laikykite kūdikį rankose, viena ranka prilaikydamos sėdmenis, antrąja – galvą ir pečius. Pirmiau į vandenį nuleiskite sėdmenis.

Krūtinė ir pilvas. Prilaikykite kūdikio galvą ir pečius (suimkite jos rankutę, kad neišslystų jums iš rankų ir neapsiverstų vandenyje). Kita ranka nuplaukite vandeniu pilvą ir krūtinę.

Kaklas ir nugara. Pasodinkite kūdikį, iš priekio prilaikydami jį per krūtinę. Nuplaukite vandeniu sprandą ir nugaros viršutinę dalį.

Nugaros apačia. Palenkite kūdikį dar daugiau į priekį, tik neįkiškite jo veiduko į vandenį. Tada nuplaukite nugaros apačią ir sėdmenis.

Nušluostykite. Atloškite kūdikį taip, kad galva, kaklas ir pečiai remtųsi į vieną jūsų delną ir riešą; kita ranka suimkite sėdmenis ir iškelkite iš vonelės. Paguldykite ant rankšluosčio ir suvyniokite į jį, kad kūdikiui nebūtų vėsu. Neuždenkite jam veido. Tuomet nušluostykite sausai visą kūnelį, ypač odos raukšles. Galima kūdikį pakelti ant peties, taip lengviau nušluostyti jo nugarą.

PLAUKŲ PLOVIMAS

Paprasčiausia išplauti plaukus paguldžius kūdikį sau ant rankos (kūnas turi būti suvyniotas į rankšluostį). Galva turi būti virš vonelės su šiltu vandeniu. Laisva ranka semkite vandenį ir skalaukite kūdikio plaukus. Stenkitės, kad neapipiltumėte veido ir akių. Išsluostykite plaukus rankšluosčiu. Baigus iššukuokite plaukus minkštu vaikišku šepečiu.

Momenėlis. Kūdikio galvos viršuje, netoli kaktos, yra rombo pavidalo dėmė. Ji vadinama momenėliu. Jame po oda yra stiprus membranos dangalas, po juo kaukolės kanalai dar nėra tarpusavyje suaugę. Dėl to kūdikiui buvo lengviau tilpti į gimdymo takus. Kūdikiui kvėpuojant momenėlis juda, tačiau nebijokite jį paliesti. Per metus kaukolės kanalai suaugs tarpusavyje.

Naujagimio rengimas

Didžiąją laiko dalį kūdikis dėvi šliaužtinukus, po jais – marškinėlius. Tinkamiausi drabužėliai yra iš minkšto, natūralaus pluošto, kurie atsparūs, patogūs, negreit išaugami. Prieš perkant ir aprengiant naują drabužėlį patikrinkite, ar nėra aštrių siūlių ir erzinančių etikečių. Etiketes galima nukirpti, tačiau siūlės liks ir erzins kūdikio odą.

Daugumai kūdikių nepatinka, kai juos perrengia; nurengti jie raitosi, nemėgsta, kai drabužiai velkami per galvą. Kai rengiate kūdikį, pasidėkite viską netoliese, kad nepaliktumėte jo vieno ant vystymo pakloto – net jeigu kūdikis dar nemoka pats apsiversti.

KIEK KŪDIKIUI REIKIA DRABUŽIŲ?

Kūdikis turi būti aprengtas taip, kad jam nebūtų nei šalta, nei karšta, todėl sluoksnių skaičius labai svarbus. Dažniausiai kūdikiui reikia tiek pat sluoksnių drabužių, kaip ir jums. Kad galėtumėte lengviau kontroliuoti kūdikio kūno temperatūrą, geriau apvilkite kelis plonus drabužėlius, negu vieną storą – galėsite dalį jų nurengti. Jeigu kūdikis gimė neišnešiotas, arba per mažai sveria, aprenkite vieną sluoksnį papildomai. Jeigu nešate kūdikį nešyklėje, ji atstoja vieną drabužių sluoksnį.

Jeigu oras karštas, pakaks marškinėlių ir vystyklo arba galbūt vien tik vystyklo. Šaltu oru ant šliaužtinukų apvilkite megztinį (nebent kūdikis guli nešyklėje) ir apmaukite kepure. Norėdamos patikrinti, ar kūdikiui pakankamai šilta, užkiškite (šiltą) ranką jam už marškinėlių; palieskite krūtinę arba nugarą, ji turi būti vos vos šiltesnė už jūsų ranką.

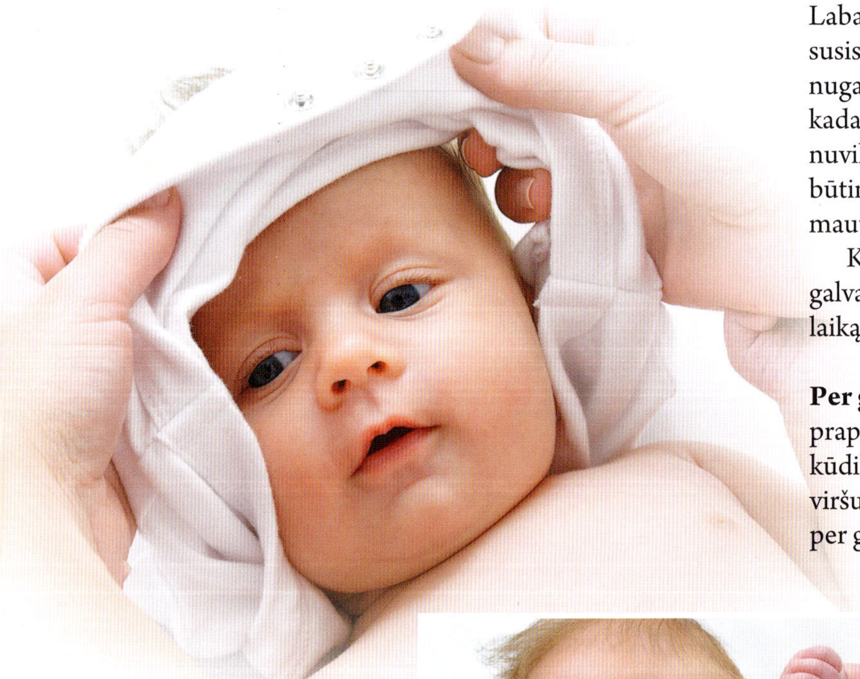

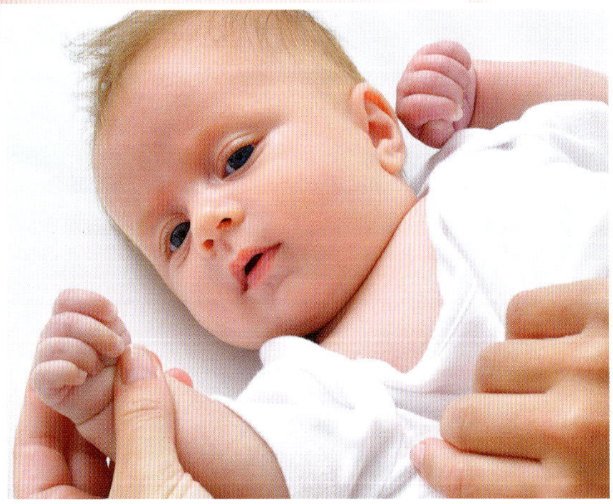

Kūdikio pirštinės

Naujagimio nagai yra labai aštrūs. Kad jis neapsidraskytų, apmaukite jam minkštas medvilnines pirštines.

MARŠKINĖLIAI

Labai tinkami tokie marškinėliai, kurie tarpukojyje susisega spaustukais – tuomet jie neužsiraito ir kūdikio nugara nebūna plika. Tinkama ir trikampė kaklo iškirptė, kadangi tokie marškinėliai lengvai apvelkami per galvą, nuvilkti juos galima per pečius ir kojas. Tai tiesiog būtina, kai pridergta marškinėlių apačia ir nesinori jų mauti per galvą.

Kūdikį rengti reikia švelniai, ypač maunant rūbus per galvą ir apvelkant rankas bei kojas. Kol rengiate, visą laiką kalbinkite jį.

Per galvą: marškinėlius laikykite kūdikiui už galvos, praplėskite plačiai kaklo iškirptę. Švelniai pakelkite kūdikio galvą, tuo pačiu metu maunant iškirptę per viršugalvį. Po to švelniai nutempkite marškinėlius žemyn per galvą ir kaklą.

Įkišame rankas į rankoves: išlyginkite audinį prie kaklo, tada paimkite vieną rankovę ir surinkite visą jos medžiagą vienoje rankoje, palikite nykštį ir smilių išorinėje rankovės pusėje. Kita ranka švelniai paimkite kūdikio rankutės riešą ir įkiškite rankutę į rankovę, padėdami rankai nykščiu ir smiliumi. Tuomet švelniai nutempkite rankovę žemyn ranka. Pakartokite tą patį su kita rankove.

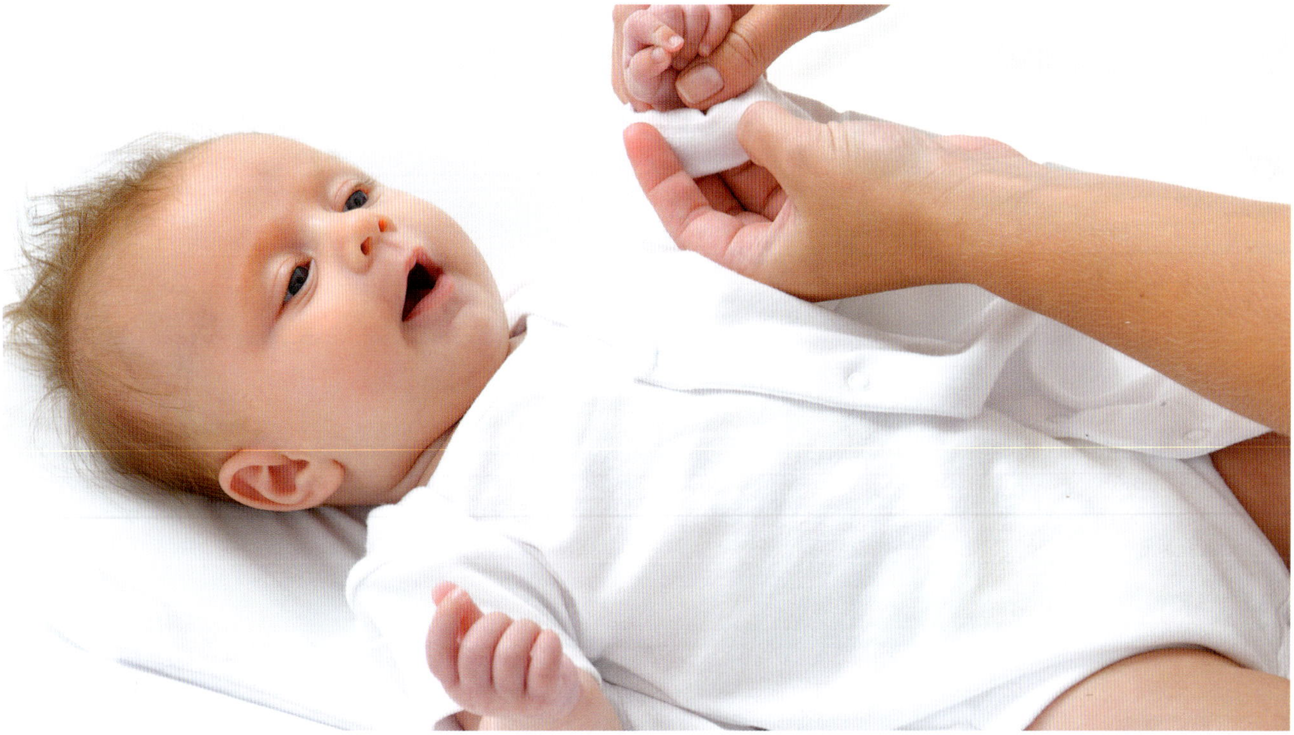

Spaustukų užsegimas: kai abi rankos jau rankovėse, švelniai išlyginkite marškinėlių priekį. Pakelkite kūdikio sėdmenis, kad išsilygintų ir marškinėlių nugara. Prakiškite jų apačią tarp kojyčių, tuomet sujunkite abi puses (priekį ir nugarą) spaustukais.

Švarių marškinėlių nuvilkimas: atsekite spaustukus ir nutempkite marškinėlius aukštyn. Surinkusi rankovės medžiagą viena ranka, kita ištraukite vaiko rankutę iš rankovės. Taip pat ištraukite kitą rankutę.. Tada surinkite medžiagą ties kaklu ir ištempkite kuo daugiau iškirptę, kad medžiaga nebrauktų per veiduką. Nutraukite marškinėlius iki viršugalvio. Vienu judesiu pakelkite vaiko galvą ir pabaikite juos nuvilkti.

Nešvarių marškinėlių nuvilkimas: pirmiausia nuimkite nešvarų vystyklą ir nuvalykite kūdikio sėdmenis. Tuomet pakelkite kūdikio galvą. Ištempkite kaklo iškirptę ir nutempkite marškinėlius per vieną, po to ir per kitą petį. Vėl paguldykite kūdikį ant nugaros, nutempkite kaklo iškirptę ir marškinėlius žemyn, pro rankas. Pro iškirptę išlaisvinkite rankutes (po vieną). Galiausiai, nuvilkite marškinėlius per kojas.

ŠLIAUŽTINUKŲ NAUDOJIMAS

Kol kūdikis mažas, jis velkamas šliaužtinukais. Prieš juos užvelkant atsekite visus spaustukus ir išskleiskite šliaužtinukus. Paguldykite ant jų kūdikį.

Įkiškite rankas: surinkite rankovės medžiagą ir švelniai užtraukite rankovę kūdikiui ant rankos; žiūrėkite, kad neužkliūtų pirštas ar nagas. Kai kuriems šliaužtinukams gali tekti pirštais praplėsti rankogalį, nes jis yra per siauras kūdikio kumščiui perkišti.

Įkiškite kojas: surinkite medžiagą ir pakaitomis įkiškite kojas į klešnes, kol atsirems pirštai. Tada timptelėkite klešnę aukštyn iki kojos viršaus.

Užsekite: sulyginkite skvernus ir užspauskite jų spaustukus, pradėdami nuo viršaus ir baigdami kirkšnimis. Tada užsekite spaustukus ant vienos kojos, pradėdama nuo kelio ir baigdama čiurna, po to – ant kitos kojos, irgi pradėdama nuo kelio.

Nuvilkite: atsekite visus spaustukus ir po vieną išlaisvinkite kelius, nutempdami medžiagą žemyn. Tuomet pakelkite kūdikio sėdmenis ir apatinę šliaužtinukų dalį pakiškite po nugara. Prilaikydama už alkūnės, išmaukite iš rankovių rankas; maukite švelniai, netampykite. Jeigu šliaužtinukai pridergti, pradėkite nuo rankovių, užbaikite apatine dalimi.

Lauke... ar kambaryje

Pirmosiomis savaitėmis po gimdymo moteriai labai svarbu leisti sau pailsėti ir atsigauti nuo įtampos ir sąrėmių. Užuot išėjus pasivaikščioti ilgam, pakaks, jeigu su kūdikiu į lauką išeisite tik trumpam. Buvimas lauke ir gydo ir teikia malonumą. Aprenkite kūdikį tinkamai. Žinokite, kad jam, kaip ir jums, gali būti šalta arba karšta; tuomet arba grįžkite namo, arba pakeiskite drabužių sluoksnių skaičių.

Kadangi dauguma infekcijų yra lašinės, perduodamos tiesiogiai, venkite uždarų erdvių (parduotuvių ar restoranų); vaikščiokite parke, netoli namų arba aplink parduotuves.

TINKAMA NEŠYKLĖ

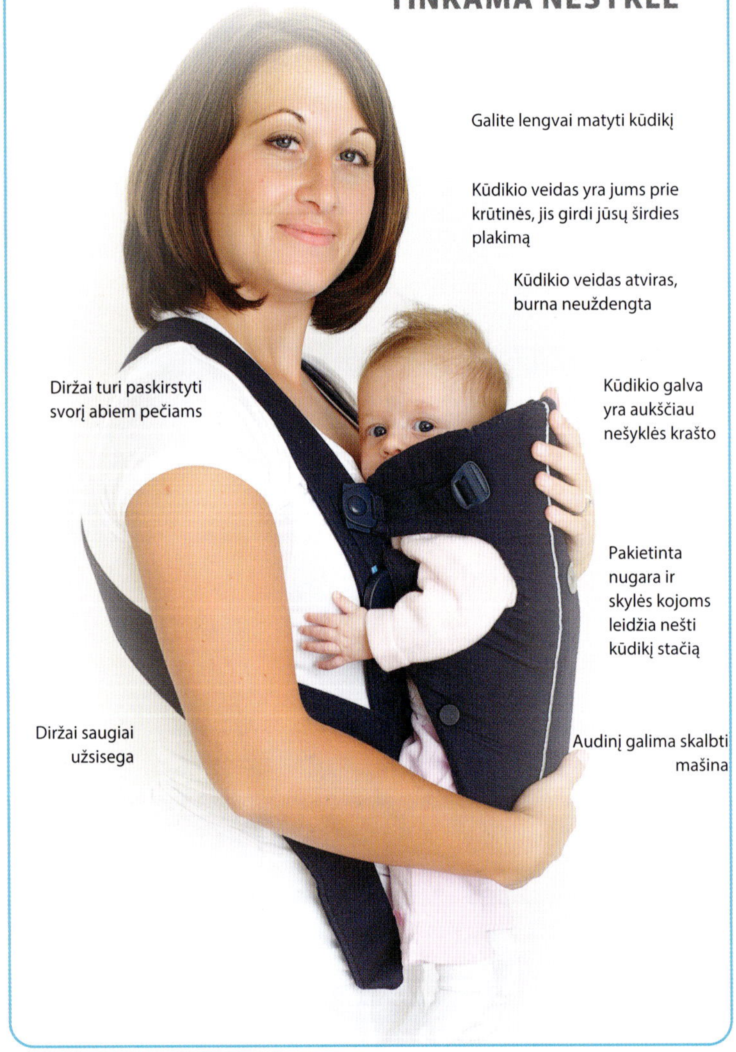
Galite lengvai matyti kūdikį
Kūdikio veidas yra jums prie krūtinės, jis girdi jūsų širdies plakimą
Kūdikio veidas atviras, burna neuždengta
Diržai turi paskirstyti svorį abiem pečiams
Kūdikio galva yra aukščiau nešyklės krašto
Pakietinta nugara ir skylės kojoms leidžia nešti kūdikį stačią
Diržai saugiai užsisega
Audinį galima skalbti mašina

Galite vežtis kūdikį vežimėlyje, tačiau trumpam pasivaikščiojimui turėtų pakakti nešyklės; joje kūdikis bus arti jūsų ir abi rankos liks neužimtos. Svarbu prisiminti, kad nešyklė kūdikiui atstoja vieną drabužių sluoksnį, todėl renkite jį vienu sluoksniu ploniau, negu rengiatės pati.

NAUDOJIMASIS NEŠYKLE

Motinos supranta, kad nešyklėje kūdikis yra labai arti jų. Todėl nešyklė tinka ne tik einant pasivaikščioti, bet ir dirbant namie, arba kai kūdikis verkia. Nešyklėje esantį kūdikį galima niekam nematant maitinti krūtimi viešoje vietoje arba transporte.

Nešyklė – tai ilgas medžiagos gabalas, panašus į šaliką; joje nėra pakietinimo. Nešyklės tinka kūdikiams iki 3 mėnesių amžiaus, tačiau dėl nešyklės neišnešiotam, kvėpavimo problemų turinčiam arba peršalusiam kūdikiui reikėtų pasikonsultuoti.

Labai svarbu nešykle naudotis tinkamai. Jeigu medžiaga užkemša kūdikiui nosį ar burną, jis gali uždusti. Aišku savaime, kad kūdikis nešyklėje negali būti kniūbsčias arba paguldytas taip, kad jo smakras spaustųsi prie krūtinės, nes abiem atvejais trikdomas kvėpavimas. Taigi, kai naudojate nešyklę, rūpestingai stebėkite, kaip kūdikis guli, kai lenkiatės į priekį ar šoną, rankomis pridenkite jam galvytę. Venkite staigių judesių ir smūgių.

Kūdikio saugumui užtikrinti reikia:

- Kad nešyklė būtų prigludusi prie jūsų, kūdikis tvirtai ir arti priglaustas prie krūtinės, o ne juosmens ar klubų aukštyje.
- Kad kūdikio veidas ir krūtinė būtų nukreipti aukštyn, smakras nebūtų prispaustas prie krūtinės.
- Kad kūdikio veidas nebūtų uždengtas.
- Kad visada matytumėte kūdikio veiduką. Jo negali užstoti medžiaga, nes matyti jį reikia visą laiką. Kūdikio veidas turi būti taip arti, kad galėtumėte pasilenkti ir jį pabučiuoti.
- Neužmigti su kūdikiu nešyklėje.

SĖDIMA NEŠYKLĖ

Yra sėdimų nešyklių, kuriose kūdikio rankos ir kojos lieka laisvos; kitos yra panašios į lopšį. Prieš pirkdamos įsitikinkite, kad nešyklė palaiko kūdikio galvą ir nugarą, jos diržai pakankamai platūs, ji patogi, galite ją užsidėti ir nusiimti pati, be pagalbos. Visi užsegimai ir užtrauktukai turi veikti sklandžiai, medžiaga turi būti lengvai skalbiama ir nesusitraukianti. Nešyklė turi atitikti saugaus naudojimo standartus.

Nešyklė turi atitikti kūdikio svorį. Daugelis jų netinka neišnešiotiems naujagimiams (tik kai kurie modeliai gaminami ir labai mažiems kūdikiams). Naudodami nešyklę tiksliai laikykitės gamintojo pateiktų instrukcijų.

KEPURĖS

Kai šalčiau, visada apmaukite kūdikiui kepurę. Plonos kepurės užteks beveik visada; kai jūsų galvai šalta, užmaukite antrą, storesnę. Vasarą saulėkaitoje būtinai uždėkite kūdikiui skrybėlaitę, saugančią nuo saulės spindulių.

LANKYTOJAI

Iš karto po gimdymo pradės lankytis giminaičiai ir draugai – jie tikisi pamatyti, gal ir palaikyti kūdikį. Kad ir kaip mėgtumėte tuos draugus ir gimines, tegu jų apsilankymai būna trumpi. Pirmiausia jums reikia laiko atsigauti po gimdymo, pailsėti ir atsipalaiduoti, taip pat ir privatumo maitinant krūtimi, bent jau tol, kol priprasite. Pasitikėkite partneriu, kad jis išprašytų lankytojus sakydamas, jog jums reikia poilsio.

Aišku, jaudinsitės dėl to, kad lankytojai gali užkrėsti kūdikį. Naujagimiai yra imlesni už vyresnius vaikus ir suaugusius bakterijų sukeliamoms ligoms; susirgus liga vystosi greitai. Dar daugiau tikėtina, kad lankytojai atneš peršalimo arba gripo užkratą, kurio irgi norėtumėte išvengti. Kadangi dauguma tokių infekcijų perduodamos kontakto ir lietimo metu, imkitės šių priemonių:

- Liepkite peršalusiems ir kosintiems žmonėms nesilankyti tol, kol pasveiks.
- Kūdikį palaikyti leiskite tik artimiausiems draugams ir šeimos nariams ir tik po to, kai jie nusiplaus rankas.
- Neleiskite niekam rūkyti šalia kūdikio ir namie.

Aišku, kai kurie žmonės pagalvos, kad jums neurozė, tačiau juk rūpinatės kūdikio sveikata. Tai, ko prašote, padaryti yra nesunku. Pasiteisinkite tuo, kad vykdote šeimos gydytojo nurodymus.

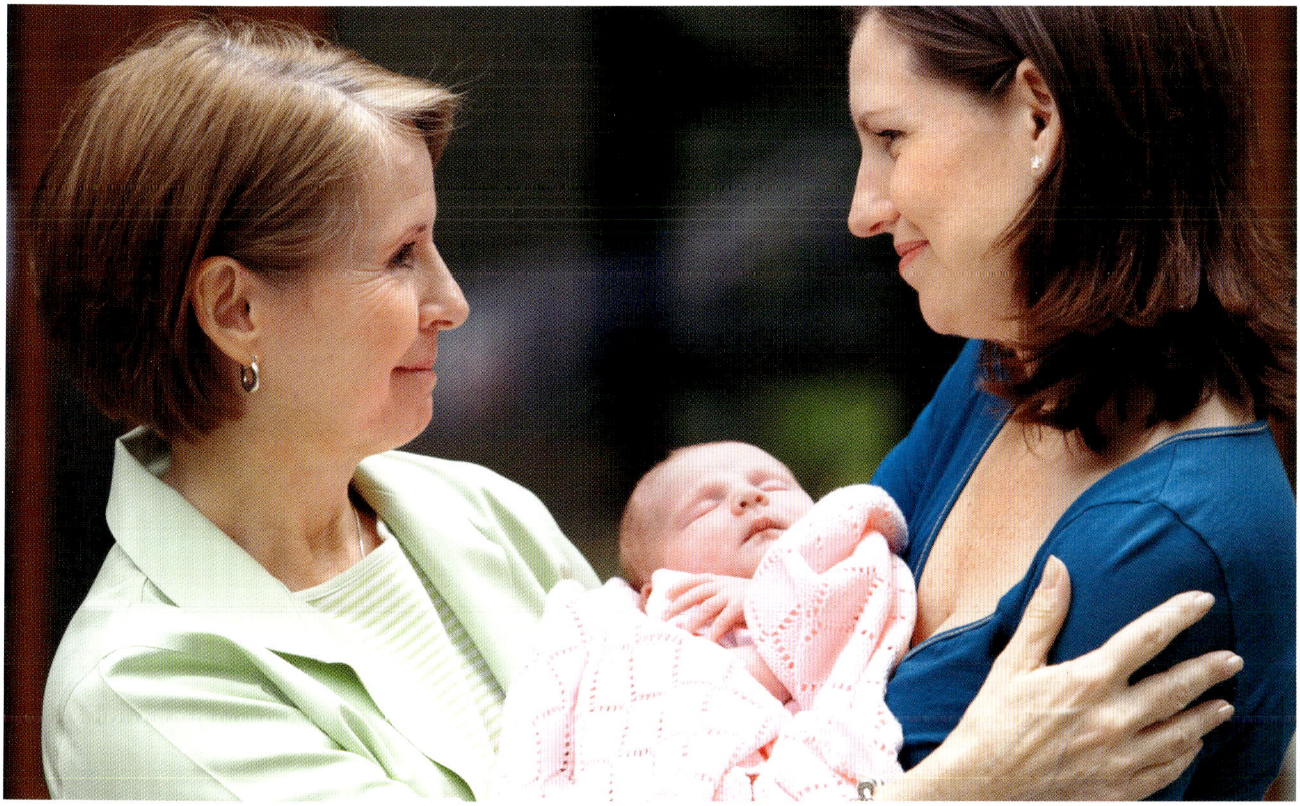

Saugus paguldymas

KUR IR Į KĄ?

Mažiausiai 6 mėnesius kūdikis miegos šalia jūsų lovos jūsų kambaryje. Taip bus lengviau jį maitinti, galėsite greičiau reaguoti, jeigu jam bus sunku kvėpuoti arba jeigu jis nustos judėti (žr. p. 180, SKMS).

Kol jis dar mažas, galite guldyti jį lovoje arba lopšyje (pintinėje), su kuriuo kūdikį galite nešioti po namus ar pasiimti kartu, kai einate į lauką. Kai kurie tėvai iš karto vaikus migdo lovelėje, nes lopšį jie greitai išauga. Jeigu kūdikis gimė prieš laiką (iki 37 savaitės) arba gimęs svėrė mažai (mažiau kaip 2,5 kg), gydytojas veikiausiai rekomenduos jį migdyti tik lovelėje. Kūdikiui lovelė tiks bent iki 2 metų amžiaus. Parenkant lovelę vadovaukitės p. 179 pateiktais nurodymais. Vėliau kūdikiui reikia tikros lovos. Galima pirkti lovelę, kuri pertvarkoma į lovą vaikui; tuomet ji tiks, kol jūsų vaikui sueis 6 metai.

Saugumo reikalavimai

Kai kūdikį paliekate lovelėje, būtinai pakelkite jos šoną, išimkite iš lovelės žaislus (nes vaikas gali jais užspringti ir uždusti). Rizikinga palikti kūdikį su buteliuku – jis gali užspringti skysčiu.

Kai kūdikis jau gali atsiklaupti arba atsistoti, pašalinkite virš lovelės pakabintus žaisliukus, kad vaikas jų nepasiektų. Kai kūdikis klūpodamas išmoksta atsistoti, patikrinkite lovelės šonų aukštį. Šonai turi siekti vaiko krūtinę, kad jis negalėtų persisverti ir iškristi. Jeigu šonai nebesiekia krūtinės, reikia žemiau nuleisti lovelės dugną. Kai šonai nesiekia krūtinės, o dugnas nuleistas į žemiausią padėtį, kūdikis jau išaugo lovelę ir reikia lovos.

SAUGUS MIEGAS

Staigios kūdikių mirties sindromo tikimybei sumažinti (žr. p. 180) svarbu kūdikio padėtis, jo naktiniai drabužėliai, lovos patalynė ir kambario temperatūra. Kūdikį migdyti būtina ant nugaros; nei jo drabužiai, nei užklotas negali būti labai šilti (žr. žemiau, kaip patikrinti kūno temperatūrą). Taip pat svarbu, kad kambaryje būtų palaikoma apie 18°C temperatūra.

Visuomet patikrinkite, kad:

- Kūdikis nebūtų užklotas aukščiau, kaip iki pečių.
- Kūdikio pėdos liestų lovelės galą.
- Lovelėje nebūtų pagalvėlių, avikailio, pūkinių užvalkalų ir pagalvių.
- Medvilninės paklodės būtų tinkamo dydžio; jos nesiraukšlės kūdikiui spurdant.
- Naudojate plonas medvilnines antklodėles; jeigu reikia, galite vieną sluoksnį nukloti ar pridėti.
- Kūdikis guli nepridengta galva; per ją netenkama šilumos pertekliaus, kūdikis neperkaista.

Patikrinkite, ar kūdikiui pakankamai šilta. Pačiupinėkite ne rankas ar kojas, bet pilvuką. Rankytės ir pėdos dažniausiai būna šaltos.

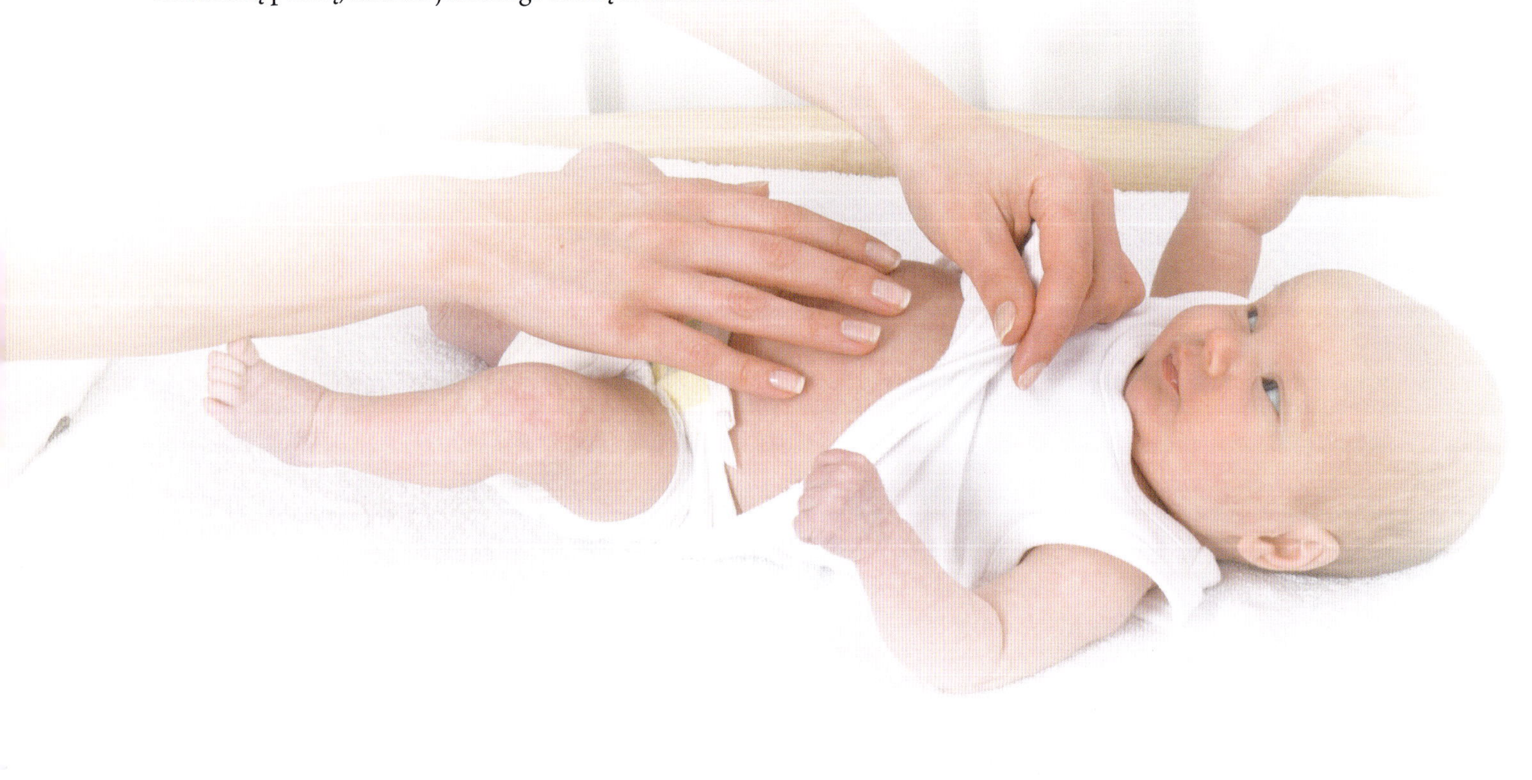

LOVELĖS PASIRINKIMAS

- ☐ Lovelė nauja. Jeigu lovelė naudota, sužinokite, ar ji atitinka vaiko saugumo reikalavimus.
- ☐ Tarpai tarp virbų yra tinkamo pločio, lovelėje nėra aštrių briaunų.
- ☐ Lovelės šonas nuleidžiamas. Tuomet galėsite paguldyti ir iškelti kūdikį nevargindama nugaros.
- ☐ Čiužinys naujas, su tinkamu ženklinimu. Jo apvalkalas yra neperšlampamas; galėsite jį nušluostyti, jeigu kūdikis apšlapins.
- ☐ Čiužinys pagamintas iš porolono, natūralaus pluošto arba spyruoklinis (priklausomai nuo to, kiek galite sau leisti išlaidų – porolonas pigesnis už natūralų puoštą) ir nuo to, ar jis yra antialerginis).
- ☐ Tarp čiužinio šonų, galų ir lovos yra ne didesnis, kaip 2,5 cm tarpas, kad kūdikis neįstrigtų.

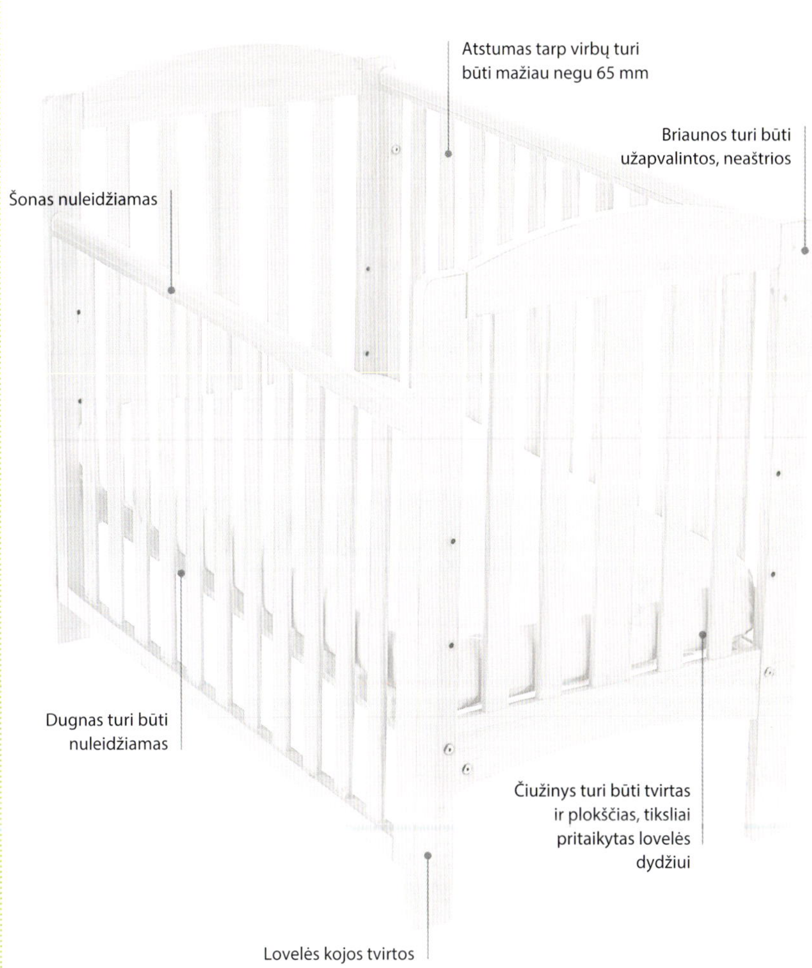

Kūdikio stebėjimas

Visi tėvai nori matyti savo miegantį kūdikį, todėl jie dažnai ateina pasižiūrėti. Naudojant kūdikio monitorių tėvai su kūdikiu palaiko nuolatinį kontaktą. Kūdikį galima girdėti ir esant kitame kambaryje.

Parduodami įvairūs kūdikių monitoriai; paprasčiausi jų leidžia tik klausytis kūdikio, kiti parodo kūdikio garsus šviesos signalais, o dar kiti – ir kambario temperatūrą. Apžiūrėkite kelis variantus ir pasirinkite tokį, kuris geriausiai atitinka jūsų lūkesčius.

Galite įsigyti ir kvėpavimo monitorių, kuris perspėja jeigu kūdikis nustoja kvėpuoti.

Naktiniai drabužiai

Kol kūdikis mažas, nakčiai jį galima aprengti marškinėliais, vystyklu ir šliaužtinukais (arba naktiniais drabužėliais). Paaugęs kūdikis tampa aktyvesnis, todėl geriau jį migdyti miegmaišyje. Priešingai, negu antklodę ir paklodes, miegmaišio kūdikis nenuspiria. Miegmaišis parenkamas ne pagal kūdikio amžių, bet pagal jo svorį. Parinkus per didelį miegmaišį, kūdikis gali įsmukti į jo vidų. Miegmaišių šiltumas matuojamas topais; kuo daugiau topų, tuo šiltesnis miegmaišis. 16–20 ^{0}C kambariui rekomenduojamas 2,5 topo miegmaišis.

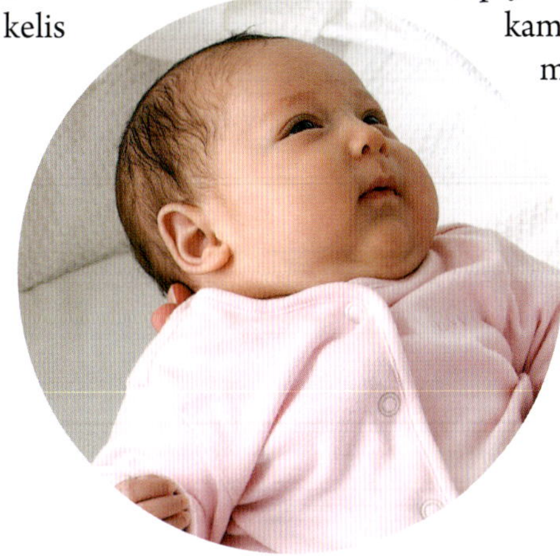

Kai kūdikis tampa dar aktyvesnis, jis juda daugiau, nei leidžia miegmaišis. Tuomet vėl reikia migdyti apklojus antklode.

MIGDYMAS

Dauguma kūdikių išmiega 4–5 valandas. Maitinant krūtimi toks režimas trunka kelis mėnesius. Iš buteliuko maitinami vaikai anksčiau pradeda išmiegoti ilgesnius tarpus, nes mišinėliai yra sotesni. Taigi kūdikis iš pradžių išmiega apie 16 valandų per parą, tačiau dažnai prabunda naktį. Kadangi kūdikis dažnai prabunda, motinai sunku pailsėti. Poilsiui jai tenka naudoti du būdus – nustatyti vaikui nakties ir dienos miego tvarkaraštį ir stengtis pačiai pamiegoti dieną.

Dienos miegas

Iš pradžių kūdikis daug miega ir dieną (nes neskiria dienos nuo nakties), tačiau per kelis mėnesius dienos miego laikas sutrumpėja. Būdamas 6 mėnesių, kūdikis po valandą miega du kartus per dieną, būdamas metų gali pradėti dieną miegoti tik vieną kartą. Reikia padėti kūdikiui pajusti dienos ir nakties skirtumą. Kai jis nemiega dieną, galima su juo žaisti, jam dainuoti, jį masažuoti. Kūdikiui miegant dieną, galima elgtis įvairiai, pavyzdžiui:

- Leisti kūdikiui miegoti ten, kur jis užmigo – pintinėje, kėdėje, ant žaidimų pakloto, jeigu tik ta vieta saugi.
- Nepritemdyti šviesų ir leisti kūdikiui girdėti visus namų ūkio garsus.

EKSPERTO PATARIMAS

SKMS (staigios kūdikių mirties sindromas)

Kai kūdikis, dar nesulaukęs metų, miršta staiga ir nelauktai, be jokios aiškios priežasties, tėvams tai tampa košmaru. Kūdikis dažniausiai miršta miegodamas savo lovelėje (todėl tai ir vadinama – mirtis lovelėje), be skausmo; mirtis gali ištikti ir vežimėlyje ir netgi laikant kūdikį ant rankų. Taip gali atsitikti kiekvienam kūdikiui, tačiau didžiausia rizika būdinga neišnešiotiems kūdikiams ir berniukams. Kūdikiai dažniausiai miršta naktį, tarp vidurnakčio ir 9 valandos ryto.

Nors tiksli priežastis nežinoma, naujausi tyrimai leidžia geriau suvokti riziką ir apsaugos priemones (žr. p. 178). Viena svarbiausių prevencijos priemonių – nerūkymas tiek prieš nėštumą, tiek ir jo metu. Jeigu rūko bent vienas tėvų, SKMS tikimybė padidėja dvigubai. Neleiskite rūkyti kūdikio kambaryje ir nedeginkite ten smilkalų.

SUVYSTYMAS

Kūdikį miegas gali apimti ir tuomet, kai jo galūnėms neleidžiama laisvai judėti ir jį blaškyti. Svarbiausia, kad suvystoma nebūtų per kietai ir nebūtų visiškai apriboti jo judesiai. Įsitikinkite, kad antklodė nespaudžia kūdikio kaklo. Suvystyti reikia taip, kad kūdikis galėtų pajudinti rankas ir pirštus, tai jį veikia raminamai.

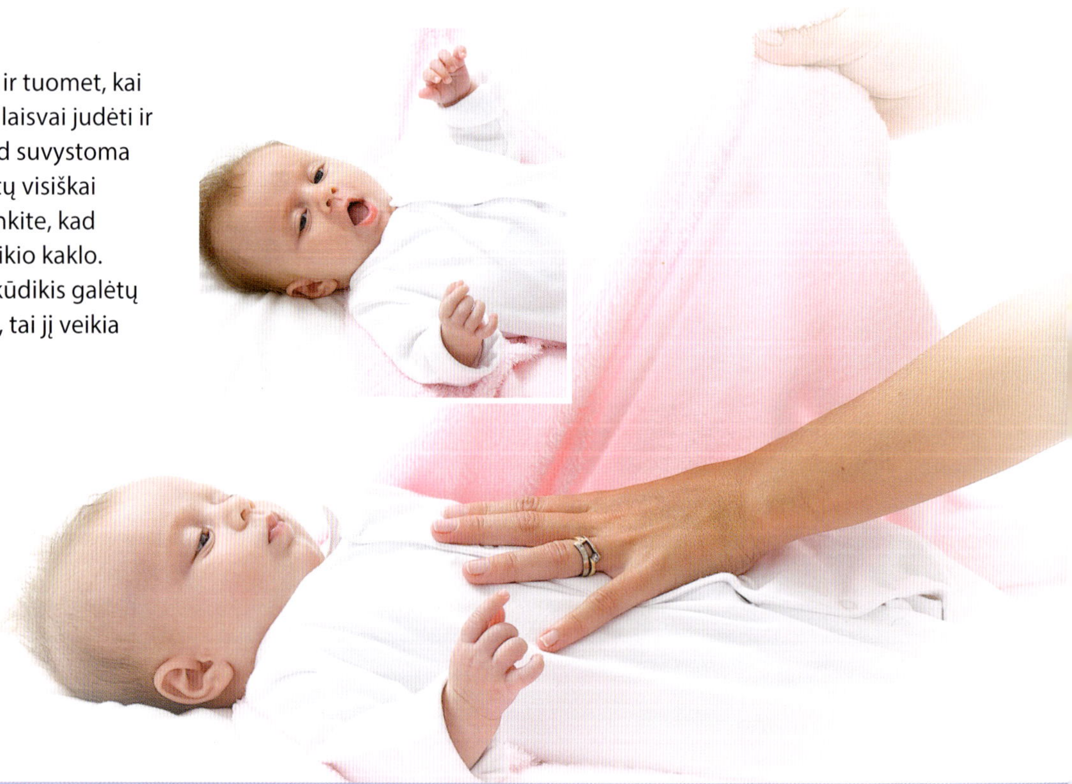

• Neleisti kūdikiui miegoti dieną ilgiau kaip 4 valandas ir pamažu šį laiką trumpinti.

Nakties miegas

Nors kūdikiui miego režimas pirmuosius tris mėnesius dar nesusiformuoja, motina gali nusistatyti tokią veiksmų seką, kuri kūdikiui parodo, kad jau laikas miegoti.

Prieš einant miegoti reikėtų:

- Pamaitinti kūdikį pritemdytoje šviesoje, ramiame kambaryje.
- Užsiimti raminančia veikla – numaudyti kūdikį, švelniai jį pamasažuoti, pasūpuoti pagal raminančią muziką. Ypač tinka daina, kurią motina dainuodavo nėštumo metu.
- Aprengti kūdikį naktiniais drabužėliais, besiskiriančiais nuo tų, kuriais jis vilki dieną.
- Paguldyti kūdikį į lovelę, pritemdžius šviesą kambaryje.
- Pamyluoti, pabučiuoti kūdikį ir švelniai pasakyti „labanakt".
- Jeigu kūdikis neužmiega, arba prabunda ir pradeda verkti, motina turėtų grįžti į kambarį, paglostyti kūdikį, ramiai pasikalbėti su juo, tačiau nereikėtų imti jo iš lovelės.

Aš būtinai...

PASIRŪPINSIU IR SAVO MIEGU

Kad galėčiau pasirūpinti kūdikiu, turiu būti budri, atsipalaidavusi ir pailsėjusi. Man reikia:

✓ **Pamiegoti kartu su kūdikiu**, nors ir kiek darbų liks nepadaryta.

✓ **Priimti siūlomą pagalbą.** Kol aš miegosiu, namų ruošą galėtų atlikti kas nors kitas.

✓ **Gultis anksti.**

✓ **Maitinti kūdikį prieš atsigulant.**

✓ **Paprašyti partnerio pagalbos.** Jis bent vieną kartą per naktį gali pamaitinti kūdikį (nutrauktu pienu ar mišinėliu).

✓ **Viską, ko reikia naktį, laikyti prie lovos**, kad kuo mažiau išsibudinti.

1 Ant plokščio paviršiaus patieskite minkštą antklodę taip, kad jos kampas būtų pasuktas aukštyn. Užlenkite viršutinį kampą sulig apatiniu, suformuodami trikampį. Paguldykite kūdikį trikampio viduryje taip, kad jo galva būtų virš sulenkimo.

2 Laikant dešinę kūdikio ranką jam prie šono, užlenkite dešinę antklodės pusę ir užkiškite kairįjį antklodės kampą po kūdikio kairiuoju šonu.

3 Tuomet patraukite antklodės apačią kūdikio krūtinės link, palikdami vietos tiek, kad galėtų judėti pirštai. Užlenkite dešinį antklodės kampą ir pakiškite jį po kairiuoju kūdikio šonu.

4 Jeigu kūdikio dešinė ranka prispausta, švelniai ištraukite ją iš po antklodės.

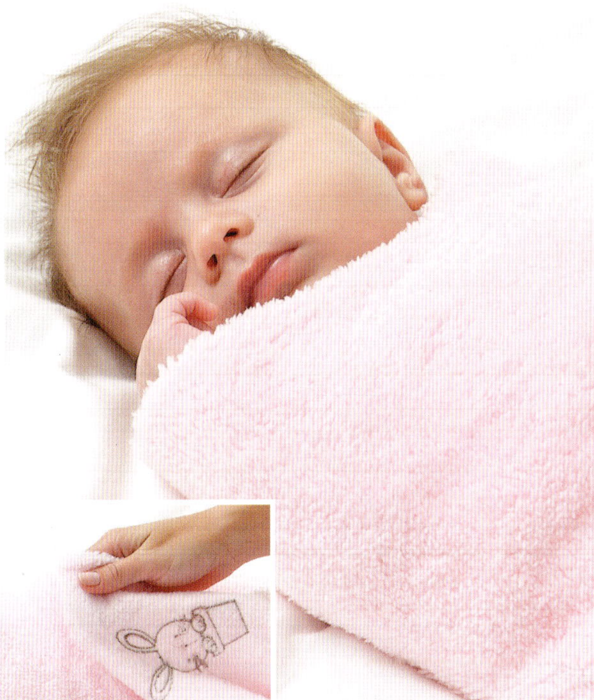

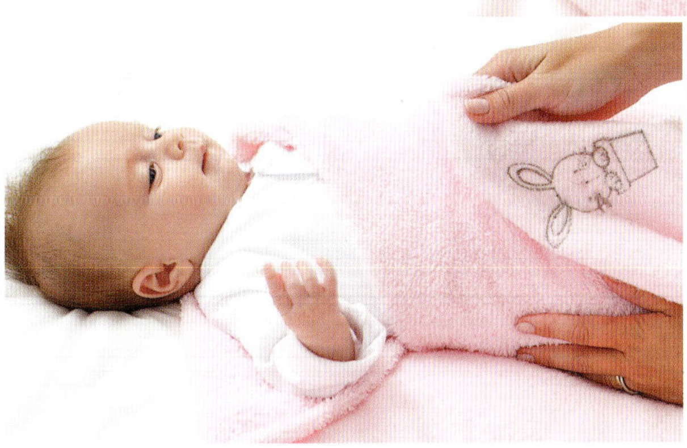

Ką daryti, kai jis verkia

Žinokite, kad savo verksmu kūdikis bando kažką jums pasakyti – netgi jeigu tai tik žinutė „man nuobodu". Palengva imsite suprasti, kuo verksmas skiriasi – kada kūdikiui reikia maisto, vandens, kada jam nepatogu (pučia, karšta, šalta, drėgna, triukšmas, ryški šviesa), kada reikia jį nuraminti. Po kiek laiko pradėsite atsakyti į veiksmus efektyviau, atspėsite kūdikio poreikius, žinosite, kaip kūdikis reaguos į skirtingas situacijas. Kasdien matydama jo elgesį, jūs iš kūno judesių atspėsite, kad artėja nauji veiksmai.

DIEGLIAI

Kai kurie vaikai verkia ilgai, nors priežastis neaiški. Net 20 % naujagimių verkia dėl dieglių; jų kumščiai sugniaužti, o keliai pritraukti prie pilvo. Dažniausiai taip verkti pradeda 2–4 savaičių kūdikiai, riksmų stiprumas ir

Judėjimas dažnai numaldo verksmus. Pabandykite kūdikį pasodinti į supamąją kėdę, nešioti jį ant peties, pasupti skreite, pašokti su kūdikiu rankose arba pasisupti kartu su juo hamake.

NUOLATINIO VERKSMO PRIEŽASTYS

Manoma, kad dieglių nereikia gydyti, o tik palaukti, kol kūdikis juos išaugs. Tačiau yra kitų priežasčių; kai kurioms jų reikia gydytojo dėmesio:

- Nebrandi virškinimo arba nervų sistema.
- Karvės pieno netoleravimas.
- Per daug laktozės.
- Infekcija arba liga.
- Gimdymo trauma.
- Motinos stresas.
- Sunkus gimdymas.

Įvertinkite ir tai, kad kūdikio nervų sistema dar vystosi, ji nepajėgi pakęsti garsaus triukšmo, ryškios šviesos; kūdikiui sunku toleruoti aplinkinio gyvenimo keliamus įprastus stresus ir namų garsus.

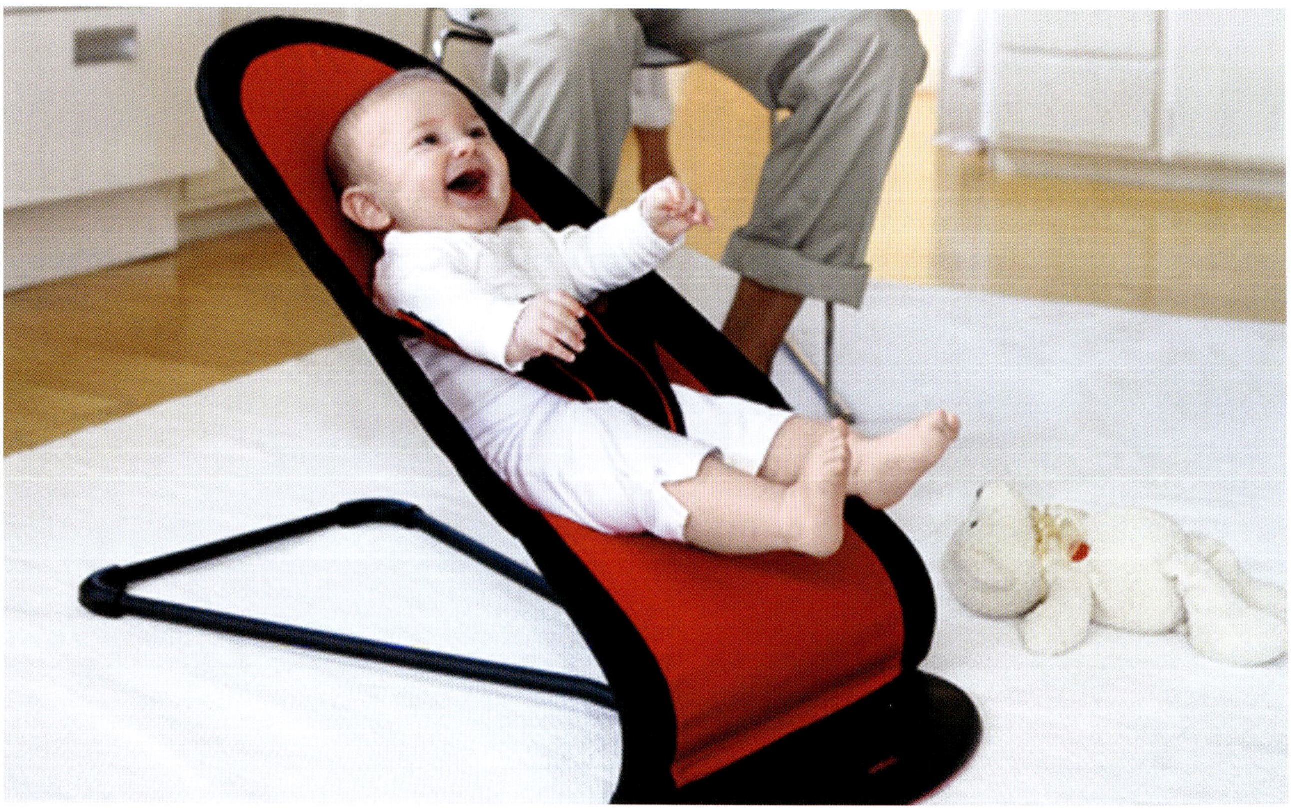

trukmė didėja. Daugiausia verkia 6–8 savaičių kūdikiai. Po to verksmo priepuoliai silpnėja ir galiausiai baigiasi, dažniausiai 3 mėnesį, nors kartais diegliai trunka iki 6 mėnesių. Diegliai dažniausiai prasideda vakare, baigiasi – tarp 23 valandos ir vidurnakčio. Diegliai vienodai dažnai pasireiškia mergaitėms ir berniukams, krūtimi ir iš buteliuko maitinamiems kūdikiams, turtingų ir neturtingų šeimų vaikams, pirmagimiams ir vėlesniems vaikams, gimusiems per makštį ir po cezario operacijos.

VERKIANČIO KŪDIKIO NURAMINIMAS

Stenkitės neleisti kūdikiui verkti ilgiau kaip kelias minutes, nes jis vis labiau stresuoja, tada jau sunku suprasti, dėl ko iš tikrųjų jis verkia. Maži kūdikiai negali būti „pagedę“, tačiau kai į jų verksmus nereaguojama, jie tampa nejautrūs. Jeigu į verksmą reaguojate, tai leidžiate kūdikiui suprasti, kad jo poreikiai yra svarbūs ir kad jie bus patenkinti.

Aš būtinai...

IŠMOKSIU PAKĘSTI KŪDIKIO VERKSMĄ

Kadangi ne visi verksmai „pagydomi“, svarbu reaguoti tinkamai. Jūs turite:

✓ **Tiesiog nebepykti ant kūdikio**. Nuramina gilus kvėpavimas ir muzikos klausymas per ausines.

✓ **Išmokti geriau nusiteikti**, galvoti apie juokus ar juokingą filmą.

✓ **Paprašyti partnerio, kad leistų jums skirti laiko sau**, pabūti be vaiko, padarytų jums masažą.

✓ **Paprašyti šeimos gydytojo pagalbos**; verksmo priežastis gali būti liga.

✓ **Prisiminti, kad pagirtumėte save, kai elgiatės tinkamai**; pridėliokite namuose raštelių su teigiamais laiškais.

✓ **Leisti kūdikiui išsirėkti**, jeigu niekas daugiau nebepadeda.

✓ **Paskambinti gydytojui**, jeigu jaučiatės liūdnai ir beviltiškai, jeigu jūs verkiate ir nebeturite energijos.

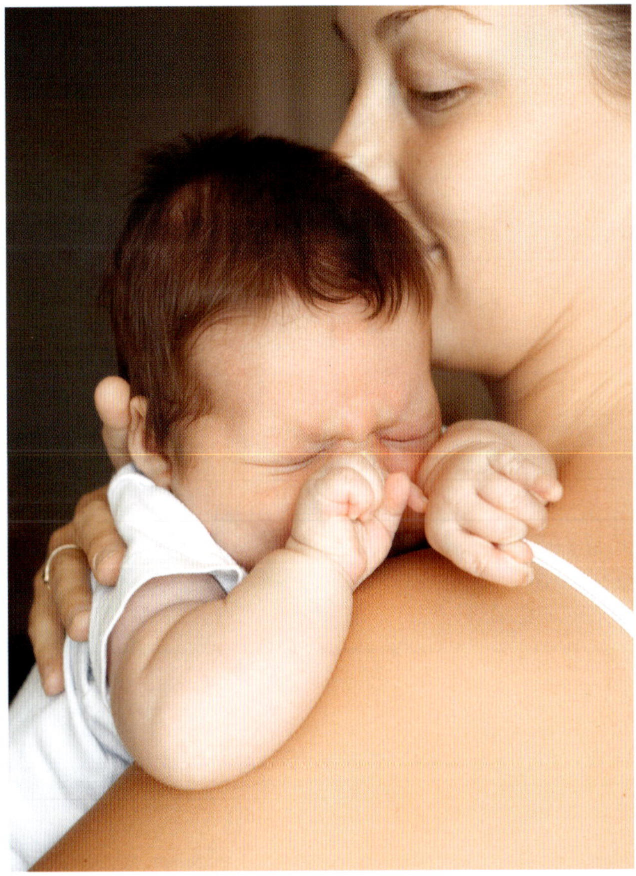

Kai kūdikis verkia, reikėtų manyti, kad jis nori valgyti, būti paimtas ant rankų, apkabintas, pakalbintas, pervystytas, arba pabūti pritemdytame kambaryje. Aišku, kad kai sugalvojate priežastį, padarote taip, kad kūdikis liautųsi. Jeigu ir paguldytas į lovelę kūdikis tebeverkia, palaukite truputį; jeigu verksmas netyla, paimkite jį ant rankų.

Kartais nepakanka paprasčiausio atsako. Tuomet išbandykite:

- Sūpavimą.
- Tvirtai ir ritmiškai paplekšnokite jam per sėdmenis.
- Masažą.
- Prablaškyti (vonia ir žaislais).
- Suvystymą (žr. p. 180).
- Švelniai paniūniuoti.
- Išeiti pasivaikščioti su kūdikiu vežimėlyje.

Neišnešioto naujagimio arba dvynių priežiūra

Prižiūrint neišnešiotus naujagimius arba dvynius tėvams kyla daugiau sunkumų. Neišnešiotus naujagimius namie prižiūrinčius tėvus slegia atsakomybė, jiems sunku atlikti kitus namų ruošos darbus. Dvynių tėvams tiesiog fiziškai sunku vienu metu maitinti ir migdyti du kūdikius. Daug sunkiau sureguliuoti maitinimą krūtimi, kuris yra labai svarbus tiek neišnešiotiems naujagimiams, tiek ir dvyniams, nes šie dažniausiai būna neišnešioti. Neišnešioti kūdikiai neretai dar kelias savaites nepajėgia žįsti, vienu metu krūtimi maitinti du vaikus yra sunku (žr. p. 156).

NEIŠNEŠIOTAS KŪDIKIS

Jums reikės ne tik nusipirkti mažesnių vystyklų, drabužėlių (jų lengvai rasite internete, nes parduotuvėje nėra) ir specialią automobilinę kėdutę, bet prireiks ir specialių įgūdžių, kai duosite kūdikiui vaistų ir vitaminų (žr. p. 258), kai reikės laikytis labai tikslių nurodymų kaip tokį kūdikį maitinti ir kaip elgtis jam susirgus. Kai kūdikis beveik išnešiotas ir visa bėda, kad jis lėtai valgo, išleidžiant į namus gydytojų nurodymai bus gana trumpi; daug daugiau instrukcijų gausite, kai kūdikis gimsta labai per anksti arba yra komplikacijų. Labai neišnešioti kūdikiai neretai nuolat serga, todėl iš inkubatoriaus personalo jums teks išmokti specialių priežiūros būdų, kurių prireiks namie. Kūdikiui teks ne tik duoti vitaminų ir vaistų. Jam gali reikėti deguonies, kitos specialios įrangos ir monitoriaus, su kuriais teks išmokti elgtis. Jeigu kūdikis turi didelių kvėpavimo problemų arba jam apnėja (kai kada tarp įkvėpimų yra didelis laiko tarpas), tėvus moko specialių gaivinimo būdų (žr. p. 271), nors tikimybė, kad jų prireiks yra labai maža.

Kūno temperatūros palaikymas

Namo paleidžiama tik tada, kai tinkamai aprengtas kūdikis jau pats palaiko kūno šilumą, jums vis tiek teks kuo mažiau laiko laikyti jį nurengtą, kad nesušaltų. Paprastai neišnešiotam kūdikiui reikia vienu drabužių sluoksniu daugiau, negu rengiatės pati. Namie

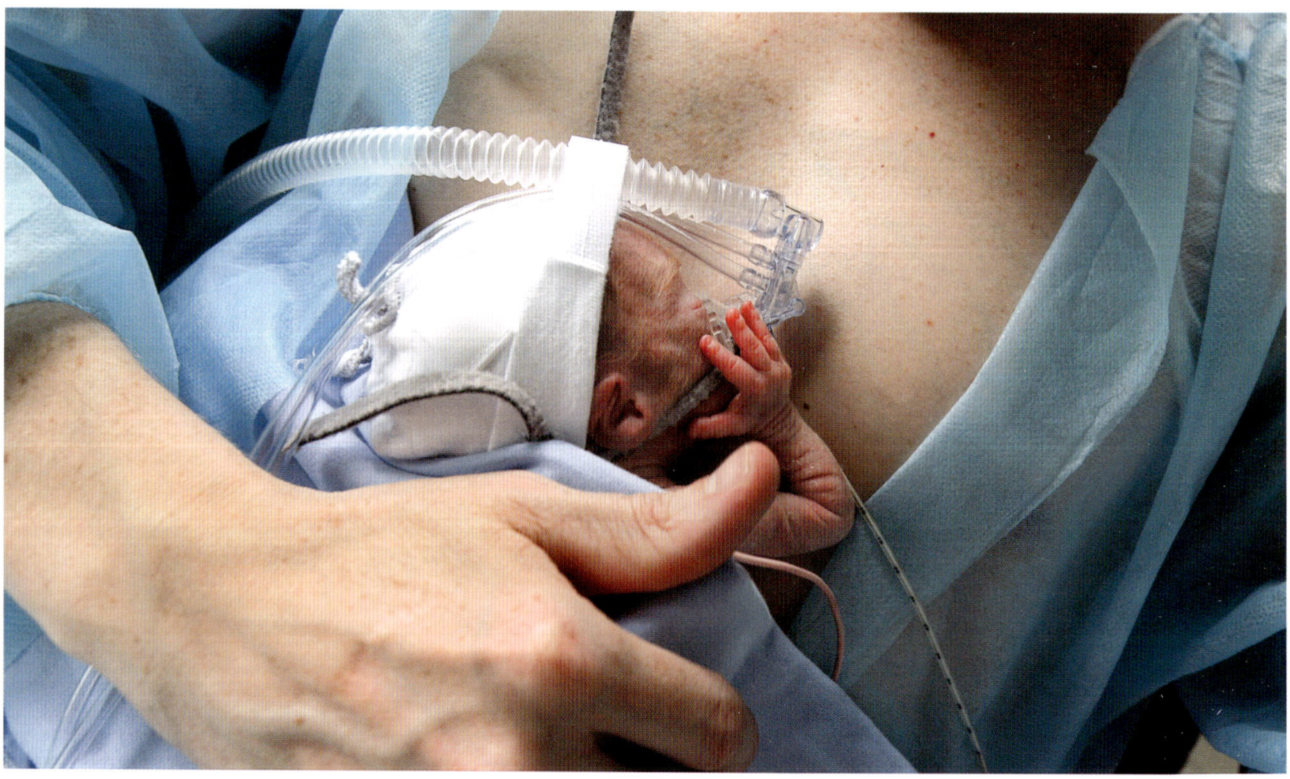

kepurėlę jam maukite tik tada, kai kambaryje yra mažiau negu 21 °C.

Ligų sukėlėjų kontrolė

Jeigu kūdikis gimė iki 34 nėštumo savaitės, jam trūksta iš motinos gautų antikūnų, kurie saugo nuo ligų sukėlėjų. Todėl tikrai svarbu, kad jį liestų ir laikytų kuo mažiau žmonių. Leiskite kūdikį imti tik keliems artimiausiems draugams ir tik tuomet, jeigu jie neserga ir yra švariai nusiplovę rankas. Neleiskite namuose lankytis sergantiems žmonėms, venkite viešų vietų, kuriuose renkasi daug žmonių. Kūdikiui būtini visi privalomieji skiepai. Tegu kūdikį supa tik tokie žmonės, kurie turi imunitetą tam tikriems virusams ir bakterijoms. Pavyzdžiui, rekomenduojama, kad tėvai ir visi kiti suaugę šeimos nariai, tarp jų auklė, svečiai ir kiti vaikai būtų paskiepyti nuo kokliušo ir gripo.

Laikymas

Neišnešioti kūdikiai yra mažesni už laiku gimusius naujagimius, bet juos paimti ir laikyti galima įprastu būdu (žr. p. 166). Neišnešiotą vaiką galima nešioti specialioje nešyklėje, kad jis girdėtų motinos širdies plakimą, jaustų jos kvėpavimą ir judesius. Tai padeda jam išgyventi ir stiprina motinos ir kūdikio emocinius ryšius. Neišnešioti kūdikiai, laikomi nešyklėje, greičiau auga (nešyklė primena gimdą), jiems lengviau iškęsti perėjimą iš inkubatoriaus į kitą aplinką. Nešyklėje jie jaučiasi patogiau ir saugiau. Po 16–20 savaičių, kai kūdikiai ima gerai laikyti galvą, galima naudoti nešykles be atramos galvai.

Maitinimas

Neišnešiotas kūdikis gali neturėti pakankamai įgūdžių, kad be pastangų valgytų net ir tada, kai bus išleistas su motina namo iš ligoninės. Bet kuriuo atveju, neišnešioti kūdikiai valgo lėčiau ir čiulpia silpniau negu išnešioti. Iš pradžių jų mitybai trukdo burnos raumenų silpnumas, bloga liežuvio ir ryklės veiklos koordinacija bei poreikis dažnai įkvėpti. Be to, mažam neišnešiotam kūdikiui tos pastangos, kurių reikia nuolat žįsti krūtį, gali būti sekinančios. Tokie kūdikiai valgo lėtai; kol pasisotins, kūdikiui gali prireikti kelių pertraukų.

Moters organizmo veikla reguliuojama taip, kad neišnešiotą kūdikį pagimdžiusių moterų piene yra daugiau kūdikiui gyvybiškai reikalingų medžiagų (baltymų, riebalų, kalcio, fosforo, vitamino D ir geležies). Norint užtikrinti, kad kūdikis gautų pakankamai visko, ko tik jam reikia, į nutrauktą pieną

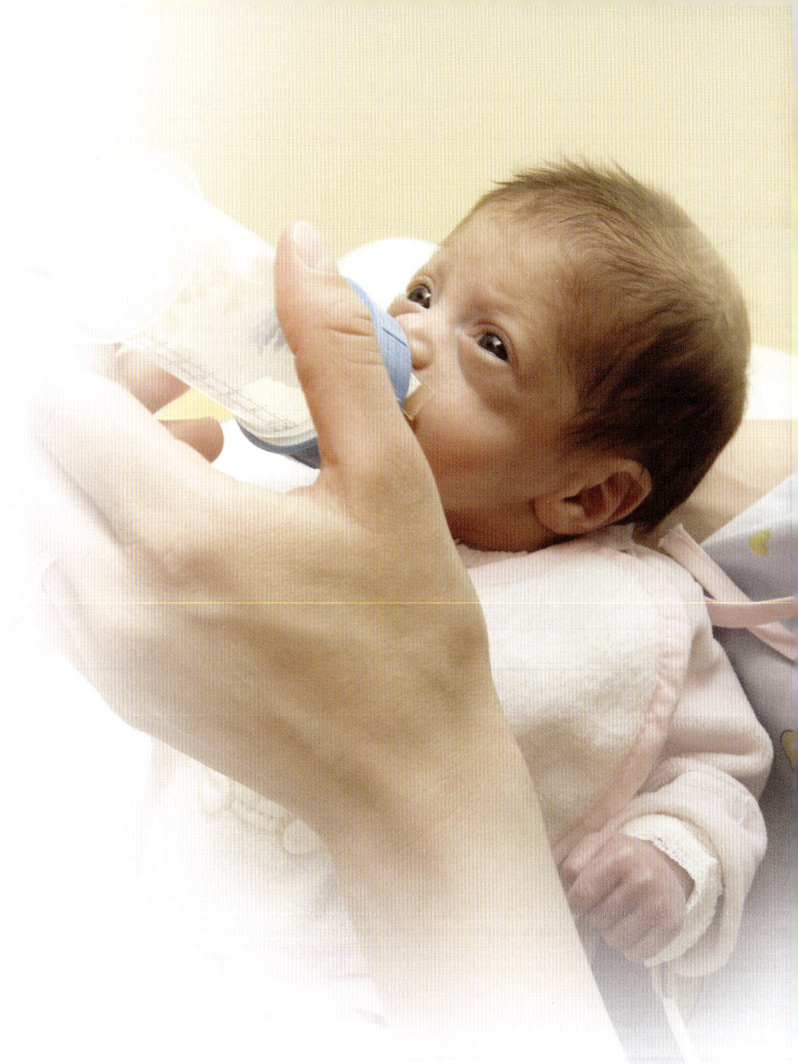

neretai pridedama papildų – krūties pieno miltelių.

Maitinant iš buteliuko neišnešiotiems kūdikiams iš pradžių duodama specialaus mišinio (0,8 kalorijos/ml) ir papildomų maisto medžiagų. Dažniausiai pridedama multivitaminų ir geležies priedų.

Neišnešioti kūdikiai nelabai gerai jaučia, kada jie išalkę, todėl turėtų būti maitinami vienodais intervalais – taip, kaip nurodo prižiūrintys gydytojai. Kai kūdikis pajėgia gauti pakankamai kalorijų, jis pradeda augti labai greitai; dažniausiai, per parą priauga 20–30 gramų ir dar daugiau.

Vystymasis

Nors yra specialios neišnešiotų kūdikių augimo kreivės (dažniausiai naudojamos dar ligoninėje esantiems kūdikiams), dauguma atvejų tinka įprastos augimo kreivės. Tačiau šiose kreivėse kūdikio svoris lyginamas ne su jo tikruoju, bet su pakoreguotu amžiumi.

Su pakoreguotu amžiumi lyginamas ir ūgis bei galvos apimtis; veikiausiai tokiam kūdikiui tiks mažiausi ūgio ir svorio procentiliai. Tačiau augdamas pagreitintai, toks kūdikis greitai pasieks normaliai išnešiotų kūdikių augimo greitį; aišku, lyginant ne tikrąjį, bet pakoreguotą amžių.

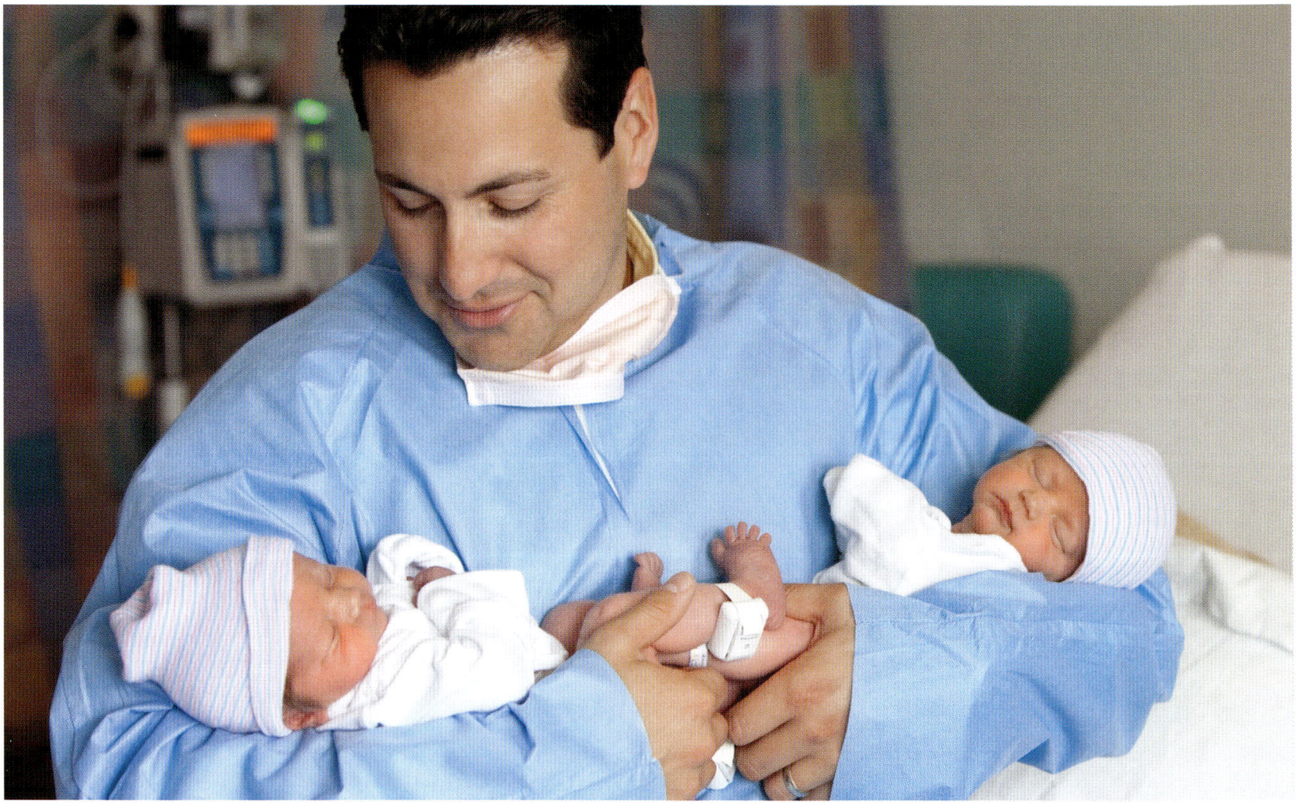

Gydytojai ypatingą dėmesį skiria neišnešiotų kūdikių vystymosi etapams. Kaip ir vertinant fizinį augimą, neišnešioto kūdikio augimo etapai vertinami pagal pakoreguotą amžių. Pavyzdžiui, jeigu kūdikis gimė 2 mėnesiais per anksti, tikėtina, kad jis pradės šypsotis 3,5–4 mėnesių amžiaus (6–8 savaitės pagal pakoreguotą amžių).

Nors neišnešiotų kūdikių „šuolio" laikas gali būti labai skirtingas, sveikas neišnešiotas kūdikis dažniausiai pasiveja išnešiotų kūdikių vystymąsi po 12–18 mėnesių ir jo amžiaus koreguoti nebereikia. Jis nebeatsilieka nei augimo tempu, nei įsisavintais gebėjimais. Taigi tėvams turėtų būti svarbiausia ne kada jų kūdikis kažką išmoko, bet tai, kad jis to išmoko.

PROBLEMOS SU DVYNIAIS

Dvynių tėvų laukia tikrai dideli iššūkiai ir dėl kūdikių artimo amžiaus, ir dėl jų ypatingų tarpusavio santykių. Dvynių tarpusavio ryšys yra daug stipresnis, negu tarp brolių ir seserų. Visgi nepaisant to, kad dvyniai yra lyg viena esybė, jie vystosi kaip individualybės.

Nors identiški dvyniai žmonėms, kurie juos mato ne kasdien, atrodo visiškai vienodi, tėvai gali pastebėti labai nedidelius skirtumus. Kad ir kokie jie būtų panašūs, svarbu, kad abu vystytųsi kaip individualybės, su savais gebėjimais ir asmens savybėmis, todėl tėvai turi skatinti abiejų dvynių asmeninius gebėjimus ir požiūrį. Pabandykite po kelias minutes kasdien su kiekvienu iš dvynių praleisti atskirai; nereikia, kad visą laiką jie būtų kartu.

Dvynių priežiūra

Dvynius vežioti daug lengviau specialiame vežimėlyje, tačiau dviejų mažų individualybių poreikius patenkinti gali būti daug sunkiau. Užsitikrinkite pagalbą namuose. Labai svarbu nuo pat pradžių susidaryti ir laikytis tokio tvarkaraščio, kuris leistų jums (bent jau teoriškai) turėti nors truputį laisvo laiko. Turint du kūdikius labai sunku ištverti visą dieną be nors menko poilsio, ypač, jeigu maitinate juos krūtimi. Jeigu kūdikiai miega popietės miegą, motinai galima pamiegoti tuo pačiu metu.

Kai kada dvynių medžiagų apykaita yra labai skirtinga, taip pat ir jų asmenybės, todėl jie ir valgo, ir miega skirtingai, bet tvarkaraštis galbūt bent kiek sureguliuos dienos darbus. Jie nebebus vien sumaištis. Nustačius maitinimo ir miego tvarką kūdikių vidinis laikrodis pradės eiti panašiai. Kai tik abu kūdikiai įpras valgyti ir miegoti tam tikru laiku, bus lengviau pastebėti, jeigu kas nors bus ne taip. Jeigu kasdien po pietų jie miega po dvi valandas, o vieną dieną prabus po 20 minučių, jūs tikrai atkreipsite dėmesį į tai, kad kažkokia priežastis neleidžia jiems miegoti.

Taip pat labai svarbu susitvarkyti namus taip, kad lengvai ir greitai rastumėte viską, ko prireikia. Jeigu namuose yra du aukštai, svarbiausius daiktus – vystymo paklotą ir kūdikių kėdes – turėkite kiekviename aukšte. Būtų gerai, kad kūdikiai kiekviename aukšte turėtų vietą miegoti. Nereikia dviejų lovelių – pirmame aukšte kūdikiai gali miegoti vežimėlyje arba lopšyje.

Nėra būtina kūdikius maudyti kasdien; jeigu juos valote, galite maudyti kas antrą dieną pakaitomis.

Tvarkaraščio sudarymas

Geriausia pradėti nuo to, kad abu dvyniai maitinami tuo pačiu metu. Pasirinkite laiką ir jo laikykitės. Naujagimius, priklausomai nuo to, kiek jie svėrė gimdami, gali tekti maitinti kas 3–4 valandas. Jeigu kūdikiai buvo laikomi inkubatoriuje, juos nuo pat pradžių maitino vienodais laiko tarpais. Gera idėja išlaikyti tokį pat tvarkaraštį ir parsivežus juos namo.

Nesvarbu, ar migdysite abu dvynius kartu, svarbu, kad guldytumėte juos tuo pačiu metu. Vieni tėvai mano, kad dvyniai kartu geriau miega, kiti – kad vienas iš dvynių trukdo kitam. Labai svarbu, kad kasdien tas laikas nesikeistų. Idealu, jeigu prieš guldant dvyniai būtų išmaudyti ir pamaitinti, nes vonia ir nuvargina, ir atpalaiduoja. Jeigu tik dvyniai suvoks, kad po vonios seka guldymas miegoti, greitai galėsite juos suguldyti be triukšmo. Nedidelį ritualą galite sukurti ir prieš dienos miegą. Pakeiskite vystyklus, suvystykite rankas arba guldykite kūdikius į miegmaišius ir taip atsiras tvarkaraštis.

Aš būtinai...

SUDARYSIU TVARKARAŠTĮ IR JO LAIKYSIUOSI

Auginant dvynius labai svarbu numatyti, kada ir kas bus daroma, nes:

✓ **Gyvenimas taps tvarkingesnis.** Jūs žinosite, kada privalote kažką padaryti dvyniams ir kokį laiką galite skirti saviems reikalams.

✓ **Padeda atlikti dienos darbus**; jums nebereikia galvoti, ką ir kada turite padaryti.

✓ **Suderina** dvynių vidinius laikrodžius.

✓ **Leidžia jums suprasti, kad jie serga.** Kiekvienas neįprastas nukrypimas nuo tvarkos gali būti problemų pradžia.

✓ **Tuomet atsiranda laiko jums pailsėti.** Kai abu dvyniai miega tuo pačiu metu, pasnausti galite ir jūs.

✓ **Kūdikiai būna laimingesni.** Kūdikiams patinka, kai jų gyvenimas vyksta tvarkingai.

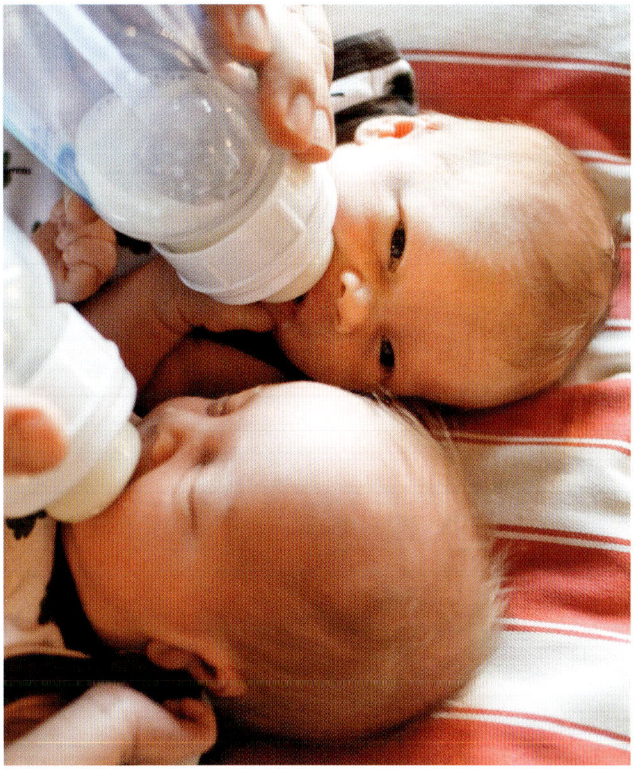

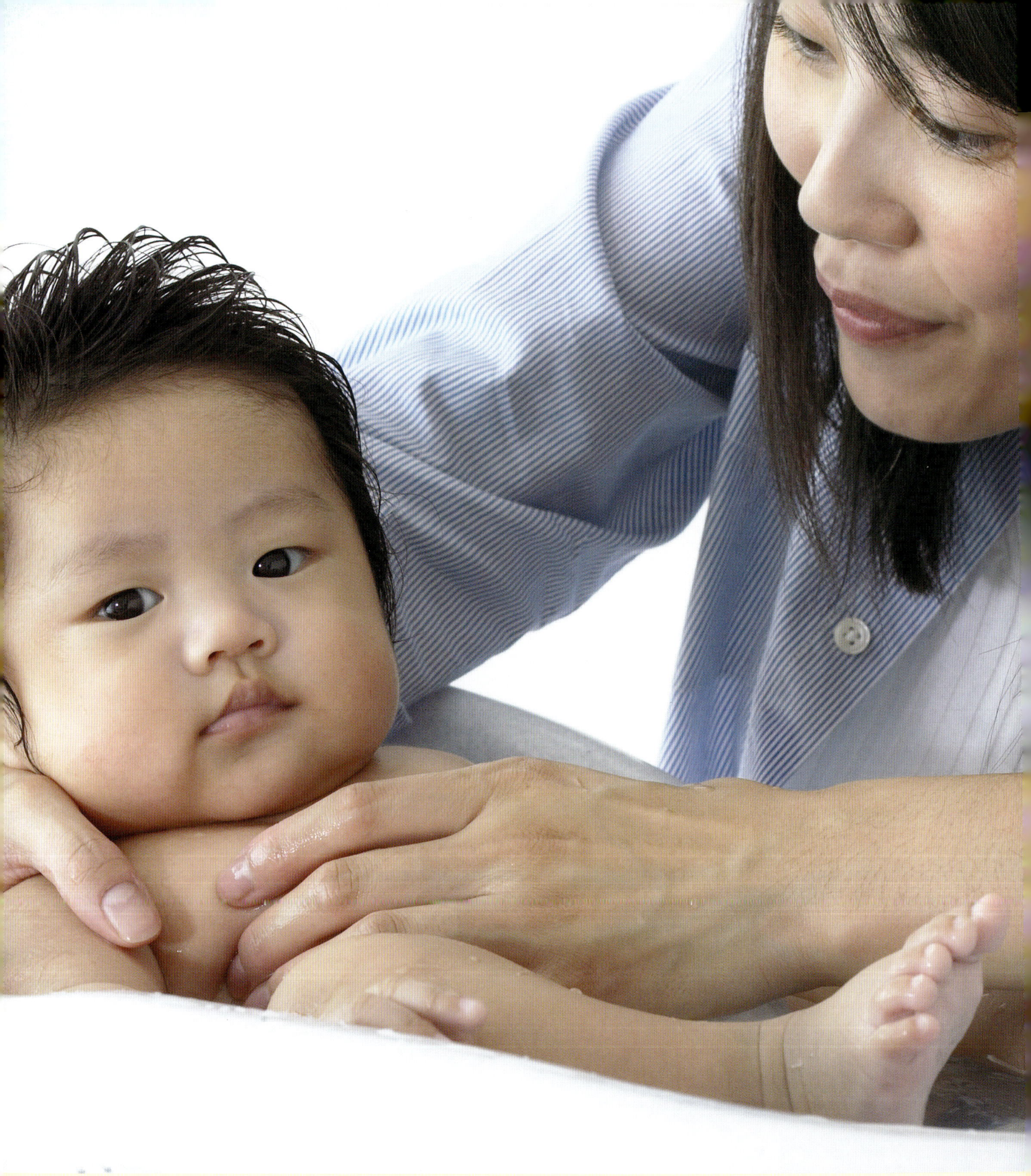

II DALIS Mano kūdikis

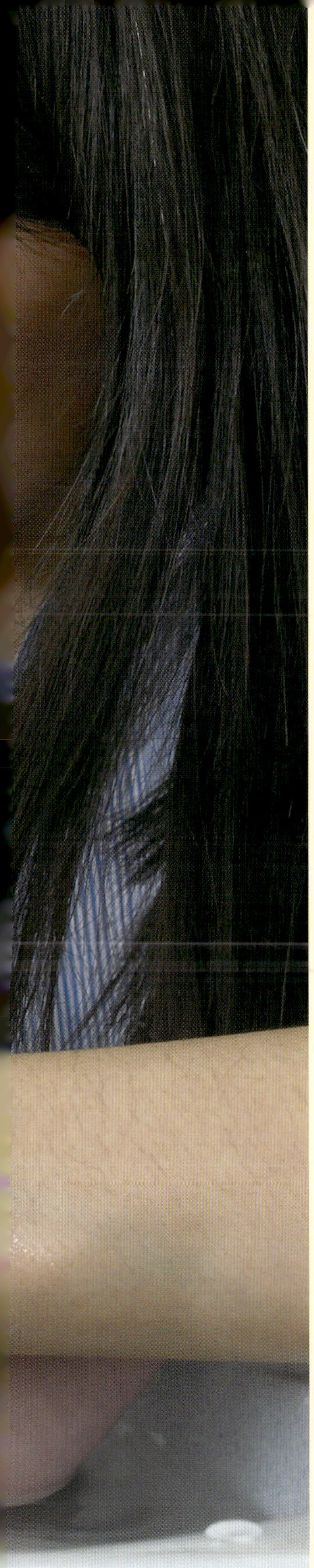

Paaugusio kūdikio priežiūra

Ir štai mes abu su kūdikiu įveikėme pirmas 6 savaites. Reikalai pamažu taisosi. Aš geriau nuspėju ir patenkinu jos poreikius, o ji daugiau miega ir geriau reaguoja. Laukiu, kol ji ko nors išmoks daugiau. Mes jau nusistatėme tvarkaraštį, kada miegame, kada maudomės, einame į lauką ir t.t., tačiau greit prasidės papildomų rūpesčių, pavyzdžiui, kieto maisto valgymas. Visą laiką rūpinuosi jos saugumu, kadangi ji darosi vis judresnė.

Kūdikio raidos stebėjimas

Kūdikiui augant įgimtus refleksus pakeičia įgyti gebėjimai. Buvęs visiškai bejėgis kūdikis vėliau tampa vaikštančia, kalbančia ir mąstančia asmenybe, gali naudotis daiktais, patiria daug pojūčių, susiranda draugų ir sukuria šeimą. Kada tai įvyks, tikslių terminų nėra; jūsų kūdikio vystymasis nebūtinai turėtų atitikti kitų vaikų vidutinius rodiklius. Kiekvienas kūdikis yra individualus ir vystosi savaip. Nereikia jaudintis, svarbu, kad vaikas augtų ir darytųsi protingesnis. Su šeimos gydytoju pasitarti, ar viskas gerai, reikėtų tik tuomet, jeigu jūsų kūdikio išsivystymas labai atsilieka nuo kitų bendraamžių.

Nors jūsų kūdikis gali kai kuriuos dalykus išmokti ne tame pačiame amžiuje, išmokimo tvarka bus tokia pat, kaip ir kitų vaikų: pabandyti, įsisavinti ir pasipraktikuoti, vėliau, naudojantis šiuo įgūdžiu, mokytis kito (pavyzdžiui, pats atsisėda). Kai kuriuos įgūdžius kūdikis geba įsisavinti tik tuomet, kai jo kūnas ir smegenys tam jau pasiruošę. Pavyzdžiui, kad neprisišlapintų į kelnes, kūdikis turi suvokti, kada jis šlapinasi ir gali pradėti kontroliuoti šlapimo pūslės raumenį.

FIZINĖS RAIDOS STEBĖJIMAS

Pirmuosius 3–4 gyvenimo mėnesius naujagimis auga labai greitai, vėliau, iki pirmųjų metų pabaigos jo augimas lėtesnis, 12–24 mėnesių amžiuje dar labiau sulėtėja. Nuo dviejų metų amžiaus iki lytinės brandos vaikas auga maždaug pastoviu greičiu, o tada augimas vėl žymiai pagreitėja. Gydytojų naudojamose kreivėse abu greito augimo periodai yra numatyti.

Dauguma sveikų vaikų neauga taip, kaip parodyta grafikuose; ar vaikas yra stambus, ar smulkus, priklauso nuo įvairių veiksnių ir nuo paveldimumo. Jūsų kūdikio augimą gydytojas irgi vertina pagal augimo kreives arba lenteles. Svarbu ne tai, kad vaikas priaugtų kuo daugiau, bet kad ūgio ir svorio augimas būtų stabilus. Vaikai auga sveiki, kai jų augimo kreivė atitinka kurį nors iš procentilių; augimo problemų turintis kūdikis „netelpa grafike".

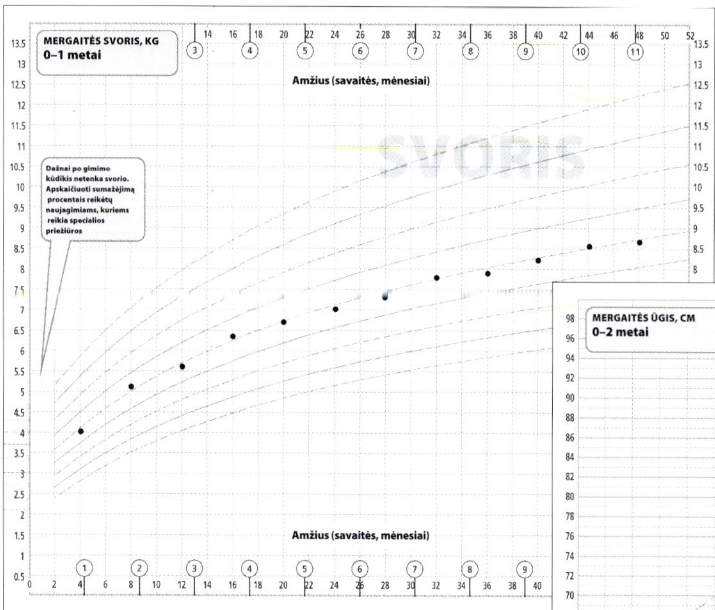

Augimo kreivės sudaromos atidedant vaiko matmenis priklausomai nuo amžiaus; gydytojas mato, ar augimo procesas yra normalus. Berniukų ir mergaičių kreivės nevienodos, nes jų augimo greitis ir pobūdis skiriasi. Abiejuose grafikuose yra po devynias linijas, kurios žymi 0,4, 2, 9, 25, 50, 75, 91, 98 ir 99,6 procentilį. 50 procentilis parodo tam tikros amžiaus grupės vidurkį.

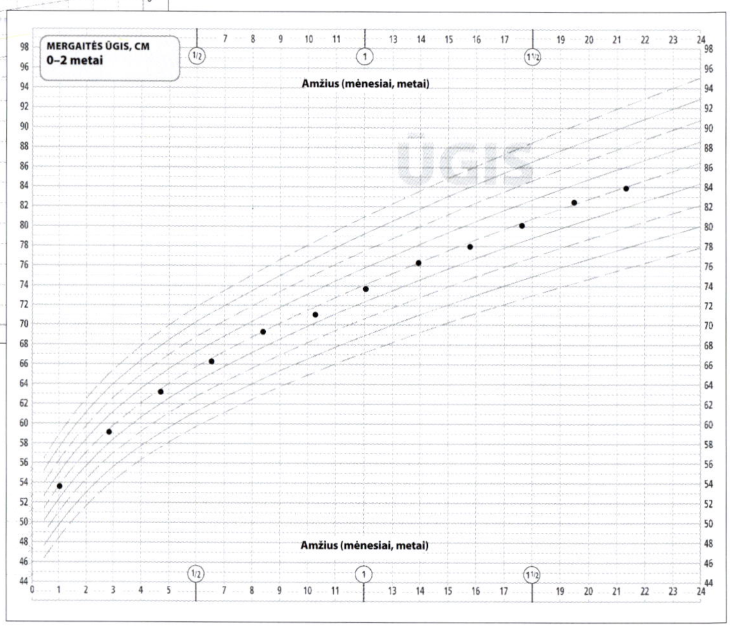

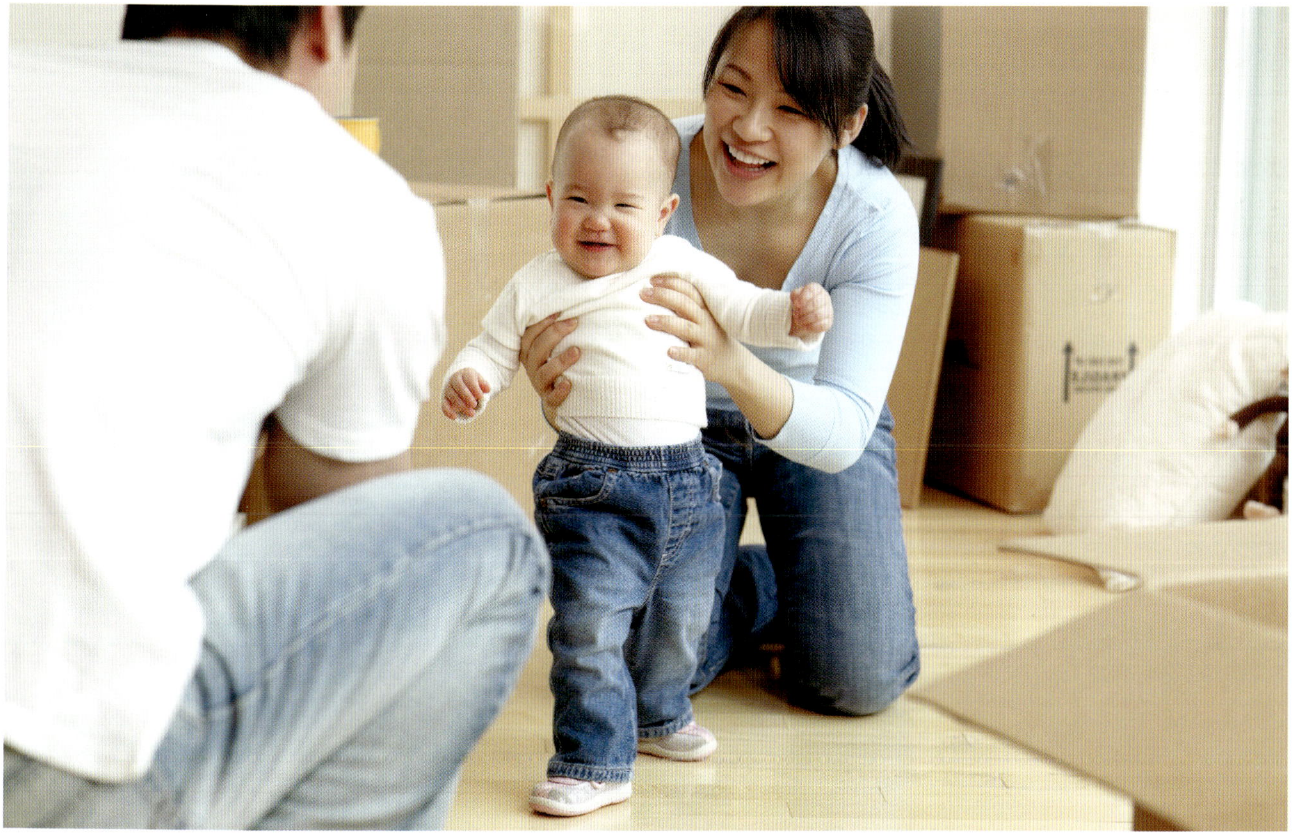

Atkreipkite dėmesį, kad didesnis procentilis nėra geriau už mažesnį. Kūdikis yra sveikas ir auga gerai, net jeigu jo ūgio ar svorio procentilis yra mažesnis už vidurkį; pusė vaikų nesiekia 50 procentilio.

KAIP PADĖTI VAIKUI MOKYTIS

Visiems kūdikiams yra įgimtas siekis įgyti naujų gebėjimų kartojant juos vėl ir vėl, tačiau galite prie to prisidėti ir jūs, suteikdami saugią ir tinkamą aplinką (žr. p. 194, Mano namai yra saugūs) ir duodami jam tinkamų užsiėmimų (žr. p. 206, Žaidimai su kūdikiu ir p. 226, Žaidimai su vyresniu vaiku).

Svarbiausia, kad vaikas naujų įgūdžių mokytųsi linksmai, būtų pagiriamas už pasiekimus, nesvarbu, ar viskas, ko jis ėmėsi , gerai sekasi. Turėtumėte vaikui suteikti tinkamą aplinką ir jį skatinti, bet ne versti mokytis. Kūdikis padarys viską tuomet, kai bus pasirengęs. Žaidimui paskirtas dienos metas turi būti džiaugsmingas abiems.

Aš būtinai...

STEBĖSIU SAVO KŪDIKĮ

Kūdikio pasiekimai yra individualūs, tačiau yra tam tikros ribos, kada kas turėtų įvykti. Kai kada atsiranda kūdikio vystymosi problemų. Praneškite gydytojui, jeigu pastebėjote, kad:

- ✓ **Po 3 mėnesių** kūdikis retai kada žiūri į tolumoje esančius daiktus arba žvairuoja.
- ✓ **4 mėnesių** kūdikis neatsisuka į kalbančią motiną.
- ✓ **5 mėnesių** kūdikis neima daiktų.
- ✓ **Iki metų**, dažniausiai naudojasi viena ranka.
- ✓ **Iki 18 mėnesių** nepradeda vaikščioti.

PASIEKIMAI

Tam tikri kūdikio raidos etapai yra pažymėti svarbiais pasiekimais. Tai žymės, parodančios, kad kūdikis auga. Žinoma, gali skirtis ne tik laikas, kada kūdikis išmoksta vieną ar kitą dalyką; kai kada vaikai praleidžia kurį nors etapą, pavyzdžiui, nemokėdami apsiversti ir ropoti, imasi sudėtingesnių užduočių. Žinoma, ropoti ir apsiversti jie vis tiek išmoks, nors ir pavėluotai. Jeigu naujas pasiekimas įvyksta tinkamu laiku, nieko baisaus, jeigu kažkuris mokėjimas (pvz., atsisėsti) ir vėluoja, o kiti (pvz., pakelti galvą) vyksta laiku, nereikėtų dėl to jaudintis.

Visos kūno sistemos, kaip ir jų veikla, bręsta ne vienu laiku ir skirtingu greičiu; jos būtinos vienam ar kitam įgūdžiui įsisavinti. Kiekvienas vaikas ką nors išmoksta anksti, kitką – įprastu laiku, o dar ką nors – vėliau nei įprasta. Vaiko raidą galima įvertinti pagal šį sąrašą.

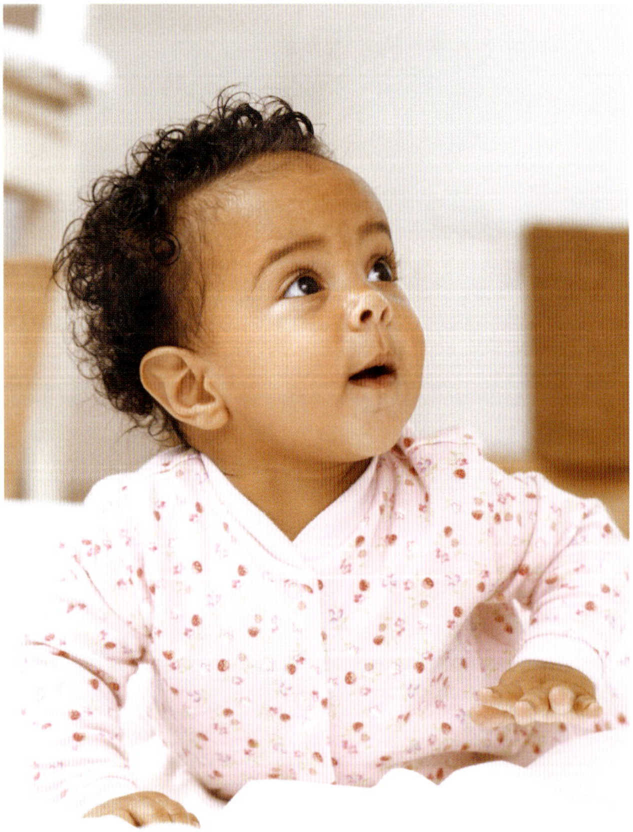

KŪDIKIO PASIEKIMAI

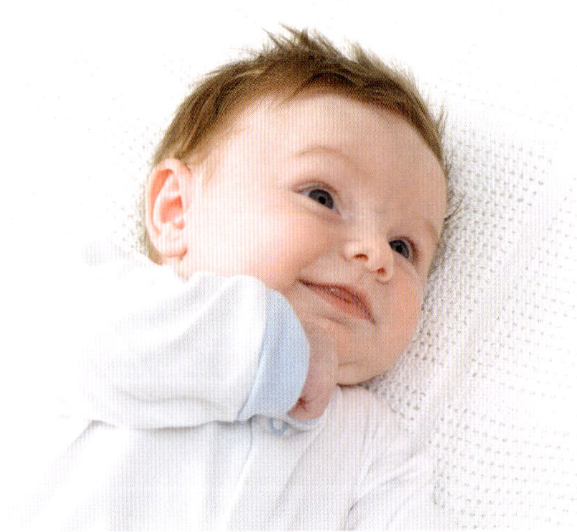

0–3 MĖNESIAI

- ☐ Laikant prie peties, kūdikis kelia galvą.
- ☐ Judina rankas ir kojas.
- ☐ Vis daugiau žiūri į daiktus ir sufokusuoja žvilgsnį.
- ☐ Skleidžia garsus.
- ☐ Šypsosi atsakydamas arba pats.
- ☐ Mėgsta būti laikomas ant rankų ir liūliuojamas.
- ☐ Padavus į rankytę, laiko barškutį kelias minutes.

3–6 MĖNESIAI

- ☐ Verčiasi nuo pilvo ant nugaros.
- ☐ Pakelia kelius.
- ☐ Siekia daiktų.
- ☐ Palaikomas sėdi.
- ☐ Žiūri į rankoje laikomus daiktus.
- ☐ Ima abiem rankomis.
- ☐ Purto barškutį, bet jo pats nepaima.
- ☐ Seka judančius objektus akimis.
- ☐ Vograuja ar guguoja.
- ☐ Juokiasi ir krykščia.
- ☐ Atsako šypsena.
- ☐ Garsiai juokiasi.
- ☐ Reiškia nuotaiką garsais.
- ☐ Atpažįsta jį prižiūrintį žmogų.

- ☐ Matydamas pažįsta maistą.
- ☐ Laiko buteliuką abiem rankomis.
- ☐ Pats valgo pirštais.

6–9 MĖNESIAI

- ☐ Apsiverčia nuo nugaros ant pilvo.
- ☐ Gulėdamas ant nugaros kelia galvą.
- ☐ Mokosi ropoti.
- ☐ Kelioms sekundėms atsistoja.
- ☐ Pradeda valgyti šaukštu.
- ☐ Siekia numesto žaislo.
- ☐ Tranko žaislus ir kelia triukšmą.
- ☐ Smalsauja, deda viską į burną.
- ☐ Atsiliepia šaukiamas vardu.
- ☐ Kalba skiemenimis (da–da, ba–ba).
- ☐ Mėgdžioja garsus.
- ☐ Gali verkti priėjus svetimiems žmonėms.
- ☐ Gali verkti iš kambario išėjus motinai arba tėvui.

9–12 MĖNESIŲ

- ☐ Gerai ropoja.
- ☐ Stovi įsitvėręs rankomis už baldų.
- ☐ Gali atsisėsti iš stovimos padėties.
- ☐ Ropoja aplinkui baldus.

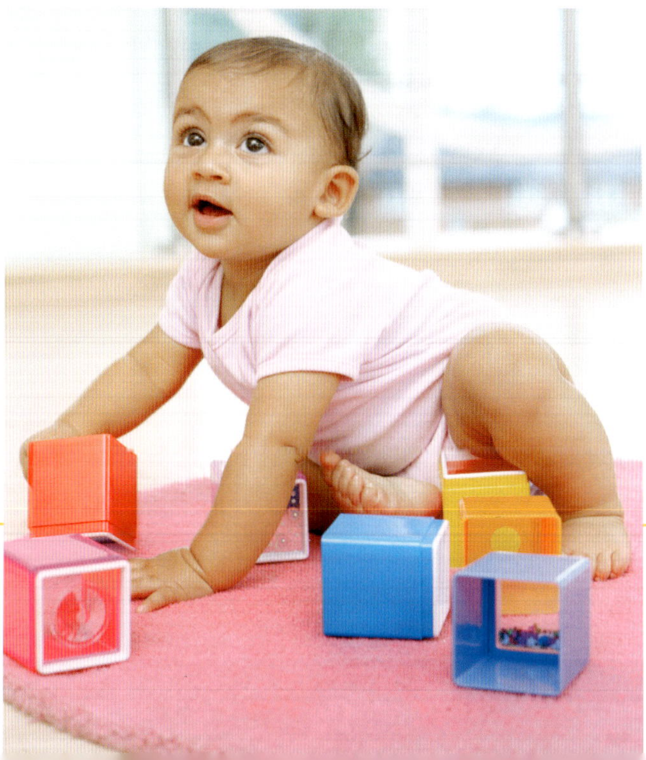

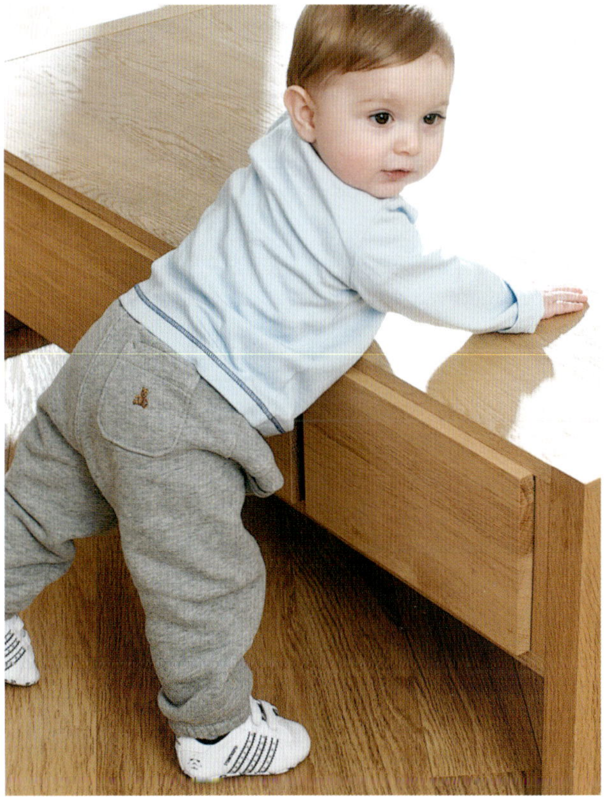

- ☐ Palaikomas eina.
- ☐ Išmoksta imti naudodamas nykštį ir smilių.
- ☐ Rodo į norimus gauti daiktus.
- ☐ Deda ir išima daiktus iš dėžučių.
- ☐ Sudeda 2 kaladėles vieną ant kitos.
- ☐ Gali pats mesti daiktą.
- ☐ Gali išlaikyti rankoje du daiktus vienu metu.
- ☐ Domisi piešiniais.
- ☐ Tikslingai numeta daiktus.
- ☐ Supranta žodį „ne“.
- ☐ Teisingai ištaria žodžius „mama“ ir „tėtė“.
- ☐ Žino savo vardą.
- ☐ Žino 1–3 žodžių reikšmę.
- ☐ Dalyvauja žaidime.
- ☐ Žaidžia „kukū“ ir „katutes“.
- ☐ Mojuoja „ate“.

Mano namai yra saugūs

Mažiems vaikams dažnai atsitinka nelaimės, ypač kai jie dar tik mokosi vaikščioti. Šis sąrašas skirtas vaikui saugios aplinkos užtikrinimui namuose, einant pasivaikščioti ir sode. Aišku, niekada namai nebus visiškai saugūs, todėl kūdikį reikia prižiūrėti nuolatos. Turite žinoti, kokių pirmosios pagalbos priemonių imtis atsitikus nelaimei (žr. p. 260, Nedidelių žaizdų gydymas ir p. 194, Pirmosios pagalbos vaistinėlė). Turėkite pirmosios pagalbos vaistinėlę netoliese. Labai svarbu laikytis higienos reikalavimų virtuvėje (žr. p. 214) ir išmokyti kūdikį higienos pagrindų (žr. p. 233).

PIRMOSIOS PAGALBOS VAISTINĖLĖ

Pasirūpinkite, kad dėžutės būtų sandariai uždaromos ir užrakinkite jas, kad kūdikis nepasiektų.

- ☐ Termometras.
- ☐ Vaikiškas paracetamolis ar kiti vaistai nuo skausmo.
- ☐ Kalaminas nuo niežėjimo.
- ☐ Tepalas nuo vabzdžių įkandimų.
- ☐ Antibakterinis tepalas.
- ☐ Žirklės.
- ☐ Pleistras, bandažai, tvarsčiai ir kompresai.
- ☐ Lipni juosta.
- ☐ Sterili marlė.
- ☐ Vienkartinės lateksinės pirštinės.

SAUGUMO PRIEMONĖS

BENDROS

- ☐ Aš nerūkau namuose ir neleidžiu rūkyti šalia kūdikio.
- ☐ Moku matuoti kūdikio temperatūrą.
- ☐ Niekada nepalieku kūdikio vieno be priežiūros jam miegant, ant lovos ar ant pervystymo stalo.
- ☐ Kėdes statau tik ant grindų; niekada nededu jų ant stalo.
- ☐ Vežimėlyje kūdikį visada prisegu saugos diržu.
- ☐ Aukštoje kėdėje kūdikį irgi prisegu saugos diržu.
- ☐ Kai kūdikis sėdi kėdėje prie stalo, niekada jo neužtiesiu staltiese.
- ☐ Kai verdu, kūdikis yra manieže, lovelėje arba kėdėje (su diržu).
- ☐ Karšti gėrimai ir maistas padedami taip, kad kūdikis negalėtų pasiekti.
- ☐ Neleidžiu niekam duoti kūdikiui spragėsių, riešutų ar kietų saldainių.
- ☐ Visos auklės yra atsakingos ir žino, ką daryti nelaimės atveju; prie telefono yra sąrašai reikiamų telefono numerių, kuriais reikėtų kreiptis pagalbos.

NAMŲ ŪKYJE

- ☐ Kiekviename aukšte yra bent po 1 dūmų daviklį; jų baterijos keičiamos kas 6 mėnesiai.
- ☐ Visur, kur gali užsiplieksti liepsna (virtuvėje, rūsyje, garaže ir prie lauko ugniavietės), yra gesintuvai.
- ☐ Visos degios medžiagos (parafinas, benzinas, trąšos) laikomi originalioje taroje, užrakintoje vietoje atokiau nuo namų.
- ☐ Ugniavietės ir šildytuvai yra aprūpinti grotelėmis.
- ☐ Kūdikio kambaryje yra termometras.
- ☐ Vandens katilas nuolatos prižiūrimas, kad neskleistų anglies monoksido; gera idėja yra įrengti anglies monoksido daviklį.
- ☐ Naminiai gyvūnai niekada nepaliekami vieni su kūdikiu. Jie reguliariai tikrinami nuo kirmėlių, kasmet skiepijami.
- ☐ Greitosios pagalbos numeriai yra surašyti prie telefono.

- ☐ Visi langai uždaromi saugiu užraktu.
- ☐ Visi durų ir langų apatiniai stiklai yra šarviniai arba laminuoti.
- ☐ Balkonai ir laiptai su tvorelėmis arba turėklais.
- ☐ DVD grotuvo anga yra apsaugota specialiu dangteliu.
- ☐ Elektros rozetėse įkišti apsauginiai kištukai.
- ☐ Namie visos cheminės medžiagos laikomos užrakintos.
- ☐ Vaistai ir alkoholis užrakinti; vaistai laikomi dėžutėse, kurių kūdikiai negali atidaryti.
- ☐ Viryklė yra apsaugota specialiomis grotelėmis; puodus ir keptuves ant jos statau nusukdama rankenas į šoną.
- ☐ Arbatinukas yra su trumpu arba susuktu elektros laidu ir kūdikiui nepasiekiamoje vietoje.
- ☐ Žaliuzių ir užuolaidų virvutės nekabo prie lango ir nėra užmegztos kilpa.
- ☐ Visi baldai, tarp jų vaiko lovelė, vystymo staliukas ir žaidimo maniežas, atitraukti nuo langų.
- ☐ Maži daiktai (sagos, segtukai, baterijos, centai ir papuošalai) laikomi vaikui nepasiekiamoje vietoje.
- ☐ Šiukšlių kibirai uždengti dangčiu.

MIEGAS

- ☐ Miegoti kūdikį guldau ant nugaros ir taip, kad jo kojos siektų lovelės galą.
- ☐ Kūdikio lovelėje ir vežimėlyje nepalieku pagalvių.
- ☐ Virš lovelės nekabinu paveikslų, žaislų ar papuošimų, kuriuose yra laisvų siūlų ar juostelių.
- ☐ Kai vaikas miega, įjungiu pasiklausymo įrenginį prie lovelės.

MAUDYMAS

- ☐ Į vonią pirmiau leidžiu šaltą, o tik paskui karštą vandenį; prieš įkeldama kūdikį matuoju vandens temperatūrą.
- ☐ Termostate vandens temperatūra apribota iki 54°C, kad nenuplikyčiau kūdikio.
- ☐ Niekada nepalieku kūdikio vieno vonioje, baseine arba prie vandens.

MAŠINA

- ☐ Mašinoje naudoju kėdutę, atitinkančią kūdikio svorį.
- ☐ Kūdikį vežu tik ant galinės sėdynės.

ŽAISLAI

- ☐ Prieš duodama vaikui žaislą įsitikinu, kad jis saugus. Žaislai neturi būti pūkuoti, juose negali būti smulkių ir išimamų dalių ar siūlų.
- ☐ Perku tik patikimų gamintojų žaislus, patikrinu, ar jie turi saugumo sertifikatą.
- ☐ Plastikinius maišus ir plėvelę laikau saugioje vietoje.

SODE IR LAUKE

- ☐ Lauke vaikas yra visada prižiūrimas.
- ☐ Lauke vaikas yra su kepure ir pateptas kremu nuo įdegimo.
- ☐ Sode visi baseinai yra uždengti arba aptverti; kai nenaudojamas, vaikų baseinas ištuštinamas ir apverčiamas.
- ☐ Visos cheminės medžiagos laikomos užrakinamoje vietoje.
- ☐ Sodas yra aptvertas, kad vaikas negalėtų išeiti į kelią.
- ☐ Patikrinkite ar darže neauga nuodingų augalų.
- ☐ Išmokykite vaiką, kad nevalgytų augalų, grybų, uogų ir sėklų.
- ☐ Kepsninė yra toli nuo žaidimų vietos, naudojant nepaliekama be priežiūros.
- ☐ Elektros įrankiai nepaliekami įjungti, o sodininkavimo įrankiai laikomi ten, kur vaikai nepasiekia.
- ☐ Garažo durys visada yra uždarytos ir užrakintos.
- ☐ Durys ir jų mechanizmai yra patikrinti.

Rūpestis kūdikio poreikiais

Dabar, kai mano kūdikis paaugo, galiu geriau suplanuoti jo priežiūrą, kartais priežiūros darbus paversti linksmybėmis.

MAUDYMAS

Maudymas kūdikiui labai patinka, kartais sunku ištraukti jį iš vonelės. Dėl higienos kūdikį kasdien maudyti visai nebūtina, pakaktų vonelę ruošti kas 2–3 dienas, nebent kūdikis labai susitepa. Dažnai pakanka tik apiprausti jį kempine po dušu.

Kai kūdikis jau sėdi savarankiškai (maždaug nuo 6 mėnesių), jį galima maudyti vonioje. Nereikia prileisti daug vandens, 5–7 cm gylio arba tiek, kad siektų kūdikio liemenį visai pakaks. Būtinai patikrinkite, kad vanduo yra ne per šaltas ir ne per karštas. Kūdikį reikia sodinti ant guminio neslystančio kilimėlio, toliau nuo krano, kad negalėtų pasiekti jo ir neapsiplikytų. Žinoma, net ir trumpam negalima kūdikio palikti vonioje vieno, be priežiūros.

Reikėtų naudoti neutralų prausiklį (kad nedirgintų ir nesuerzintų kūdikio odelės), kartais nuprausti su muilu, turinčiu odą drėkinančių medžiagų. Norint išplauti plaukus gali tekti pavargti, tačiau yra daug pagalbinių įrankių, kurie nukreipia vandenį taip, kad muilo nepatektų į akis. Naudokite vaikišką šampūną, jis mažiau graužia akis, net jeigu į jas patenka.

Duokite vaikui žaisliuką, leiskite pasitaškyti, retkarčiais galite maudytis kartu su juo. Pasirūpinkite, kad vaiko rankšluostis būtų šalia vonios. Įlipdama ir išlipdama iš vonios tvirtai laikykite kūdikį.

ODOS PRIEŽIŪRA

Nors kūdikio odelė turėtų būti minkšta ir drėgna, kartais ji tampa sausa ir sudirginta.

Sausa oda

Jeigu švelniai patrinate kūdikio odelę ir ji atrodo šiurkšti, arba ant jos matosi baltų pleiskanų ir mažų spuogelių, arba netgi sausos, šiurkščios ir patinusios odos lopų, privalote pasirūpinti vaiku. Oda išsausėja, kai namų ore trūksta drėgmės (dažniausiai žiemą, kai

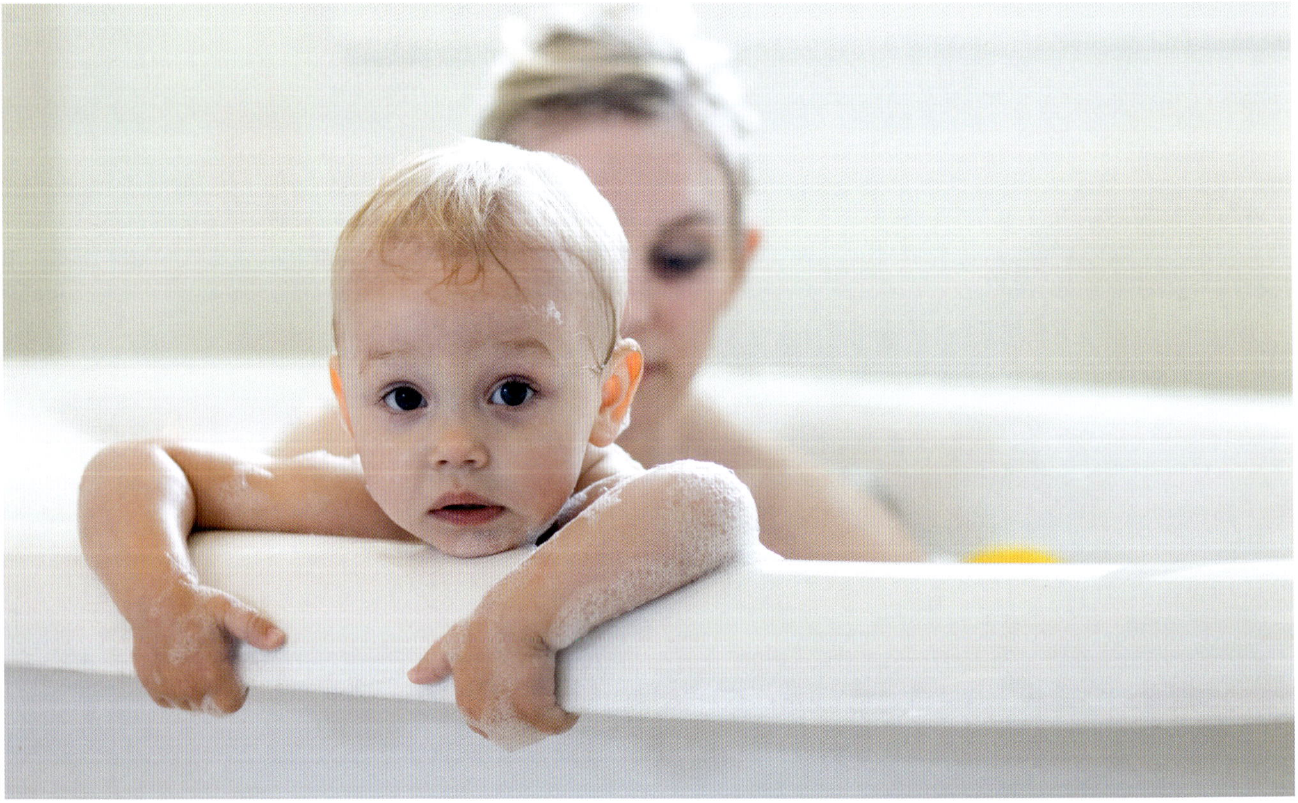

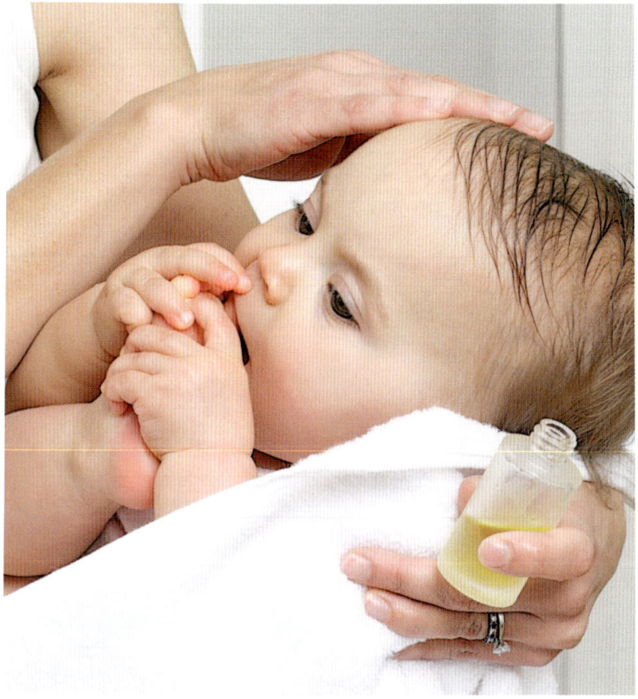

Kai kūdikio galvos odelė pradeda pleiskanoti, reikia į odą įtrinti aliejaus vaikams ir palikti keletą minučių, gal netgi per naktį; tuomet galima plauti galvą šampūnu ir, švelniai trinant, pašalinti pleiskanas. Gali tekti galvą plauti kasdien.

įjungtas šildymas) arba per ilgai būnant vandenyje. Nuolat išsausėjusi ir niežtinti oda būna sergant egzema (žr. p. 268); egzemą gali tekti gydyti.

Kadangi sausa oda kelia kūdikiui nepatogumų ir niežti, išsausėjus odai jį reikia rečiau maudyti, maudant naudoti drėkinantį muilą. Iš karto nušluosčius odą reikia ištepti drėkinančiu kremu. Jeigu kambario ore trūksta drėgmės, įsigykite ir naudokite oro drėkintuvą.

Suerzinta oda

Drėgmė ir trynimasis kartais suerzina veido ir kaklo odą. Dėl trynimo, kai kūdikio veidas brūžuoja į lovelės paklodę arba į laikančio suaugusiojo petį, odoje atsiranda suerzintų, rausvai raudonų dėmių. Odą gali suerzinti vėjuotas arba šaltas oras.

Kartais seilinuko nutrinta vieta (žr. p. 170) užkrečiama mielėmis. Mielių infekcija gali atsirasti ir odos raukšlėse, kur šilta ir drėgna aplinka skatina jų suvešėjimą.

Skruostus ir smakrą neretai išberia dėl sudirginimo tekančiomis seilėmis. Nuo 3 mėnesių amžiaus kūdikis seilėjasi daug daugiau, nes subręsta jo seilių liaukos.

Bandykite padėti kūdikiui, pašalindama suerzinimą sukeliančias priežastis. Kai kūdikis daug geria ir daug seilėjasi, ištepkite tirštu kremu jo smakrą ir skruostus, kad skysčiai nedirgintų odos paviršiaus. Tinka vazelinas, „Akvafor“ arba A+D kremai. Galima patepti jau suerzintą odą – tai sumažins trintį į lovos paklodes ar į rūbus, kurie dengia petį.

Jeigu odą suerzina vėjas, ją reikia patepti prieš einant su kūdikiu į lauką. Nuo drėgmės kaklo raukšleles apsaugo seilinukas.

PLAUKŲ PRIEŽIŪRA

Gimęs kūdikis gali turėti daug plaukų, tačiau dauguma jų, ypač nuo viršugalvio, vėliau iškrinta. Kadangi gulėdamas kūdikis daug laiko guli ant nugaros, plika vieta yra ir jo pakaušyje, kur galva

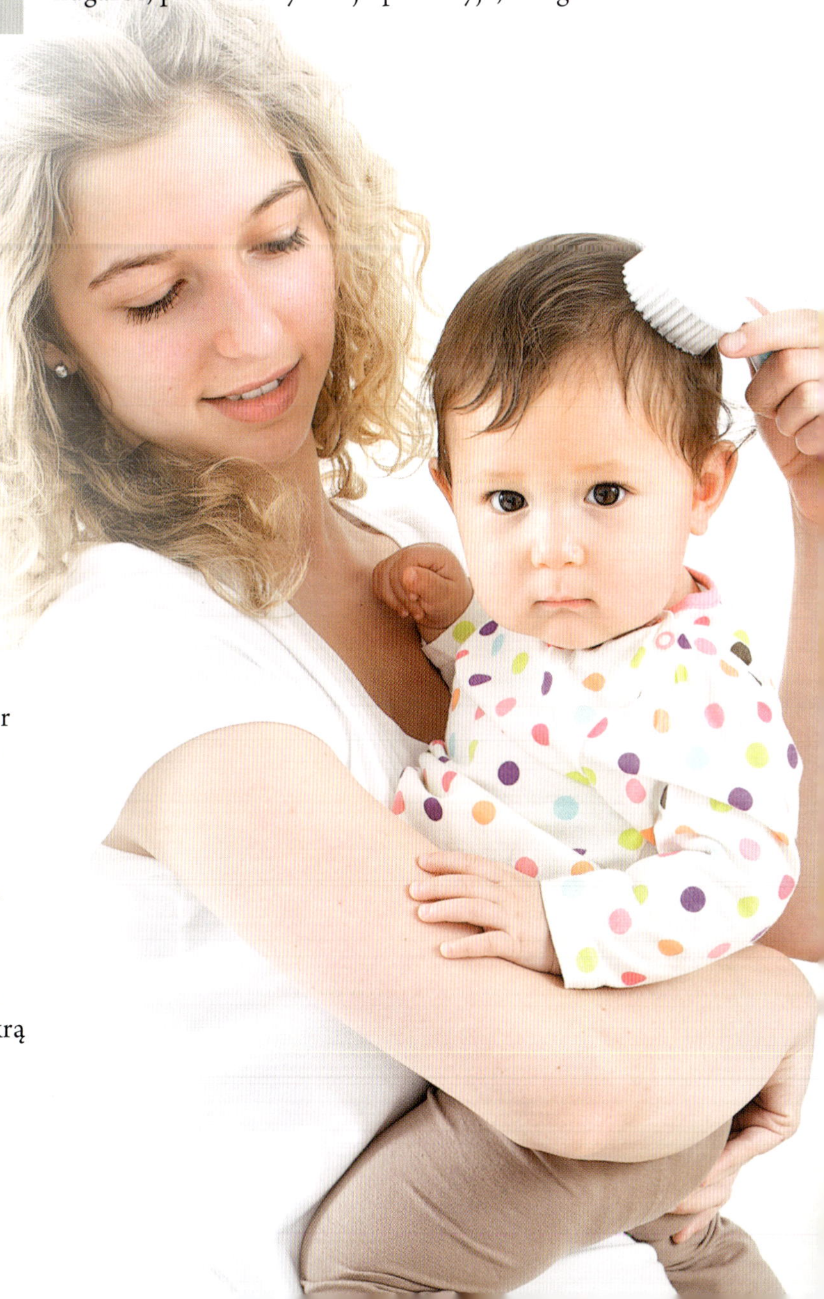

remiasi į pagalvę. Pradėjus daugiau stovėti, kūdikio plaukai greitai atauga. Juos pakanka plauti šampūnu ir iššukuoti šepečiu. Daugiau priežiūros nereikia, nebent galva ima gausiai pleiskanoti; tai vadinama „lopšio kepure". Taip atsitikus, balkšvos ar gelsvos pleiskanotos vietos įtrinamos drėkinančiu kremu ar pašildytu aliejumi vaikams, paliekama nakčiai, o kitą dieną iššukuojamos pleiskanos.

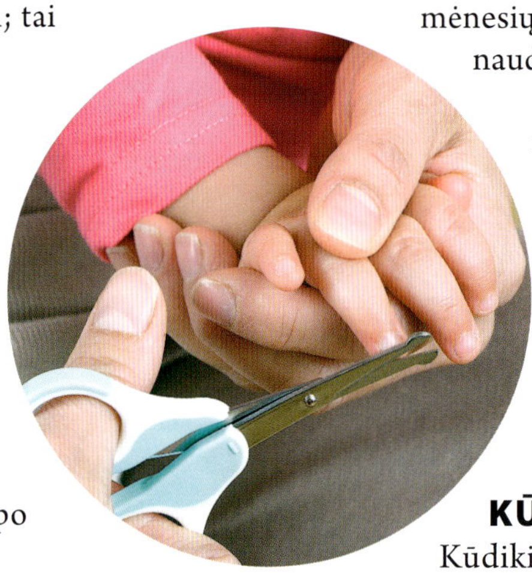

NAGŲ PRIEŽIŪRA

Ką tik gimusiam kūdikiui nagus kirpti tenka dažnai, paaugusiam – daug rečiau. Geriausia nagus kirpti po vonios, kai jie yra minkšti.

Kadangi kūdikio pirštai yra labai maži, sunku apimti žirklėmis vien tik nagą, neliečiant piršto galiuko. Lengviausia ir saugiausia naudoti specialias žirkles vaikams, kurių viena pusė aštri ir kerpanti, kita – buka ir užapvalinta. Kerpant nagus apačioje turi būti bukoji žirklių dalis. Tuomet viršutinė, aštrioji pusė kerpa nagą, apatinė, bukoji, apsaugo piršto odą. Kai vaikas yra 6–9 mėnesių, jo pirštai jau didesni, todėl galima naudoti vaikišką nagų kirptuką.

Kojų nagai auga daug lėčiau, negu rankų nagai, jų nereikia kirpti tiek trumpai ir tiek dažnai. Reikia pažiūrėti, kad neliktų aštrių nago kampų, kurie kliūna už drabužių ir vaikui skauda. Jeigu apie nagą matomas paraudimas, uždegimas ar sukietėjimas, reikia parodyti nagą gydytojui, nes gali įaugti.

KŪDIKIO RENGIMAS

Kūdikio drabužėlių pirkimas yra labai džiaugsmingas įvykis, tačiau bandau kuo mažiau turėti brangių ir gražesnių drabužėlių. Labai svarbu pasirinkti tokius drabužėlius, kuriems nekenkia dažnas skalbimas, nes paaugęs kūdikis daug dažniau

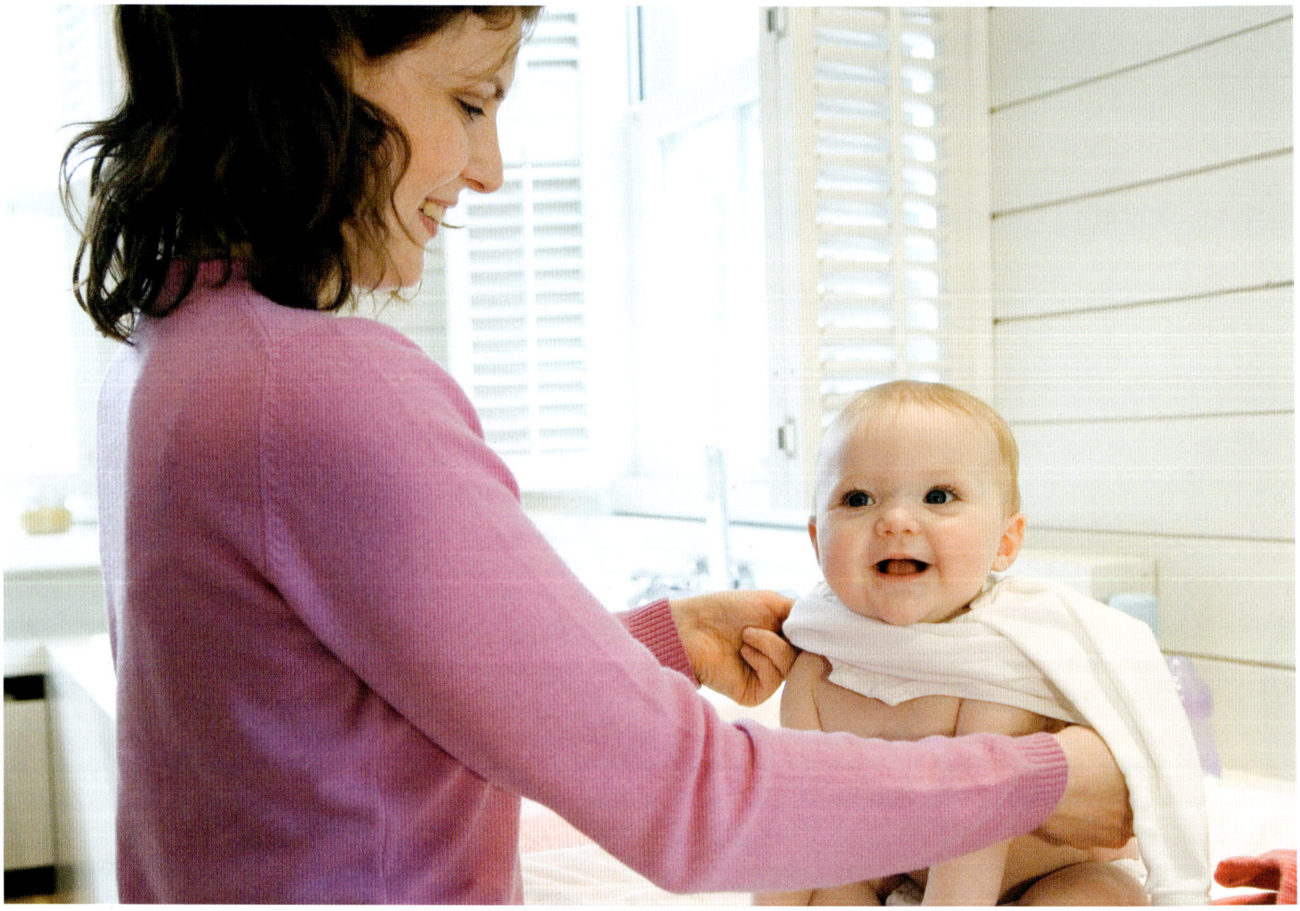

Aš būtinai...

VAIKO GARDEROBĄ KOMPLEKTUOSIU NEUTRALŲ

Jeigu vėliau turėčiau kitos lyties kūdikį, ir berniukui, ir mergaitei tinkantys drabužėliai būtų panaudoti. Todėl:

✓ **Rinksiuos neutralias spalvas, tinkančias abiejų lyčių vaikams**, pavyzdžiui, baltą, geltoną, šviesiai žalią ir rusvą.

✓ **Rinksiuos neutralių raštų medžiagas**; tiks dryžuota, arba ornamentai, kuriuos sudaro gyvūnai, pvz., meškiukai, geometrinės formos ir raidės.

✓ **Pirksiu sukomplektuotus marškinėlius** be apykaklės ir kelnes.

✓ **Rinksiuos juodas arba tamsiai mėlynas blauzdines**.

✓ **Rinksiuos į džinsą panašius medvilninius audinius.**

✗ **Nesirinksiu tokių raštų ir paveikslėlių, kurie skirti tik vienos lyties vaikui**, pvz., gėlių ar ateivių.

✗ **Turėsiu kuo mažiau vienai lyčiai skirtų drabužių** (pvz., suknelių).

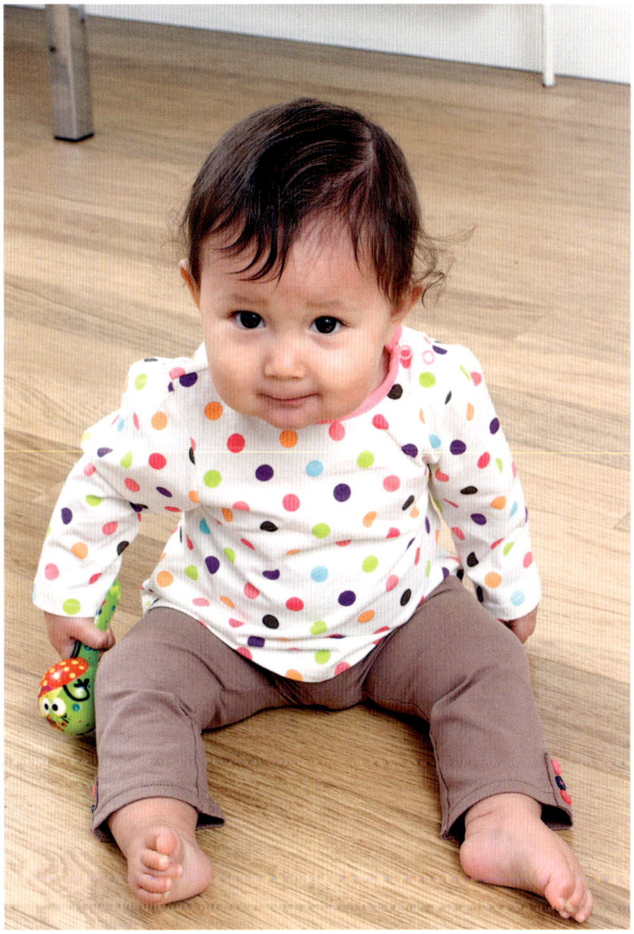

Prigludusios kelnės be pėdų tinka daug kur. Jos puikiai dera prie marškinių ar trumpos suknelės, nes sijonas užsiverčia aukštyn vaikui spardantis. Tokias kelnes gali nešioti ir berniukai.

sutepa savo drabužėlius. Neišleiskite per daug pinigų jo drabužėliams, nes jie yra sezoniniai, kūdikis greitai drabužėlius išauga.

Kasdieniniam kūdikio garderobui reikia glaustinukių (taip pat ir be klešnių), kepurių, megztų batukų, kojinių ir naktinių drabužėlių, taip pat šiltų drabužių laukui, marškinėlių, kelnių ir blauzdinių. Reikia kelių drabužėlių iškilmingai progai. Kūdikiams nepatinka per galvą apvelkami marškiniai ir megztiniai, todėl rinkitės susagstomus drabužėlius arba turinčius didelę iškirptę, kelnes – su guma juosmenyje.

Kol nevaikšto, kūdikiui batukai nereikalingi, todėl kojas apmaukite kojinėmis arba megztais batukais, nes pėdos dažnai būna neapklotos. Geriausia pirkti kelias poras vienodų kojinių, nes kūdikis jas pameta.

Mažesnį kūdikį rengti reikia keliais sluoksniais, nes taip yra lengviau prisiderinti prie temperatūros pokyčių. Esant šaltam orui pirmiausia velkami ploni apatiniai marškinėliai, po to palaidinukė arba švarkelis; einant į lauką arba vėsioje patalpoje – dar koks nors šiltesnis drabužėlis. Einant į lauką visada turėkite kūdikiui šiltesnę kepurėlę. Kai oras sušyla, arba esate patalpose, neužmirškite nuvilkti vieno ar kelių sluoksnių, nes suprakaitavus drabužėliai sudrėks ir išėjus į lauką kūdikis peršals.

Aprengti kūdikį ne visada lengva, jis juda, raitosi, kartais priešinasi. Labai svarbu rengiamo kūdikio nei sekundei nepalikti vieno ant stalo.

Pabandykite aprengimą paversti žaidimu, kalbėkite su kūdikiu ir sakykite kažką panašaus „Štai vaiko rankytė, jai reikia patekti į rankovę“ arba žaiskite slėpynes naudodami drabužius. Kai per galvą maunate švarkelį, sakykite „Oi, o kur pradingo mano vaikas“, užmovus – „A, štai kur jis!“

Dantų dygimas ir priežiūra

Maždaug 6 mėnesių kūdikiui prasikala pirmieji dantys. Ką tik išdygusių dantų apsauginis išorinis, dantis dengiančio emalio, sluoksnis dar nesukietėjęs, jie greitai genda, todėl labai svarbu juos tinkamai prižiūrėti. Reikia valyti kūdikio dantis, vežti jį pas odontologą, neduoti jam cukraus turinčio maisto ir nepalikti ilgam buteliuko su čiulptuku – nuo to atsiranda „buteliuko kariesas“. Dantys, kurie nuolatos veikiami pieno (netgi krūties pieno), greičiau sugenda.

FLUORAS

Vaikų odontologai ir pediatrai rekomenduoja kūdikiams nuolatos duoti fluoro papildų, nes nuo fluoro tvirtėja dantys ir kaulai, dantys mažiau genda.

Fluoro yra daug kur. Kai kuriose savivaldybėse nedideli fluoro kiekiai dedami į vandentiekio vandenį, taip pagerinama bendrijos narių burnos higiena. Jeigu fluoro geriamajame vandenyje nėra, gydytojas gali skirti jo papildus arba naudoti fluoridų turinčią dantų pastą. Kadangi kūdikis pastos neišspjauna (tą sugeba tik vyresni, 3–4 metų vaikai), kartu su pasta jo organizmas gauna pakankamai fluoro.

DANTŲ VALYMAS

Vos tik išdygus pirmajam dančiui, po valgio visada jį nuvalykite flanele arba sudrėkinta marle. Kūdikiui pradėjus valgyti kietą maistą, naudokite mažą vaikišką minkštais šereliais šepetėlį.

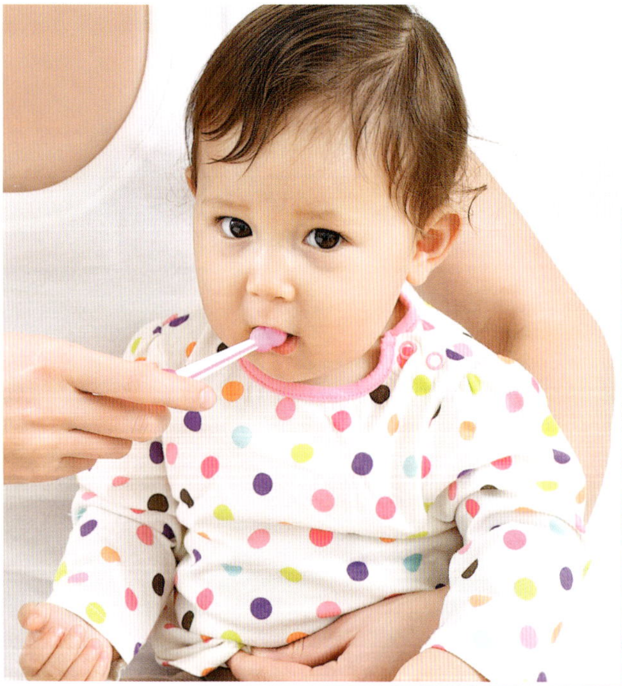

Pasisodinu kūdikį ant kelių, paimu dantų šepetėlį, tada švelniai ir greitai išvalau jam dantis. Valau aukštyn–žemyn, į šonus ir ratu, kruopščiai nuvalydama dantis iš abiejų pusių.

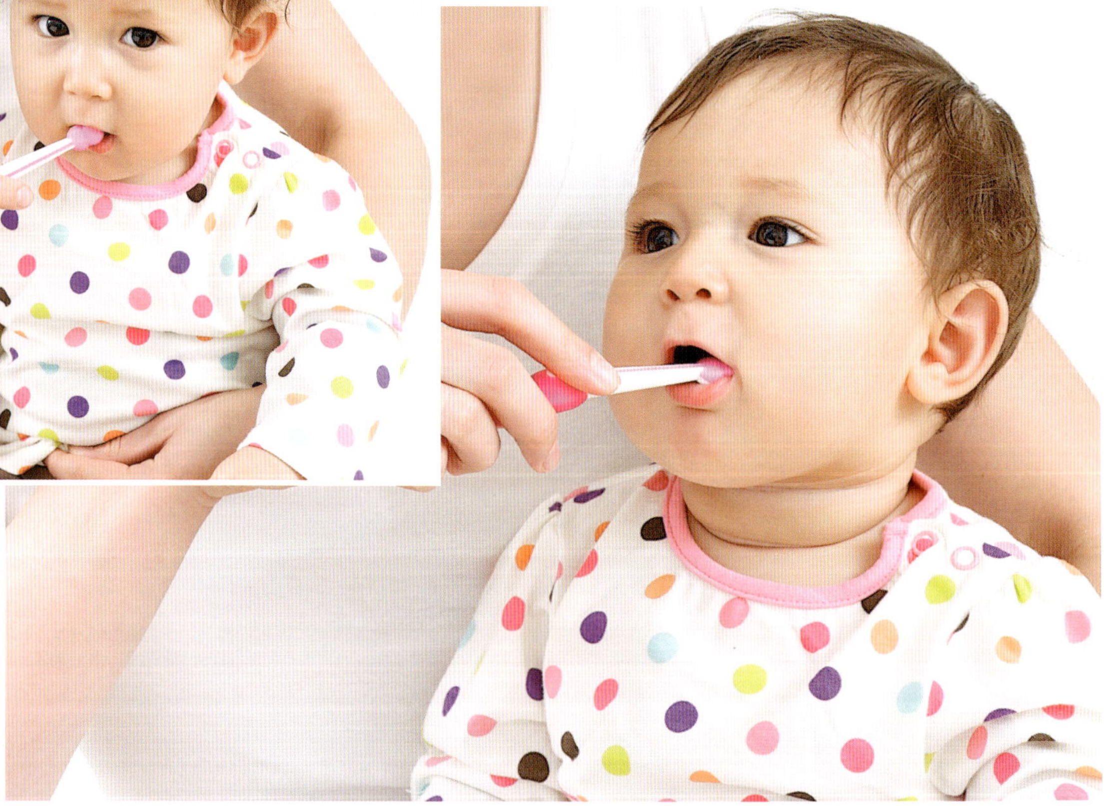

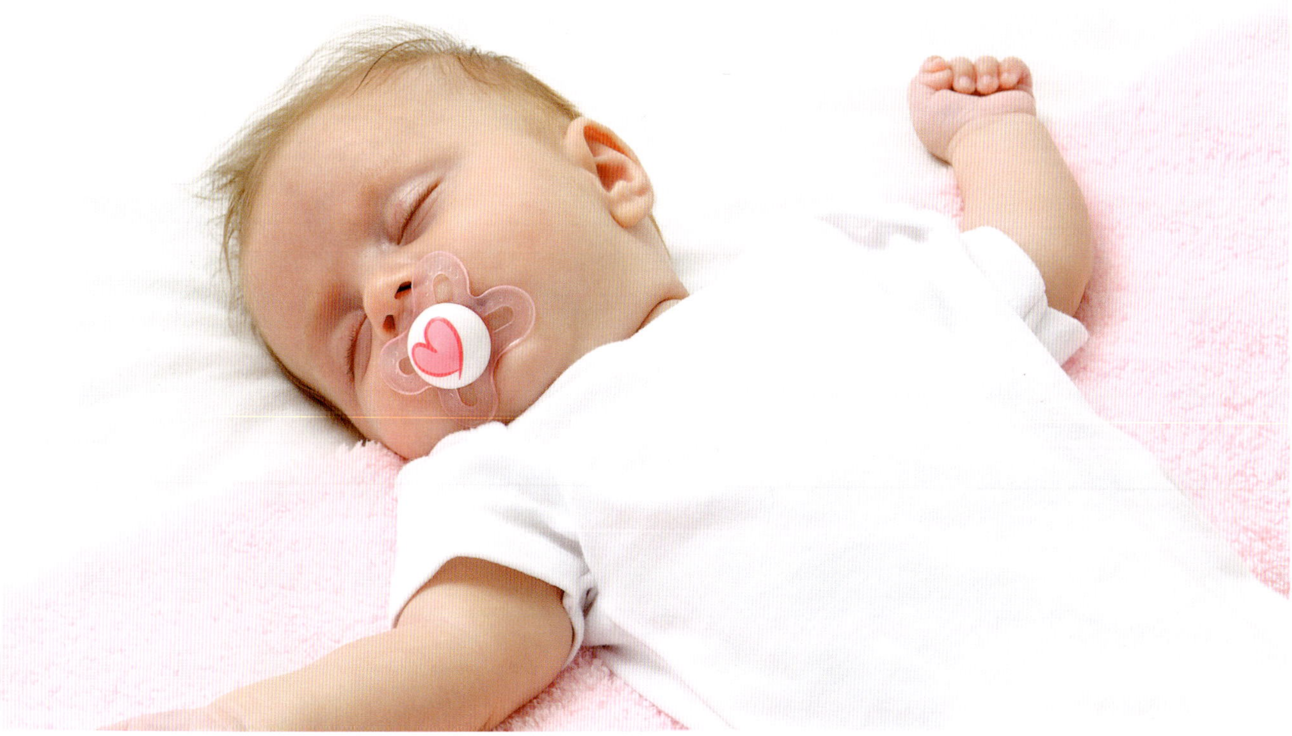

Dantų pastos naudoju nedaug, tik žirnio dydžio gabalėlį. Paklauskite gydytojo arba odontologo, ar dantis kūdikiui valyti su pasta, ar vien tik vandeniu. Jeigu valote pasta, išsiaiškinkite, ar naudoti pastą su fluoru, ar be jo.

Dauguma žinovų rekomenduoja kasdien vaiko dantis valyti du kartus – pirmą kartą ryte arba po pusryčių, antrą kartą – vakare. Jeigu ant dantų lieka maisto, juose pradeda atsirasti skylučių; šepetėlis maistą pašalina. Vakare geriausia valyti dantis prieš paskutinį maitinimą, nes maitinimas yra raminanti kūdikį guldymo miegoti dalis. Valant dantis po šio maitinimo, sutrikdoma rami ir tyli kūdikio nuotaika. Netiesa, kad prieš miegą maitinant kūdikį vien tik pienu jam suges dantys; kūdikio seilės nuplauna nuo dantų visus pieno likučius. Negalima leisti kūdikiui užmigti su pieno buteliuku ir čiulptuku burnoje. Tuomet burna lieka pilna pieno visą naktį, seilės jo nenuplauna ir dėl to tikrai gali sugesti dantys.

Dantų šepetėliai

Pasirinkite šepetėlį minkštais apvaliais šereliais ir keiskite jį ne rečiau kaip kas 3 mėnesius. Kad šepetėlyje neįsiveistų bakterijų, gerai nuplaukite jį po dantų valymo ir laikykite švariame įdėkle ar puodelyje.

KADA IŠDYGSTA DANTYS

Dantys dygsta nevienodu metu, tačiau 2–3 metų vaikiui jau turėtų būti išdygę visi pieniniai dantys.

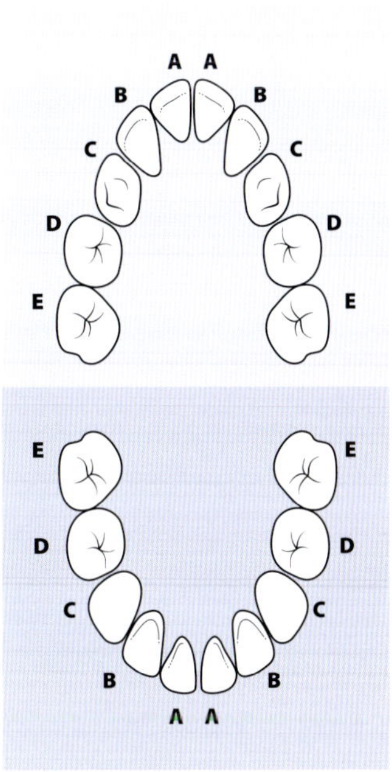

VIRŠUTINIAI

- **A** A Viduriniai kandžiai 8–13 mėnesių
- **B** Šoniniai kandžiai 8–13 mėnesių
- **C** Iltiniai dantys 16–23 mėnesiai
- **D** Pirmieji krūminiai 13–19 mėnesių
- **E** Antrieji krūminiai 25–33 mėnesiai

APATINIAI

- **A** Viduriniai kandžiai 6–10 mėnesių
- **B** Šoniniai kandžiai 10–16 mėnesių
- **C** Iltiniai dantys 16–23 mėnesiai
- **D** Pirmieji krūminiai 13–19 mėnesių
- **E** Antrieji krūminiai 23–31 mėnesių

ČIULPTUKAI IR PIRŠTO ČIULPIMAS

Gydytojai teigia, kad kuo ilgiau vaikui duodamas čiulptukas, tuo didesnė tikimybė, kad burnos viduje įvyks pokyčiai, kurie paveiks pieninių, vėliau ir nuolatinių dantų sąkandį. Todėl reikėtų riboti laiką, kiek vaikui duodamas čiulptukas (pavyzdžiui, tik einant miegoti). Nuo 1 metų amžiaus reikėtų pamažu nuo čiulptuko atpratinti.

Panašią problemą sukelia ir piršto čiulpimas, tik atpratinti nuo jo yra daug sunkiau, nes piršto atimti taip, kaip čiulptuko neįmanoma. Dauguma vaikų, būdami 2–4 metų amžiaus patys nustoja čiulpti pirštą, todėl geriau palaukti, jeigu burnoje nėra pastebimų pakitimų.

DANTŲ DYGIMAS

Per 2–3 metus kūdikiui išdygsta 20 pieninių dantų, nors jų dygimo tvarka ir laikas gali būti labai įvairūs (žr. p. 201).

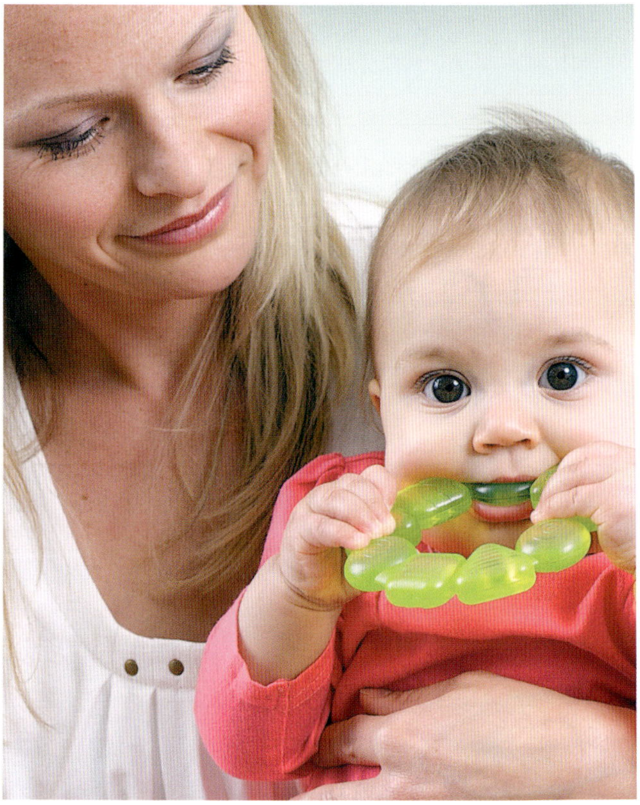

Aš būtinai...

PASIRŪPINSIU KŪDIKIO DANTIMIS

Tikslas – neleisti vaiko dantims gesti, nes jam gali skaudėti. Man reikėtų:

✓ **Neduoti kūdikiui krūties tarp maitinimų**; jeigu ant vaiko dantų nuolatos yra pieno, juose gali atsirasti skylučių.

✓ **Skatinti vaiką gerti kuo daugiau vandens** tuo metu, kai negeria pieno ir neduoti jam saldintų vaisių sulčių.

✓ Visas šviežias **vaisių sultis atskiesti** dideliu kiekiu vandens ir duoti jas gerti ne iš buteliuko, bet iš puodelio.

✓ **Patikrinti, kad visi vaiko kramtomi daiktai būtų minkšti ir tvirti**, o ne kieti ir aštrūs.

✓ **Parodyti vaiką odontologui**, jeigu ant jo dantukų matyti baltų, geltonų ar rudų dėmelių.

✗ **Nepalikti buteliuko lovelėje** ir neleisti jo naudoti kaip čiulptuko. Jeigu buteliuko reikia vaikui nuraminti, pripilti į jį vandens.

Prieš išdygstant dančiui kelias savaites dauguma vaikų būna neramūs, gausiai seilėjasi ir kandžioja ar graužia kietus daiktus. Tai gali tęstis kelis mėnesius, kol dantis galiausiai išdygsta. Dantys dygsta tuo pačiu metu, kai vyksta kiti vystymosi pokyčiai (pavyzdžiui, subręsta seilių liaukos). Dantų dygimas gali vykti ir sergant, todėl tokie požymiai, kaip karščiavimas ir viduriavimas, kuriuos šiaip retai kada sukelia dantų dygimas, priskiriami būtent šiai priežasčiai. Dauguma dantų išdygsta be juntamo skausmo ar negalavimo, tačiau atkreipkite į tai dėmesį.

Tačiau kartais kūdikiui dantų dygimas sukelia problemų; jam palengvėja kramtant šaltus ir kietus daiktus. Tinka specialūs žiedai dantims, kuriuose yra skysčio ir jį galima užšaldyti. Neturint nieko kito, galima duoti užšaldytą apvalią bandelę (tačiau paimkite ją iki suminkštėjant, kad kūdikis neatkąstų gabalo ir juo neužspringtų).

Jeigu dygstant dantims skauda stipriau, šeimos gydytojas gali skirti paracetamolio (*Calpol* ar kito vaisto) arba nuskausminamojo tepalo (*Bonjela*). Naudojant *Bonjela*, nedidelį kiekį tepalo pirštu įtrinkite į skaudančias dantenas.

Nenaudokite dantų dygimą palengvinančių vaistų su benzokainu; patekęs į kraują benzokainas sukelia problemų.

Pasivaikščioti ir į svečius

Nedidelės išvykos aplankyti draugų, į prekybos centrą ar restoraną dabar tapo kasdienybe. Ar važiuotumėte taksi, ar vežimėliu, neturite vežtis daugiau daiktų, negu vaiko kelioninis rinkinys (žr. p. 204). Visi daiktai turi tilpti į krepšį arba kuprinę.

NEŠYKLĖ

Nuo 16–20 savaitės kūdikis jau nulaiko galvą, todėl nešyklėje jį galima nešioti veidu į priekį. Kūdikis darosi aktyvus, įkelti jį į nešyklę ir iškelti iš jos vis sunkiau. Kadangi jis vis sunkesnis, jeigu planuojate daugiau vaikščioti, verta įsigyti ant nugaros dedamą nešyklę, kurioje kūdikis gali žvalgytis aplinkui. Pasirinkite tokią, kad vaiko svoris vienodai slėgtų pečius ir nugarą. Pačios tinkamiausios komplektuojamos su tvirtu metaliniu rėmu, kūdikio sėdėjimo aukštis reguliuojamas, jos saugiai stovi ant grindų ir įkėlus kūdikį. Nešyklės–kuprinės skirtos 6 mėnesių ir vyresniems kūdikiams, kai jie jau sėdi neparemti ir kaklo raumenys sustiprėję. Iš tokios nešyklės kūdikis daugiau mato, nešti jį ant nugaros yra lengviau motinai.

Pasiruošimas išeiti

Labai svarbu, kad pirmiau apsimautumėte nešyklę. Paguldykite kūdikį saugiai, užsisekite visus nešyklės diržus, atidarykite ją, tik tada paimkite kūdikį už pažastų ir lėtai įkelkite jį į nešyklę.

Užsekite nešyklę ir patikrinkite, ar vaikiui patogu sėdėti ir ar jis yra atsirėmęs. Tada, jei reikia, patempkite ar atleiskite diržus.

Iš nešyklės kūdikį išimkite atvirkštine tvarka. Pirmiau atsisėskite, tada atidarykite nešyklę ir iškelkite kūdikį. Paguldę kūdikį galite nusiimti nešyklę.

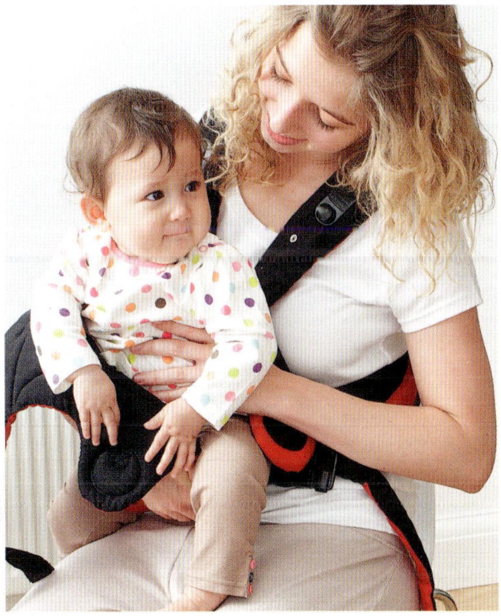

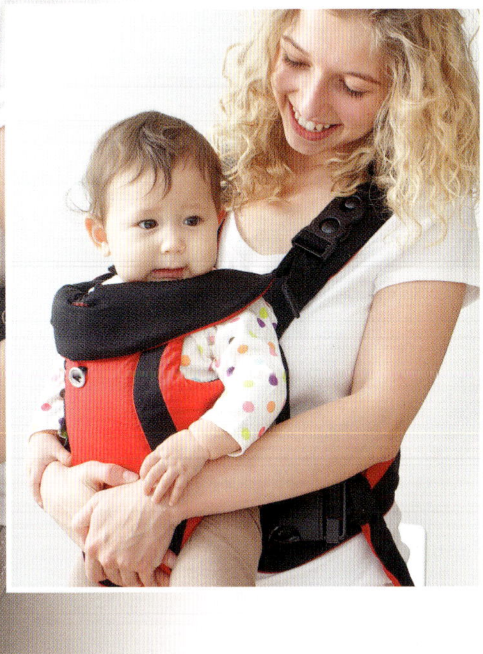

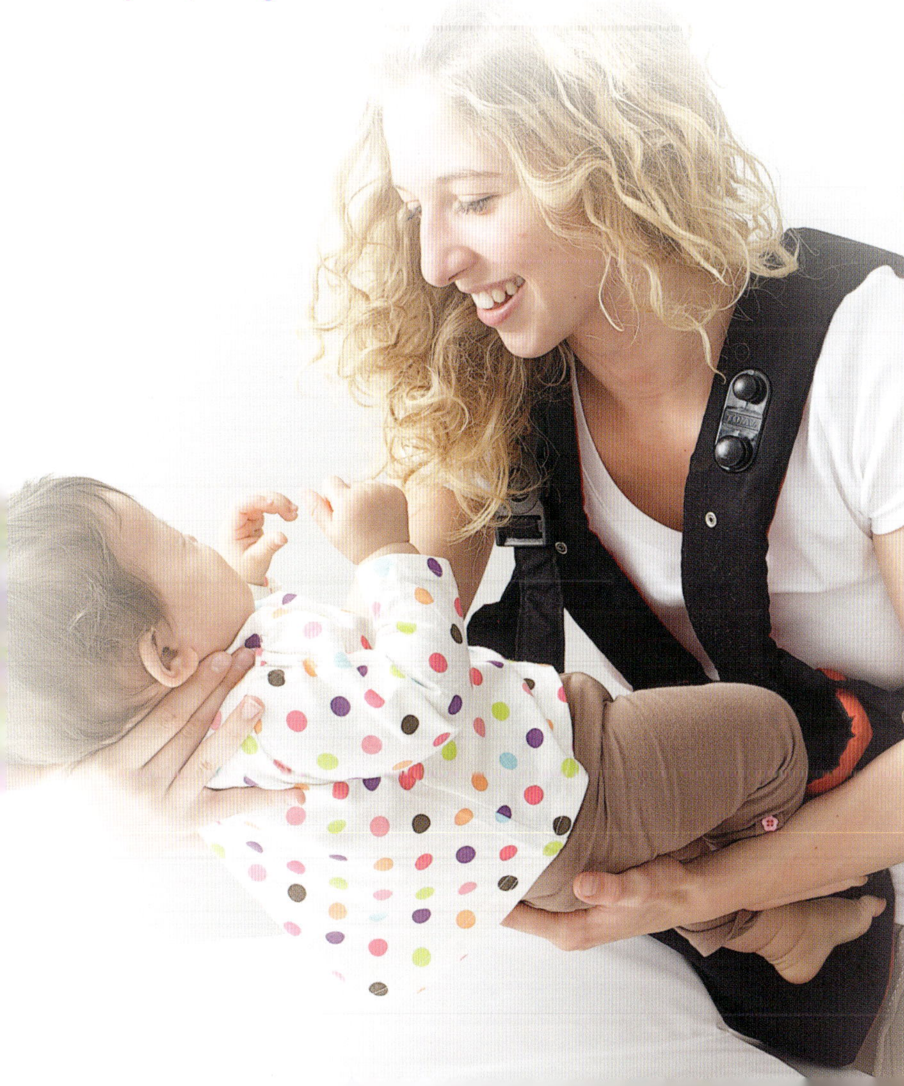

VEŽIMĖLIS

Vežimėlių pasirinkimas yra labai didelis, tačiau praktiškiausi yra tokie, kurie lengvai rieda ir gerai susilanksto (ypač, jeigu eisite kur pavalgyti, ar teks važiuoti viešuoju transportu). Patogu, kai vežimėlis sulankstomas viena ranka ir sulankstant nereikia nieko nuo jo atskirti.

Atsiminkite, kad negalima kabinti sunkių krepšių ant vežimėlio rankenų, nes jis gali apvirsti. Jeigu kūdikis sėdi vežimėlyje, kol važiuojate viešuoju transportu, neužmirškite nuspausti ratų stabdį.

VAŽIUOJANT MAŠINA

Kol kūdikiui sueis 9 mėnesiai, jo automobilinė kėdutė turi būti nukreipta atgal. Tai saugiausia, ypač jeigu kėdutė tvirtinama prie priekinės sėdynės, kuri apsaugota oro pagalvėmis. Labai svarbu ir kitas saugumo reikalavimas – kėdutės dydis turi atitikti vaiką; jos ir gaminamos pagal kūdikio svorį. Įsodinti kūdikį į mašiną ir iškelti bus lengviau, jeigu turėsite kėdutę su rankena nešimui.

TOLIMA KELIONĖ

Kelionė traukiniu, autobusu ir lėktuvu – tai iššūkis motinai. Kūdikio nėra kur pervystyti, yra problemų norint pasinaudoti tualetu.

IDEALUS VEŽIMĖLIS

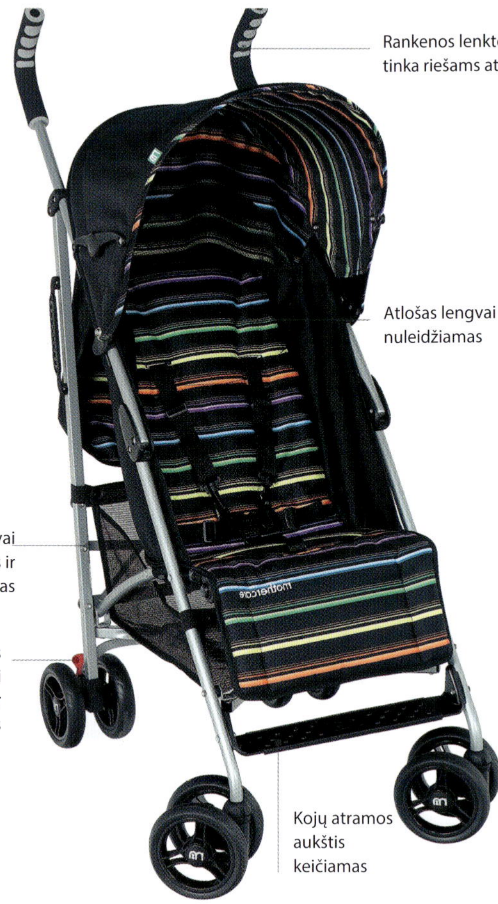

KELIONINIO KREPŠIO TURINYS

- ☐ Patiesalas pervystymui.
- ☐ Vystyklai ir maišelis.
- ☐ Servetėlės kūdikiui.
- ☐ Atmatuotas mišinėlis ir virinto vandens buteliukas (kai nemaitinate krūtimi).
- ☐ Kūdikio maistelis, dubenėlis, šaukštas, seilinukas.
- ☐ Drabužių pamaina.
- ☐ Kremas nuo saulės ir skrybėlė (vasarą).
- ☐ Keli maži žaisliukai.

Traukinyje ar autobuse reikėtų sodinti kūdikį į mašinai skirtą kėdutę ir prisegti saugos diržu, arba teks visą kelionę laikyti ją viena ranka. Kartais kelionės metu gali tekti laikyti kūdikį skreite.

Skrendant lėktuvu gali tekti pirkti atskirą vietą kūdikiui arba jis sėdi motinai ant kelių (tai priklauso nuo aviakompanijos reikalavimų). Geriau, jeigu kūdikis sėdi specialioje kėdutėje, kuri tvirtai prisegta lėktuvo saugos diržu. Lėktuvui kylant ir leidžiantis duokite kūdikiui buteliuką – jam bus lengviau prisitaikyti prie slėgio pokyčio.

Pabandykite išvykimo laiką suderinti su kūdikio miego laiku arba kitaip prie jo dienotvarkės.

Kad būtų mažiau problemų praeinant saugumo kontrolę oro uoste, kuo daugiau daiktų palikite ant konvejerio (tarp jų savo ir kūdikio drabužius), tik tada pereikite kontrolės vartus. Turėkite ne daugiau skysčių,

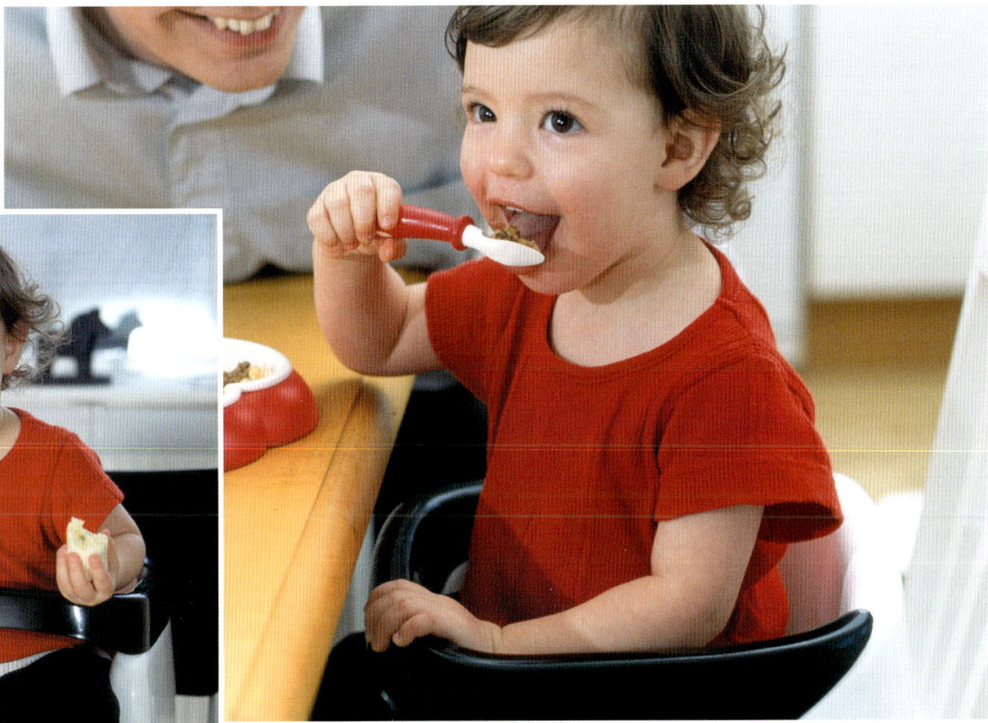

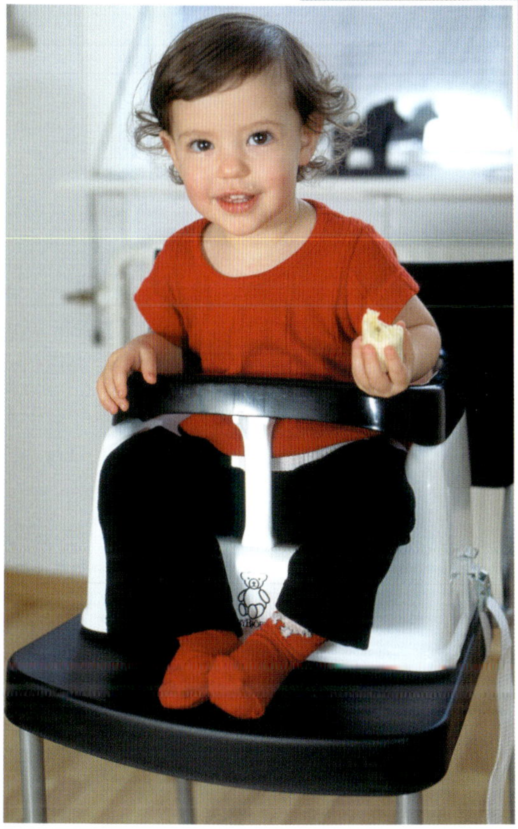

Nešiojuosi arba mašinoje turiu kėdutę arba tokį įtaisą, kuriame kūdikis gali saugiai sėdėti paprastoje kėdėje. Tai ypač praverčia svečiuose, kai valgome, arba restorane, kuriame nėra kėdžių kūdikiams.

nei leidžiama. Buteliukai turi būti sudėti į permatomą, užspaudžiamą maišelį. Pasitikrinkite, ar avialinijos taisyklės leidžia įsinešti nutraukto pieno, mišinėlių ir (arba) sulčių bei receptinių vaistų.

Žinoma, vežimėlį palikite prie įsodinimo vartų ir paprašykite, kad jis būtų parengtas išlipant iš lėktuvo.

Jeigu keliaujate į egzotiškus kraštus, bent mėnesį prieš kelionę išsiaiškinkite, ar reikia papildomų skiepų ir maliarijos prevencijos priemonių, kaip išvengti (ir gydyti) viduriavimą kelionės metu ir kitas galimas ligas.

PIRMOSIOS PAGALBOS KELIONINĖ VAISTINĖLĖ

- ☐ Vaistai nuo skausmo.
- ☐ Kremas nuo saulės arba losjonas saulės nudegimui gydyti.
- ☐ Repelentas vabzdžiams atbaidyti. Įkandus vabzdžiui dažniausiai tinka losjonas nuo nudegimo (mažina niežėjimą).
- ☐ Receptiniai vaistai.
- ☐ Dideli ir maži pleistrai. Jų būtinai prireiks, turėkite daug.
- ☐ Antibiotiko tepalas (*Bacitrocin, Neosporin*) įpjovimams ir nubrozdinimams.
- ☐ Antihistaminai (prometazinas ir kt.) – alerginei reakcijai gydyti, nuo jūros ligos, kartais naudojami peršalus.
- ☐ Skiepų knygelė.

Žaidimai su kūdikiu

Žaidimai – tai ne vien pramogos; žaidžiant lavėja kūdikio fiziniai, intelektiniai, emociniai ir psicho-socialiniai gebėjimai. Geriausiai sekasi žaisti tuomet, kai motinos ir kūdikio veiksmai atitinka jo vystymosi etapą. Kai kūdikis tik kelių savaičių, pakanka tik laikyti jį glėbyje taip, kad veidukas nuo motinos veido būtų 20–30 cm atstumu ir linksmai kalbinti. Kūdikis gali reaguoti šypsena, niurnėjimu, judėjimu. Jeigu motina kalbins jį iš toliau, kūdikis jos nematys ir neatsakys į kalbinimą.

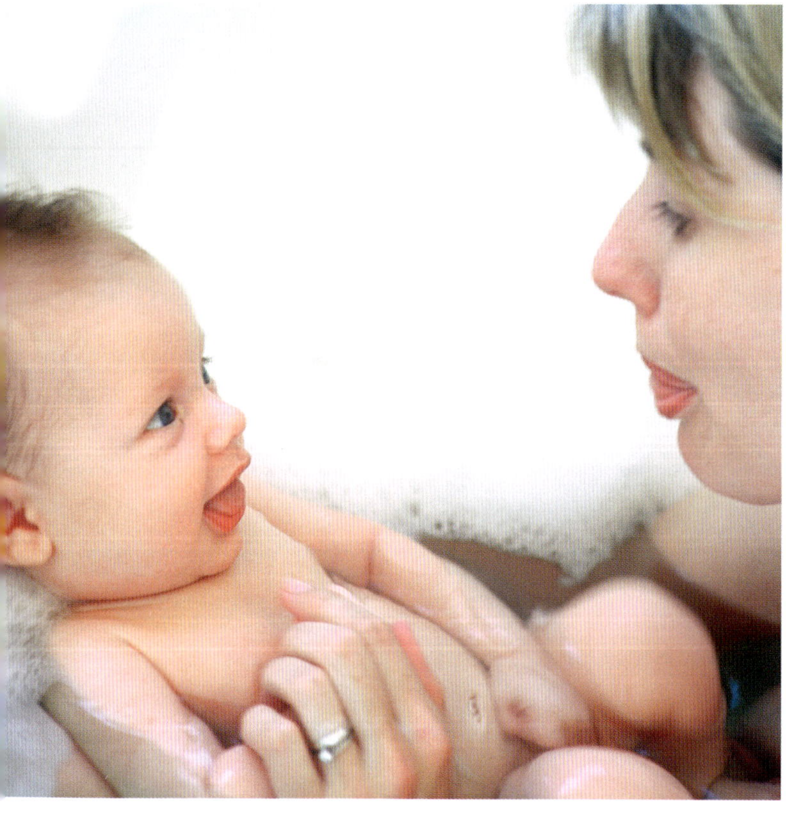

Mėnesio amžiaus kūdikis bando mėgdžioti motiną. Jis bando šypsotis, iškišti liežuvį, plačiai išsižioti. Labai svarbu laikyti kūdikį arti savo veido, kad jis matytų, ką darote ir mėgdžiotų tuo pačiu metu.

SIŪLOMI ŽAIDIMAI IR ŽAISLAI

2 MĖNESIAI

Kūdikiui vis dar smagu pamėgdžioti grimasas, tačiau dar įdomiau kartu su motina žiūrėti į veidrodį. Pasukite veidrodį taip, kad kūdikis galėtų ilgiau matyti savo atspindį. Jam patinka, kai motina dainuoja ir tuo pačiu metu siūbuoja jį rankose aukštyn–žemyn, arba ritmiškai judina jo rankas ir kojas. Pritvirtinkite prie lovelės ryškiaspalvį judantį žaisliuką, kuris turi būti netoli ir kūdikis jį gerai matytų.

3 MĖNESIAI

Dabar kūdikis pradeda žavėtis matomais ryškiaspalviais daiktais ir skirtingo paviršiaus medžiagomis, kurias gali pačiupinėti. Naudokite kuo daugiau daiktų – kietų ir minkštų, šiltų ir šaltų, plaukuotų ir lygių. Galite šalia veiduko pakratyti barškutį, galite žaisti vartymo ir supimo žaidimus – pavyzdžiui, palinguoti kūdikį ant kamuolio.

4 MĖNESIAI

Paskatinkite kūdikį siekti daiktų – tiesiai prieš jį laikykite ryškių spalvų žaislus ir barškučius. Kūdikiams patinka žiedai ir minkšti guminiai žaislai, kurie lengvai suimami rankomis. Sugriebęs daiktą, kūdikis dažniausiai kiša jį į burną. Reikėtų jam dainuoti arba kartoti vaikiškus eilėraštukus; galima kūdikį kilnoti pagal ritmą.

5 MĖNESIAI

Kai ką nors veikiate, rodykite vaikui įprastus daiktus (drabužius, baldus, užuolaidas, puodus, keptuves, gėles) ir leiskite juos paliesti, kad kūdikis tobulintų lytėjimo pojūčius. Kadangi kūdikiui patinka žiūrėti į veidus, daiktus ir paveikslėlius, pats metas pradėti „skaityti" knygas prie stalo ir vonioje. Paveikslėliai turi būti dideli.

6 MĖNESIAI

Kūdikiui patinka šokinėjimas ir šokiai, t.y., kai laikomas rankose jis juda į ritmą. Kūdikis labiau stengiasi pasiekti toliau nuo jo esančius daiktus, o paėmęs juos, gali perimti į kitą ranką. Jam patinka vaikiški masažai ir žaidimas „Virė virė pelytė košytę". Dainuojant galima kūdikiui duoti įvairiausių minkštų žaislų.

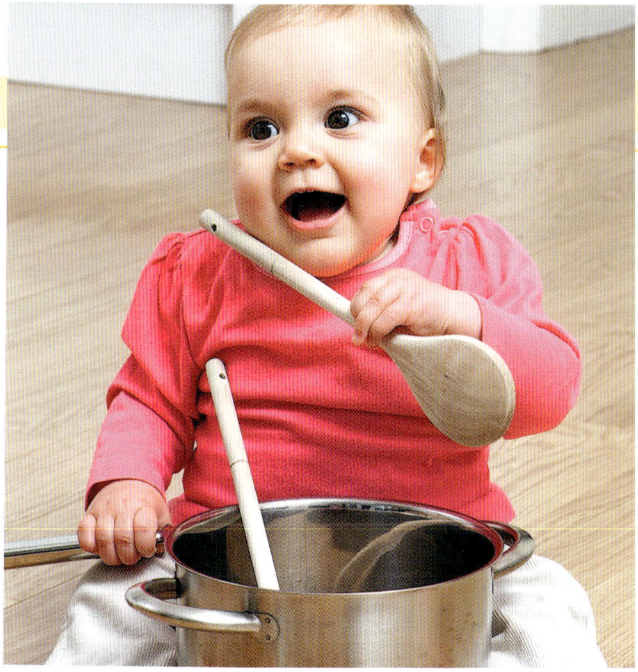

7 MĖNESIAI

Kuo daugiau skaitykite, dainuokite ir kalbėkite su kūdikiu. Jam patinka, kai kutenate. Galima žaisti „kuti kuti" (pirštu kutenant aplink bambutę), „tapu tapu" (pirštais žingsniuojant per kūdikio liemenį, arba pakutenti jį po smakru. Kutenant kūdikis juokiasi. Dabar jis jau gali pats sėdėti ant grindų, galima jam duoti minkštų kaladėlių ir kartu statyti ką nors.

8 MĖNESIAI

Kadangi kūdikiui labai patinka daug judėti, vienoje vietoje jį išlaikyti sunku. Sukraukite įvairaus dydžio pagalvėles ant grindų ir paslėpkite tarp jų kelis žaislus. Kūdikiui patinka ieškoti paslėptų žaislų ir žaisti „ku kū". Žaidimai vonioje taps sudėtingi, nes kūdikiui patinka pilti vandenį iš įvairių formų daiktų.

9 MĖNESIAI

Kūdikiui patinka žaisti su puodu ir keptuve, trankyti juos. Jo muzikalumą reikėtų lavinti skatinant dainuoti kartu. Kūdikis visur ropoja, jam patinka, kai paviršiai nevienodi (kilimas, medis, plytelės). Nupirkite jam stumdomų arba tempiamų žaislų. Kartu su mama kūdikis jau gali žaisti „katutes".

10 MĖNESIŲ

Kūdikis jau stovi, bando lipti mamai ant kelių, todėl kartu su juo galima užsiimti paprasčiausia gimnastika. Jam turėtų patikti dėti daiktus į dėžutes ir juos vėl išimti. Didelį džiaugsmą sukelia galimybė iškraustyti dėžę su kamuoliukais, siūlų ritėmis, medžiagos skiautėmis, kojinėmis ir kaladėlėmis motinai matant. Kūdikiui patinka purtyti triukšmą keliančius daiktus. Prie virtuvės stalo, kur valgote, pritvirtinkite barškutį.

11 MĖNESIŲ

Daug skaitykite kūdikiui. Kūdikis kopijuoja jūsų išraišką ir vis daugiau kartoja išgirstus žodžius. Jam patinka vaikiški eilėraštukai, kuriuos sakant judama, ir dainelės, kuriose mėgdžiojami gyvūnai. „Du gaideliai" gali tapti hitu. Galima pradėti žaisti kamuoliu, ridenant jį vienas kitam. Kūdikiui patinka dėti daiktus vieną ant kito.

12 MĖNESIŲ

Kūdikiui patinka judantys žaislai – mažos plastikinės arba guminės mašinėlės, arba tokie, su kuriais galima ką nors veikti – žaisliniai telefonai, plaktukai, šluotelė ir semtuvėlis. Jau galima žaisti vaidmenų žaidimus – skambinti vienas kitam, kartu maitinti lėlę ar meškiuką. Kūdikis noriai brauko kreidelėmis popierių.

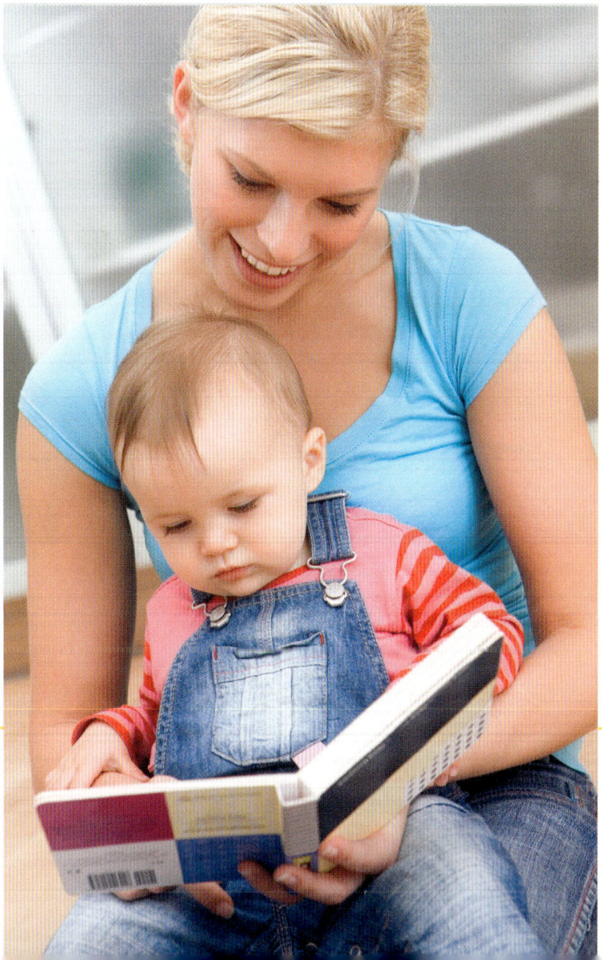

Kūdikio miegas

Dabar kūdikis daugiau būdrauja dieną ir ilgiau miega naktį. Naujagimis išmiegodavo beveik 22 valandas per parą; pradedant nuo 3 mėnesių, miego trukmė sumažėjo iki 14–16 valandų. Dabar kūdikis išmiega bent 4 valandas. Dieną kūdikis miega prieš pietus ir po pietų – tą laiką motina gali skirti sau arba apsitvarkyti namuose. Užmigęs vakare, pamaitintas prieš pat guldant, kūdikis naktį išmiega apie 6 valandas.

DIENOS MIEGAS

Jeigu kūdikis trumpai pamiega dieną, jam lengviau išlikti aktyviam. Jeigu dieną miegama ne pavakaryje, tada nakties miego laikas nesikeičia. Nereikėtų trukdyti kūdikiui miegoti dieną, tikintis, kad jis geriau miegos naktį; kūdikis pervargsta, yra irzlus dieną ir blogiau miega naktį.

Dauguma kūdikių pasirenka dienos miego laiką patys. Paaugus kūdikio elgesys tampa labiau nuspėjamas ir motina žino, kada dienos metu jis apsnūsta; tuomet ir reikia kūdikį pamigdyti. Labai svarbu, kad prieš dienos miegą kūdikis aprimtų, todėl, prieš guldant į lovelę, reikia mažinti aktyvumą, kartais tenka imtis tų pačių veiksmų, kaip ir guldant nakčiai (žr. žemiau).

NAKTIES MIEGAS

Tam tikras režimas leidžia kūdikiui suprasti, kad jis tuoj eis miegoti; motinai irgi lengviau, kai viskas vyksta organizuotai. Dalis procedūrų prieš miegą gali būti maudymasis vakare, nes kūdikiui tai patinka ir veikia atpalaiduojamai. Tačiau kai kurie kūdikiai maudomi labai susijaudina arba verkia; juos reikėtų maudyti ne prieš miegą. Numaudžius pakeiskite kūdikiui vystyklą ir aprenkite naktiniais drabužėliais. Tada kalbėkite su juo, skaitykite, dainuokite, palaikykite apkabinusi. Tegu kūdikio kambaryje būna prieblanda ir ramu, tačiau nekreipkite dėmesio į kitus garsus namie – televizorių ar radiją, kitus buities prietaisus.

DVYNUKAI

Paaugę dvynukai gali pradėti trukdyti vienas kitam, ypač jeigu skiriasi jų dienos režimas ir jie prabunda ne tuo pačiu metu. Jau nuo trijų mėnesių galite suprasti, kad

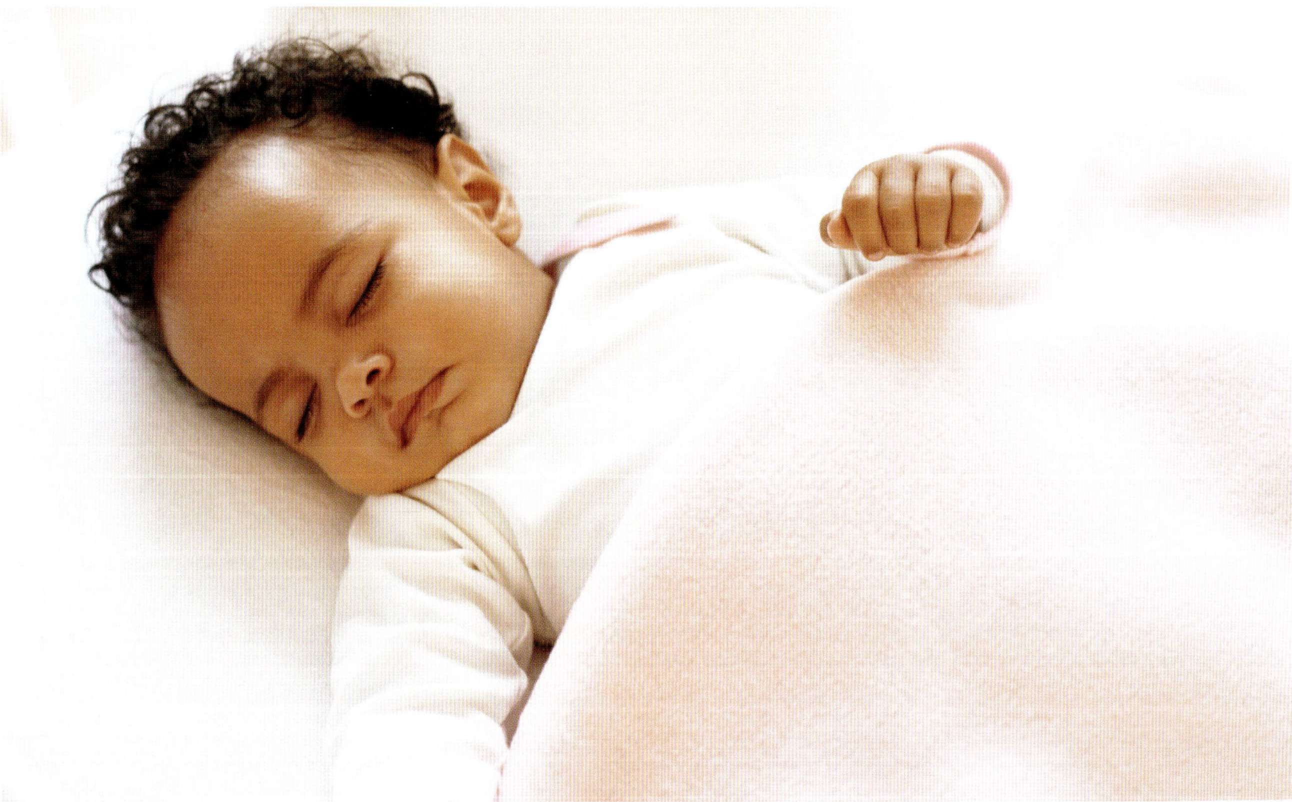

dvynukams reikia daugiau erdvės, todėl pats laikas pradėti juos guldyti atskirai. Statykite loveles tokiu atstumu, kad vaikai vienas kitą matytų, galėtų bendrauti ir palaikytų vienas kitam kompaniją.

MIEGOJIMO PROBLEMOS

Sakoma, kad anksčiau gerai miegodavę kūdikiai nuo 6 mėnesių gali pradėti pabusti naktimis. Labiau subrendusius kūdikius gali pradėti trikdyti tie dalykai, kurie neturėjo reikšmės anksčiau. Dažniausiai tai būna:

- Alkis arba troškulys.
- Pridergtas vystyklas.
- Per šiltas arba per šaltas kambarys.
- Dantų dygimas (nuo 6 mėnesių).
- Liga.
- Nuobodulys arba vienatvė.

Labai svarbu kūdikiui prabudus nustatyti priežastį, ją pašalinti ir duoti kūdikiui galimybę vėl pačiam užmigti. Jeigu nemanote, kad kūdikis prabudo dėl alkio, nesiūlykite jam maisto, pirmiausia duokite atsigerti vandens. Nereikia, kad kūdikis atsibustų dėl maitinimo, kurio jam visai nereikia. Jeigu kūdikiui duodamas čiulptukas, palikite kelis jo lovelėje, kad prabudęs kūdikis galėtų jį susirasti pats.

Kartais kūdikiai sunkiai užmiega vakare. Jeigu kūdikis nemiega, nelaukite labai ilgai, grįžkite pas jį. Per ilgai paliktas vienas kūdikis nervinasi ir sunkiau užmiega. Guldant kūdikį miegoti svarbu laikytis nustatyto režimo ir jo nebekaitalioti.

Jeigu pasakius labanakt ir išėjus iš kambario kūdikis pradeda verkti, palaukite kelias minutes prieš grįžtant prie lovelės – gal kūdikis paverkęs užmigs pats. Neišblaškykite jo, imdami ant rankų ar įjungdami šviesą. Tiesiog švelniai ir raminamai pasikalbėkite su kūdikiu porą minučių, kad jis įsitikintų, jog esate netoliese, ir jūs įsitikintumėte, kad jam viskas gerai. Tada vėl išeikite iš kambario. Jeigu reikės, ateikite patikrinti, ar kūdikis užmigo.

Kai tokie veiksmai nepadeda, paimkite kūdikį iš lovelės ir nuraminkite, pasupkite kelias minutes glėbyje. Tačiau ir tokiu atveju kūdikį reikia guldyti įprastu laiku, kad paguldytas kūdikis užmigtų pats. Tačiau tokie veiksmai prieštarauja minimalaus trikdymo patarimams, nes gali būti taip, kad naktį pabudęs kūdikis tuoj pat pareikalaus, kad jūs būtumėte šalia.

Reikia tikėtis, kad maži vaikai keliasi labai anksti; kai kurie vaikai prabunda ypač anksti, nes jiems reikia mažiau miego. Vėliau, nuo 6 mėnesių kūdikis ryte gali pamiegoti ir ilgiau. Vasarą langus reikėtų užtemdyti tamsiomis užuolaidomis arba žaliuzėmis, kad į vaiko kambarį įspindusi saulė nepažadintų jo per anksti.

Gali padėti kiek vėlesnis (iki valandos) guldymas miegoti, nors kai kurie kūdikiai prabunda nė kiek ne vėliau, tik būna neišsimiegoję ir irzlūs. Labiau padėti gali dienos miego laiko sutrumpinimas arba vieno dienos miego praleidimas, jeigu tik kūdikis dėl to nepervargsta. Kai kūdikis pabunda, palikite jį lovelėje vieną keletą minučių ir žinosite, ar jis ruošiasi vėl užmigti, ar linksmai ir žvaliai spurda lovelėje.

Aš būtinai...

LAIKYSIUOSI GULDYMO TVARKARAŠČIO

Šie dalykai padės vaikui suprasti, kad atėjo metas miegoti. Prieš pat guldant vaiką, aš:

✓ **Pasakysiu vaikui, kad jau metas miegoti.** Ramiai kalbėsiu su juo, kol pasirengsime miegui. Nors vaikas dar nesupranta mano žodžių, jie yra pažystami ir džiuginantys.

✓ **Papasakosiu pasaką** arba padeklamuosiu kelis vaikiškus eilėraščius. Vaikas nesupranta žodžių, tačiau jam patinka klausytis manęs, kai laikau jį arti.

✓ **Padainuosiu lopšinę.** Pasirinksiu vieną dainelę, kurią vaikas supras kaip metą gultis ir miegoti. Kai kada paleisiu ramios muzikos įrašą. Vaikas neretai užmiega, klausydamas tylaus grojimo.

✓ **Apkabinsiu vaiką.** Palaikysiu jį rankose, o padėdama į lovelę, pabučiuosiu į skruostą. Tai parodys vaikui, kad jį myliu.

Kūdikio mityba

Pirmaisiais metais maitinimas krūtimi ar mišinėliais išlieka svarbiausias maisto medžiagų šaltinis. Netgi kai kūdikis pradeda valgyti daugiau kieto maisto, kasdien jam vis dar reikia 4 buteliukų mišinėlio arba tokio pat skaičiaus maitinimų krūtimi. Buteliukus reikia sterilizuoti (žr. p. 161), nes šiltas pienas yra ideali terpė bakterijoms.

MAITINIMO KIETU MAISTU PRADŽIA

Kūdikio visiškos priklausomybės nuo pieno pakeitimas įvairaus skonio ir kietumo maistu vadinamas nujunkymu. Tai labai žavus kūdikio gyvenimo etapas ir natūrali jo vystymosi dalis. Tai laipsniškas procesas. Kieto maisto duoti kūdikiui reikia pradėti tinkamu metu, po vieną produktą ir būtinai įsitikinti, kad toks maistas kūdikiui tinka.

Laikas

Motinos pienas arba mišinėliai kūdikio gyvenimo pirmuosius 6 mėnesius patenkina visus kūdikio mitybos poreikius, todėl anksčiau jį nujunkyti nėra jokio reikalo. Tačiau visi kūdikiai vystosi individualiai, todėl jūsiškiam kieto maisto gali prireikti gerokai anksčiau. Nerekomenduojama kūdikį nujunkyti iki 4 mėnesių (17 savaičių) amžiaus, nes jo virškinamasis traktas dar nesubrendęs. Jam sunku virškinti ne pieną, kūdikis gali nutukti, tapti neatsparus alergijoms. Tačiau nereikėtų

EKSPERTO PATARIMAS

Kitoks pienas

Gaminant kūdikiui maistą, nuo 6 mėnesių galima vartoti karvės, avies ar ožkos pieną, tačiau nerekomenduojama, kad toks pienas taptų pagrindiniu kūdikio gėrimu iki jam sueis metai. Karvės piene per daug druskos ir baltymų, bet nepakanka geležies ir kitų medžiagų, kurios kūdikiui reikalingos. Sojų pieno duokite tik tuomet, kai pataria šeimos gydytojas.

KŪDIKIS PASIRENGĘS NUJUNKYMUI:

- ☐ Pavalgęs pieno, jis atrodo nepatenkintas ir yra alkanesnis, negu įprastai.
- ☐ Gali sėdėti nelaikomas ir gerai laiko pakėlęs galvą.
- ☐ Gali iškišti ir įtraukti liežuvį.
- ☐ Atlieka kramtymo judesius.
- ☐ Gali apžioti šaukštą ir užsičiaupti.
- ☐ Domisi suaugusiųjų maistu.
- ☐ Kalasi dantys.

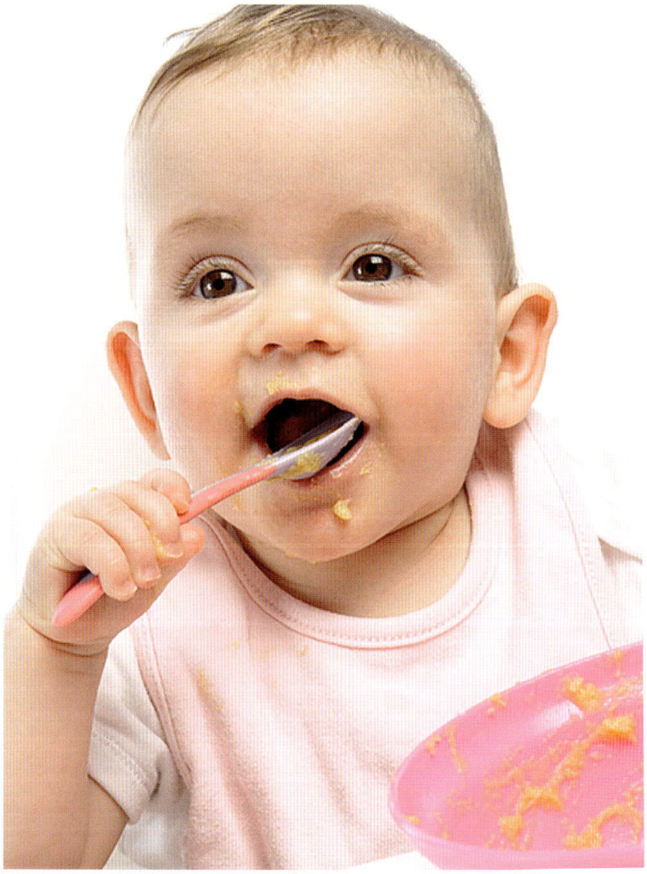

nujunkymo atidėti ilgiau, nei po 6 mėnesių (26 savaičių), nebent tą rekomenduoja šeimos gydytojas. Tokio amžiaus kūdikiui jau reikia kitokio maisto, ne pieno, kad gautų pakankamai kalorijų, vitaminų ir mineralinių medžiagų, ypač geležies. Mokymasis atkąsti ir kramtyti yra labai svarbus vaiko kalbos vystymuisi.

Prieš laiką pagimdyti kūdikiai nujunkomi pagal jų individualias raidos ypatybes. Kada geriausia to imtis, patars šeimos gydytojas arba mitybos specialistas.

Pradėkite nujunkymą

Kietą maistą kūdikiui duoti pradėkite tada, kai pati neskubate, kūdikis nėra pavargęs; tinkamas yra pietų metas. Valgymas – tai naujas užsiėmimas kūdikiui ir jo įsisavinimui reikia laiko. Iš pradžių kūdikis didžiąją maisto dalį išspjauna ir tai visiškai normalu. Svarbu, kad valgydinant kalbėtumėte su kūdikiu, skatintumėte jį ir nesibartumėte.

Pradėkite tiesiog leisdami vaikui paimti maisto į burną nuo šaukšto. Iš pradžių kiekiai yra minimalūs, ne daugiau 1–2 šaukštų (nors kai kurie kūdikiai suvalgo daugiau). Kai kurios motinos praleidžia tyrelių etapą ir nujunko kūdikį iš karto duodamos jam maisto gabaliukų (žr. p. 214).

Kol įpras, iš pradžių galima duoti vaikui truputį pieno alkiui nuraminti. Kūdikiui įpratus valgyti, kietą maistą duokite pirmiausia. Kai jis suvalgo viską arba tiesiog nustoja valgyti, tada duokite jam pieno.

Pirmąsias kelias savaites duokite vaikui tris dienas tą patį maistą, kad priprastų prie jo skonio. Įsitikinkite, kad nepasireiškia alerginė reakcija (bėrimas, viduriavimas, pilvo pūtimas ir dujų išsiskyrimas).

Vaiko išmatų spalva ir kvapas pasikeičia priklausomai nuo maisto.

Pirmasis kietas maistas

Nors kūdikiui nuo 6 mėnesių tinka dauguma maisto produktų (žr. p. 212, kur išvardintos išimtys), rekomenduojama pradėti nuo stipriu skoniu nepasižyminčių produktų:

- Vaisių (banano, kriaušės ir obuolio).
- Daržovių (bulvės, saldžiosios bulvės, moliūgo, morkos).
- Kūdikiams skirtų dribsnių, užpiltų krūties pienu ar mišinėliu.
- Namuose virtų ir sutrintų ryžių arba ryžių dribsnių vaikams, užpiltų krūties pienu arba mišinėliu.

MAITINIMO REIKMENYS

- ☐ Seilinukai – jų reikia bent 5. Seilinukas su neperšlampamu pamušalu apsaugo drabužius nuo maisto ir gėrimo. Vaikams, kurie pradeda valgyti patys, labiausiai tinkami platūs seilinukai su užlenktu kraštu.
- ☐ 2–3 negilūs plastmasiniai šaukštai.
- ☐ 2 neslystantys plastikiniai dubenėliai.
- ☐ Puodelis su snapeliu, dangteliu ir dviem rankenėlėmis.

Jeigu maistą kūdikiui gaminate pati:

- ☐ Sietelis arba trintuvė maistui.
- ☐ Garpuodis. Jis nėra būtinas, tačiau garinant vaisius ir daržoves, juose išlieka vandenyje tirpios maisto medžiagos.
- ☐ Elektrinis maisto smulkintuvas. Nors jis nėra būtinas, tačiau juo maistą lengviau susmulkinti ar sutrinti į košelę.

Naujų produktų pridėjimas

Kai kūdikis pripranta prie siūlomo maisto, galima pamažu didinti jo įvairovę ir valgymo kartų skaičių.

Kai kūdikis vieno maisto suvalgo bent kelis šaukštus, galima pradėti jam duoti kieto maisto du kartus, po kelių mėnesių – tris kartus per dieną. Pradėkite maišyti produktus ir duoti naujų. Kai kūdikis jau valgo visokius vaisius ir daržoves, duokite jam daugiau angliavandenių (makaronų), taip pat ir baltymų (mėsos ir žuvies). Jeigu nuo pat mažumės vaikams duodama įvairaus skonio ir pavidalo maisto, užaugęs jis valgys viską. 6–9 mėnesių vaikai yra labai imlūs naujam skoniui ir maisto struktūrai; jų skonio supratimą nulemia šiame amžiuje įgyta patirtis.

Nėra jokių taisyklių, kiek turi suvalgyti kūdikis, tačiau nujunkius jis turėtų vieno valgymo metu suvalgyti 1–4 šaukštus maisto.

Visada reaguokite į vaiko apetitą. Jeigu jis liko alkanas, duokite dar truputį maisto, bet jeigu valgė nedaug, neverskite.

Atsiminkite, visi vaikai yra skirtingi. Vieni jų nujunkomi nesunkiai ir lengvai priima kitokį maistą, kitiems prireikia ilgo laiko. Nepanikuokite ir neskubėkite. Svarbiausia, nepaverskite valgymo kovos lauku – tegu viskas vyksta laisvai ir su nuotaika.

Per pirmus metus pagrindinis kūdikio maisto medžiagų (tarp jų ir geležies) šaltinis lieka pienas – motinos pienas arba mišinėliai. Jų rekomenduojama duoti vaikui po 500–600 ml kasdien. Jeigu ir toliau maitinate krūtimi, kūdikis gauna geriausiai jam tinkančio pieno; tokiu atveju kitokio jam ir nereikia. Kai kūdikis serga ir neturi apetito, maitinimas krūtimi suteikia svarbių antikūnų, nuramina ir pasotina jį.

Pradėjus maitinti kietu maistu, pietums vietoje pieno galima duoti vandens (žr. žemiau). Kitų valgymų metu pieno reikia duoti jam pavalgius, kad kūdikis nepersivalgytų ir nesusidomėtų buteliuku iki tol, kol suvalgo kietą maistą.

NEVALGYTI ✗

Mažiems vaikams šio maisto nereikia duoti:

- ✗ Sveikų riešutų, nes galima jais užspringti, ir jokių riešutų, jeigu bent vienas iš artimų šeimos narių yra alergiškas maistui.
- ✗ Cukraus.
- ✗ Medaus.
- ✗ Karvės, avies ar ožkos pieno kaip skysčio atsigerti.
- ✗ Žalių ir nepakankamai paruoštų kiaušinių.
- ✗ Druskos ir sūrių maisto produktų – kumpio, sūrio, sultinio ir mielių ekstrakto duoti nedaug.
- ✗ Moliuskų, krevečių ir austrių.
- ✗ Merlino, ryklio ir kardžuvės.
- ✗ Daug sočiųjų riebalų turinčio maisto – sviesto, sūrio, margarino, riebios mėsos, sausainių ir tortų.

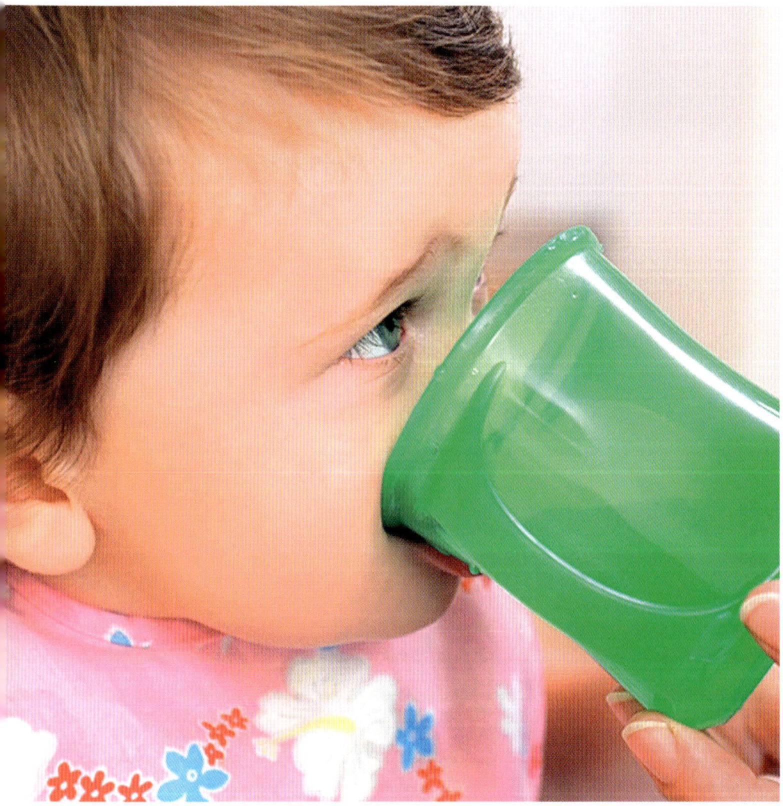

Vanduo

Kai vaikas pradeda nuolat valgyti kietą maistą, be pieno jam reikia ir kitų skysčių. Todėl vietoj pietų pieno normos duokite jam gerti virinto ir atvėsinto vandens. Mineraliniame vandenyje kūdikiui yra per daug mineralinių medžiagų. Geriamas vanduo buteliuose nėra sterilus, prieš duodant jį reikia virinti ir atvėsinti. Niekada neduokite kūdikiui koncentruotų vaisių sulčių ir sirupų, nes juose daug cukraus ir jie gali pažeisti dantis (netgi tuos, kurie dar neišdygo). Pradėkite nuo 15 ml vandens puodelyje ir didinkite šį tūrį pagal tai, kiek kartų vaikas valgo.

Maisto papildai

Jeigu maitinate kūdikį krūtimi ilgiau kaip 6 mėnesius, rekomenduojama jam duoti skystų vitaminų A, C ir D papildų.

Vitaminas D ypač svarbus, jeigu jūsų kūdikio oda tamsi ir jūs gyvenate ten, kur nedaug saulės.

Jeigu kūdikis išgeria ne mažiau kaip 500 ml mišinėlių, vitaminų papildai nereikalingi, nes jų yra mišinėliuose. Papildų duokite tik tada, kai kūdikis mišinėlio išgeria mažiau kaip 500 ml kasdien.

PRADĖKITE GERTI IŠ PUODELIO

Nujunkymo proceso dalimi yra ir išmokymas gerti iš puodelio. Mokyti galima pradėti nuo 6 mėnesių. Vieni kūdikiai lengvai pripranta prie tokio gėrimo, kitiems reikia daugiau laiko, nes jie labai prisirišę prie buteliuko. Rekomenduojama vaikui duoti atvirą puodelį, nes puodeliuose su dangčiu arba snapeliu gali veistis bakterijos. Iš tokių puodelių vaikas ne geria, o dažnai siurbčioja. Tai nesveika dantims. Iš pradžių, kol vaikas įpras, duokite jam puodelyje truputį pieno.

GAMINIMAS KŪDIKIUI

Gaminti kūdikiui nėra sunku. Tai užtikrina, kad kūdikis gauna geriausią maistą, be priedų ir konservantų.

Kruopščiai nuplaukite vaisius arba daržoves, tada nulupkite, išimkite sėklas, sėklalizdžius ir kotelius. Maistą (vaisius, daržoves, mėsą ar žuvį) supjaustykite, dėkite į puodą su trupučiu vandens ir virkite, kol suminkštės. Tada sutrinkite jį smulkintuvu į košelę. Priklausomai nuo kūdikio amžiaus ir pomėgių, tyrelė gali būti visai skysta, tačiau galite palikti ir mažų gabalėlių. Galite maistą sutrinti šakute. Pradedant valgyti kietą maistą kūdikiui gabalėlius valgyti yra sunku, jis tokį maistą išspjauna.

Kai kurie kūdikiai nori, kad valgio sudedamųjų dalių jam būtų duodama atskirai, kad jis galėtų jausti visų jų skonį ir konsistenciją. Visada duokite kūdikiui maistą taip, kaip jis mėgsta.

Patogiau paruošti kūdikiui didesnį kiekį maisto ir jį užšaldyti porcijomis. Ruošiant maistą ateičiai, reikia stengtis jį kuo greičiau atšaldyti (per 1–2 valandas), tada sudėti į šaldiklį. Porcijomis padalintą maistą šaldytuve galima laikyti dvi dienas.

Šaldant maistą, jo porcijos įvyniojamos į maistinę plėvelę arba sudedamos į ledukų formeles. Būtinai pažymėkite porcijas ir atšildykite seniausias. Atšildant išimkite porciją iš formelės ir per naktį uždengtą laikykite šaldytuve; jeigu labai skubate, galite naudoti atitirpdymo režimą mikrobangų krosnelėje.

Atšildytą maistą reikia užvirti. Kai pradeda burbuliuoti, rūpestingai jį išmaišykite, kad neliktų karštų gabalėlių. Tada leiskite maistui atvėsti iki valgymui tinkamos temperatūros. Nesuvalgytus likučius išmeskite. Niekada pakartotinai nešildykite, nešaldykite ir neduokite tokio maisto kūdikiui, kad jis neapsinuodytų.

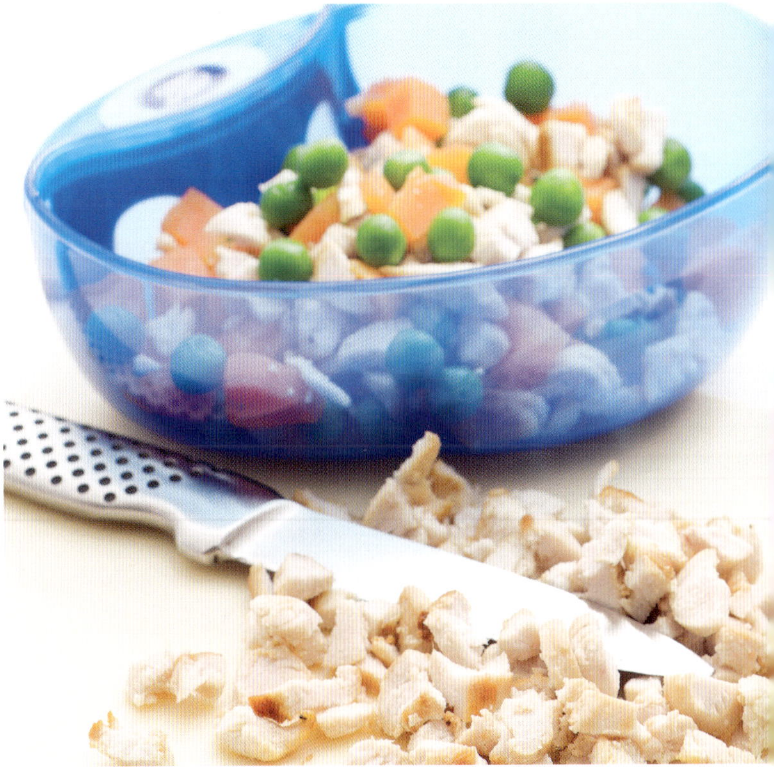

Organiškas maistas

Organiška mėsa, vaisiai ir daržovės kainuoja daugiau, tačiau toks maistas turi privalumų. Patikimai įrodyta, kad yra ryšys tarp pesticidų liekanų maiste ir kūdikių alergijos bei hiperaktyvumo. Neekologiškame maiste gali būti hormonų ir žalingų cheminių medžiagų.

Švieži organiški produktai yra skanesni, nes jie nebuvo auginami intensyviai, todėl nesukaupė per daug vandens, dažniausiai buvo auginami geresnėje dirvoje ir ilgiau noko. Tyrimai rodo, kad dėl mažesnio vandens kiekio organiniuose produktuose yra daugiau maisto medžiagų.

KOMERCINIAI KŪDIKIŲ PRODUKTAI

Į kūdikių maistelį dedama dažiklių, skonio stipriklių, konservantų ir emulgatorių – taip jis atrodo geriau, yra skanesnis ir ilgai negenda. Tik nedaug tėvų niekada nenaudoja pirktinio kūdikių maistelio bent retkarčiais. Būtinai perskaitykite etiketes, ar maistelyje nėra nepageidaujamų priedų: cukrų (dekstrozės, cukrozės, gliukozės), dirbtinių saldiklių (aspartamo, sacharino), druskos, dažiklių (tartrazino, benzoinės rūgšties,

Aš būtinai...

LAIKYSIUOSI SAUGUMO IR HIGIENOS REIKALAVIMŲ MAITINANT VAIKĄ

Jeigu siekiate rūpintis vaiko saugumu, ruošti ir patiekti maistą reikia rūpestingai. Aš visada skrupulingai laikysiuosi šių reikalavimų:

✓ **Plausiu rankas** su muilu prieš gamindama valgį.

✓ **Sterilizuosiu** visus dubenėlius ir šaukštus, kol vaikas dar nenujunkytas.

✓ **Duosiu vaikui tik jam skirtus** valgymo įrankius.

✓ **Įsitikinsiu, kad vaiko maistelio įpakavimas nepažeistas**; atidarant indelį, turi girdėtis būdingas pokštelėjimas. Jei indelis nebuvo hermetiškas, išmesiu maistą.

✓ Visada **būsiu netoli vaiko jam valgant**, nes jis gali užspringti maistu.

✓ **Nesuvalgyto maisto likutį** sandarioje dėžutėje šaldytuve laikysiu ne ilgiau kaip 24 valandas.

✓ **Patikrinsiu galiojimo datą** ir išmesiu maistą, kurio galiojimas pasibaigęs.

✗ **Nešildysiu ir nelaikysiu** maisto likučių kūdikio dubenėlyje, nes jame gali veistis bakterijos.

E 124, E 122 ir E 110), antioksidantų (butilo hidroanizolo ir butilo hidrotoluolo) bei tirštiklių, pavyzdžiui, modifikuoto krakmolo. Yra nemažai kūdikių organinio maisto gamintojų, kurie tiekia ir atvėsintą, ir šaldytą maistelį. Daugeliu atvejų jo kokybė panaši į namų gamybos maisto.

RANKOJE LAIKOMAS MAISTAS

Kai kurie kūdikiai nuo tokio maisto pradeda, kiti gi iki jo priauga. Toks maistas padeda palengvinti dantenų skausmą, jis tinka užkandžiui, skatina valgyti savarankiškai. Kai kūdikiui prasikala pirmieji dantys, rankoje laikomas maistas padeda išmokti kramtyti ir užima laiką, kol motina gamina jam arba šeimai.

Gabalėliai neturi būti maži arba nepatogūs laikyti. Supjaustykite maistą gabalėliais pagal kūdikio kumščio dydį, kad jį būtų patogu laikyti ir atsikąsti. Nulupkite žievelę, išimkite sėklas. Mėgiamas maistas gali būti:

- Garintų daržovių (morkų, šparaginių pupelių, šparagų) lazdelės, žaliųjų žirnių ankštys, raudonosios paprikos skiltelės, saldžiosios bulvės gabalėliai, brokolio šakelė.
- Vaisiai – nulupto obuolio ar kriaušės skiltelės, banano, mango, meliono ir slyvos gabalėliai.
- Didelis virtas makaronas.
- Duonos lazdelės, ryžių sausainiai, duonos kampelis, pitos duonelė.

Neduokite saldžių sausainių ir džiūvėsių, nes vaikas tampa smaližiumi ir niekada nepalikite jo vieno, kol valgo, nes gali užspringti maistu.

VALGO PATS

Daugelis vaikų nori valgyti patys nuo pat pradžių, čiumpa šaukštą iš motinos būdami tik 8 mėnesių. Toks augantis savarankiškumas yra gerai, nes taip skatinama akių ir rankų koordinacija. Duokite vaikui šaukštą, o maitinkite jį kitu. Nors neretai didžiąją maisto dalį vaikas suvalgo pirštais.

Kad imtų valgyti šaukštu, vaikui gali prireikti kelių mėnesių, tad dauguma maisto atsiduria ant grindų arba juo ištepliojama kėdė. Pasiruoškite netvarkai – grindis užklokite polietilenu, nesijaudinkite dėl išpilto vandens. Palengvinkite vaikui valgyti – duokite jam maisto, kurį lengva pakabinti šaukštu, pavyzdžiui, bulvių košės, varškės su grietine, virtų ryžių.

Tiesa ta, kad kuo daugiau leisite vaikui valgyti rankomis, tuo greičiau jis apsipras su šaukštu, rankoje laikomu maistu ir valgiais, kurių gabalėliai nedideli ir lengvai paimami.

3 VALGYMAI KASDIEN

Apie 8–9 mėnesį, kai kūdikis jau gerai valgo kietą maistą, jam duokite nebe 2, o 3 kartus per dieną. Kūdikiai gyvena pagal tvarkaraštį, o kadangi jų energijos poreikis pagal kūno dydį yra didelis, jiems reikia valgyti tris kartus po nedaug. Pietūs yra tinkamiausias laikas pagrindiniam dienos valgiui, nes kūdikis yra budrus ir geros nuotaikos. Kiekvieną naują maistą siūlykite kūdikiui palengva; jeigu kūdikiui jis nepatinka, siūlykite po kelių dienų kartu su kitu maistu.

Pirmaisiais metais kūdikiai auga greitai ir pagal jų kūno dydį jiems reikia daug energijos. Stenkitės jam

KASDIENINIS KŪDIKIO MENIU

ANGLIAVANDENIAI (KRAKMOLINGI PRODUKTAI)

(apie 3–4 porcijos kasdien)
- Becukriai pusryčių dribsniai.
- Avižinė košė.
- Makaronai.
- Ryžiai.
- Duona.
- Bulvės.

BALTYMINIS MAISTAS

(apie 2–3 porcijos kasdien)
- Žuvis.

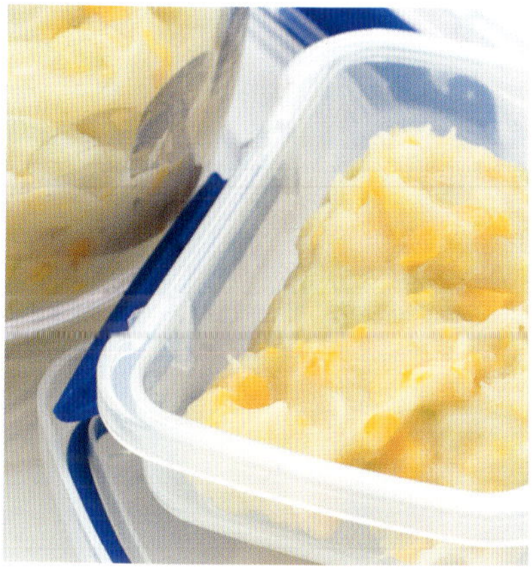

- Sojos varškė.
- Mėsa ir paukštiena.
- Mėsos patiekalai.
- Gerai išvirtas kiaušinis.
- Riebus sūris (tarkuotas arba gabalėliais).
- Pupelės ir kiti ankštiniai augalai.
- Jogurtas ir grūdėta varškė.

VAISIAI IR DARŽOVĖS

(3–4 ar daugiau porcijų kasdien)
- Nulupti obuoliai.
- Bananai.
- Mangai.
- Abrikosai.
- Slyvos ir nektarinai.
- Melionai.
- Braškės.
- Morkos.
- Brokoliai.
- Žalieji žirneliai.
- Pupelės.
- Saldieji pipirai.
- Šparaginės pupelės.

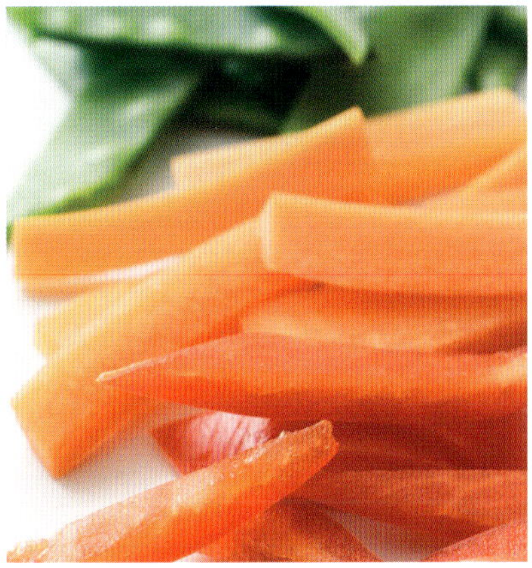

PIENAS

500–600 ml kasdien

UŽKANDŽIAI

- Kietai virtas kiaušinis.
- Duonos ar skrebučio gabalėliai.
- Ryžių pyragėlis su mielių ekstraktu.
- Pitos duonelė su humusu.
- Sūrio lazdelės arba tarkuotas sūris.
- Daržovių lazdelės.
- Vaisių skiltelės arba gabalėliai.
- Sausi, becukriai dribsniai.
- Jogurtas arba grūdėta varškė.
- Džiovinti vaisiai.

duoti suderintą maistą, tačiau šiuo metu kūdikio valgymo įpročiai dar nėra nusistovėję. Todėl kreipkite dėmesį tik į tai, ką jis valgė per savaitę, o ne kasdien.

Angliavandeniai aprūpina kūdikį energija, vitaminais, mineralinėmis medžiagomis ir skaidulomis. Tačiau kūdikiai sunkiai virškina skaidulas, jos gali apsunkinti virškinimo sistemą. Venkite duoti kūdikiui daug skaidulų turinčio maisto. Baltyminis maistas yra būtinas augimui ir kūno statybai. Kad kūdikis gautų visų būtinų aminorūgščių, duokite jam įvairaus, gyvūninio ir augalinio baltyminio maisto.

Švieži, šaldyti, konservuoti ir džiovinti vaisiai bei daržovės turi daug vitaminų, ypač vitamino C, mineralinių medžiagų ir skaidulų.

VALGYMAS KARTU SU ŠEIMA

Kai tik pradeda sėdėti aukštoje kėdėje arba prie stalo tvirtinamoje kėdutėje, kūdikis gali valgyti kartu su kitais šeimos nariais. Dauguma valgių kūdikiui irgi tinka, tik iš pradžių nereikia duoti jam maisto su prieskoniais. Baigiantis pirmiesiems kūdikio metams jis gali valgyti beveik viską, ką valgo kiti šeimos nariai. Leisti kūdikiui valgyti su kitais yra geriausias būdas jam išmokti, kaip reikia elgtis prie stalo.

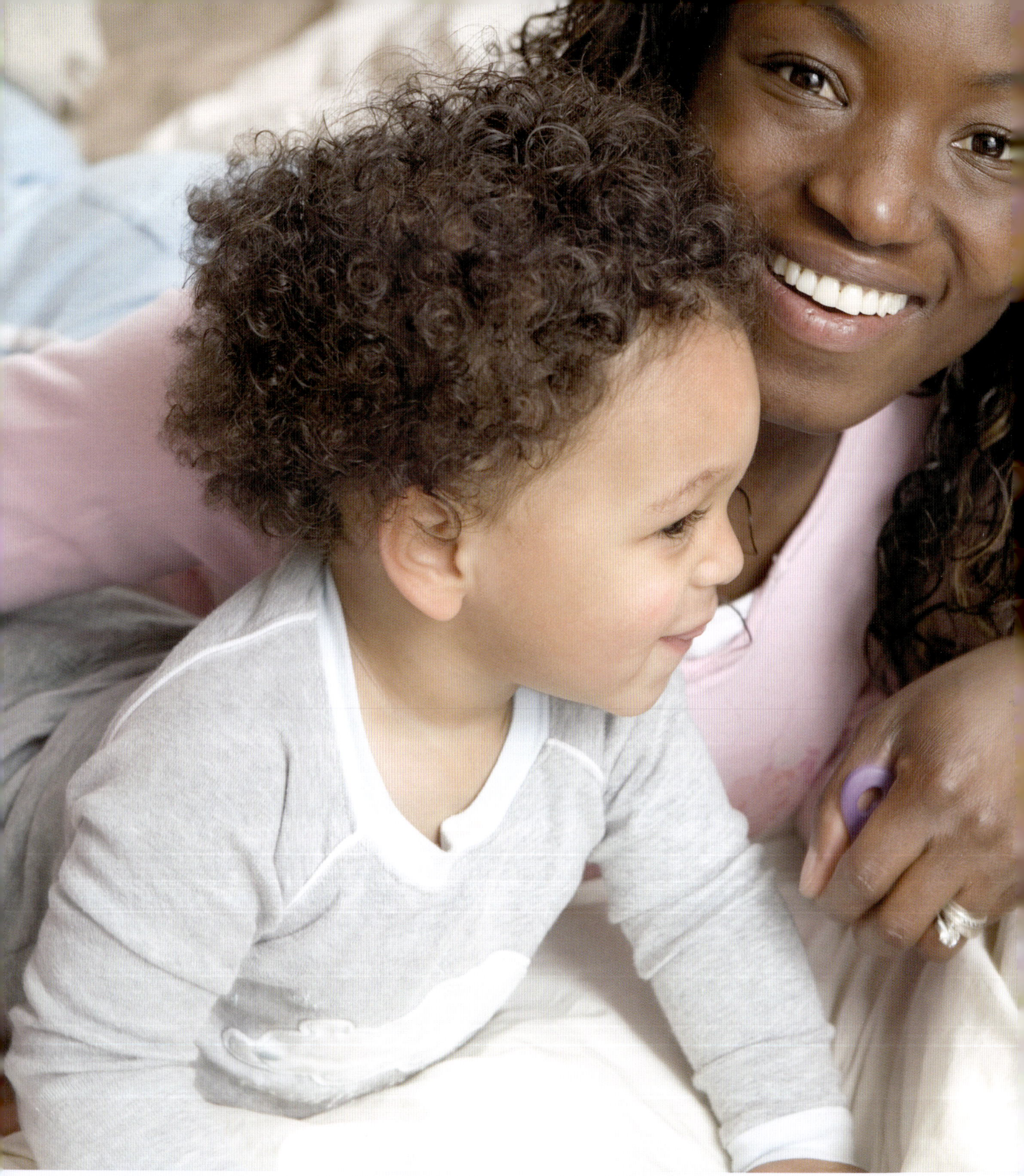

II DALIS Mano vaikas

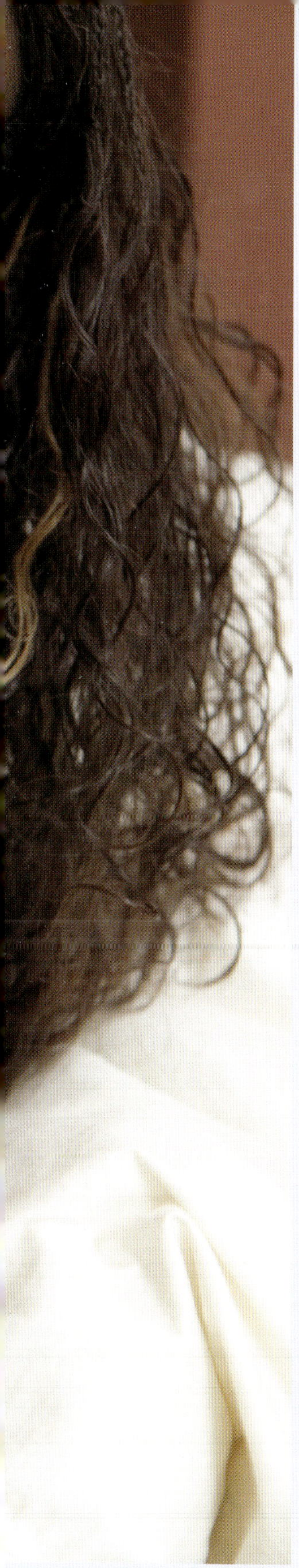

Vaiko priežiūra

Atrodo, kad dar vakar mano kūdikis buvo maža bejėgė, visiškai nuo manęs priklausanti būtybė. Dabar gyvenu su kažkuo, kas nuolatos lenda visur ir begėdiškai nurodo, ką man daryti. Vaikas jau tapo asmenybe, aš kasdien būnu nustebinta to, ką jis pasiekė ir bandau įsivaizduoti, koks jis bus įdomus užaugęs. Taip, aš suprantu, kad dabar tvarkytis bus sunkiau, nes teks atsižvelgti ir tenkinti vaiko norus, tačiau dabar pats metas dalintis su juo savo patirtimi ir dar labiau suartėti.

Vaiko raidos stebėjimas

Vaikui augant jis vis greičiau įgis naujų gebėjimų. Mano didžiausias rūpestis – ar jo raida atitinka normos ribas, nes namai yra vaikui saugūs – jis bandys įsisavinti naujus gebėjimus – vaikščios ir pats valgys. Vaikas ne tik tobulins judėjimo ir naudojimosi daiktais įgūdžius; išsivystys asmenybės bruožai, jis galės geriau bendrauti su aplinkiniais.

ASMENYBĖ IR EMOCIJOS

Be abejonės, vaikas nuo pat pradžių yra asmenybė, tačiau įgijęs judėjimo ir kitų gebėjimų, jis galės geriau išreikšti save, kaip asmenybę. Nors kai kurie asmenybės bruožai yra paveldimi, ne mažiau vaiką veikia tai, kaip jis auginamas ir kaip su juo elgiasi kiti. Netgi identiški ir vienodai auginti dvyniai skiriasi kaip asmenybės.

Tėvai siekia užtikrinti vaikui kuo geriausią aplinką pagal savo galimybes; toje aplinkoje auginamas vaikas gali iki galo realizuoti savo galimybes. Vaiko reakcija į aplinkinį pasaulį iš dalies yra nulemta, todėl tėvų įtaka gali ne viską.

Iš pradžių visi vaikai yra ekstravertai ir draugiški; jie noriai bendrauja tiek su naujais, tiek su jam pažįstamais žmonėmis. Vėliau jie ima vengti svetimų ir sutikę svetimą žmogų, ieško motinos palaikymo ir nuraminimo. Vaikai nenori dalintis tuo, ką turi.

Paaugus vaikas pradeda reikšti nuotaikas. Jis laimingas, kai viskas sekasi; nesėkmės tampa ašarų ir irzlumo priežastimi. Irzlumas gali virsti pykčio priepuoliu. Tai suprantama, nes maži vaikai turi taikytis su fiziniais apribojimais. Pavyzdžiui, vaikas negali judėti taip greit, kaip jam norėtųsi, arba nepakankamai miklus kuriam nors žaidimui. Kalba taip pat dar yra ribota, todėl vaikas ne visada gali pasakyti tai, ko nori.

Tačiau vystosi vaiko humoro jausmas – jis gali krėsti linksmas išdaigas, kad atkreiptų į save dėmesį, taip pat tobulėja būdai parodyti prisirišimą – paprašytas vaikas pabučiuoja motiną, todėl su juo būti yra smagu.

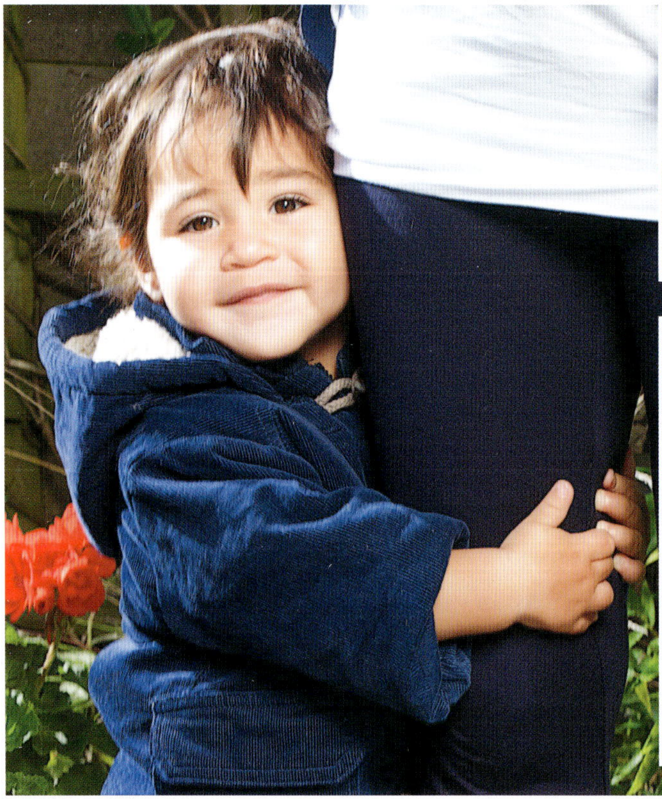

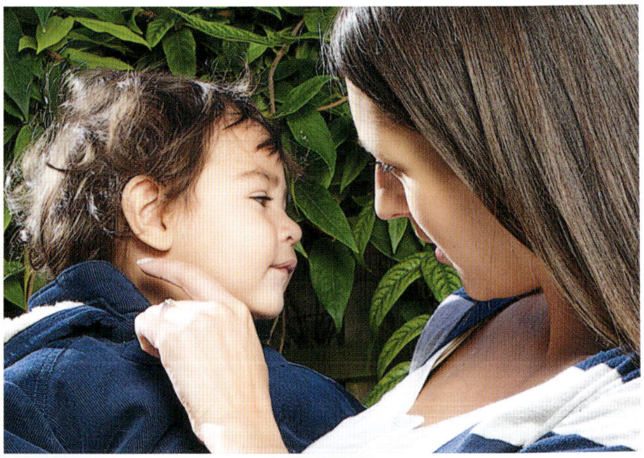

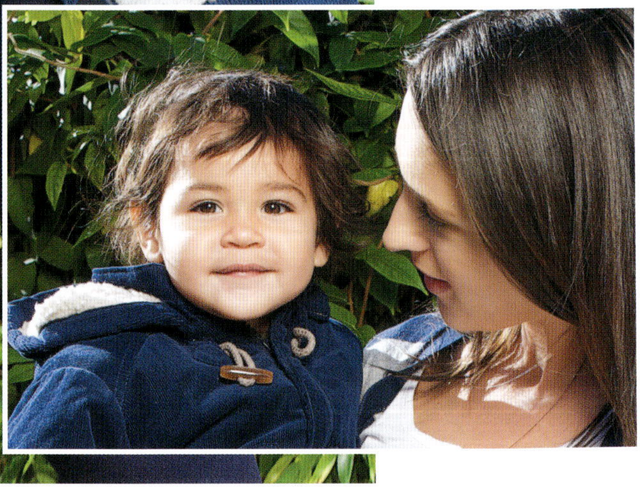

ĮSIVAIZDUOJAMI DRAUGAI

Daugelis mažų vaikų turi įsivaizduotų draugų. Kai kada tai būna vienas ilgalaikis draugas arba gyvūnas. Kiti vaikai įsivaizduoja daugelį draugų, bet neilgam. Tai nebūtinai reiškia, kad vaikas turi problemų. Įsivaizduoti draugai leidžia vaikui eksperimentuoti su emocijomis, ypač „draudžiamais" jausmais. Tėvai turėtų vaikus paskatinti, žaisdami pagal vaiko vaizduotės taisykles.

Norėdamos padėti savo vaikui pritapti prie aplinkinio pasaulio, turite išmokti suprasti ir priimti jo temperamentą, paruošti vaiką bet kokiai situacijai ir išmokyti, kaip joje elgtis.

AUGANTIS SAVARANKIŠKUMAS

Vienas iš būdų vaiko savarankiškumui išreikšti – tai naudojimasis tuo, kad jis moka vaikščioti. Vaikas nueina tolyn nuo jūsų, pašauktas – ateina!

Vaikas jau bando kontroliuoti tai, kas su juo vyksta. Jis išreiškia savo norus – parodo ir pasako. Neretai jis nori, kad viskas vyktų kitaip. Kai negauna to, ko nori, vaikas gali verkti ir šaukti.

Motinos užduotis – paskatinti didėjančius vaiko gebėjimus (žr. p. 222), tuo pačiu metu riboti temperamento prasiveržimus (žr. p. 240).

SAUGUMO UŽTIKRINIMAS

Didėjančios vaiko galimybės ir jo smalsumas ima kelti jam pavojų. Vaikas atsistoja ant kėdės ir vežimėlyje, lipa laiptais stačiomis ir užkliūna už laiptelio, eina judria šalikele, žaidžia gatvėje. Visa tai pavojinga, todėl svarbu ne tik laiku vaiką sulaikyti, bet ir išaiškinti jam, kas yra pavojinga. Imkitės atsargumo priemonių ir padėkite pavojingus daiktus taip, kad vaikas nepasiektų. Pašalinkite žinomus pavojus (žr. p. 194) ir pradėkite mokyti vaiką saugaus elgesio. Rodykite vaikui tinkamą pavyzdį. Pavyzdžiui, mašinoje visada užsisekite saugos diržą, per gatvę eikite tik degant žaliai šviesai.

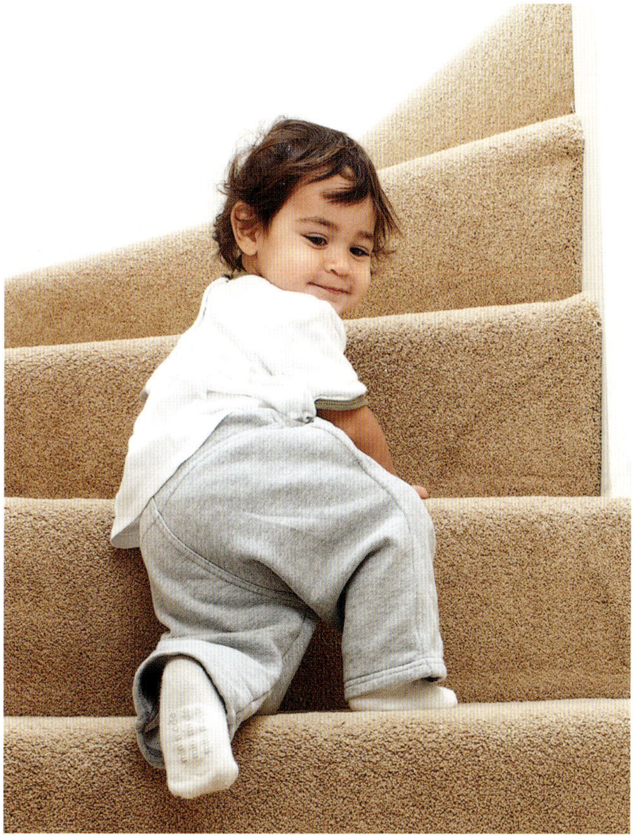

Aš būtinai...

UŽTIKRINSIU VAIKO SAUGUMĄ

Judrus ropojantis vaikas susiduria su daugiau pavojų, negu kūdikis. Reikėtų vaiką pamokyti apie:

✓ **Kelius ir transportą**. Netgi vaikui sėdint vežimėlyje, reikia jam aiškinti apie ėjimą per žalią šviesą, pasižiūrėjimą į abi gatvės puses ir kad reikia duoti kam nors ranką, kai einate per gatvę.

✓ **Pašalinius žmones**. Išmokyti vaiką, kad prieš bendraudamas su nepažįstamais žmonėmis, pasisakytų motinai.

✓ **Maistą ir vaišes**. Vaikas maistą turi priimti tik iš tų žmonių, kuriuos gerai pažįsta, prieš valgydamas saldainius, gauti mamos leidimą.

✓ **Vaistus**. Privalote vaikui paaiškinti, kad vaistai – tai ne saldainiai ir kad vaistų duoda tik mama.

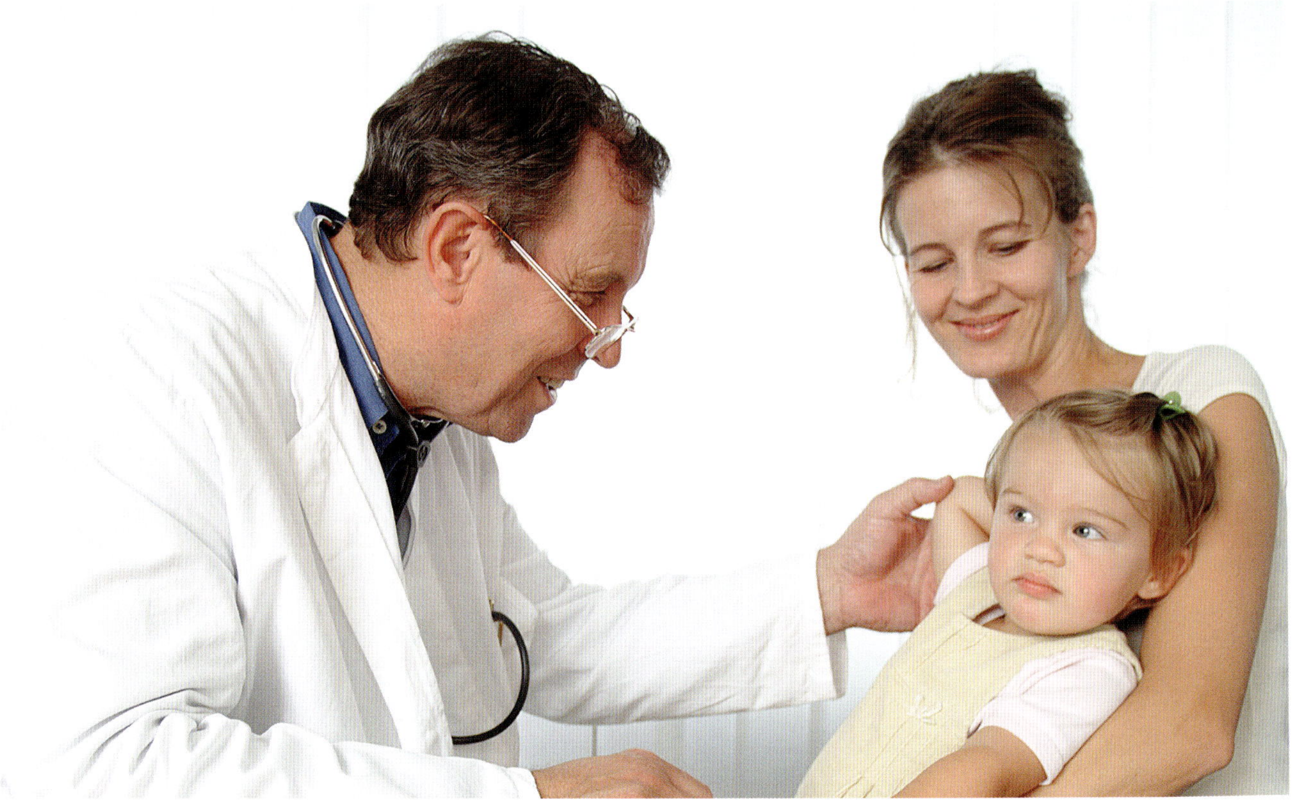

RAIDOS PROBLEMOS

Realizuoti visą potencialą vaikui gali sutrukdyti kai kurios ligos, uždelsta raida arba pojūčių sutrikimai. Dauguma tokių ligų yra išgydomos, todėl labai svarbu, kad savo įtarimus išsakytumėte gydytojui. Nors kūdikio sveikata yra nuolat tikrinama, tėvai gali pirmieji pastebėti, kad ne viskas su juo gerai. Žr. p. 221 pateiktą sąrašą, kuriame nurodyta, kada vaikas turėtų įsisavinti tam tikrus įgūdžius.

Jeigu įtariate, kad vaiko raida yra sutrikusi, svarbu kuo greičiau įvardinti tuos sutrikimus, nelaukiant sveikatos patikrinimo. Reikia gydytojui pranešti apie visas problemas, susijusias su vaiko rega ar klausa, nes dėl šių trūkumų neišvengiamai vėluos vaiko raida. Dažniausiai pasitaiko šie sutrikimai, kurie rodo pavėluotą vystymąsi:

- Sėdėjimas nelaikant.
- Vaikščiojimas.
- Kalbos vystymasis.

Reikia aptarti visas kūdikio elgsenos ir asmenybės ypatybes, kurios jums kelia nerimą: prisirišimo stoka, destruktyvus elgesys arba pažeidžiamumo požymiai (uždarumas, verksmingumas, baikštumas). Įsitikinimui, kad problema iš tikrųjų egzistuoja, gali prireikti tyrimų.

UŽDELSTI PASIEKIMAI ✗

Nors visi vaikai vystosi skirtingai, vis tiek kai kuriems pasiekimams yra normos ribos. Todėl turėtumėte pranešti gydytojui, jeigu kūdikis:

✗ Sulaukęs 12 mėnesių dar neropoja.

✗ Sulaukęs 18 mėnesių nevaikšto.

✗ Būdamas 2 metų dar nekalba.

Kuo greičiau išaiškinama galima problema, tuo greičiau ji gali būti gydoma ir tuo mažiau ji paveiks vaiko raidą. Yra daug specializuotos pagalbos ir palaikymo būdų, kaip padėti vaikams pilnutinai išplėtoti jų galimybes.

VAIKO ĮGŪDŽIAI

12–15 MĖNESIŲ

- ☐ Geriau naudojasi šaukštu.
- ☐ Paima puodelį ir geria iš jo.
- ☐ Nori valgyti pats.
- ☐ Paima smulkius daiktus abiem rankomis.
- ☐ Stebi daiktus, kuriuos numeta ant grindų.
- ☐ Pradeda ropoti laiptais.
- ☐ Eina nepalaikomas
- ☐ Gali išmokti eiti atbulomis.
- ☐ Gali pasilenkti ieškodamas daikto.
- ☐ Pažįsta daiktus knygoje, gali parodyti bent vieną paveiksle.
- ☐ Gali pamėgdžioti gyvūnų skleidžiamus garsus.

15–18 MĖNESIŲ

- ☐ Meta daiktus tikslingai.
- ☐ Žaidžia su stumdomais žaislais.
- ☐ Gali pastatyti bokštą iš 3 kaladėlių.
- ☐ Padeda jį aprengti.
- ☐ Gali atlikti piešimo judesį.
- ☐ Bando atlikti kelis darbus.
- ☐ Gali įvykdyti kelis paliepimus.
- ☐ Žino kelias kūno dalis.
- ☐ Moka 3–5 žodžius.

18–24 MĖNESIAI

- ☐ Įlipa į kėdę ir atsisėda.
- ☐ Stabiliau vaikšto.
- ☐ Ranka parodo, ko nori.
- ☐ Pradeda keverzoti pieštuku.
- ☐ Moka paprašyti žaislų, maisto ir puodelio.
- ☐ Parodžius kaip, sulenkia popierių.
- ☐ Tempia už rankos, kai nori kažką parodyti.
- ☐ Gali suprasti sudėtingesnius prašymus.
- ☐ Žino ir naudoja apie 50 žodžių.
- ☐ Trumpai gali žaisti pats.
- ☐ Nori padėti namų ruošoje.
- ☐ Verčia knygos lapus.

2–3 METAI

- ☐ Užlipa ant baldų ir nulipa nuo jų.
- ☐ Bėgioja ir šokinėja.
- ☐ Užlipa ir nulipa laiptais pristatomuoju žingsneliu.
- ☐ Pastato bokštą iš 6–7 kaladėlių.
- ☐ Mėto ir spardo kamuolį.
- ☐ Valgo šakute.
- ☐ Gali abiem rankom laikyti mažą stiklinę.
- ☐ Pradeda pats apsirengti ir nusirengti.
- ☐ Gali nupiešti apskritimą.
- ☐ Gali suverti didelius karolius.
- ☐ Moka sudėti paprastą dėlionę.
- ☐ Atidaro dėžutę, kad sužinotų, kas viduje.
- ☐ Pažįsta save nuotraukoje.
- ☐ Tyrinėja paveikslėlius knygose.
- ☐ Įdėmiai klauso pokalbių.
- ☐ Gali įvykdyti daug 2 dalių nurodymų.
- ☐ Žino apie 200 žodžių, žodynas greit plečiasi.
- ☐ Parodo ir pavadina žinomus daiktus.
- ☐ Žino kelis eilėraščius vaikams ir kelias spalvas.
- ☐ Žaidžia šalia kitų žmonių.
- ☐ Mėgsta žaidimą „Aš esu...".
- ☐ Su žaislais žaidžia prasmingai.
- ☐ Žino, kada turi šlapintis ir tuštintis.

Aktyvumas ir žaidimai

Vaikas nuolatos mokosi, daugiausia, kai ką nors veikia arba žaidžia. Žaislai ir žaidimai padeda kūdikiui tobulinti judėjimo ir veiklos įgūdžius, skatina jo vaizduotę ir bendravimą, prisideda prie meilės motinai formavimosi.

Nuo maždaug 12–18 mėnesių kūdikis pradeda mažiau miegoti, kadangi namie ir lauke randa daug įdomios veiklos. Kartais dėl to sutrinka jo miegas nakties metu (žr. p. 209).

DIENOS MIEGAS

Dauguma vaikų miega dieną iki 2 metų amžiaus, kai kurie trumpai pamiega iki 3–4 metų. Dieną vaikas miega tiek, kiek nori, dažniausiai tuo pačiu metu kasdien. Bandykite dienos miegui parinkti tą laiką, kad jis naudingiausias jums, bet ne per vėlai. Jeigu vaikas atsisako miegoti, leiskite jam tyliai žaisti savo lovoje, paleiskite pasakos arba muzikinį įrašą. Taip vaikas ir nemiegodamas pailsės.

Vaikams reikalinga miego trukmė nėra vienoda; kai kurie vaikai miega žymiai ilgiau už kitus. Bloga nuotaika ir irzlumas gali reikšti miego trūkumą. Realistiškai

Aš būtinai...

SKATINSIU VAIKĄ MIEGOTI IR DIENĄ

Nepakankamai pailsėjęs vaikas pervargsta ir darosi irzlus. Kai jis miega dieną, motina gali užsiimti namų ruoša. Pabandykite:

✓ Prieš dienos miegą **atitraukti vaiką nuo įtemptos veiklos**.

✓ **Pasiūlyti jam migdantį užkandį**, pavyzdžiui, pieno ir nesaldžių sausainių.

✓ **Užtemdyti vaiko kambarį**.

✓ **Nuraminti vaiką daug anksčiau**. Jeigu reikia, prieš guldant pabūkite kartu, trumpai paskaitykite.

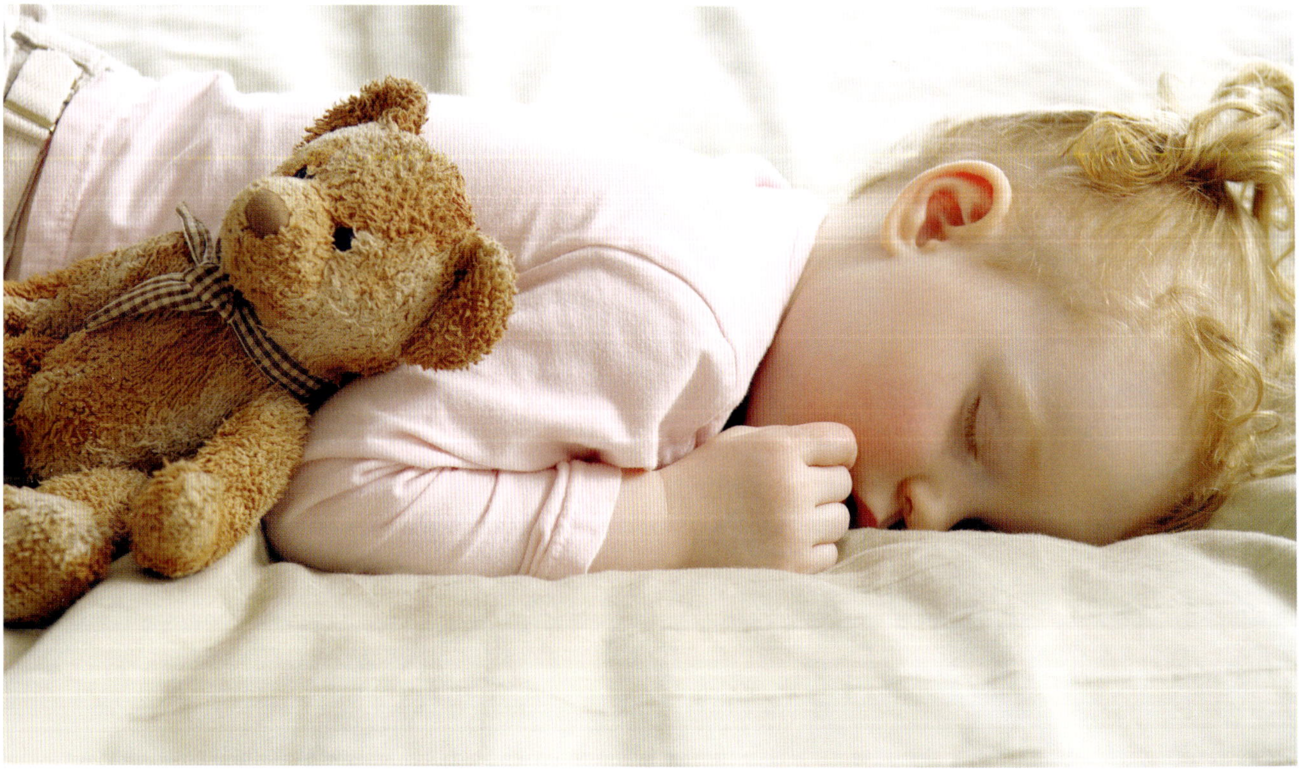

vertinkite savo vaiko miego poreikį. Įskaitant ir dienos miegą, 1 metų vaikas miega 12–14 valandų, 2 metų – apie 12–13 valandų, 3 metų vaikas – apie 12 valandų.

ŽAISLAI

Kūdikiams daug žaislų nereikia, netgi maži vaikai gali apsieiti su keletu nebrangių žaisliukų. Labai svarbu parinkti saugius žaislus pagal vaiko amžių (vaikams patrauklūs būtent tokie). Neretai labiausiai mėgstamais tampa patys paprasčiausi žaisliukai ar įprasti namų apyvokos daiktai. Laki vaiko vaizduotė įgalina juos naudoti visaip. Nuo maždaug 15 mėnesių kūdikiui patinka popierius ir piešimo reikmenys, puodais ir keptuvėmis jis kelia triukšmą, pripildo juos visokių jam įdomių daiktų. Labiau mėgiami tie žaislai, kuriems reikia vaizduotės (dėlionės, kaladėlės, formelės); ypač smulkūs ir realistiški žaislai didelio įspūdžio nedaro.

TELEVIZIJA IR DVD

Televizijos ir DVD filmų žiūrėjimas neturėtų būti svarbus kūdikio užsiėmimas. Daugelis tėvų vaikams tą leidžia, kad turėtų laiko sau, tačiau tas nedidelis kalbos vystymosi skatinimas (taip teigia TV programos) neatsveria visų trūkumų. Laikas, skirtas televizijai ir DVD, galėtų būti praleistas prasmingiau – tobulinant fizinius gebėjimus (saugo nuo nutukimo), skaitymo įgūdžius. Daugelį vaikų nuliūdina ekrane matoma prievarta. Ekspertai sutaria, kad vaikai televiziją turėtų žiūrėti ribotai: nežiūrėti iki 3 metų, 3–7 metų – ne daugiau kaip 30–60 minučių per dieną. Televizorių vaikui žiūrėti leiskite tada ir tik tada, kai jau žaidė lauke, lavino savo vaizduotę, klausėsi skaitymo ir užsiėmė kita veikla (piešė, statė iš kaladėlių ir pan.). Parinkite ramias tylias programas, bandykite žiūrėti jas kartu su vaiku; tuomet matysite, ar programa tinkama ir laiku perjungsite kanalą.

VEIKLA PATALPOSE

Vaikas labai mėgsta daug įvairių užsiėmimų namuose. Jis laimingas sėdi prie apatinio stalčiaus virtuvėje ir žaidžia su puodais bei keptuvėmis. Vonioje vaikui patinka pilti vandenį į puodelius, pūsti burbulus ir plukdyti laivelius.

Nuo maždaug 18 mėnesių vaikas jau nori padėti namų ruošoje. Paaugęs jis mielai nuvalo stalą, padedant motinai sudeda drabužius į skalbimo mašiną, įpila į ją skalbiamųjų miltelių. Vaikai noriai padeda kepti – iš tešlos gamina sausainius arba puošia pyragus. Piešimas prie molberto vandeniniais dažais, spalvinimas kreidelėmis ir lipdymas iš plastilino tampa mėgiamu užsiėmimu.

Sėkmingas apsipirkimas ✓

Patirtis, kurios dauguma mūsų norėtų išvengti, tačiau negali – tai apsipirkimas, vežimėlyje vežantis aktyvų arba nuobodžiaujantį vaiką. Keli būdai, kurie neleis apsipirkimui pavirsti kankyne:

- ✓ Visada laikykitės tam tikrų taisyklių, pavyzdžiui, nepirkti saldainių.
- ✓ Bandykite eiti į parduotuves, kai jose mažiau žmonių ir jūs abu nesate alkani arba pavargę.
- ✓ Turėkite su savimi užkandžių – bandelę arba bananą.
- ✓ Kai tai įmanoma, leiskite vaikui išrinkti, kokį maistą perkate. Pavyzdžiui, tegu vaikas išrenka žalius ar raudonus obuolius, arba parenka dribsnius pusryčiams. Jeigu vaikas parenka netinkamai, paaiškinkite jam, kodėl jums tai netinka, arba padėkite atgal į lentyną jam nematant.
- ✓ Bandykite lankytis tose parduotuvėse, kur yra motinos ir vaiko kambarys. Žinokite, kur jis yra.
- ✓ Kartais nusiveskite vaiką į specializuotą vietą – mėsinę arba duonos parduotuvę. Tegu vaikas pamato, kaip pjaustomas ir sveriamas maistas.
- ✓ Jeigu reikia nupirkti daug pirkinių, padarykite pertrauką. Nueikite į kavinę, Kalėdų metu apžiūrėkite prakartėlę.

Kartu su motina vaikai mėgsta rengti žaislus, šokti pagal muziką, dėlioti paprasčiausias dėliones. Vaidmenų žaidimai leidžia tobulinti bendravimo įgūdžius ir nukreipti vidinį nerimą bei pyktį. Tai naudinga ir vaikui, ir motinai, nes kuo dažniau vaikas žaisdamas išreiškia neigiamus jausmus, tuo rečiau ir tuo silpnesni bus jo pykčio protrūkiai.

PASIVAIKŠČIOJIMAI NETOLIESE

Kasdieniniai pasivaikščiojimai lauke yra vaikui puiki proga mokytis. Apsilankymas parduotuvėje, parke, zoologijos sode, gyvūnų parduotuvėje, mokyklėlėje ar vaikams skirtame muziejuje suteikia daug galimybių pamatyti, padaryti ir aptarti. Eidami pasivaikščioti rinkitės vis kitokį kelią, kad vaikas pamatytų ką nors naują. Jeigu vaikas vežimėlyje sėdi veidu į motiną, jie abu daugiau kalbasi. Trumpi pasivaikščiojimai vaikui nespėja nusibosti.

Pakeliui galima aptarti daug dalykų – sutiktus šunis, autobusus, prekes parduotuvių vitrinose. Eidami rinkite įvairius daiktus, iš kurių vėliau galėsite sudėlioti mozaikas (pavyzdžiui, iš lapų). Tinka kaštonai, akmenukai, kriauklelės, jūros žolės, į paplūdimį išmestas medis, gilės, plunksnos, lapai, kankorėžiai ir žolės ar gėlės.

Eikite pasivaikščioti net ir lyjant ar sningant, nors trumpam pabūti lauke ir pažaisti, tik apsirenkite atitinkamai. Apmautas guminiais batais vaikas su džiaugsmu taškys balas arba žiūrės į save jose. Jeigu pasnigo, galite mėtyti gniūžtes į sieną, surengti netikrą sniego mūšį arba nulipdyti senį besmegenį.

EKSPERTO PATARIMAS

Užsupimas

Jūros liga, kurios metu pykina ir vemiama, yra susijusi su greitu akių judėjimu ir fokusavimu sekant judančius daiktus. Užsupimo išvengti galima sodinant vaiką galinės sėdynės viduryje, šoninius langus pridengiant užuolaidėlėmis. Galima iš kartono iškirpti prie vaiko sėdynės tvirtinamas užtvarėles, tada jis negali žiūrėti per šoninius langus. Kai vaikas žiūri tik į priekį pro priekinį stiklą, greitų akių judesių išvengiama. Nuo jūros ligos padeda ir antihistaminai. Paklauskite apie tai šeimos gydytojo.

ŽAIDIMŲ AIKŠTELĖ IR PARKAS

Žaidimų aikštelė labai svarbi, nes joje saugioje aplinkoje patenkinamas įgimtas vaiko judrumas. Čia vaikai gali čiuožti, laipioti ir suptis; kai nori sėdėti ramiai, gali žaisti smėlio dėžėje. Žinoma, reikia prižiūrėti vaiką, kad pavyzdžiui, užliptų ir nuliptų nuo sūpynių tik joms visiškai sustojus. Pamokykite vaiką, kad neliptų į čiuožyklą per priekį, palauktų, kol pirmiau esantis vaikas sėkmingai nučiuoš žemyn.

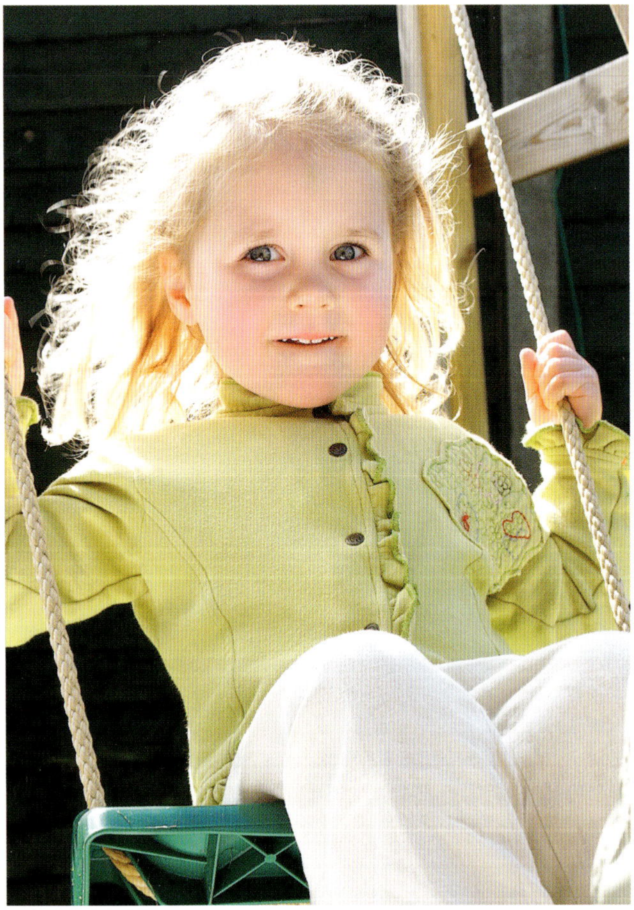

Parke vaikams labai patinka lesinti antis, žaisti prie fontano ar tiesiog pabėgioti aplinkui. Jeigu vaikas važinėja triračiu, jis turėtų dėvėti šalmą.

TOLIMESNĖS KELIONĖS Į UŽMIESTĮ

Tolima kelionė su mažu vaiku reikalauja daug laiko ir pastangų; svarbu ne tik pasiekti kelionės tikslą, dar reikia, kad vaikas rastų ką veikti ir nuvykęs. Važiuojant kartu toli, poilsio būna mažiau, negu tėvams keliaujant vieniems, nes vaiko dienos režimas labai keičia planus. Stenkitės važiuoti tuo metu, kai vaikas miega dieną ir valgykite įprastu laiku.

Jeigu keliaujate mašina, sustokite kas 2 valandas ir pasodinkite vaiką ant puoduko (arba pakeiskite vystyklą bei leiskite vaikui palakstyti aplinkui ir išlieti energijos perteklių. Važiuojant traukiniu galima nueiti į kitą vagoną, pvz., vagoną-restoraną. Jame kita aplinka, yra į ką pažiūrėti, taip pat yra galimybė užkandžiauti. Vaikui būtina duoti ranką ir neleisti jam lakstyti vagone pirmyn ir atgal, nes traukiniui truktelėjus ar stabdant vaikas neteks pusiausvyros. Galima kelionėje turėti nešiojamą DVD grotuvą arba įsirašyti kelis filmukus į nešiojamąjį kompiuterį.

Keliaujant lėktuvu kyla bėdų dėl ausų skausmo ir dėl laiko pokyčių. Kad išvengtumėte ausų užkritimo, duokite vaikui ką nors kramtyti lėktuvui kylant ir leidžiantis. Patartina turėti ir vaistų vaikams nuo

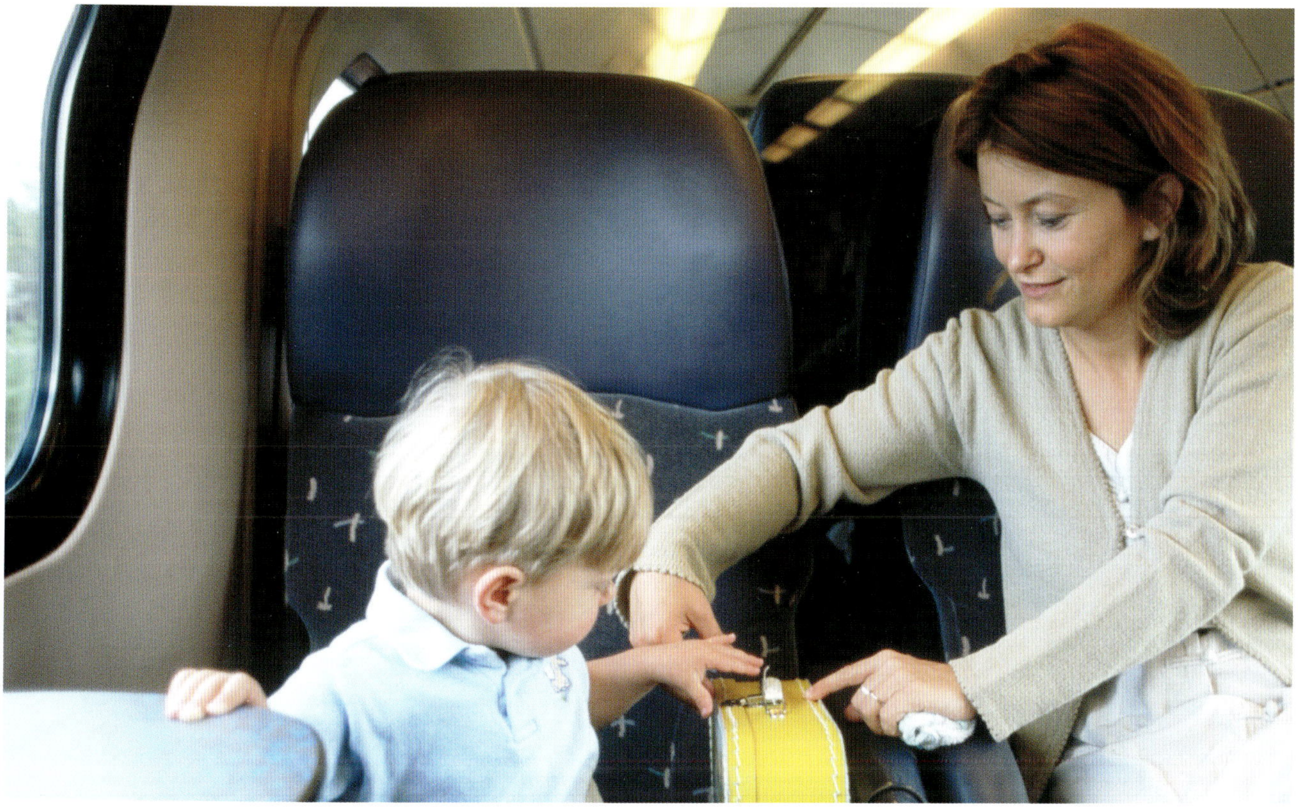

skausmo. Laiko pokytis mažai svarbu ir retai kada būna, kai laiko skirtumas mažesnis nei 3–4 valandos. Tai rečiau įvyksta keliaujant iš rytų į vakarus, dažniau, jeigu keliaujate iš vakarų į rytus. Kai įmanoma, derinkite skrydžių laiką prie įprasto vaiko miego režimo. Labai padeda, jeigu kelionėje darote pertrauką nakčiai. Lėktuve vaikui duokite gerti daug vandens, atvykus (jeigu galima) leiskite jam pabūti saulėje. Tai padeda susireguliuoti vidiniam laikrodžiui. Jeigu išvykstate neilgam (trumpiau kaip 3 dienoms) į skirtingo laiko zoną, bandykite išlaikyti įprastą laiką ir dienos režimą. Jeigu išvyka ilgesnė, iš karto pakeiskite vaiko miego tvarkaraštį pagal naująjį laiką.

Aš būtinai...

PATIKRINSIU, AR VAIKO ŽAISLAI YRA SAUGŪS

Svarbiau yra vaiko išsivystymo lygis, o ne ant pakuotės nurodytas amžius. Labai svarbu, kad mažo vaiko žaislai būtų:

✓ **Stambūs**, iš didelių dalių.

✓ **Gerai pagaminti**, be aštrių briaunų.

✓ **Plaunami**, nes tik taip galėsite tinkamai prižiūrėti minkštus žaislus.

✓ **Su ne ilgesnėmis kaip 30 cm virvutėmis**; ilgesnėmis virvutėmis vaikas gali pasismaugti.

✓ **Tvirti**, kad jų smulkesnės detalės, pvz., akys, neiškristų ir vaikas jomis neužspringtų.

✗ **Ne per sunkūs**, jeigu kartais nukristų ant vaiko.

REKOMENDUOJAMA VEIKLA IR ŽAISLAI

13 MĖNESIŲ
Dabar vaikui labiausiai patinka žaidimai su smėliu, vandeniu, plastilinu ir dažais, skirtais tapybai pirštais. Jo mėgiamose knygose yra įvairios faktūros puslapių ir pakeliamų užsklandėlių. Kūdikis pradeda vadovauti žaidimui ir sako motinai, ką daryti, todėl jai dažniausiai tenka atnešti kūdikio mėtomus daiktus.

14 MĖNESIŲ
Vis labiau išsivysto pirštų valdymas; kūdikiui patinka sukišti mažus daiktelius į jogurto dėželes, plastikines stiklines ir sulčių buteliukus. Išmoksta statyti iš kaladėlių; džiaugiasi tuo, kad pastato bokštą ir vėl nugriauna, arba padaro tiltą, po kuriuo gali pravažiuoti mašinėlė. Kūdikiui reikia kelių paprasčiausių muzikos instrumentų – tambūrino ir būgno.

15 MĖNESIŲ
Dabar mėgstami žaidimai yra slėpynės ir gaudynės, kuriose kūdikis gali pats pradėti žaidimą ir įtraukti motiną. Jam patinka žaidimai su nurodymais arba veiksmais, pvz., „Jurgeli, meistreli", taip pat patinka kartoti judesius ir eilėraščius. Kūdikis moka statyti ir dėti daiktus vienas į kitą.

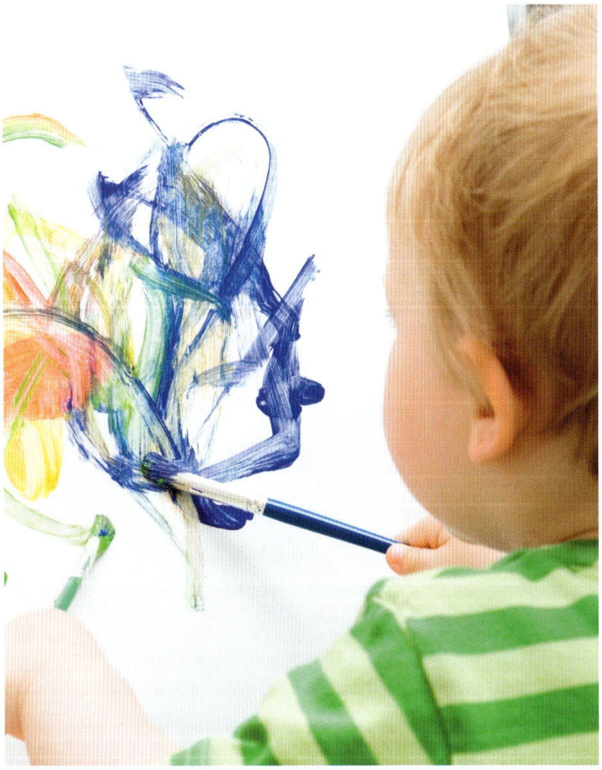

KNYGOS SKAITYMAS
Einant miegoti, važiuojant mašina arba kai lyja, vienas iš mėgiamiausių užsiėmimų gali būti skaitymas. Skaitymas ir užima kūdikį, ir vysto jo gebėjimus. Skaitant plečiamas kūdikio žodynas, pamažu tobulėja ir judesiai, nes vaikas mokosi pats laikyti knygą, versti puslapius ir parodyti iš teksto atpažintus objektus.

Kūdikis išauga iš kartoninių knygelių, jam tinkamiausios tampa iliustruotos pasakos. Labai tinka sutrumpintos žinomiausių pasakų versijos ir vaikiški eilėraščiai. Skaitymas neužima daug laiko; šio amžiaus kūdikiui skaityti reikėtų 5–10 minučių.

16 MĖNESIŲ
Motinai padedant kūdikis sudeda paprasčiausias dėliones. Daug geriau laikosi ant kojų, todėl gali žaisti kamuoliu lauke. Mėgsta vežioti lėlę vežimėlyje arba tempti paprasčiausius riedančius žaislus. Dabar jau žaidžia su sudėtingesnėmis medinėmis mašinėlėmis.

17 MĖNESIŲ
Kūdikio dėmesį traukia žaidimų lenta su daugybe judančių dalių; žaidžia su kreidelėmis, lipdukais ir popieriumi. Labai patinka būti lauke ir sužinoti kažką naujo apie gamtą.

18 MĖNESIŲ
Kūdikis jau daug geriau rūšiuoja ir stato, įstato figūras į joms skirtas išpjovas, naudoja kaladėles. Jam labai patinka plastilinas, iš kurio gali pagaminti motinos prašomų daiktų – „sausainių". Patinka žaisti su lėlių drabužėliais ir meškiuku.

20 MĖNESIŲ
Kūdikiui patinka žaisti minkštais žaislais. Mergaitėms ypač patinka lėlės, kurios turi įvairių drabužėlių. Mėgiamos

knygos su daug paprastų eilėraščių, kūdikis mielai klausosi pasakų ir dainelių įrašų.

22 MĖNESIAI

Džiaugsmą kūdikiui sukelia sudėtingesni, garsus skleidžiantys žaislai, pavyzdžiui, ksilofonas arba muzikinė dėžutė. Į savo paveikslus kūdikis įterpia įvairių medžiagų, gamina koliažus iš audinio, tešlos, blizgančio popieriaus.

24 MĖNESIAI

Meninė veikla tobulėja. Vaikui patinka vynioti ant ritės siūlus, jis geriau išmoko statyti iš kaladėlių. Su kaladėlėmis vaikas sugeba žaisti vaizduotės žaidimus – statyti tvirtoves, tvoras, bokštus. Pradeda dainuoti kartu su motina, kartoti eilėraščius. Ypač patinka eilėraščiai, kuriuose nurodoma, ką veikti.

26 MĖNESIAI

Vaikui vis įdomesni tampa vaidmenų žaidimai (rūpintis sergančiu meškiuku, guldyti meškiuką į lovą), į kuriuos jis neretai prašo įsijungti ir motiną. Nors dar nežaidžia su kitais vaikais, užtat kartu su motina mielai dalyvauja vaikų gimnastikos ar plaukimo užsiėmimuose.

28 MĖNESIAI

Vaidmenų žaidimai tebekelia daug džiaugsmo ir vis tobulinami: vaikas tampa paštininku ir neša laiškus, arba sukuria parduotuvę su maisto atsargomis. Uždengus paklode stalą, vaikas po juo „stovyklauja". Labai tinka didelės kartoninės dėžės, iš kurių pasidaro gaisrinės automobilį ar traukinį. Vaikui patinka motinos kuriami pasakojimai apie pažįstamus objektus, jis mielai atsako į klausimus apie tokį pasakojimą.

30 MĖNESIŲ

Vaikas nori dalyvauti ir padėti dirbant namuose. Duokite jam dulkių šluostę ir šepetį. Kai kepate, leiskite vaikui papuošti kepinius. Tegu vaikas palaisto namie gėles, skudurėliu valo savo kėdutę ir susitvarko žaislus. Galite kartu vykdyti meninius projektus – tegu vaikas padeda papuošti Kalėdų eglutę, spalvina atvirukus, lipdo ant jų lipdukus arba blizgučius.

32 MĖNESIAI

Potraukis meninei veiklai nesibaigia; vaikui patinka piešti, spalvinti ir tapyti. Ypač smagu, jeigu lieka daug nešvaros! Pabandykite pagaminti bulvinių antspaudų ir sukurti etikečių knygelę.

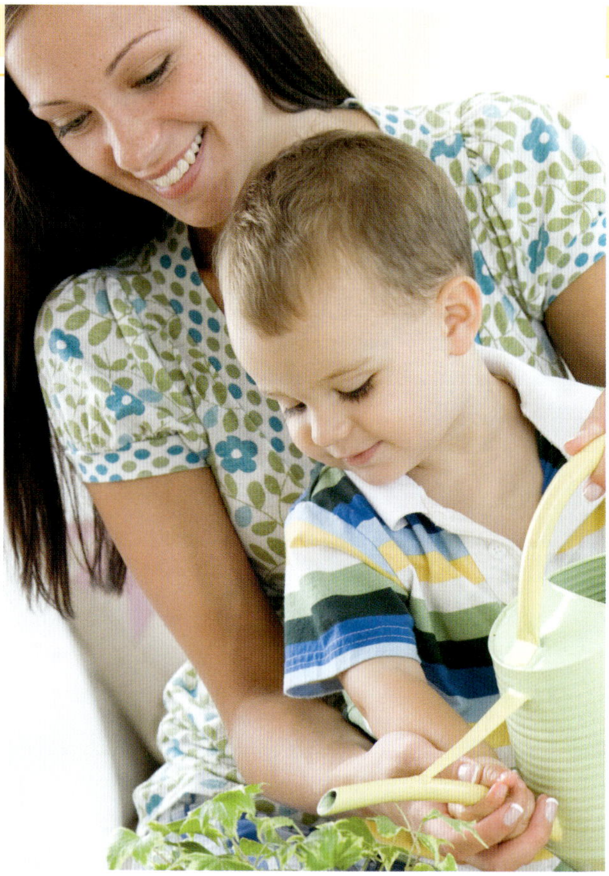

34 MĖNESIAI

Vaikui patinka lengvi ir paprasti darbeliai. Jis dalyvauja kepimo darbuose – atneša produktus, maišo miltus, įdeda razinų į tešlą, suneša šaukštus į kriauklę. Jau moka ieškoti paslėpto daikto. Jeigu parodote knygelėje daikto atvaizdą, namie bando rasti panašių daiktų. Knygos dabar labai svarbios; vaikas pasirenka tas, kuriose pasakos yra „tikros". Leiskite pasirinkti, kas bus skaitoma prieš miegą.

36 MĖNESIAI

Didžiausias džiaugsmas – žaisti kartu. Vaikas kartu su mama muzikuoja, šoka, žaidžia gaudynių, dėlioja dėliones ir netgi bando žaisti paprasčiausius stalo žaidimus ar kortomis. Žaidimu tampa daržovių atnešimas ar skalbinių sudėjimas į skalbyklę. Kartu su mama vaikas bando kepti kepinius ir kurti meninius darbelius.

Kaip padėti jam tapti savarankišku

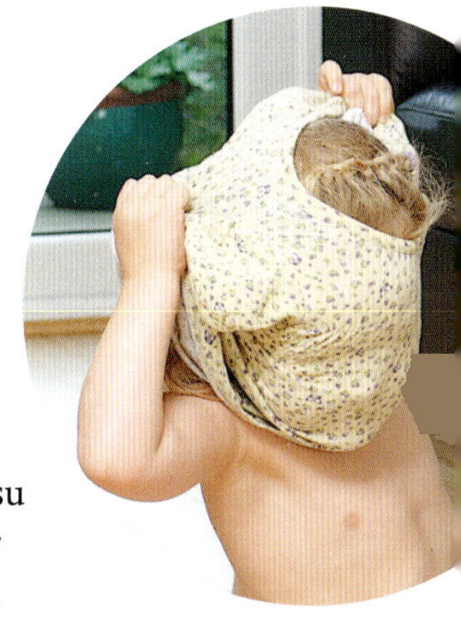

Dabar, kai šiek tiek padedamas gali savimi pasirūpinti pats, vaikas vis labiau siekia tapti savarankiškas. Tai pasireiškia ne tik noru kur nors eiti, bet ir valgyti bei rengtis pačiam ir pareikšti savo nuomonę. Šie vaiko metai apibūdinami siekiu pačiam viską daryti, nors tai ir apsunkina baimė pasitraukti nuo mamos (žr. p. 246).

PATS VALGO

Kai tik kūdikis pradeda valgyti kietą maistą, jį galima skatinti mokytis valgyti pačiam. Reikia duoti vaikui puoduką ir leisti pačiam laikyti buteliuką. Taip pat duokite vaikui piršto dydžio kieto maisto gabalėlius – vaisių skilteles, daržovių lazdeles, vaikiškus sausainius, duonos lazdeles. Nuo pirmojo gimtadienio vaikui galima leisti bandyti valgyti šaukštu, tačiau prireiks ne vieno mėnesio, kad šaukštą su maistu vaikas kištų į burną ir tinkamai sukramtytų maistą.

PATS RENGIASI

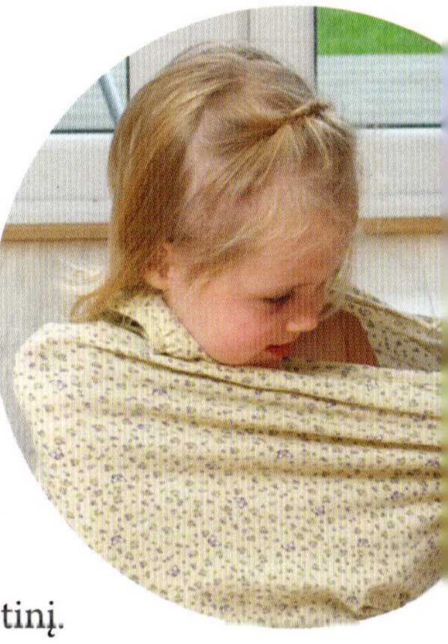

Kūdikiui paaugus, kurį laiką jį aprengti bus vis sunkiau ir sunkiau, nes jis nepabūna ramiai nei to laiko, per kurį galima jį aprengti. Kad rengtis būtų lengviau, galima iš to padaryti žaidimą. Pavyzdžiui, slėpynes: „tai kurgi dingo tavo galva?“, „ak, štai kur ji“ – taip sakant, apvilkti per galvą megztinį. Arba galima rengiantis dainuoti daineles apie tai, kaip aprengiamos įvairios kūno dalys.

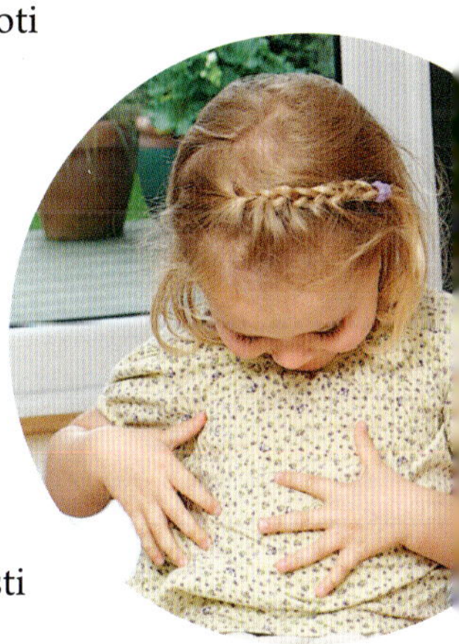

Tačiau, maždaug nuo 18 mėnesių amžiaus, kūdikiui ne tik tampa smagu nusirengti drabužius, jis padeda padėti motinai, kuri jį aprengia. Pirmiausia kūdikis pradeda ištiesti rankas, kad būtų lengviau įkišti jas į rankoves, tada išmoksta nusimauti kepurę, pirštines ir kojines. Artėjant 3 metų amžiui vaikas tampa labai kategoriškas – vienus drabužius mėgsta, kitų – ne.

Išmokti pačiam apsirengti kūdikiui yra labai sunku, todėl nereikia jam trukdyti arba juoktis, jeigu jis ką nors daro ne taip. Tokiu atveju vaikas supyksta arba netenka drąsos ir mokymosi malonumas dingsta. Kad būtų mažiau ginčų, sudėkite tuos rūbus, kuriuos reikėtų rengtis, į vaikui pasiekiamas lentynas, tada leiskite pasirinkti pačiam. Drabužius sudėkite tokia tvarka, kad vaikui būtų lengviau juos apsirengti. Pavyzdžiui, jeigu ant sijono arba marškinių priekio yra paveikslėlis,

REKOMENDUOJAMA AVALYNĖ

Kai vaikas stovi, jo bato gale turi likti tiek vietos, kad ties didžiojo piršto galiuku dar tilptų ir jūsų smilius.

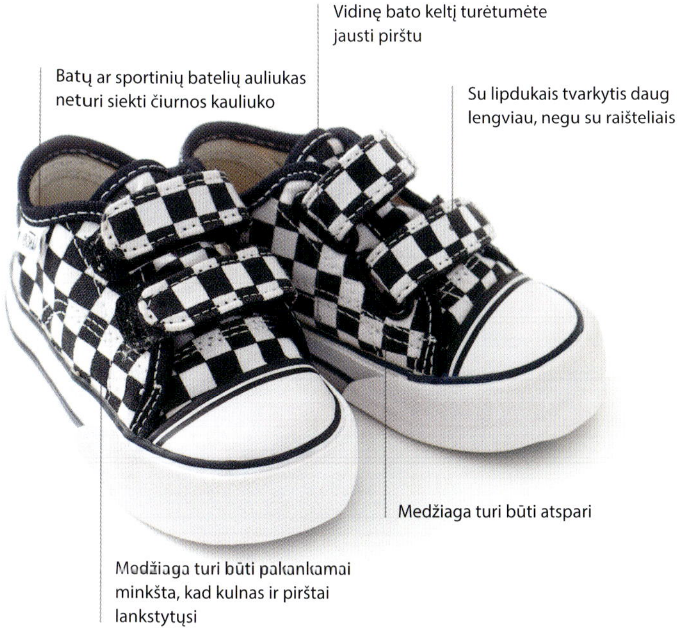
Vidinę bato keltį turėtumėte jausti pirštu
Batų ar sportinių batelių auliukas neturi siekti čiurnos kauliuko
Su lipdukais tvarkytis daug lengviau, negu su raišteliais
Medžiaga turi būti atspari
Medžiaga turi būti pakankamai minkšta, kad kulnas ir pirštai lankstytųsi

drabužį reikia padėti paveikslėliu žemyn. Rengiantis paveikslėlis yra nusuktas nuo vaiko. Jeigu ant drabužio nugaros yra sagų, padėkite jį sagomis į viršų. Kelnes padėkite taip, kad liemuo būtų atsuktas į vaiką. Parodykite, kaip reikia apsimauti kelnes. Nupirkite aprengiamą lėlę, kurios drabužiuose būtų sagų, raištelių ir užtrauktukų.

Visuomet turėkite pakankamai laiko apsirengimui, net jeigu dėl to tektų atsikelti truputį anksčiau. Kai jūs skubate, vaikas tą jaučia, jis neskuba ir priešinasi.

Batai ir kojinės

Kai vaikas pradeda vaikščioti lauke, pats metas nupirkti jam tikrus batus. Batai turi būti tvirti, tačiau lankstūs ir pagaminti iš kvėpuojančių medžiagų. Tinka ir batai, ir sportiniai bateliai, jų dydis turėtų būti gerai parinktas (žr. p. 228). Nebūtina batų dėvėti namie; galite leisti vaikui būti basam arba vaikščioti vien su kojinėmis.

Svarbu, kad ir kojinių dydis būtų tinkamas. Kai kojinės per didelės, jos sunkina batų pasirinkimą, nes tuomet batai spaudžia. Jeigu kojinės per mažos, dėl jų bus suriesti pirštai ir nagai augs kreivai. Kojinių dydį (t.y., ar jos tinkamos) tikrinkite dažnai, ar vaikas jų neišaugo. Kojinės turėtų būti medvilninės, o ne akrilinės arba vilnonės. Medvilnė leidžia kojai kvėpuoti ir mažina grybelinių infekcijų tikimybę.

MIEGOJIMAS LOVOJE

Kai vaikas jau gali išlipti per lovelės viršų, į lovą jį perkelti miegoti būtina dėl jo saugumo; lipdamas per viršų vaikas gali susižeisti. Dauguma vaikų tokiam perkėlimui neprieštarauja, tačiau yra tokių, kurie atsisako palikti pažįstamą aplinką. Jeigu tik yra vietos, kelias savaites kambaryje galite palikti ir lovą ir lovelę, kad vaikas jose galėtų miegoti pakaitomis.

Geriausia lovelę į lovą pakeisti ramiu metu, kai nelaukiama kito kūdikio, nevykstama atostogauti, vaikas neserga, nėra mokomas naudotis tualetu ir nėra nujunkomas.

Naujoji lova turi būti žema, kad ir iškritęs iš jos vaikas neužsigautų. Iš pradžių lovos šonai turi būti apsaugoti turėklais, arba prie lovos pridėta pagalvių tol, kol vaikas išmoksta ja naudotis.

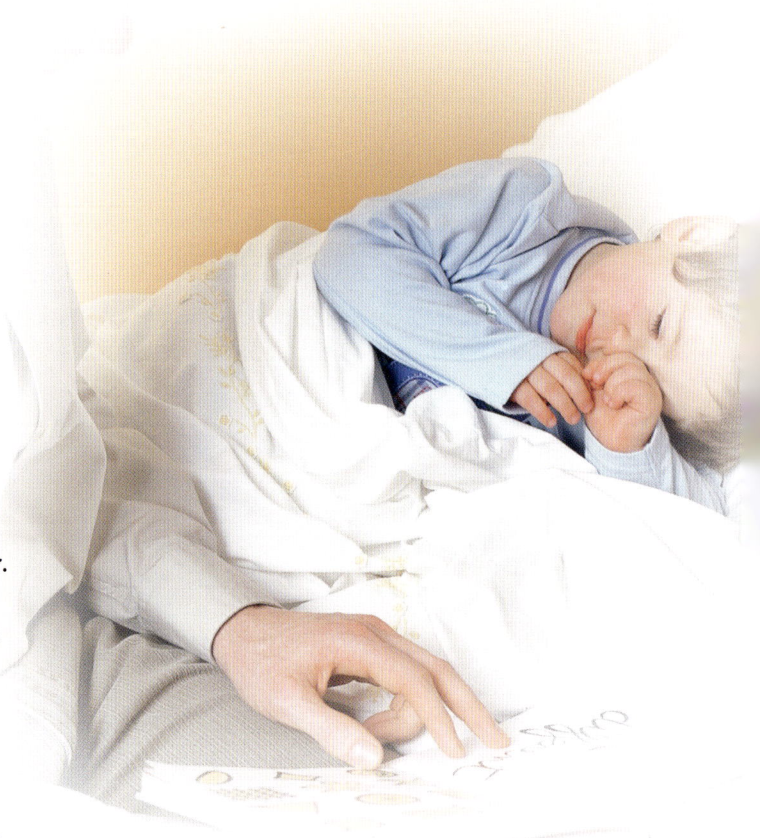

Aš būtinai...

PALENGVINSIU PERSIKĖLIMĄ Į LOVĄ

Jeigu vaikas pats dalyvaus šiame procese ir į jo norus bus atsižvelgta, šis didelis žingsnis bus lengvesnis. Darykite taip:

- ✓ **Leiskite vaikui pačiam išsirinkti** patalynę (prieš tai pasiūlykite, iš ko galima rinktis).
- ✓ **Uždenkite naują lovą neperšlampama paklode**, nes gali atsitikti „bėda".
- ✓ **Palikite mėgstamą antklodę**.
- ✓ **Lovoje sudėkite iš lovelės paimtus mėgiamus žaislus**.
- ✓ **Nupirkite naują minkštą žaislą** – tai bus „didelės lovos draugas".
- ✓ **Išlaikykite buvusį guldymo ritualą**, su pasaka ir apkabinimu.

Kasdieninė priežiūra

Didėjantis vaiko savarankiškumas daro įtaką ir kasdieninei vaiko priežiūrai. Vaikas nori daug ką daryti pats, pavyzdžiui, valytis dantis ir šukuotis plaukus. Daug sunkiau pasiekti, kad visa tai būtų atlikta gerai. Reikia išmokyti vaiką nusiplauti rankas prieš valgant ir po tam tikros veiklos.

MAUDYMASIS

Vaikams tikrai patinka maudytis vonioje, tik jie mano, kad vonia skirta linksmybėms, bet ne švarai. Išnaudokite maudymosi laiką paskatindami vaiką praustis pačiam. Kartu galima pamokyti ir apie įvairias kūno dalis.

Tačiau kai kurie maži vaikai nemėgsta maudytis vonioje, nes jie bijo būti vandenyje. Jeigu jūsų vaikas įsibaimino, suteikite maudynėms daugiau džiaugsmo, įpilkite į vandenį šampūno, įdėkite žaislų, dainuokite daineles ar sakykite eilėraštukus apie maudymąsi. Jeigu vaikas bijo sušlapti veidą, parodykite, kaip vonioje pūsti burbulus. Jeigu vonioje maudysitės kartu su vaiku, jam bus drąsiau. Turėsite galimybę pirmiau leistis aptaškomai arba apipiltai vandeniu, paskui tą patį padaryti vaikui. Bet jeigu vaikas iš tikrųjų bijo maudytis, kurį laiką pakaks aptrinti jį šlapia kempine. Palaukite, kol vaikas nustos bijoti vandens; galite pabandyti kartu maudytis duše.

PLAUKŲ PRIEŽIŪRA

Nukirpti plaukus gali būti tikrai nelengva, nes kai kurie vaikai bijo žirklių, tačiau pabandykite išlaikyti trumpą šukuoseną, kurią lengviau prižiūrėti. Lengviau iššukuoti šlapius arba drėgnus plaukus, todėl šukuokite iš karto po to, kai nusausinate plaukus rankšluosčiu, arba prieš šukuojant supurkškite plaukus vandeniu. Ilgus vaiko plaukus reikia šukuoti kasdien; šį darbą gali palengvinti specialus skystis. Vaikai labai nori šukuotis

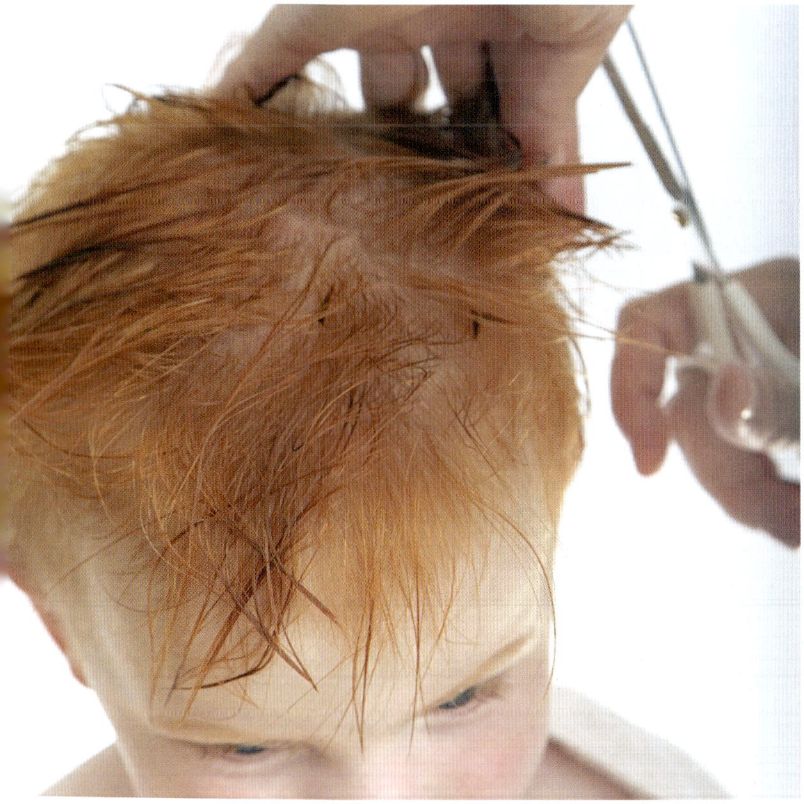

Aš būtinai...

PALENGVINSIU PLAUKŲ PLOVIMĄ

Daugumai vaikų nepatinka, kai plaunama galva. Reikėtų:

- ✓ **Plauti vaikui galvą jam esant vonioje**. Tegu vaikas guli ant nugaros ir atsilošia, tada vanduo niekaip nepateks į akis. Naudokite dušo priedėlį, leidžiantį tiksliau nukreipti vandens srovę.
- ✓ **Pabandyti laikyti sausą sulankstytą medžiagos skiautę prispaudus prie kaktos ir akių**. Tai neleis į akis patekti vandeniui ir muilui.
- ✓ **Galima vaikui uždėti specialų antkaktį**, kuris dengia kaktą ir virš ausų apjuosia galvą; todėl ant pakaušio pilamas vanduo į akis nepatenka.
- ✓ **Dar yra puodukai lanksčiu kraštu**, kurie gerai priglunda prie kaktos. Pilant vanduo nepateks į akis.

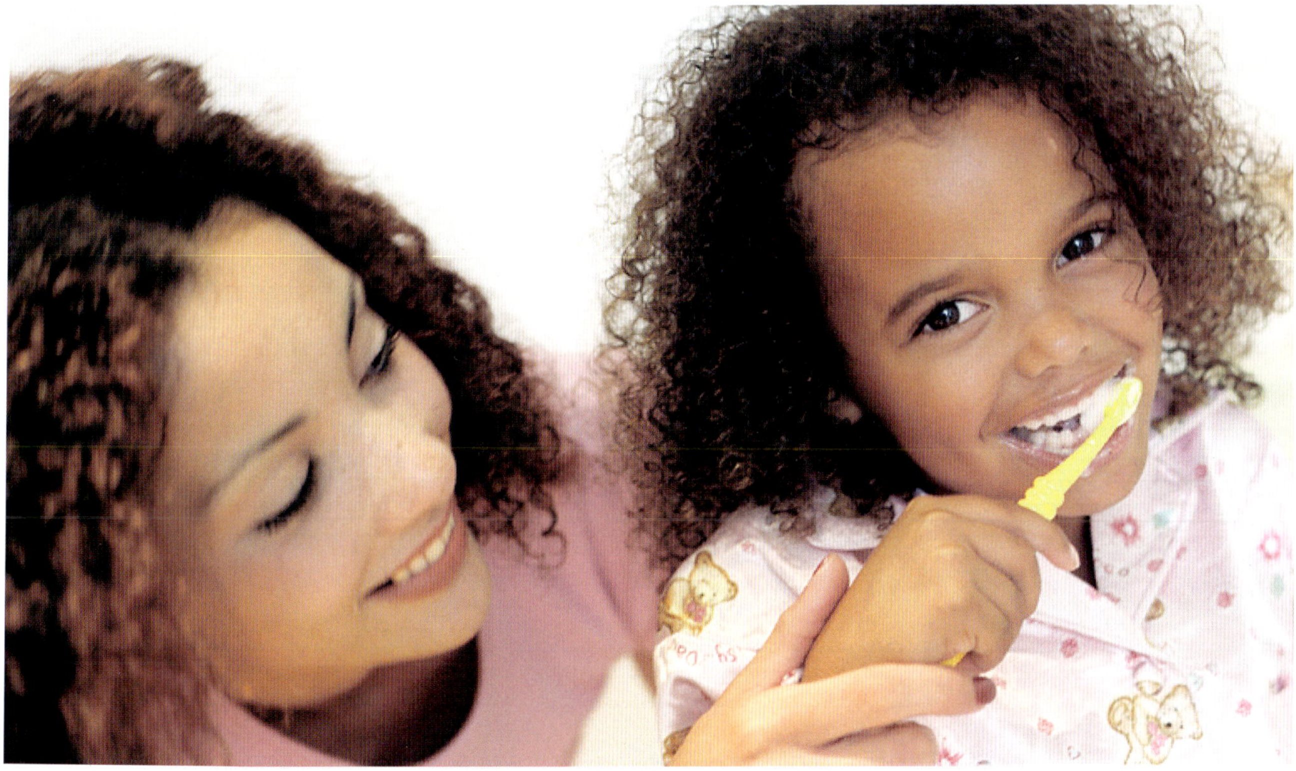

šepečiu tačiau negali iššukuoti susivėlusių plaukų. Veskite vaiką kirptis į vaikų kirpyklą.

Plovimas šampūnu virsta nedideliu mūšiu, nes vaikui nepatinka, kai ant galvos pilamas vanduo ir jis bijo, kad į akis pateks šampūno. Nereikia šampūnu plaukų plauti kasdien, pakaks ir 2–3 kartų per savaitę. Plaunant šampūnu naudokite siūlomas gudrybes (žr. p. 230).

DANTŲ PRIEŽIŪRA

Nors vaikas ir nori pats valyti dantis, gerai to padaryti dar nepajėgia. Pradėti valyti dantis jam reikėtų iki 7 metų. Pieninius dantis galiausiai vis tiek pakeis nuolatiniai (nuo maždaug 6 metų), tačiau pirmuosius irgi reikia tinkamai prižiūrėti.

Vaikų dantų vagelės yra labai gilios, todėl reikia tinkamai jas išvalyti – 90 % visų vaikų dantų gedimų prasideda galiniuose krūminiuose dantyse. Gendantys dantys būna skausmingi ir juos tenka gydyti. Tai vaikui yra labai nemalonu, tačiau lengvai gali būti išvengiama. Jeigu dantys praranda spalvą, arba juose matomos plombos, vaikas gali prarasti pasitikėjimą savimi. Valykitės dantis kartu su vaiku, taip smagiau. Pabandykite vaiko dantis valyti ir siūlu, nors ne visi vaikai su tuo sutinka. Neduokite vaikui čiulpiamų ir kitokių saldainių per daug dažnai, nes jie limpa prie dantų; taip dantyse atsiranda skylučių. Jeigu vaikas gavo saldainių, po to reikėtų išsivalyti dantis. Rūgštis burnoje gerai neutralizuoja sūris, todėl duokite jo vaikui po valgio ir einant miegoti.

Rizika pakenkti dantims padidėja, jeigu vaikui duodamas čiulptukas arba jis čiulpia pirštus. Jeigu vaikas nuolatos čiulpia čiulptuką iki 2–3 metų, jam gali pasikeisti sąkandis (viršutiniai dantys sukandus yra už apatinių, o ne atvirkščiai, kaip turėtų būti). Čiulpiant nykštį gali išsiklaipyti dantys, sutrikti kalba, į burną patenka bakterijų.

Veskitės vaiką kartu pas savo dantų gydytoją. Gydytojas greitai patikrins, ar vaiko dantys sveiki; tai padės vaikui išmokti nebijoti odontologo.

MIGDYMAS

Labai svarbu paprastas ir raminantis ritualas prieš miegą, kuris vaikui sukuria saugumo jausmą ir yra skirtas geram užmigimui. Svarbiausias ritualo elementas – pasaka.

Guldyti vaiką reikia tuo pačiu laiku. Reikia vaiką perspėti iš anksto, kad liktų laiko jam dar pažaisti ir apsiraminti. Apvilkus pižamą ir išsivalius dantis reikia pritemdyti kambario šviesas. Kai skaitote ar sekate

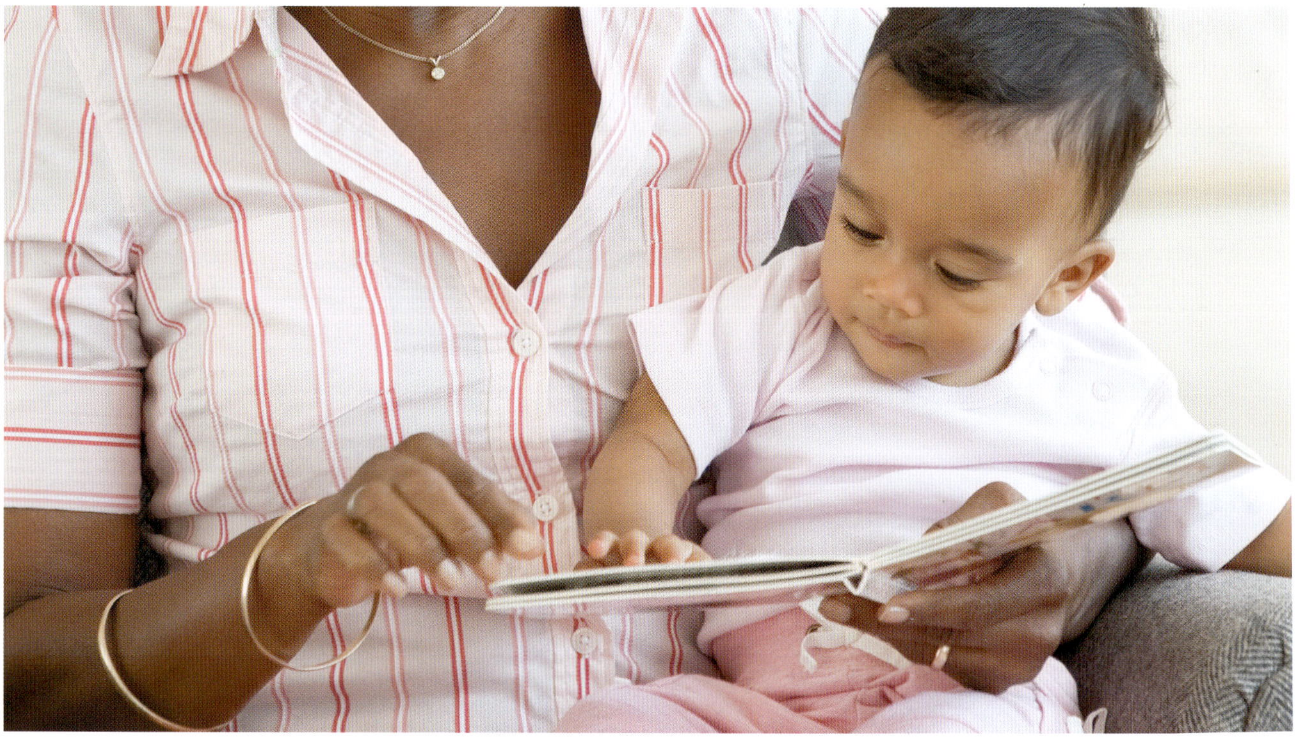

pasaką, atsigulkite kartu su vaiku. Skaityti reikėtų trumpai, ne ilgiau kaip 10 minučių; pasaka turėtų baigtis gerai. Pabaigus pasaką, galima pakalbėti apie dienos įvykius, tada pabučiuokite vaiką nakčiai ir uždekite naktinę lemputę.

Miego problemos

Vaikui augant jo poreikis miegui sumažėja. Jeigu vaikas pradeda keltis labai anksti, guldykite jį kiek vėliau, sutrumpinkite dienos miego laiką, pasirūpinkite, kad dieną vaikas daugiau judėtų ir pabūtų gryname ore. Kadangi vaiko vaizduotė tampa labai kūrybiška, naktis gali būti gąsdinanti. Kad nepradėtų bijoti tamsos, neleiskite vaikui miegoti vienam tamsiame kambaryje, ypač kai viešite pas gimines arba per atostogas, kai jis miega neįprastoje lovoje. Namuose laikykite vaiko kambario duris pravertas, palikite degti naktinę lempą ir žiūrėkite, kad nuo jos nekristų keistų šešėlių.

Daugumai vaikų kada nors sapnuojasi baisūs sapnai. Dažniausiai jie prasideda sulaukus 18–36 mėnesių amžiaus ir paprastai juos sužadina televizijos laida arba gąsdinanti pasaka. Jeigu baisūs sapnai dažni, reiškia, vaikas yra nervingas arba dėl kažko jaudinasi. Blogų sapnų padeda išvengti televizoriaus žiūrėjimo apribojimas prieš miegą (ypač tokių programų, kuriose daug veiksmo); taip pat reikėtų vengti garsios muzikos ir triukšmingų žaidimų. Jeigu vaikas sapnavo košmarą, pabudusį jį reikia nuraminti ir paguosti.

Kartais galite prabusti nuo garsaus vaiko klyksmo arba verksmo; nuėję randate vaiką sėdintį ir žiūrintį su baime, tačiau tebemiegantį. Tai vadinama naktiniu košmaru. Vaikas jūsų nemato, o ryte neprisimins, kas vyko naktį. Prisisapnavus košmarui geriau vaiką ne žadinti, bet apkloti ir palaukti, kol jis ramiai įmigs.

Dažnai būna taip, kad vaikas naktį ateina į tėvų kambarį. Taip gali atsitikti, kai vaikas iš lovelės perkeliamas į lovą. Vaikui reikėtų paaiškinti, kad dabar jis turi savo kambarį ir paguldyti atgal į lovą. Elkitės ramiai ir užtikrintai. Priminkite, kad vaikas savo kambaryje turi žaisliukų, su kuriais gali žaisti.

HIGIENA

Aišku, kad vaiko nuo visų ligų ir infekcijų apsaugoti nepavyks. Vaikas turi įgyti imunitetą, tačiau būtent vaikai yra patys jautriausi virškinimo sutrikimams (viduriuoja ir vemia), taip pat iš gatvės parsinešamoms ligoms. Dėl šių priežasčių higiena turi tapti įpročiu.

Kai tik vaikas pradeda valgyti pats, pabandykite įpratinti jį plautis rankas prieš valgant ir liečiant maistą. Tegu vaikas turi savo rankšluosčius rankoms ir veidui. Prižiūrėkite, kaip jis plauna rankas, kad tikrai gerai tai padarytų.

Liepkite vaikui plauti rankas arba dezinfekuokite jas pasinaudojus puoduku, parėjus iš lauko ir pažaidus su naminiais gyvūnais.

Vaikai labai rizikuoja užsikrėsti toksokaroze, liga, kurią sukelia apvaliosios kirmėlės. Užsikrečiama vaikui žaidžiant ar ropinėjant smėlio dėžėse, kišant į burną nešvarius pirštus arba valgant žemes. Neleiskite vaikui valgyti žemių, smėlio ir žolės. Taip pat neleiskite čiulpti purvinų pirštų.

EKSPERTO PATARIMAS

Toksokarozė

Ši liga gali sukelti astmą, virškinimo sutrikimus, apatiją, regos sutrikimus. Užsikrėtusius vaikus tenka gydyti steroidais ir vaistais nuo parazitų. Toksokarų kiaušinėlių yra sergančių šunų ir kačių išmatose. Žemėje jie išlieka gyvybingi 2 metus ir ilgiau.

Aš būtinai...

PADĖSIU SAVO VAIKUI IŠMOKTI HIGIENOS

Kad vaikas neužsikrėstų pavojingomis bakterijomis, aš:

✓ **Trumpai kirpsiu jo nagus**, kad panagėse nesikauptų nešvarumų.

✓ **Uždengsiu smėlio dėžę**, kai vaikas joje nežaidžia.

✓ **Dažnai skalbsiu jo antklodę**, neleisiu jos tampyti grindimis ir po to čiulpti.

✓ **Išmokysiu vaiką** nevalgyti neplautų vaisių ir daržovių.

✓ **Lauke naudosiu** dezinfekuojančias servetėles.

✓ **Išplausiu ir dezinfekuosiu puoduką** po kiekvieno panaudojimo.

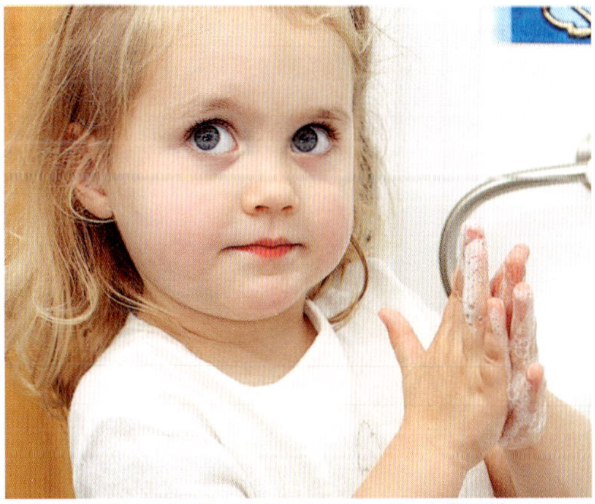

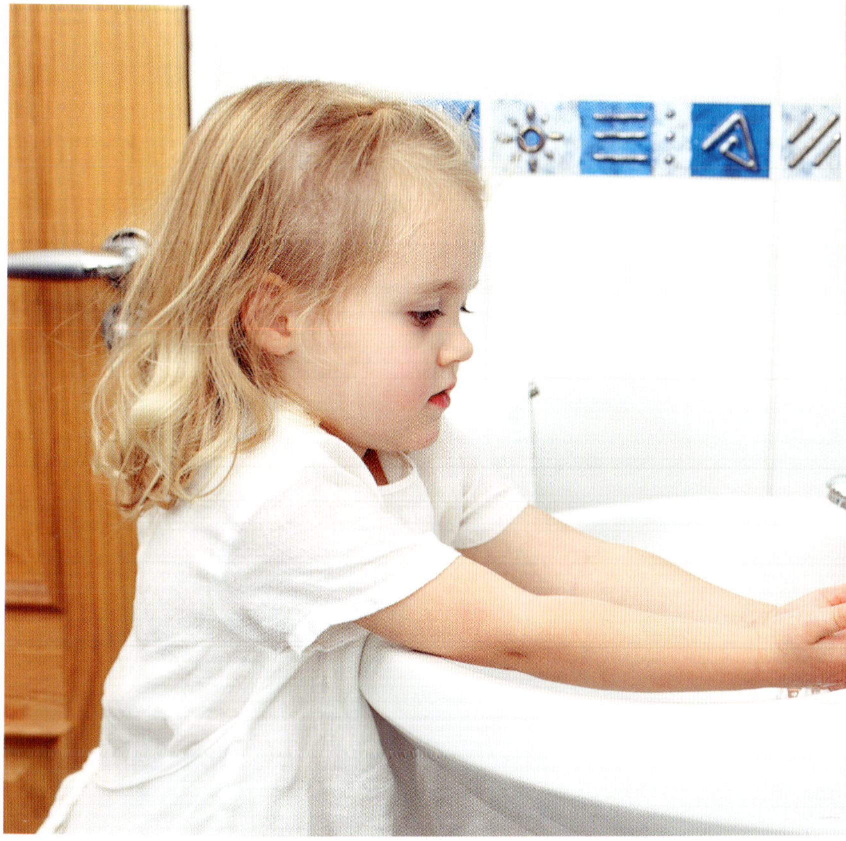

Vaiko maistas

Nuo 1–3 metų vaiko energijos poreikis padidėja, nes jis auga ir darosi aktyvesnis. Geros kokybės baltymų poreikis lieka toks pat (2–3 porcijos kasdien), kaip ir jaunesnio vaiko, tačiau vitaminų ir mineralinių medžiagų reikia daugiau. Vaiko poreikius turėtų patenkinti įvairus maistas. Tačiau valgymas ne visada vyksta sklandžiai. Kartais maistas lieka lėkštėje, arba vaikas nori tik sumuštinio su riešutų sviestu. Nereikėtų pergyventi, kad reikiamų medžiagų vaikas negauna kasdien. Verčiau stebėkite, ką jis suvalgo per savaitę. Jeigu vaikas nuolatos valgo įvairų ir sveiką maistą, su maistu jis gaus visų reikalingų medžiagų.

MAISTO MEDŽIAGŲ POREIKIS

Paaugusiam vaikui reikia tų pačių maisto medžiagų, kurių reikėjo ir kūdikiui. Tačiau didesniam vaikui, kad jis augtų ir vystytųsi normaliai, reikia daugiau riebalų. Nesočiųjų riebalų yra augaliniame aliejuje, riebioje žuvyje ir minkštame margarine. Duokite po truputį šių produktų vaikui kasdien. Didesnė reikšmė dabar tenka užkandžiams, nes vaiko skrandis mažas, o energijos poreikiai dideli.

Angliavandeniai (krakmolingas maistas)

Puikus energijos, skaidulų ir mineralinių medžiagų šaltinis yra angliavandeniai. Jie sudaro kiekvieno valgio pagrindą, tačiau vaikui sunku suvirškinti didelius kiekius skaidulinio maisto, pavyzdžiui, viso grūdo duonos ar rudųjų ryžių, todėl duokite jam ir išgryninto angliavandenių (pvz., baltos duonos). Pavyzdžiui, skrudinkite ir baltą, ir viso grūdo duoną skrebučiams.

Baltyminis maistas

Mėsoje, žuvyje ir kiaušiniuose yra daug vitaminų ir mineralinių medžiagų, kurios būtinos vaiko augimui ir vystymuisi. Duokite jam ir vegetariško baltyminio maisto – pupelių, lęšių, tofu ir riešutų. Riebių žuvų, tarp jų skumbrių, lašišų, silkių, sardinių, šprotų, šviežių tunų, upėtakių mėsoje yra daug omega-3 riebalų rūgščių, kurios naudingos smegenims, akims ir odai. Liesoje mėsoje ir kepenyse yra daug geležies.

Vaisiai ir daržovės

Švieži, šaldyti, konservuoti, sausi ir sultingi vaisiai bei daržovės turi daug vitaminų ir mineralinių medžiagų. Juose ypač daug gerai sveikatai būtino vitamino C. Daržoves galima valgyti žalias ir virtas, kaip garnyrą, sutrintas į padažą, jų dedama į troškinius, sriubas ir kepinius.

Pieno produktai

Nenugriebtas pienas, sūris, jogurtai ir grūdėta varškė turi augimui ir vystymuisi reikalingų baltymų, dantims būtino kalcio, kuris kartu su vitaminu D sustiprina dantis ir kaulus. Grūdėta varškė ir natūralus jogurtas turi mažiau riebalų, todėl tinka padažams.

UŽKANDŽIAI

Vaikui reikia užkąsti priešpiečių, pavakarių, kartais ir prieš einant miegoti vakare. Be saldžių, sūrių ir riebių greito maisto gaminių yra daug sveiko maisto pasirinkimų. Pasistenkite, kad daugumą maisto medžiagų vaikas gautų su pagrindiniais valgiais, o užkandžiautų mažiau. Geriausi užkandžiai:

- Sūrio gabalėliai, obuolio skiltelės ir avižiniai sausainiai.
- Keptas sūrio keksiukas.

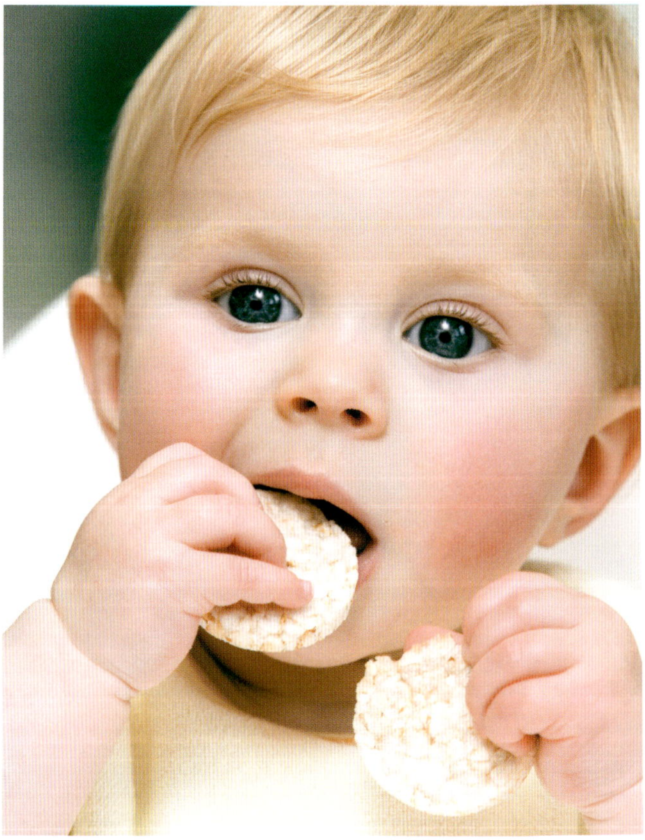

VAIKO DIENOS MENIU

PORCIJOS	1–2 METAI	2–3 METAI
ANGLIAVANDENIAI	**3–4 kartai**	**4–5 kartai**
• Duona (1 riekė) • Košė (50 g) • Sausi dribsniai (75 g) • Makaronai arba ryžiai (50 g) • 1 maža bulvė	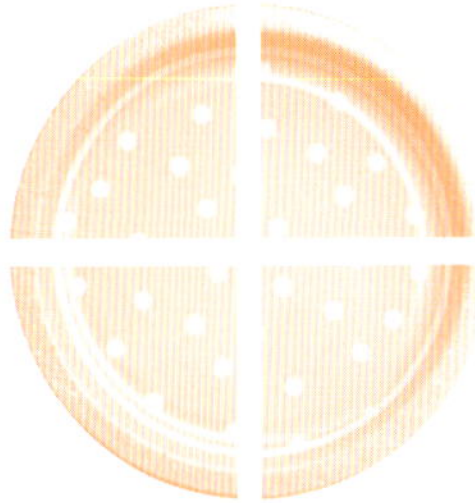	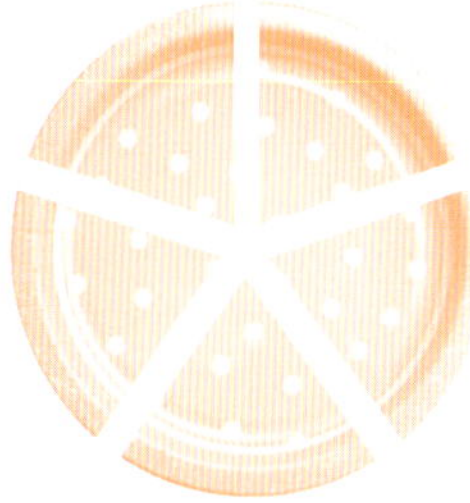
BALTYMINIS MAISTAS	**2 kartai**	**2–4 kartai**
• Liesa mėsa (25 g) • Paukštiena (25 g) • Žuvis (25 g) • Ankštiniai augalai (25 g) • Kiaušiniai (1) • Riešutų sviestas (1 šaukštas)	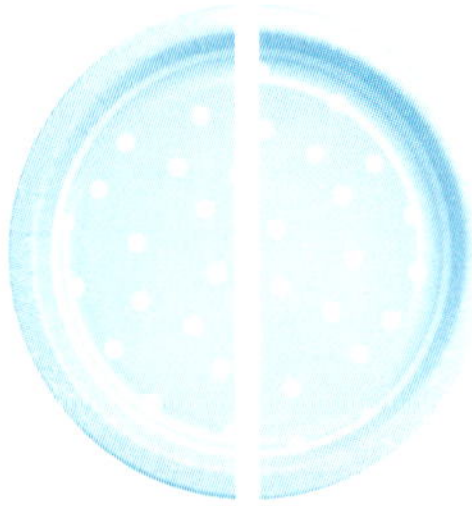	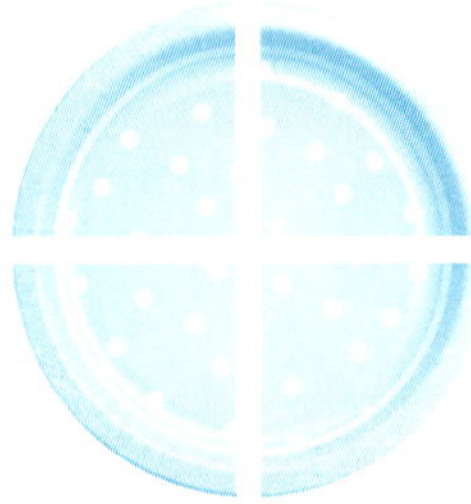
VAISIAI IR DARŽOVĖS	**2 kartai (1 v. + 1 d.)**	**5 kartai (3 d. + 2 v.)**
• Virtos daržovės (50 g) • Pjaustytos žalios daržovės (50 g) • Lapinės žalios daržovės • Salotos ar špinatai (100 g) • Pomidorai (1 mažas) • Vaisius (½ obuolio arba banano) • Vynuogės (sauja) • Šviežios sultys (1 maža stiklinė) • Konservuoti vaisiai (50 g) • Džiovinti vaisiai (25 g)		
PIENO PRODUKTAI	**4 kartai per dieną**	**2 kartai**
• Pienas (120 ml) • Jogurtas (120 ml) • Kietas sūris (45 g) • Minkštas sūris (60 g) • Sušaldytas jogurtas (120 ml) • Ledai (150 g)	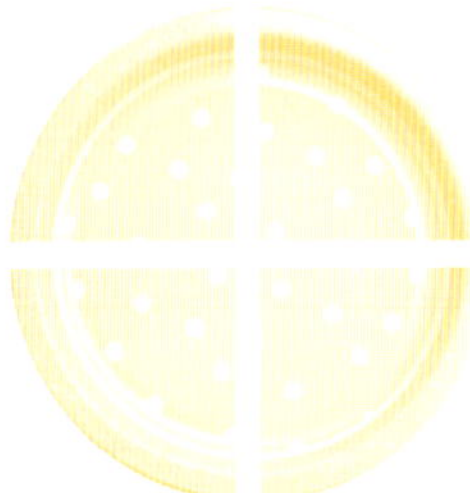	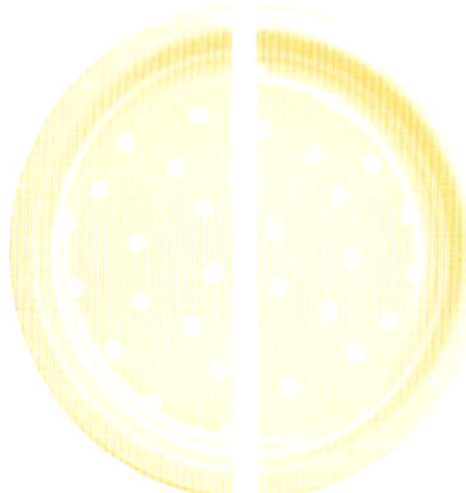

EKSPERTO PATARIMAS

Geležies poreikis

Vaikams neretai trūksta geležies. Jos trūkumo galima išvengti duodant daug vitamino C turinčių gėrimų, pvz., apelsinų sulčių, kartu su geležies turinčiu maistu (mėsa, vegetarams – pupelėmis, lęšiais, žaliomis lapinėmis daržovėmis, džiovintais vaisiais, ypač abrikosais ir razinomis), ir su vitaminais papildytais pusrytainiais. Tai pagerins geležies įsisavinimą.

- Gabalėliai meliono su kumpiu.
- Humusas ir duonos lazdelės.
- Ryžių pyragėlis su riešutų sviestu.
- Sumuštinis su trintu bananu.
- Pitos duonelė su mielių ekstraktu.
- Džiovintų obuolių žiedai.
- Keptas vaisinis pyragėlis.
- Natūralus jogurtas su mangais.
- Vaisinis sklindis.
- Šviežių vaisių gabalėliai.

MAISTAS VEGETARAMS

Skiriant tam pakankamai dėmesio, vaiko augimui ir vystymuisi reikalingų medžiagų gali suteikti ir vegetariška mityba. Baltymų yra daugelyje produktų: riešutuose (kai alergija jiems nėra paveldėta), sėklose, kiaušiniuose, pieno produktuose, pupelėse ir kituose ankštiniuose augaluose, lęšiuose ir tofu. Geležies įsisavinimą užtikrina žalių lapinių daržovių ir daug vitamino C turinčių vaisių derinys. Didelę vaiko maisto dalį turi sudaryti ankštiniai augalai, nes juose daug geležies. Rudųjų ryžių, viso grūdo duonos ir makaronų vaikui daug duoti nereikėtų. Vaikui būtina gauti pakankamai vitamino B, ypač B_{12} (kurio yra kiaušiniuose, sūryje, augaliniuose baltymuose, pusryčių dribsniuose su vitaminų papildais ir mielių ekstrakte), geležies ir cinko. Geležies yra pupelėse, lęšiuose, žaliose lapinėse daržovėse, pieno produktuose, vitaminais praturtintuose pusryčių dribsniuose, džiovintuose vaisiuose, ruduosiuose ryžiuose, viso grūdo duonoje. Cinko yra riešutuose, sėklose, pieno produktuose, pupelėse, lęšiuose, viso grūdo gaminiuose ir mielių ekstrakte.

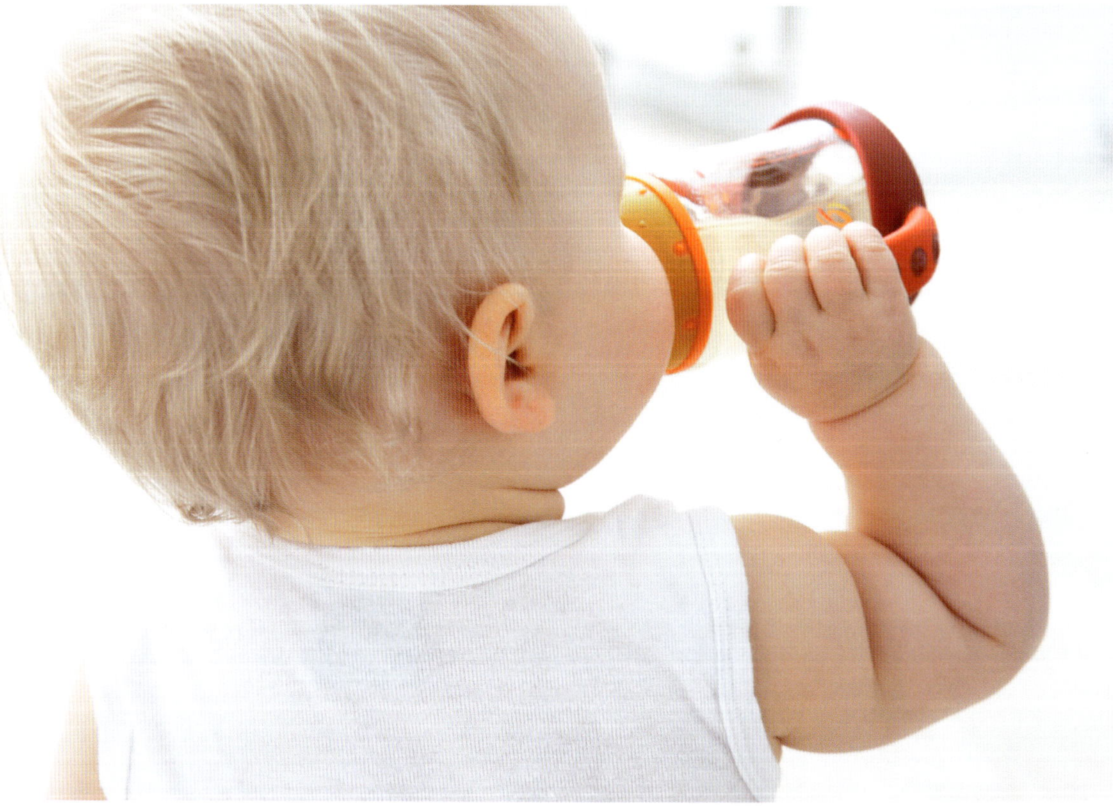

PIENAS IR KITI GĖRIMAI

Karvės, avies ar ožkos nenugriebto pieno galima duoti vaikui kaip pagrindinį gėrimą (per dieną 500–600 ml pieno), tačiau nuo 2 metų, jeigu vaikas valgo gerai, duokite jam pusriebio pieno.

Geriausia atsigėrimui duoti vandens, tačiau atskiestos šviežios vaisių sultys turi vitamino C. Jeigu sulčių geriama kartu su valgiu, kuriame yra geležies, tai ji geriau įsisavinama. Tačiau vaisių sultyse yra cukraus, todėl neduokite vaikui ne valgio metu, kad nepakenktų dantims.

Vyresniems kaip 2 metų vaikams rekomenduojama kasdien išgerti 6–8 stiklines vandens, aktyviems vaikams – dar daugiau. Dehidracija veikia vaiko dėmesį ir sutrikdo maisto medžiagų pernašą kūne ir smegenyse.

MAISTO PAPILDAI

Gydytojas gali patarti vaikui ir toliau gerti skystus vitaminų A, C ir D papildus. Ar gerti papildus toliau, turi patarti šeimos gydytojas.

NERVINGAS VALGYMAS

Visi vaikai kuriuo nors metu yra išrankūs valgiui, jų apetitas būna neprognozuojamas. Jeigu vaikas eina į darželį, jam gali būti liepiama valgyti vienų maisto produktų ir nevalgyti kitų. Apsaugoti nuo cukraus turinčių skanumynų bus vis sunkiau, kai jis ims bendrauti su kitais vaikais ir sužinos, ką jie mėgsta.

Versdami vaiką valgyti nieko nepasieksite. Dėl konflikto ir įtampos situacija darosi dar blogesnė; valgio laiką vaikas gali išnaudoti dėmesio užkariavimui. Kai vaikas atsisako valgyti, prikalbinkite jį suvalgyti vieną kąsnį. Kai vaikas tai padarys, paskatinkite jį ir pagirkite. Svarbu nesiūlyti kito maisto, nes tai reikalauja daug darbo ir vaikas neįpras valgyti, jeigu pasirinkimų bus per daug.

Žinoma, nedėkite į lėkštę didelės porcijos, nes tai gali atgrasinti vaiką. Jeigu suvalgęs viską vaikas nori dar, jam reikia duoti antrą porciją. Galima maistą, kurį valgyti vaikas atsisako, pateikti kartu su tokiu, kurį vaikas mėgsta. Kai kurie tėvai mano, kad valgyti naują maistą, ypač vaisius, vaiką gali paskatinti lenta su lipdukais.

SVORIO PROBLEMOS

Daugelyje šalių vis daugiau vaikų ir suaugusiųjų turi antsvorio. Net 25 % vaikų sveria per daug, nes jie mažai juda ir nesudegina su maistu gautų kalorijų. Daugelis riebių kūdikių sulieséja pradėję ropoti ar vaikščioti ir jų svoris tampa normalus; kai kurie taip ir lieka su antsvoriu.

Geriausias būdas išvengti vaiko antsvorio yra jį maitinti krūtimi pirmuosius šešis mėnesius, po to jį iš karto mokyti racionalios mitybos. Išvengti antsvorio lengviau, negu jį vėliau sureguliuoti. Maži vaikai neturi laikytis dietos, nebent tai nurodo gydytojas. Svorio kontrolei labai svarbu tinkamas požiūris į maistą šeimoje. Pabandykite laikytis tokio tvarkaraščio: valgyti 3 kartus per dieną ir tarpuose užkandžiauti. Dauguma vaikų mėgsta ką nors graužti, tačiau toks nuolatinis kramsnojimas nėra gerai, nes jie nebenori valgyti atėjus laikui.

Aš būtinai...

PADĖSIU VAIKUI ĮSISAVINTI TINKAMUS VALGYMO ĮPROČIUS

Valgydami vaikai mėgsta demonstruoti savarankiškumą, tačiau gerų mitybos įpročių įdiegimas bus naudingas ateityje. Jums reikėtų:

- ✓ **Pernelyg nepergyventi dėl manierų.** Būtų gerai, kad vaikas naudotųsi šaukštu ir šakute, bet vaikas dar ilgai valgys pirštais ir drabstys maistą.
- ✓ **Skatinti visą šeimą valgyti kartu.** Kartu valgant tėvai gali pakalbėti su vaikais, vaikai iš tėvų perima geras valgymo manieras.
- ✓ **Įtikinėti kantriai.** Vaikas naują maistą pamėgsta ne iš karto; kad maistas būtų „priimtas" reikia, kad vaikas jo paragautų bent 10 kartų.
- ✓ **Maistą padaryti patrauklų.** Naudokite įvairias spalvas, skonius, paviršius ir formas. Naudokite įvairias spalvotas lėkštes ir servetėles. Stalo įrankiai ir patiesaliukai taip pat gali pakeisti maisto įvaizdį.

Vaiko mokymas naudotis puodu

Pradėkite galvoti apie vaiko mokymą naudotis puodu, kai jam sukaks 18 mėnesių; fiziologiškai tam jis bus pasirengęs 18–30 mėnesių amžiuje. Mergaitės to išmoksta ir nebeprisišlapina anksčiau už berniukus. 2–3 metų vaikai dažniausiai nebeprisišlapina dienos metu. Valdyti žarnyną vaikas išmoksta anksčiau, negu valdyti pūslę, nes išangės sfinkteriui yra lengviau sulaikyti išmatas. Pūslei bręstant, ji vis geriau sulaiko šlapimą. Kitaip sakant, pirmiausia kūdikis parodo, kad vystyklas yra šlapias arba pridergtas, paskui – kad jau „reikia ant puoduko“, galiausiai – išbūna sausas ir dieną, ir naktį.

MOKYMO PRADŽIA

Mokyti naudotis puoduku galima nuo 18 mėnesių, nors didesnė tikimybė ką nors pasiekti yra 2 metai. Jeigu norite, galite pradėti vaiką po valgio ant puodo sodinti jau nuo 15 mėnesių (jeigu jo koordinacija gera), tačiau nors ir padarys į puoduką, tai bus tik nevalingas refleksas, o ne mokymasis. Geriau palaukti, kol vaikas pradės rodyti bent kokį susidomėjimą puoduku arba atsisakys tuštintis tol, kol nebus tam tikroje vietoje (tai rodo, kad jis jau suvokia tuštinimąsi).

Kol vaikas dar nepasirengęs, bandymai priversti jį naudotis puoduku tik sukels jums neviltį, sugadins nuotaiką, sunervins vaiką ir daug sunkaus darbo bus veltui. Kad būtų švarus ir sausas, vaiko nervų sistema turi subręsti tiek, kad jis suprastų, jog jo pūslė ar žarnynas prisipildė. Po to vaikas turi sugebėti tiek ilgai išlaikyti sutrauktus pūslę ir žarnyną valdančius raumenis, kad spėtų pasiekti puoduką.

Svarbu, kad turėtumėte mokymui laiko ir galėtumėte padrąsinti vaiką. Jeigu yra išblaškančių reikalų (pvz., vykstate atostogauti, persikraustote, ką

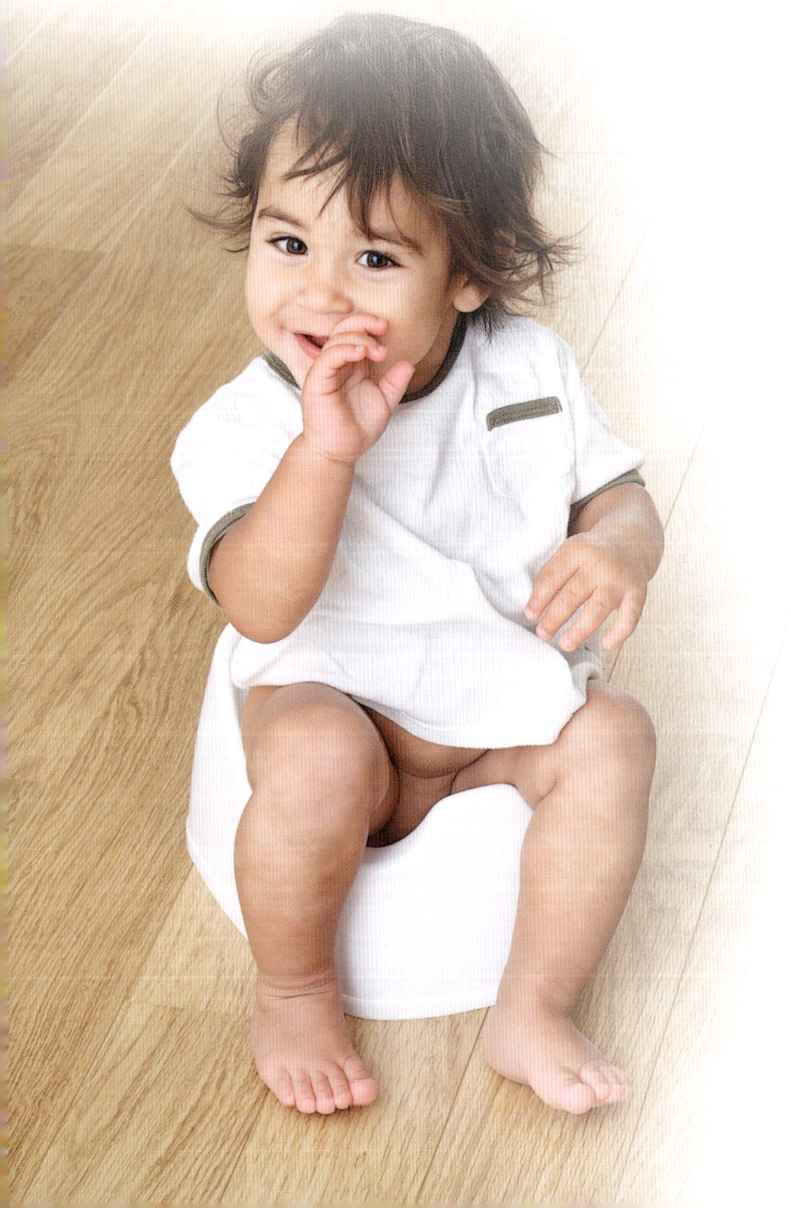

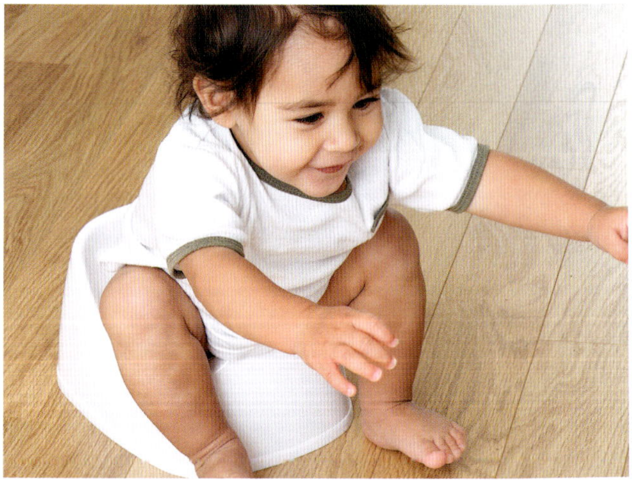

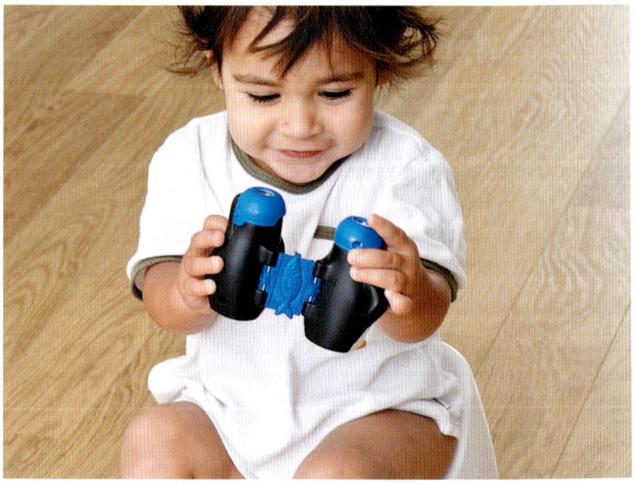

BERNIUKO MOKYMAS

Berniukai pradedami mokyti naudotis puoduku vėliau už mergaites, jų mokymas trunka ilgiau. Jeigu turite berniuką, jis turėtų pradėti mokytis sėdėti ant tokio puoduko, iš kurio neišsitaško šlapimas. Turėsite jam parodyti, kaip nukreipti penį, kad čiurkšlė patektų į puoduką. Jeigu jam sunkiau sekasi, rekomenduojama po puoduku patiesti polietileno plėvelės gabalą. Vėliau teks jam parodyti ir kaip naudotis tualetu. Neliepkite jam šlapintis stovint, nes iš pradžių vaikui lengviau tai daryti sėdint. Jeigu jis pats nori stovėti, parūpinkite pakopą, kad stovėdamas jis pasiektų klozetą. Jums taip pat teks jam parodyti, kaip čiurkšle pataikyti ten, kur reikia. Jeigu mokytis pradeda vėliau, kai kurie berniukai naudojasi tik tualetu. Gera idėja leisti jam stebėti ir mėgdžioti tėvą.

tik gimė kitas vaikas), atkelkite mokymąsi kol viskas nusistovės. Lengviau mokytis šiltu oru, kai vaikui reikia įveikti mažiau drabužių.

MOKYKITĖS LENGVAI

Pirkdami puodą kartu pasiimkite ir kūdikį. Leiskite jam išsirinkti norimą spalvą. Žiūrėkite, kad puodas būtų plačiu pagrindu ir nevirstų.

Tada paprastai paaiškinkite kūdikiui, ką jam daryti. Vartokite žodį „sisiu", kai norite, kad jis nusišlapintų ir „kaku", kai jis tuštinasi. Pasakykite, kad norite, jog jis nuo šiol tą darytų į puoduką. Puoduką laikykite šiltoje ir lengvai pasiekiamoje vietoje, kur jis negalėtų apsiversti. Jeigu namuose ne vienas aukštas, puoduko reikia kiekviename aukšte.

Renkite kūdikį lengvai nusivelkamais drabužėliais, pavyzdžiui, kelnės turėtų būti su guma. Parodykite vaikui kaip galima greit nusimauti kelnes. Sportinės kelnės greičiau numaunamos, negu vystyklai. Dėvėdamas kelnes vaikas jausis labiau suaugęs.

Nuo tada sodinkite vaiką ant puoduko nuolatos, ypač po valgio ir prieš einant į lauką. Iš pradžių būkite kartu su vaiku. Paskatinkite, kad pasėdėtų kelias minutes. Galite duoti pavartyti knygą, ar paskaityti pasaką. Imkite vaiką su savimi į tualetą, gal jis supras, ką jūs darote. Niekada neverskite sėstis ant puoduko jėga ir nelaikykite sėdinčio vaiko ilgiau kaip kelias minutes. Jeigu vaikui nusibosta ar jis ima verkti, nukelkite.

Vos tik vaikas sėkmingai padaro į puoduką, pagirkite jį, tik ne per daug, nes kitą kartą, kai nepavyks, jis gali nuliūsti. Nesitikėkite, kad viskas seksis greitai, neraginkite ir nespauskite vaiko, nepykite, kai nepavyksta arba vaikas atsisako sėstis ant puoduko ir apsišlapina. Būkite pasiruošusi išvalyti balą.

Po pasituštinimo nušluostykite vaikui sėdmenis, nes jis pats to gerai atlikti nemokės dar kurį laiką. Po to tegu vaikas gerai nusiplauna ir nusišluosto rankas. Mergaites reikia mokyti šluostytis iš priekio atgal.

NAUDOJIMASIS TUALETU

Vaikas išmoksta naudotis tualetu, kai tenka juo naudotis svečiuose ir viešose vietose. Parodykite, kaip veikia įvairiausi tualetinio popieriais laikikliai, tačiau turėkite pakankamai popieriaus ir patys. Įsitikinkite, kad po to vaikas rankas plauna ypač rūpestingai.

Labai svarbu, kad sėdėdamas tualete vaikas jaustųsi saugiai ir patogiai; tam labai tinka specialios sėdynės vaikams. Kad pasiektų sėdynę, padėkite vaikui laiptelį arba tvirtą dėžę. Kai kurie vaikai bijo įkristi į klozetą. Jeigu bijo ir jūsų vaikas, iš pradžių teks jį laikyti.

SAUSAS PER NAKĮ

Išmokti neapsišlapinti naktį vaikui prireikia daugiau laiko, negu išmokti likti sausam per visą dieną. Vaikas turi išmokti ir miegodamas pajausti pūslės pilnumą ir arba „sulaikyti" iki ryto, arba prabusti ir keltis į tualetą. Apie 25 % trimečių vaikų prišlapina lovą, jiems reikia sauskelnių nakčiai, todėl neskubėkite paimti iš lovos plastikinės paklodės. Nepraraskite kantrybės, jeigu vaikui naktį bėda atsitinka dažnai. Nieko nenormalaus, jeigu vaikas lovą prišlapina iki 5 metų amžiaus.

Vaikui naktį sausam išlikti bus lengviau, jeigu prieš einant miegoti jis negers ir nueis į tualetą. Kai kurie tėvai vaikus ant puodo sodina prieš eidami miegoti patys (dažniausiai vaikas beveik neprabunda), arba puoduką laiko vaiko kambaryje. Nelaimės dydį galite sumažinti patiesę guminę paklodę, uždengtą kita paklode. Jeigu kūdikis apsišlapina, greit ištraukite viršutinę paklodę – taip išsaugosite likusią patalynę.

Kad vaikas gerai elgtųsi

Vaikystė – tai tyrinėjimų laikas; vaikas ima pažinti save, savo galimybių ribas, sužino skirtumą tarp gero ir blogo. Vaiko pasaulis yra netvarkingas ir klaidus, vaikas nežino perspektyvų, neturi žinių, jam trūksta dėmesio. Vaikas negali veikti neprižiūrimas. Neretai vaikas elgiasi blogai, bet motina turi žinoti, kaip tokiu atveju elgtis (žr. puslapį priešais). Svarbiausias motinos uždavinys – suformuoti gero elgesio normas, nurodant vaikui leistinas ribas ir tinkamo elgesio būdus. Vaikas turi jaustis saugus ir nesuglumti dėl to, ko iš jo tikimasi.

RIBŲ NUSTATYMAS

Kad būtų laimingas ir saugus, vaikas turi augti tvarkingoje, organizuotoje aplinkoje. Tai reiškia dienotvarkę ir jos laikymąsi. Tuomet vaikas žino, kada tikėtis valgio, kada laikas skiriamas žaidimui, kada maudomasi ir kada reikia ruoštis miegoti.

Vaikas būtinai turi suprasti, kad kai kurie dalykai yra vykdomi neginčijamai – tai saugumo reikalavimai, ėjimas laiku miegoti, draudimas naikinti daiktus, kitiems žmonėms daryti žalą. Tačiau tėvai irgi turėtų ribas nustatyti lanksčiai, nes antraip kasdien teks kariauti su vaiku.

Protingos ribos yra tokios, į kurias vaikas telpa be didelio vargo. Jeigu numatyti apribojimai yra per griežti (visai nevalgyti saldumynų), vaikui sunku juos įvykdyti, tačiau jeigu ribų beveik visai nėra (galima gultis kada tik nori), vaikui nebus stimulo elgtis geriau. Vaikui augant jo protavimas ir kantrumas didėja, todėl pamažu galima iš jo reikalauti vis daugiau.

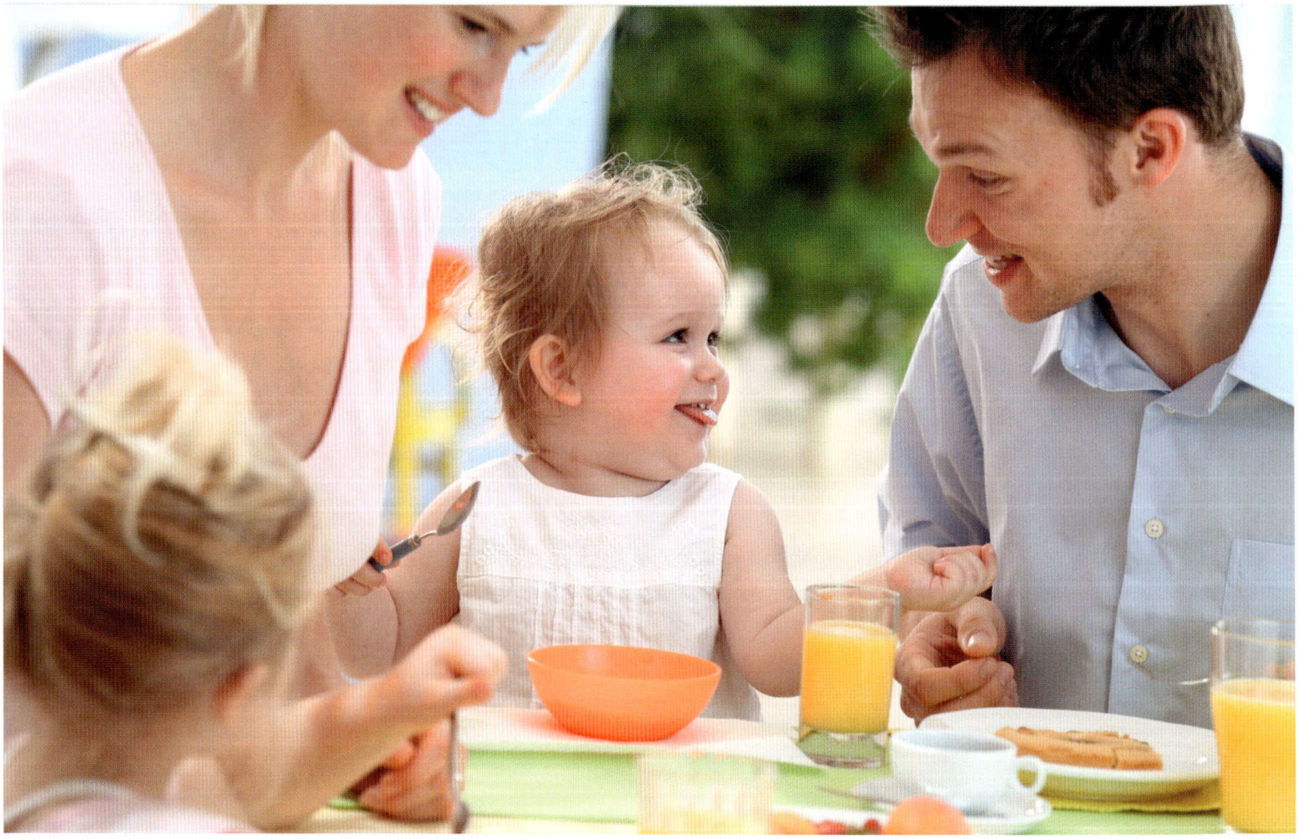

Vėliau sužinosite, kurių taisyklių vaikas laikosi, dėl kurių reikia kovoti nuolatos. Elgesio taisykle turi tapti viskas, ką vaikas daro nuolatos (pvz., paliepus eina miegoti). Reikia tvirtai reikalauti, kad vaikas taisyklių laikytųsi. Dėl kitų dalykų galima elgtis lanksčiau. Pavyzdžiui, galima mažiau kreipti dėmesio, kada ir kaip valgoma, nes vaikas turėtų valgyti noriai.

BUVIMAS PAVYZDŽIU

Kadangi esate šalia vaiko visą laiką, jis ima jus kopijuoti ir iš jūsų mokytis. Vaikai negali patys pažinti ir atsisakyti blogo elgesio, todėl motinai svarbu kontroliuoti savo blogus įpročius, kad vaikas matytų ją elgiantis tik gerai. Tai didžiulė atsakomybė, nes aplinka, kurioje vaikas auga, stipriai paveikia jo elgesį. Naujausi tyrimai apie terorą mokyklose rodo, kad tie vaikai, kurie terorizuoja kitus, patys buvo gąsdinami ir terorizuojami namuose savo tėvų. Aišku, kad tokį elgesį jie atkartoja bendraudami su mokyklos draugais.

Gali pasirodyti, kad elgesio taisyklių įdiegimas yra nuolatinis, nesibaigiantis, kasdieninis procesas, tačiau iš tikrųjų mažas vaikas gali įsisavinti labai nedaug. Reikia kantrybės, kad vaikas išmoktų to, kas jums atrodo priimtinas elgesys, kuo mažiau ginčijantis su juo ir baudžiant.

Žinoma, pasitaiko ir taip, kad pasakysite grubesnį žodį, susinervinsite, neteisingai pasielgsite. Taip pasitaiko visiems. Tačiau svarbiausia tai, kad jūsų vaikas jaustųsi mylimas ir vertinamas.

BLOGAS ELGESYS

Vaikas blogai elgiasi dėl nedaugelio priežasčių; tos priežastys priklauso nuo tėvų emocinės ir fizinės gerovės bei nuo to, kas atsitinka tą dieną.

- Dėmesio reikalavimas (ypač tada, kai tėvai turi kitų reikalų).
- Sutrikusi dienotvarkė (vaikas alkanas, jis praleido dienos miegą arba tiesiog buvo ilga ir sunki diena).
- Frustracija (kai vaikas fiziškai nepajėgia kažko padaryti, arba yra skubinamas).
- Nerimas dėl išsiskyrimo.
- Pavydas ir konkuravimas.
- Liga, nuovargis, emocijų protrūkis.
- Nerealūs suaugusiųjų lūkesčiai (kai svarbu, kad vaikas gerai elgtųsi, arba kai mato kiti).

Aš būtinai...

PADĖSIU SAVO VAIKUI ELGTIS GERAI

Jūsų veiksmai daro didelį poveikį vaiko elgesiui. Palengvinsite vaikui elgtis gerai, jeigu:

✓ **Rūpestingai, jausmingai ir jautriai elgsitės** su partneriu ir jūsų vaiku. Vaikas neturi matyti barnių.

✓ **Aiškiai pasakysite**, ko iš vaiko tikitės. Turite sakyti tiksliai – „Niekada nesikandžiok!", o ne „Nedaryk taip".

✓ **Kalbėsite apie tą patį vienodai**, paliepimai turi nesikeisti.

✓ **Duosite vaikui laiko apsigalvoti**. Prieš bausdami pabandykite pasiūlyti elgtis kitaip; galbūt vaikas paklausys.

✓ **Pagirsite vaiką, kai jis elgiasi gerai**. Pagyrimai lengviau įtvirtina gerą elgesį, negu bausmė padeda išvengti blogo.

✓ **Po bausmės susitaikysite**. Jeigu turite nubausti vaiką, paskui pasakykite, kad vis tiek jį mylite.

✗ **Negrasinsite be reikalo**. Kai ruošiatės kažkur eiti, nesakykite vaikui, kad paliksite jį namuose, jeigu jis blogai elgsis.

ĮPRASTŲ ELGESIO PROBLEMŲ SPRENDIMAS

VERKŠLENIMAS

Kai vaikas ko nors siekia ir negauna ko nori, jis ima kalbėti nervinančiu balsu. Dažniausiai to griebiasi, kai toks balsas gali padaryti didžiausią poveikį. Verkšlenimą dažnai lydi reikalavimai – „Aš noriu", „Leisk man", „Duok man". Tai rodo, kad vaikas bando naujai atrastą elgesio būdą, o motina turėtų būti tas žmogus, kuris pirmasis nusileidžia reikalavimams.

Ką daryti

Leiskite vaikui truputį daugiau pasijausti suaugusiam ir nesiginčykite dėl tokių dalykų, kurie nėra svarbūs. Vaikai norsi retkarčiais pavaikščioti namie su išeiginiais batais. Negi tai svarbu?

Dažniausiai vaikas verkšlena tam tikru metu, kai būna alkanas, pavargęs arba nuobodžiauja. „Aš noriu" gali reikšti dėmesio stoką. Tokiu atveju apkabinimas, pagyrimas, ar kelios minutės, praleistos kartu kažką veikiant gali būti viskas, ko reikia.

Neretai padeda vaiko dėmesio atitraukimas ir sudominimas kažkuo nauju. Jeigu tai nepadeda, bandykite ignoruoti vaiką arba bent apsimeskite, kad nekreipiate dėmesio. Po to imkitės „pertraukėlės" metodo (žr. p. 239) – tai duos abiem laiko nusiraminti. Labai svarbu, kad pagirtumėte vaiką, kai jis ko nors paprašo normaliu balsu. Pasakykite, kad jums patinka, kai jis kalba būtent taip. Jeigu galite, duokite jam tai, ko prašė.

MUŠIMASIS, KANDŽIOJIMASIS IR AGRESYVUMAS

Labai maži vaikai dar nesupranta, kada jų veiksmai kelia skausmą, todėl jie nesupranta ir to, kodėl auka nervinasi.

Ką daryti

Pirmasis noras yra aprėkti vaiką ir pasakyti jam, kad toks elgesys yra nepriimtinas, tačiau maždaug iki 3 metų amžiaus vaikas visiškai nesupranta, kaip jo verksmai paveikia kitus. Tokiame amžiuje vaikas tiesiog gali žavėtis sąmyšiu, kuris prasideda jam įskaudinus kitą vaiką, todėl gali pabandyti dar kartą vien tam, kad pamatytų, ar rezultatas bus toks pat. Todėl vienintelis teisingas sprendimas yra nuraminti kitą vaiką ir pašalinti iš ten saviškį.

NESOCIALUS, DĖMESIO REIKALAUJANTIS ELGESYS

Labai mažų vaikų dėmesio laikas trumpas, jie greitai ima nuobodžiauti, o patys vieni žaisti beveik nemoka. Jiems labai sunku prisitaikyti prie pokyčių, jų supratimas apie laiką yra menkas, todėl jie negali suprasti, kad suaugę žmonės būna labai užimti.

Ką daryti

Jeigu vaikas blogai elgiasi dėl to, kad jam nuobodu, išblaškykite jį, užimkite žaidimu, arba duokite jam veiklos, panašios į tą, kuo užsiimate pati. Pavyzdžiui, jeigu turite kažką parašyti, duokite vaikui popieriaus ir kreidelių.

Žinokite, kad vaikui sunku atsitraukti nuo žaidimo arba pakeisti veiklos pobūdį, todėl perspėkite jį žymiai anksčiau. Kai planuojate su vaiku išeiti, arba norite, kad jis kažką padarytų, perspėkite jį prieš 10 minučių. Tada vaikui pakaks laiko pasiruošti ir prisitaikyti prie pasikeitimo.

ATSISAKYMAS VALGYTI

Vaikų skonis skiriasi (kai kurie vaikai valgo ne viską). Skiriasi ir jų apetitas (kai kas valgo viską, ką mato, kai kas valgo mažai). Skirtumai priklauso nuo nuotaikos, augimo ir dienos režimo pokyčių. Vaikas gali valgyti tik kažkurį vieną maistą, paskui atsisakyti jo be akivaizdžios priežasties.

Ką daryti

Duokite vaikui po truputį skirtingo maisto vaikiškoje lėkštutėje arba dubenėlyje. Kai maistas įvairus, vaikui tai kelia susidomėjimą. Neduokite vaikui per daug skysčių, nes tai gali slopinti apetitą.

Valgymo laiką suplanuokite taip, kad jūsų vaikas žinotų, ko iš jo tikitės – kad norite, jog vaikas valgytų tuomet, kai valgote jūs, ar kad liktų prie stalo tol, kol visi pavalgys. Tačiau nesitikėkite, kad vaikas ramiai išsėdės daugiau kaip 15–20 minučių, neverskite jo baigti valgyti, jeigu pats vaikas to nenori. Nesiūlykite kito maisto, nenaudokite maisto kaip apdovanojimo ar papirkimo. Negalima bausti vaiko, neduodant jam valgyti.

ATSISAKYMAS MAUDYTIS VONIOJE

Kartais be jokio priežasties vaikui atgimsta ankstesnės baimės ir jis net artyn neina prie vonios. Jeigu jūsų vaikas panikuoja dėl tekančio vandens garso, gali tekti iš naujo pratinti jį prie vonios.

Ką daryti

Pastatykite vaiką vonioje ant grindų ir nuplaukite jį kempine; šiltą vandenį imkite iš dubens. Kai vaikas nebebijos, įpilkite nedaug vandens į vonią, tačiau vaiką kempine plaukite stovintį ant grindų. Galiausiai įtikinsite vaiką sėdėti vonioje, kurioje bus 3–5 cm vandens; vėliau vandens pripilsite daugiau. Žiūrėkite, kad vaiko niekas neišgąsdintų – vonia nebūtų slidi, iš krano netikštų vanduo, nesigirdėtų, kaip vanduo gurgia kriauklėje. Ant vonios dugno patieskite neslidų kilimėlį. Leiskite vaikui vonioje žaisti su žaislais, padarykite daug burbulų. Jeigu nepadeda ir tai, maudykitės vonioje kartu su vaiku.

PROTESTAS GULANTIS

Daugelis vaikų protestuoja siunčiami miegoti, jie bando tai atidėti. Kai vaikas pervargęs, prasideda ašaros ir pykčio protrūkiai. Dažniausios priežastys – nerimas dėl atsiskyrimo nuo tėvų, tamsos baimė, blogo sapno baimė. Jeigu vaikas eina miegoti neprieštaraudamas, jis gali vėl grįžti arba šauktis tėvų ir prašyti atsigerti, į tualetą arba skųstis, kad jam skauda.

Ką daryti

Vaikas turėtų eiti miegoti tuo pačiu laiku. Bent 30 minučių prieš miegą ribokite ypač aktyvią vaiko veiklą, sukurkite nekintančią veiksmų seką – vonia, apkabinimas, pasaka arba lopšinė. Tai padeda vaikui atsipalaiduoti prieš gulant į lovą. Pasakykite „labanakt“ ir išeikite. Negrįžkite į kambarį, kad atsakytumėte į klausimus, kuriais vaikas reikalauja dėmesio.

Jeigu vaikas atsikelia iš lovos, laikykitės savo ir grąžinkite jį atgal be ginčų. Kai tik jis vėl ateina, guldykite atgal į lovą ir nesileiskite į pokalbius apie tai, ko jis norėtų (tačiau patikrinkite, ar vaikas neserga).

Kai vaikas prabunda naktį, elkitės panašiai. Jeigu įsitikinote, kad vaikas neserga, pasodinkite jį ant puoduko, tada guldykite atgal į lovą, apkamšykite ir tvirtai pasakykite „labos nakties“.

PYKČIO PRIEPUOLIAI

Nevaldomi įniršio ir emocijų proveržiai (vaikas spardosi, klykia ir šūkauja) gali prasidėti nuo 18 mėnesių amžiaus. Mažas vaikas gali griūti ant žemės, klykti ir šaukti, ir netgi daužyti kojomis į žemę didesniam efektui pasiekti. Pykčio proveržiai yra beveik instinktyvi reakcija į ypatingai erzinančią ar liūdinančią situaciją. Vaikas kovoja su tuo, kad yra priklausomas nuo suaugusiųjų; jis noris tapti savarankiškas. Nors tai labai nervina tėvus, pykčiai yra įprasta vaiko raidos dalis, kuri leidžia prasiveržti emocijoms.

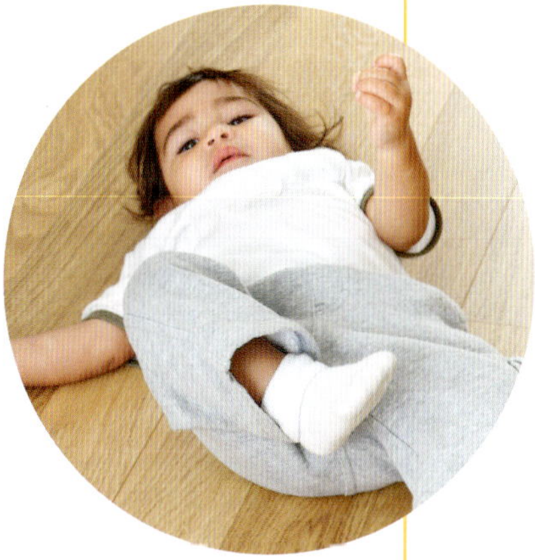

Kartais artėjantis pykčio priepuolis yra lengvai nuspėjamas; kai kada pyktis prasiveržia visai netikėtai, be jokios numanomos priežasties. Toks priepuolis dažniausiai trunka ne ilgiau kaip 3–4 minutes ir pasibaigia taip pat netikėtai, kaip prasidėjo. Pasibaigus pykčiams, vaikas greit grįžta į normalią būseną; jau po minutės jis vėl šypsosi, lyg nieko nebūtų atsitikę.

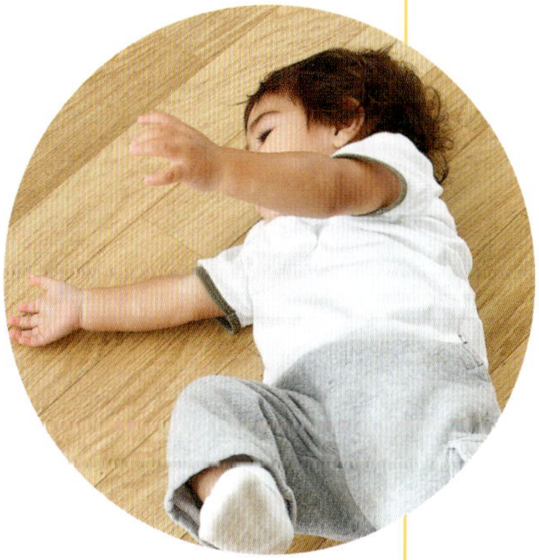

Ką daryti

Daugelio pykčių galima išvengti, jeigu atitrauksite vaiko dėmesį nuo to, kas vyksta. Kai pyktis jau prasiveržė, leiskite vaikui atstumti jus tolyn, jeigu jis to nori, tačiau mielai priimkite jį į glėbį. Efektyviausias būdas – ignoruoti vaiko pykčius. Jeigu esate namuose, pasitraukite tolyn, nežiūrėkite į vaiką, dainuokite dainelę ir nekreipkite dėmesio į maldavimus. Jeigu bijote, kad mažas vaikas gali susižeisti, paimkite jį ir įkelkite į lovelę ar į kitą saugią vietą, tačiau nežiūrėkite į jį ir nekalbėkite. Jeigu pyktis prasiveržė viešoje vietoje, imkite vaiką ir tuojau pat eikite namo.

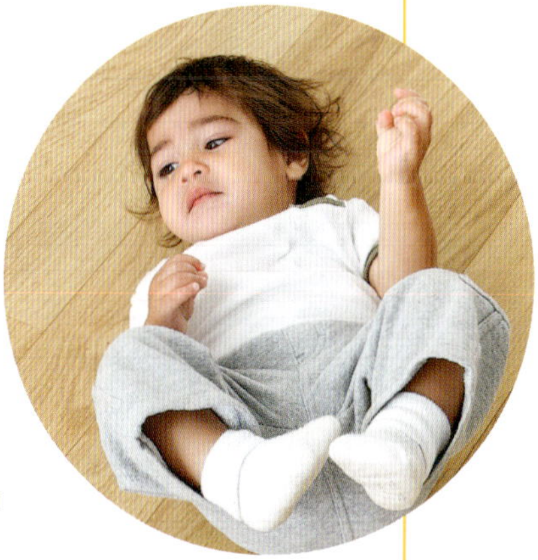

Tėvų elgesys

Tėvai turi išmokti būti lankstūs. Žinoma, kad tvarka namuose ir elgesio normos vaikui yra tik į gera, tačiau aišku ir tai, kad mylintys tėvai ir kartkartėmis daromos išimtys taip pat ne mažiau svarbu. Todėl tai atvejais, kai vaikas kažko labai siekia, galima jam nusileisti, jeigu:
- Vaiko pergalė turi nedaug pasekmių.
- Tai padės išvengti viešo pykčio protrūkio.
- Kitos priemonės neveikia.

TEIGIAMAS ĮTVIRTINIMAS

Girti gerą elgesį yra daug geriau, nei bausti blogą. Neaišku, ar tai žmogiška ypatybė, ar tiesiog mūsų kultūros dalis, tačiau suaugusieji daug dažniau kritikuoja vaikų elgesį, negu juos giria. Jeigu tik pažiūrėtumėte atidžiau, tai pamatytumėte, kad per dieną vaikas dažnai elgiasi gerai. Pasinaudokite proga, pavyzdžiui, per pietus, ir pasakykite jam, kaip jūs didžiuojatės, kai jis gražiai valgo ir nemėto maisto. Toks pagyrimas ir gero elgesio įtvirtinimas labai veiksmingas ir prisideda prie vaiko savivertės padidėjimo.

DERYBOS

Kartais vienintelis būdas išvengti antisocialaus elgesio yra derybos. Bandykite tartis su vaiku – jeigu jis leis jums pabaigti darbus, jūs pasiimsite jį į lauką, pažaisite žaidimą arba paskaitysite pasaką. Leiskite pasirinkti vaikui, tada jis jaus, kad gali valdyti padėtį. Derybos labiau tinka vyresniems vaikams. Iki dviejų metų amžiaus vaikas nelabai gali laukti. Jo gyvenimo suvokimas yra paremtas dabartimi. Vaikas pradės suprasti atlygį ateityje tik būdamas 2–3 metų.

DĖMESIO NUKREIPIMAS

Vaiko dėmesio nukreipimas veikia ne visada, tačiau pabandyti verta, ypač jeigu jaučiate, kad artėja pykčio priepuolis. Nukreipkite vaiko dėmesį, pašaukdami jį vardu, pasakydami kokį žodį ar frazę, kuri iš karto privers pamiršti tai, kas ką tik rūpėjo. Pasakykite, kad ruošiatės kažką parodyti, arba parodykite į kažką, kas vaiką sudomins: mašina atrodo „tokia pat, kaip tėvelio“, arba štai koks gražus paukštelis medyje, arba virš galvų skrenda lėktuvas. Labai svarbu žiūrėti vienam į kitą.

Vos tik atitraukiate vaiką nuo to, kas jam rūpėjo, pabandykite nukreipti dėmesį į tai, kas jį užims bent kuriam laikui. Jeigu esate namie, pasiūlykite paskaityti knygą, pažaisti paprastą žaidimą arba atlikti kažką vaikui nelaukto – padėti mamai tvarkytis arba iškepti sausainių.

Jeigu negalite viso dėmesio skirti vaikui, parodykite jam tai, ką jis gali veikti pats, pavyzdžiui, nuspalvinti paveikslėlį, arba pažiūrėti mėgiamą DVD filmuką. Kartais, pradedant judrų žaidimą, paskatinant vaiką bėgioti, šokinėti ir šokti pagal garsią muziką, galima sustabdyti pykčio priepuolį iki jam įsismarkaujant.

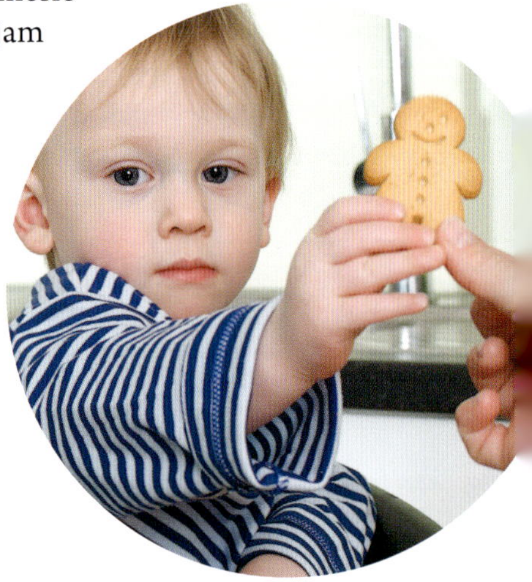

EKSPERTO PATARIMAS

Hiperaktyvumas

Tyrimai parodė, kad apie 30 % tėvų savo ikimokyklinių vaikų elgesį laiko hiperaktyviu. Taip apibūdinamas elgesys prasideda nuo 2 metų, kai vaikas tampa vis judresnis ir triukšmingesnis. Hiperaktyvus vaiko elgesys yra panašus į įprastą, tik labiau išreikštas, todėl atrodo blogesnis. Kai kurie vykdytojai mano, kad hiperaktyvus elgesys yra normalaus elgesio kraštutinė išraiška.
Jeigu jūs susirūpinę, išvardinti požymiai jūsų vaikui pasireiškia ilgiau kaip 6 mėnesius, kreipkitės pagalbos. Jūsų vaikas:
- Lengvai išblaškomas jo paties minčių ir aplinkos.
- Negali susikaupti vienai veiklai ilgiau kaip porą minučių.
- Per daug aktyvus, negali pabūti ramiai ir liautis kalbėjęs.
- Veikia impulsyviai, niekada negalvoja apie veiksmų pasekmes.

Nenaudotina

Svarbu, kad neapsunkintumėte vaiko blogo elgesio tokiais veiksmais:

✗ Bausme, kuri yra didesnė už prasižengimą.

✗ Grasindami tuo, ko negalite įvykdyti. Jeigu grasinate palikti vaiką ir išeiti, ne tik labai jį sujaudinsite, bet ir teks atsiimti savo žodžius.

✗ Bausmės atidėjimu. Kad būtų veiksminga, bausmė turi sekti tuoj pat po prasižengimo, antraip mažas vaikas pames bet kokį sąryšį tarp blogo poelgio ir jo pasekmių.

✗ Asmeniškumu arba kritika drausminant vaiką. Kalbėkite apie pažeistą taisyklę „Negalima kandžiotis“, užuot sakę „Tu esi bjaurus vaikas!“

✗ Dažnu balso pakėlimu ar šaukimu ant vaiko. Nors šios priemonės labai veiksmingos, per dažnai naudojant jos netenka įtakos.

✗ Situacijos apsunkinimu. Neatimkite per daug ilgam laikui iš vaiko daiktų arba malonumų, kitaip praeis savaitės, kol vaikas galės kažką turėti ar veikti (o jūs per tą laiką užmiršite).

PERTRAUKĖLĖS

Pertraukėle pasieksite daug naudingų tikslų. Pertraukėle sustabdomas blogas elgesys (vaiko nebėra „nusikaltimo vietoje“), ji parodo, kad jums toks elgesys nepatinka ir duoda vaikui laiko nusiraminti. Tačiau šis metodas veiksmingas tik vyresniems kaip 2 metų vaikams ir per dažnai naudojant praranda veiksmingumą, kaip ir balso pakėlimas. Kai vaikas pradeda blogai elgtis, perspėkite jį, kad tokiam elgesiui tęsiantis, pastatysite jį į kampą. Jeigu ir toliau blogai elgiasi, vaikas turi tučtuojau eiti į kampą, sėstis ant „laiptelio blogiems vaikams“ arba specialios kėdės savo kambaryje.

Tokia pertraukėlė turi būti trumpa ir susieta su konkrečiu veiksmu. Galite sakyti „Sugrįžk, kai apsiraminsi“, bet ne „... 30 minučių“. Vaikas negali suprasti 30 minučių laiko, kaip kažkokio susitarimo ir tai nebus veiksminga, nes bausmė nesusijusi su konkrečiu tikslu – vaiko nusiraminimu.

BAUSMĖ

Iki 18–24 mėnesių bausmių dažniausiai neprireikia. Baudimas dažniausiai neveiksmingas arba nepakeičia tokio mažo vaiko elgesio. Bausti vaiką iki metų amžiaus negali būti jokių priežasčių.

Kažin ar 1–3 metų amžiaus vaikas gali padaryti ką nors, kam nepakaks mažos bausmės – balso pakėlimo, jausmų nerodymo, kažko nedavimo, supeikimo arba statymo į kampą. Mušti vaiką yra nebūtina. Pliaukštelėjimas yra mažiau veiksmingas, negu aukščiau išvardintos priemonės, be to, vaikas gali imtis atsakomųjų priemonių.

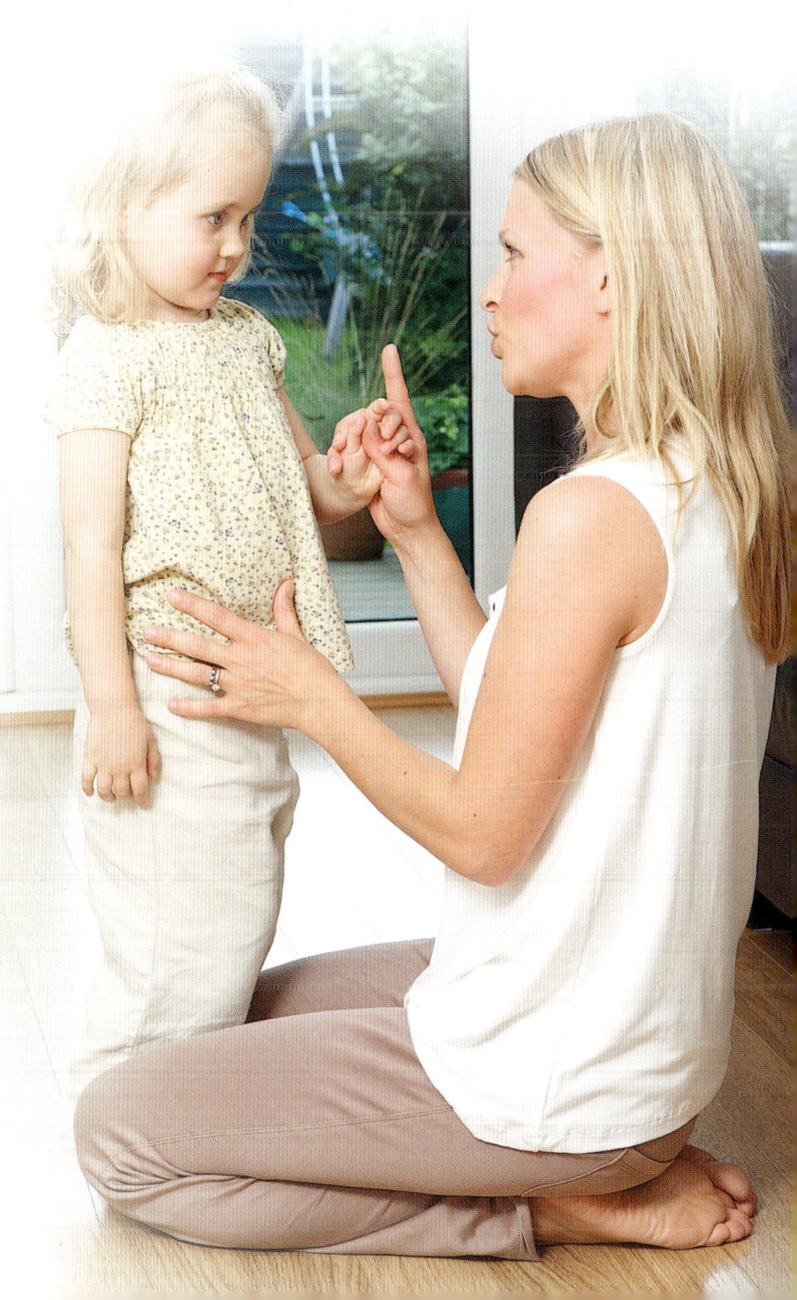

Kaip sugyventi su kitais vaikais

Socialinių įgūdžių ir elgesio tobulinimas labai svarbus, nes padeda vaikui tapti nepriklausomu. Vaikui teks gerai jaustis įvairiose situacijose – posėdžiuose, bendraujant su žmonėmis, teks išmokti žaisti, dalintis su kitais, laikytis žaidimo taisyklių. Tačiau socialiai vaikas gali vystytis tik tada, kai jaučiasi saugus.

ATSISKYRIMO BAIMĖ

Nuo maždaug metų amžiaus vaikas pradeda nervingai elgtis – verkia, šaukia, spardosi, kai tik mato arba numano motiną išeinant. Paaugęs vaikas tiesiog įsitveria į motiną ir nesitraukia nuo jos.

Užduotis suteikti vaikui ramybę, duoti jam pamokymų ir tuo pačiu metu skatinti jį būti savarankišku, yra subtili. Tačiau žinokite, kad kuo labiau vaikas prisirišęs prie jūsų dėl saugumo, tuo lengviau jam bus tapti savarankišku. Kai vaikas triukšmauja dėl to, kad nemato mamos arba jos nėra, žinokite, kad jis tik bijo dėl to, kad glaudus ryšys galbūt dingo. Todėl visuomet paglėbesčiuokite vaiką, kai galite – patenkinkite jo norus. Šiame amžiaus tarpe sugadinti vaiką neįmanoma, nes jis negali būti visai nepriklausomas.

2–3 metų vaikai blogai jaučiasi, atskirti nuo mamos (tėvo). Tačiau ir tėvams yra sunku be savo vaikų. Tačiau negalite duoti valios savo nerimui, nes apie jūsų rūpesčius vaikas perskaito jūsų veide ir tai dar labiau padidina jo nerimą.

BAIMIŲ NUMALDYMAS

Mažas vaikas gali staiga pradėti bijoti daug ko – šunų, vabzdžių ar tamsos. Naktimis jiems gali pradėti dažniau sapnuotis košmarai (žr. p. 232).

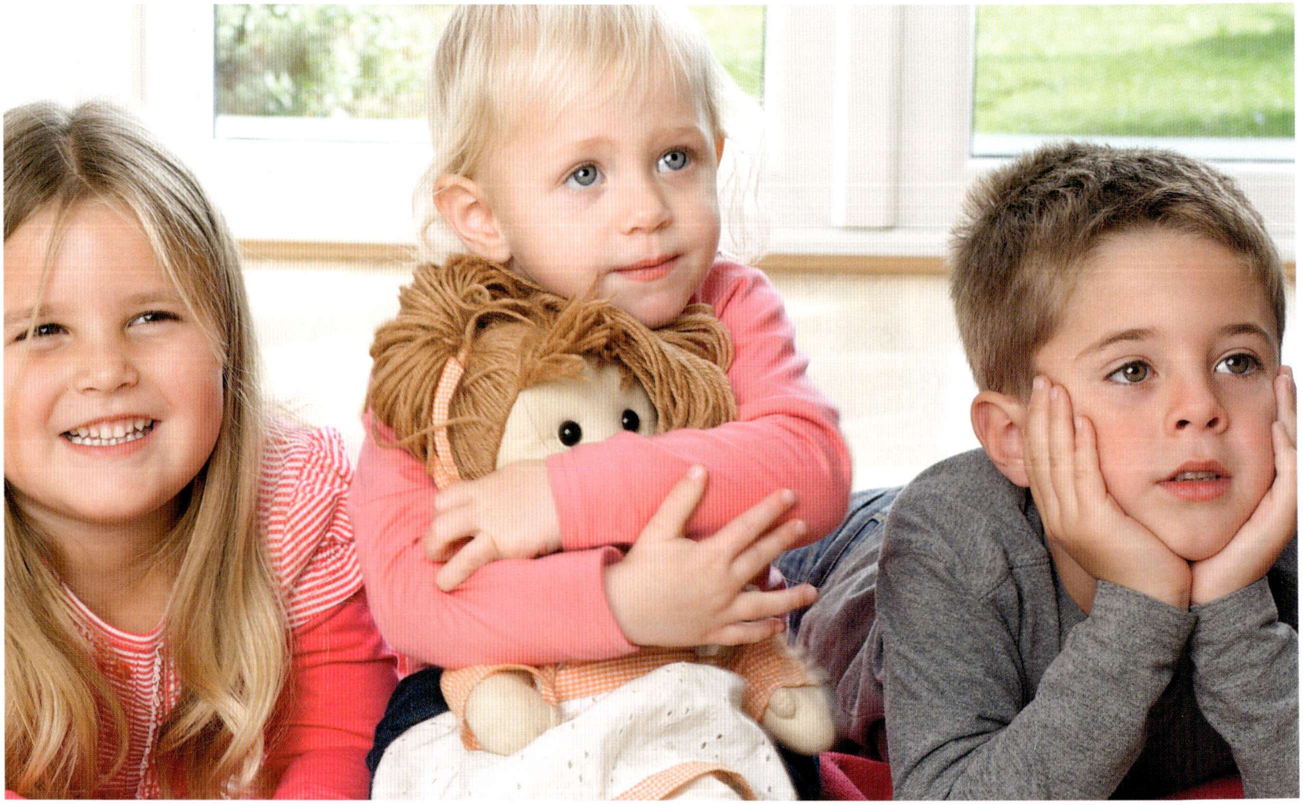

Aš būtinai...

PASISTENGSIU, KAD IŠSISKIRIANT VAIKAS KUO MAŽIAU JAUDINTŲSI

Kai jums reikia išeiti, pabandykite paaiškinti vaikui, kad jis lieka gerose rankose. Aišku, įsitikinkite, kad viskas gerai ir tada ramiai išeikite. Visada:

✓ **Iš anksto perspėkite vaiką**, kad turėsite išeiti (tai gali vaikui dar nieko nereikšti). Paaiškinkite, kad tuo metu jis bus tinkamai prižiūrėtas.

✓ **Išeikite greitai**. Netempkite laiko, bandydami nuraminti vaiką. Papildomos kelios minutės apkabinus ir paaiškinimai, kad greit grįšite, vis tiek neišsklaidys vaiko nerimo.

✓ **Atsiminkite, kad verksmai dažniausiai baigiasi** praėjus kelioms minutėms po jūsų išėjimo ir vėl prasideda jums sugrįžus (tai bausmė už išėjimą).

✗ **Neišeikite patylomis**, nes vaikas dar labiau bijos, kad ir vėl taip išeisite. Tada jis dar daugiau nerimaus dėl to, ar mama jo nepaliko.

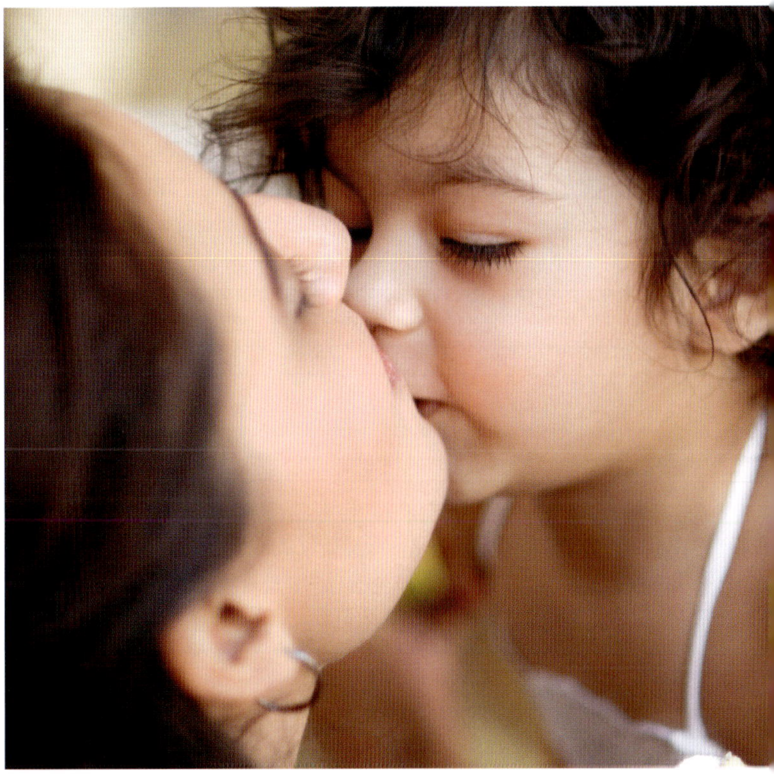

Labai svarbu pripažinti, kad vaiko baimės yra tikros – „Taip, aš žinau, vorai gali būti baisūs“ arba „Žinau, kad tu bijai“, tačiau patikinkite vaiką, kad apsaugosite jį – „Nebijok, aš čia“. Vaiko baimė nesumažės, jeigu aiškinsite jam, naudodami logiką. Apie baimės objektą racionaliai galvoti gali tik daug vyresni vaikai. Baimės praeis vaikui augant, o kol kas venkite tokių situacijų, kurios gąsdina vaiką (neikite prie šunų, nerodykite vaikui šliužų, nakčiai palikite lempelę.

NURAMINANTYS DAIKTAI

Kad vaikas galėtų būti nepriklausomas, jis turi rasti būdų, kaip nusiraminti ir saugiai jaustis.

Vaiko gyvenimas gali būti sunkus: jam nuolatos sakoma, ką turi daryti ir ko negalima; kai negali daryti tai, ko nori – jaudinasi; nesutapimas tarp norų ir suaugusiųjų paliepimų verčia jaustis sumišus; jaučiasi kaltas, kai suaugusieji jam nepritaria; bijo išsiskyrimo, kai motina nors trumpam dingsta iš akių.

Labai dažnai vaikas nusiraminimo ieško prisirišdamas prie kokio nors daikto – meškiuko, antklodės. Kai vaikas ką nors pasirinko, gerai būtų turėti netoliese kelis tokius daiktus; daiktui dingus (netgi kol skalbiamas), vaikas labai nusimins.

Yra ir kitokių būdų, kaip vaikui jaustis geriau – sukiojant plaukus, čiulpiant pirštą, kasdien rengiantis tais pačiais drabužiais. Nors jums ir nepatinka, geriau neatimkite šių dalykų iš vaiko tol, kol rasite jiems pakaitalą.

Apkabinimas, šypsena ir pagyrimas padeda vaikui jaustis mylimam, tai gali būti didžiausias jo nuraminimas. Labai svarbu, kad tėvai girtų vaiką ir dosniai jam rodytų švelnumą.

ASMENYBĖS ĮTAKA

Kai kurie vaiko asmenybės aspektai gali būti matomi vos tik gimus (pvz., ar daug verkė, ar buvo ramus), jo tikroji prigimtis tampa aiški po 2–3 metų. Ne visi vaikai yra ekstravertiški, todėl, kad jų gyvenimas būtų sėkmingas, jiems tenka išmokti bendrauti ir susirasti draugų. Svarbu, kad mokydami vaiką tėvai įvertintų ir jo asmenybės bruožus.

Kol vaikas mokosi įvairių judėjimo ir naudojimosi daiktais įgūdžių, jis suvokia, kad gali įtakoti tiek savo, tiek ir kitų žmonių veiksmus. Kai vaikui nepasiseka, jis jaučia pralaimėjimą ir gėdą. Vaikui teks išmokti, kaip tinkamai reaguoti į savo sėkmes ir nesėkmes, antraip jis netaps pusiausviro charakterio asmenybe. Pasistenkite vaikui padėti geriau realizuoti įvairius jo, kaip asmenybės, aspektus. Jūs galite parodyti, kaip reikia sėkmingai spręsti problemas, atitraukti vaiko dėmesį nuo nesėkmių, giriant jį, o ne pajuokiant baimes. Tokie veiksmai padės vaikui susikurti teigiamą savivertę.

ŽAIDIMAI SU KITAIS

Dauguma mažų vaikų yra egocentriški, t.y., jie yra savojo pasaulio centras. Iki tam tikro amžiaus, apie 30–36 mėnesių, vaikas nesupranta nei dalinimosi, nei kitų žmonių jausmų. Žaidimas su kitais vaikais dažnai baigiasi ašaromis dėl žaislų ir žaidimo eigos.

Duokite vaikui kuo daugiau galimybių susitikti su kitais žmonėmis, ypač su kitais vaikais, skatinti bendravimą su draugais, svečiais ir netgi su lauke sutiktais žmonėmis. Pasirengti lopšeliui ir darželiui vaikui gali padėti mažos neformalios vaikų grupės, pavyzdžiui, vaikų mokyklėlė.

Padrąsinti vaiką bendrauti su kitais gali būti nelengva užduotis. Galite rodyti gerą pavyzdį, kai patys žaidžiate su vaiku – pamokyti, kad reikia laikytis eilės ir dalintis žaislais. Paskatinkite jais dalintis ir su kitais vaikais. Nebūkite tokiu suaugusiuoju, kuris dar nemoka dalintis ir kuris nusimena, jeigu nelaimi žaidimo.

Norėdami įtvirtinti gerą elgesį, negailėkite jam pagyrų, kai vaikas žaidžia teisingai. Stenkitės nesikišti, kai vaikui kyla sunkumų, nebent padėtis taptų pavojinga. Aišku, yra situacijų, kai turite būti tvirti ir subarti vaiką, atimti žaislą, kuriuo nesidalijama, arba pasiimti patį vaiką (netgi vestis jį namo).

Vaiko egocentriškumas reiškia, kad pasaulis ir visa tai, kas yra jame, yra vaiko patogumui ir pramogoms. Tai vaiko pasaulėžiūros centrinė ašis. Reikia laiko, kad vaikas taptų jautresnis kitų žmonių poreikiams ir netgi šeimos gyvūnėliui.

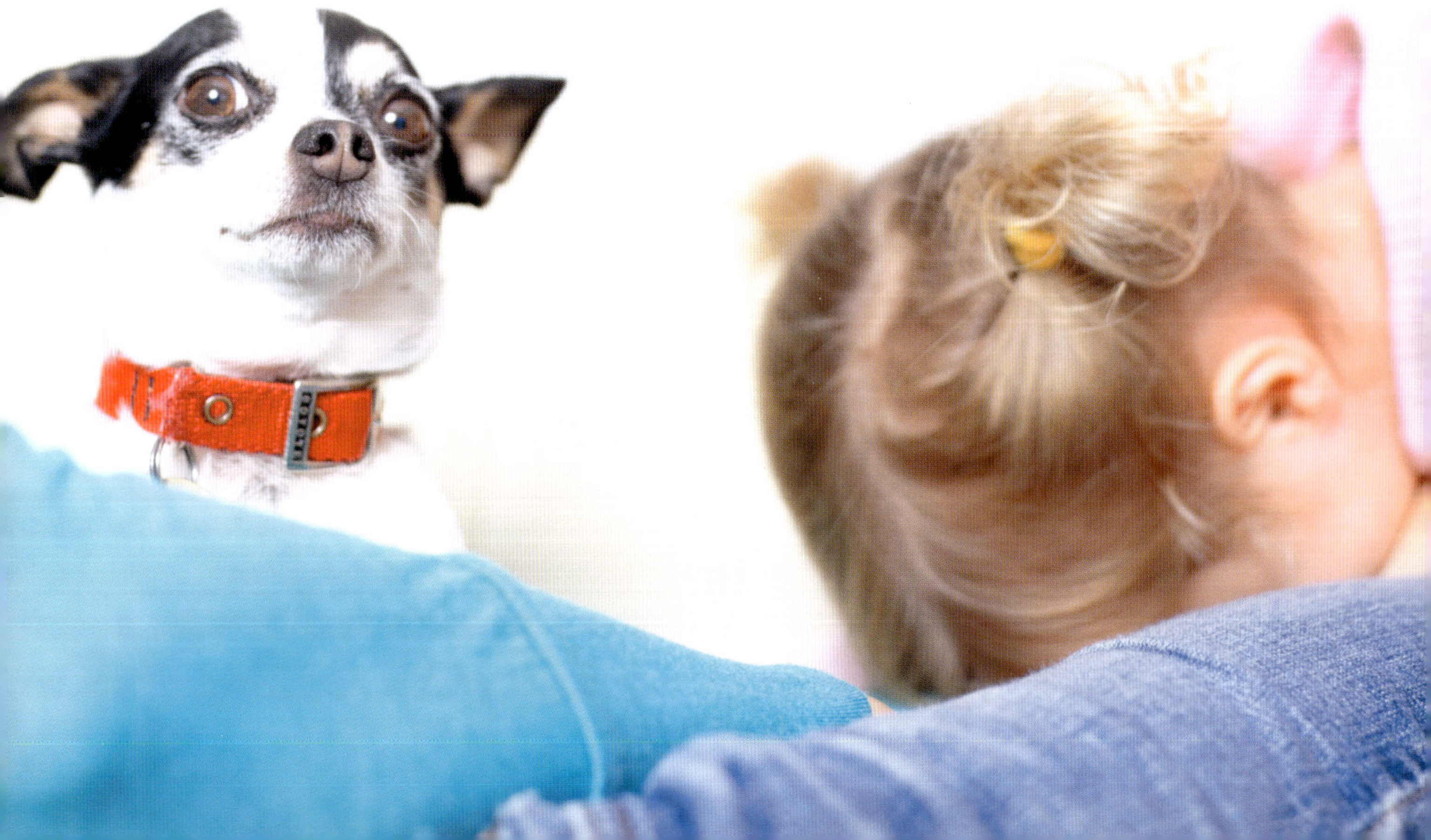

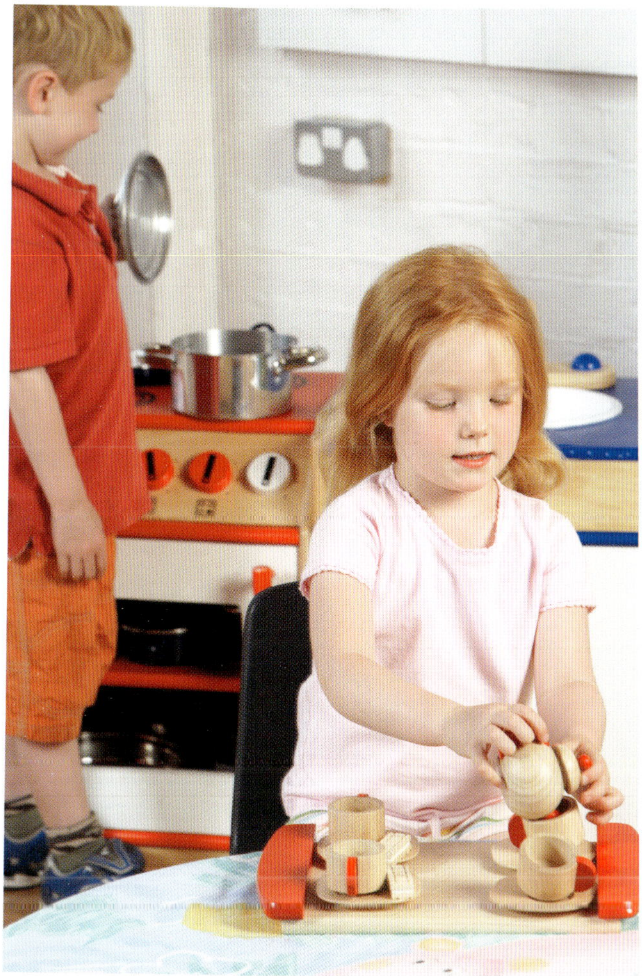

Aš būtinai...

PADĖSIU SAVO VAIKUI BŪTI SOCIALIAI SĖKMINGU

Turite įdiegti vaikui gero elgesio pradmenis:

✓ **Girkite jį**, kai dalinasi, tinkamu metu mokykite sakyti „prašau" ir „ačiū".

✓ **Eikite į vietas, kur yra kitų vaikų**, kad vaikas galėtų susipažinti ir bendrauti su bendraamžiais.

✓ **Skatinkite vaiko meilės išraišką** kitiems žmonėms, lėlėms, minkštiems žaislams ir naminiams gyvūnams.

✓ **Naudokitės viešuoju transportu** išvykoms, lankykitės parduotuvėse ir kavinėse, kur vaikas mokysis laukti eilėje.

✗ **Neskubėkite kištis**, jeigu vaikas ginčijasi su kitais vaikais dėl žaislo, tačiau išskirkite, jeigu jie susipešė. Mokykite dalintis arba žaisti paeiliui.

ŽAIDIMŲ GRUPĖS ARBA LOPŠELIO LANKYMAS

Jeigu nusprendėte grįžti į darbą, arba norite suteikti vaikui galimybę linksmintis ir žaisti, galima užsirašyti į žaidimų grupę arba lopšelį. Lopšelyje vaikas gali lavinti socialinius įgūdžius saugioje aplinkoje. Vaikai, kurie nelanko darželio, nieko nepraranda; gerus socialinius įgūdžius vaikui suformuoti gali tėvai arba gera auklė.

Svarbiausia problema yra sunkus atsiskyrimas nuo motinos. Priklausomai nuo temperamento, nuo tėvų atskirti vaikai nerimauja įvairiai – nestipriai, arba labai stipriai. Mažiau sunkumų kyla tiems vaikams, kurie jau ne kartą buvo atskirti nuo motinos arba tėvo.

Galima įpratinti vaiką prie išsiskyrimo, pirmas dienas ir savaites jį lydint ir būnant šalia jo kambario. Po kelių dienų galbūt pakaks laukti vaiko lauke. Galiausiai suprasite, kad kaip ir daugelis vaikų, jūsiškis iš pradžių patriukšmauja, o po kelių minučių nusiramina. Galbūt vaikas būtų mažiau traumuotas, jeigu į darželį jį nuvežtų kas nors kitas.

EKSPERTO PATARIMAS

Socializacijos problemos

Kai kurie vaikai nepajėgia sukaupti dėmesio net ir trumpam laikui; jie negali netgi žaisti su kitais vaikais. Dar kiti vaikai pyksta ir būna agresyvūs. Jie jaučiasi ypač nesaugūs, dažnai greitai keičiasi jų nuotaikos. Kartais tai yra tiesiog vystymosi laikotarpis, dėl kurio jūs neturėtumėte jaudintis. Tačiau jeigu blogas vaiko elgesys trunka ilgai ir jūs negalite to įveikti, paprašykite gydytojo patarimo.

Drovumas nėra nenormalu. Jeigu jūsų vaikas drovus, švelniai padrąsinkite jį. Drovumas dažnai siejamas su nerimu dėl išsiskyrimo (žr. p. 246).

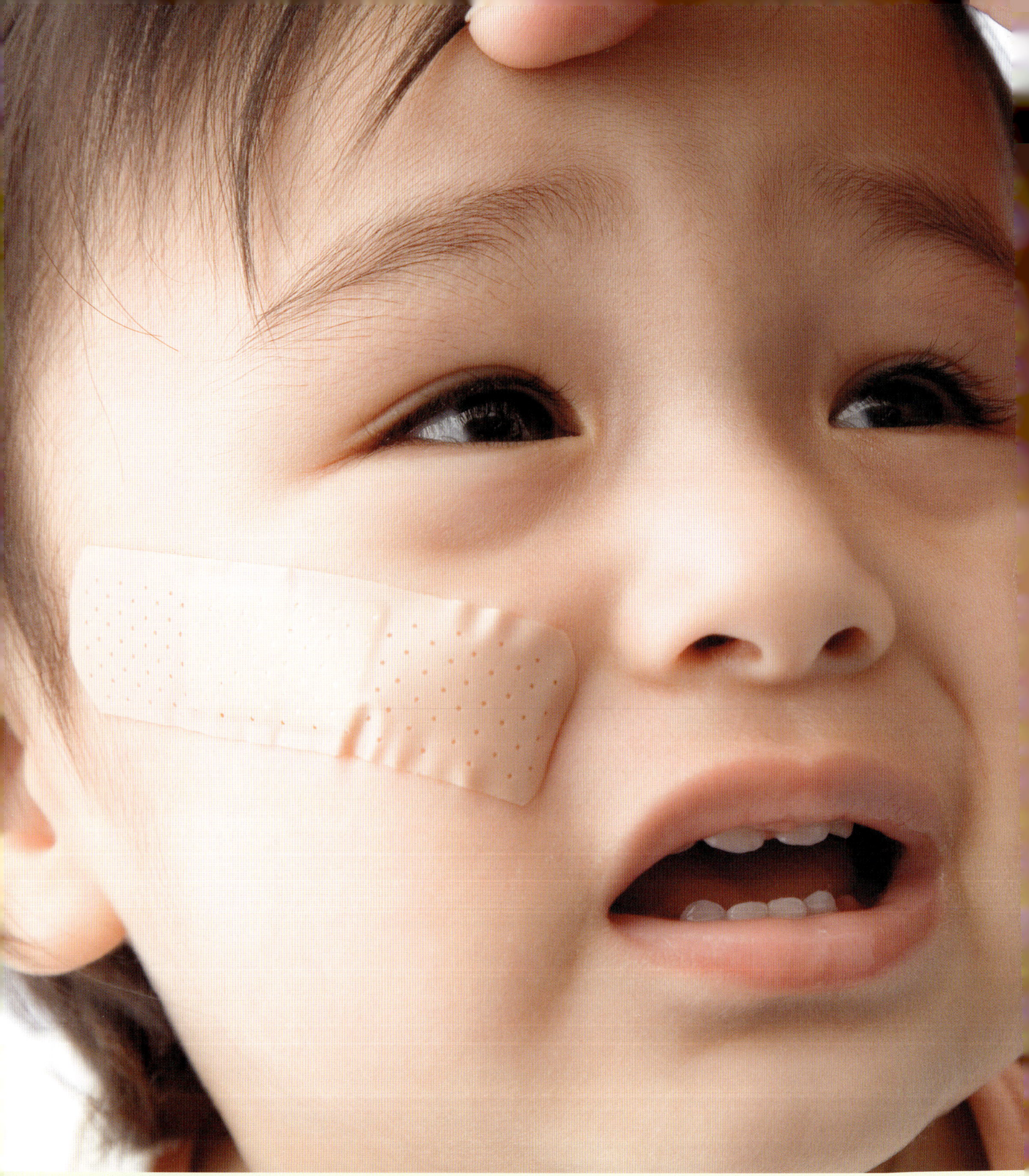

II DALIS Mano vaikas

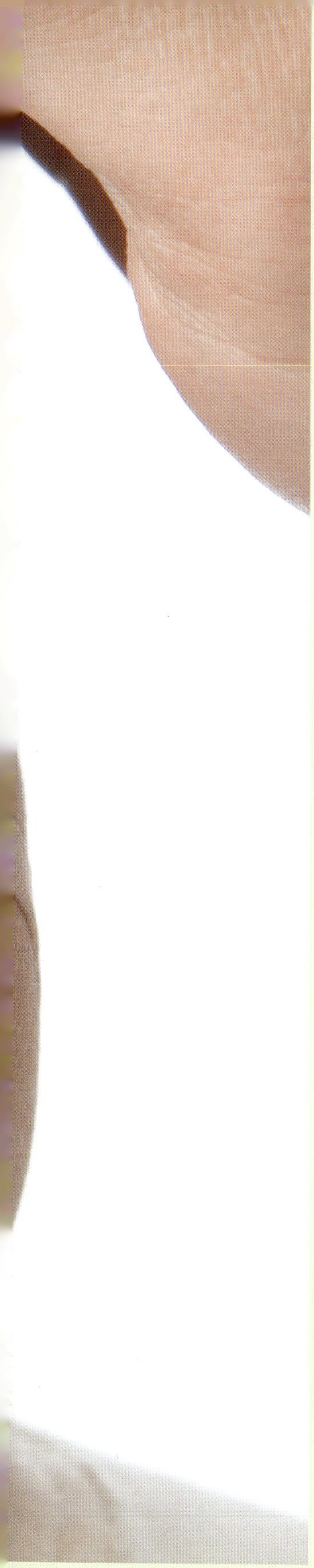

Vaiko sveikata

Reikia pasirūpinti, kad vaiko sveikata būtų nuolat tikrinama – jis gauna skiepus, o jūs pastebite bet kokį ligos požymį. Vaiko gerovei labai svarbu, kad tėvai žinotų ką daryti, kai jis blogai jaučiasi, serga įprastomis vaikų ligomis arba nestipriai susižeidžia. Dar svarbiau, kad tėvai suvoktų, kada vaikui būtina gydytojo priežiūra ir kaip suteikti pirmąją pagalbą nelaimės atveju.

Slauga ir patikrinimai

Kai kalbama apie vaiko sveikatą, pirmiausia – tai tėvų rūpestis. Tėvai mato vaiką kasdien, artimai su juo bendrauja ir pastebi, jeigu kas nors yra ne taip. Labai svarbu kuo anksčiau pastebėti problemas, tada daugiau tikimybės, kad jos bus išspręstos sėkmingai.

Nuolatos stebimi ir kai kurie fizinio augimo aspektai – svorio ir ūgio pokyčiai. Be planinių patikrinimų, gydytojai neformaliai įvertina vaiko būklę kitų paskirtų priėmimų (pvz., dėl ligos arba skiepų) metu.

LANKANTIS GYDYTOJAS

Pirmą kartą medikai apžiūri tik ką gimusį kūdikį (žr. p. 116), vėliau namuose jį apžiūri lankantis gydytojas. Jis pataria motinai kūdikio priežiūros klausimais, išsklaido motinos nerimą dėl kūdikio verksmo, nevalgymo ar svorio nepriaugimo. Lankantis gydytojas stebi ir kūdikio vystymąsi. Jeigu motinai kelia nerimą kūdikio vystymasis arba elgesys, pirmiausia ji turi skambinti lankančiam gydytojui. Šis gydytojas stebi ir motinos psichinę būklę. Lankantys gydytojai žino, kaip spręsti tokius klausimus. Jeigu reikia daugiau pagalbos, šis gydytojas nukreipia į vietines kūdikių ir mažų vaikų tarnybas.

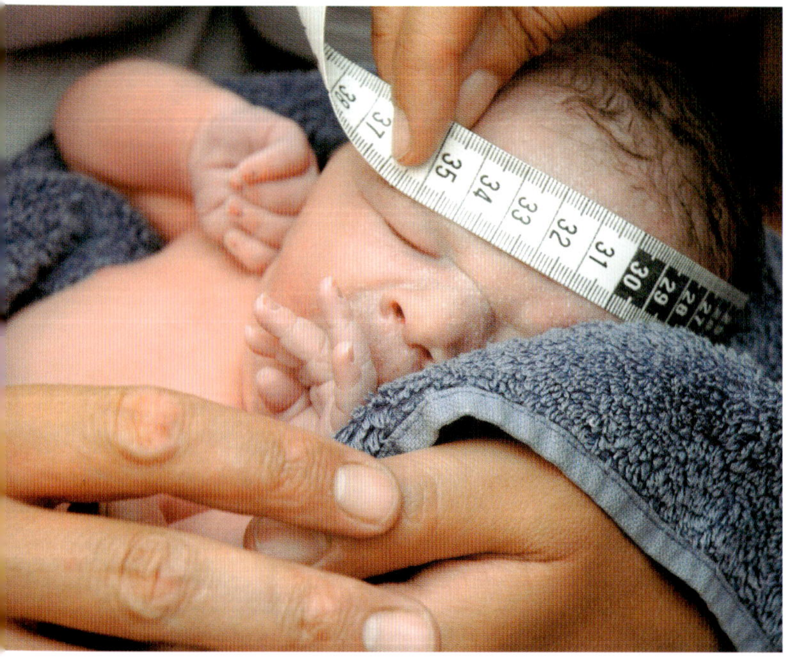

ŠEIMOS GYDYTOJAS

Kai vaikas paauga, jis būna reguliariai apžiūrimas vaikų poliklinikoje. Kai vaikas serga, motina turėtų kreiptis į šeimos gydytoją. Kartais pakanka nurodyti, kokiomis priemonėmis palengvinti ligos simptomus; kartais šeimos gydytojas apžiūri vaiką ir paskiria gydymą. Dar prieš gimstant vaikui pasidomėkite, kuris netoliese dirbantis šeimos gydytojas turi daugiausia patirties gydyti mažus vaikus. Stenkitės, kad jūsų vaiką apžiūrėtų būtent šis gydytojas. Tuomet jis žinos viską apie jūsų vaiko būklę.

VAIKŲ GYDYTOJAS

Šie gydytojai specializuojasi gydyti vaikus. Vieni jų yra plataus profilio, kiti – tam tikros srities, pavyzdžiui, širdies ligų specialistai. Jeigu šeimos gydytojas turi abejonių dėl vaiko sveikatos ir mano, kad reikia specializuotų tyrimų ir gydymo, jis nukreipia vaiką pas vaikų ligoninėje dirbantį konsultantą. Kai kurie šeimos gydytojai irgi specializuojasi gydyti vaikus.

Jeigu lankėtės pas vaikų gydytoją, jis praneš diagnozę ir paskirtą gydymą jūsų šeimos gydytojui; taip šeimos gydytojas turi išsamią jūsų vaiko ligos istoriją. Tėvai gali gauti visus vaikų gydytojo paskyrimų išrašus.

ODONTOLOGAS

Reikėtų susirasti ir vaikų odontologą. Jis ne tik gali geriausiai patarti, kaip turi būti prižiūrimi vaiko dantys, bet ir patikrinti, ar jie sveiki. Vaikų odontologo kabinetas ir įranga yra tinkamesnė vaikams. Labai svarbu, kaip taisomi dantys mažam vaikui, nes teigiamas požiūris išlieka visam gyvenimui. Gera idėja nuo 3 metų amžiaus vaiką kas 6 mėnesiai vesti pas odontologą dantų apžiūrai.

PLANINIAI PATIKRINIMAI

Planinių sveikatos patikrinimų tikslas – įvertinti vaiko raidą ir jo fizinę būklę. Vaiko raida ir jo fizinė būklė yra glaudžiai susijusios – išmokimas vaikščioti priklauso nuo raumenų būklės ir koordinacijos, tai savo ruožtu priklauso nuo nervų sistemos. Taigi raidos problemos

Pirmosiomis savaitėmis po vaiko gimimo lankantis gydytojas namuose atliks svarbiausius tyrimus, pvz., pamatuos galvos apimtį.

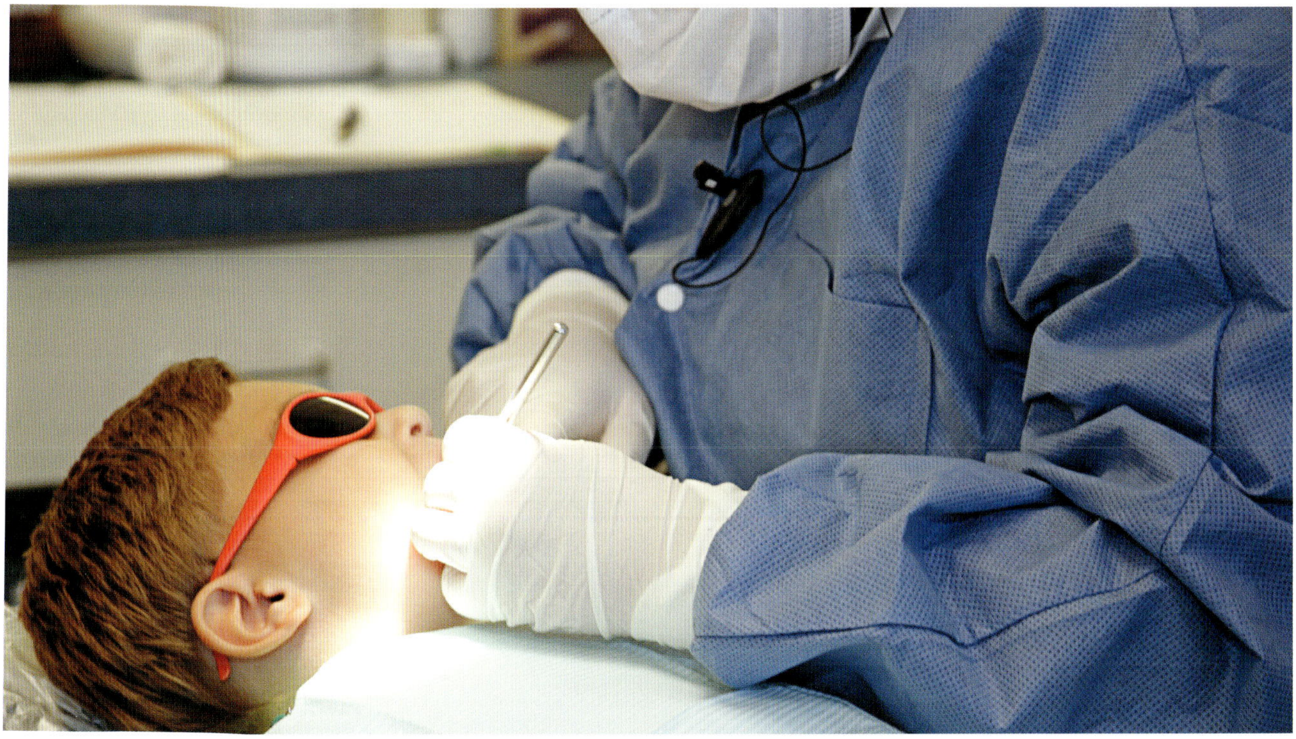

gali sveikatos priežiūros specialistams leisti įtarti esant sveikatos problemų. Kai kuriuos sutrikimus, pavyzdžiui, širdies ūžesius, galima nustatyti sveikatos patikrinimų metu, kai gydytojas klauso vaiką stetoskopu. Kiti sutrikimai nustatomi naudojant specialius tyrimus.

Nuo 6 savaičių amžiaus kūdikiui sveikata tikrinama tuomet, kai ateina metas jį skiepyti (žr. p. 256). Įvertinęs vaiko raidą gydytojas atlieka ir apžiūrą – patikrina, ar kūdikio klubai juda taisyklingai, klausydamas širdį nustato, ar nėra širdies ūžesių. Kūdikis pasveriamas, pamatuojamas jo ūgis, tai leidžia įvertinti, ar gerai jis auga.

Kiekvienos apžiūros metu gydytojas klausinėja motinos apie vaiko raidą, ar jai neatrodo, kad vaikas turi regos ar klausos problemų. Motina turi galimybę sužinoti, kokia vaiko sveikata, kaip jis vystosi, gali išsakyti turimas abejones. Jeigu randama problemų, vaikas nukreipiamas tyrimams pas tos srities specialistą.

REGOS PATIKRINIMAS

Gimęs naujagimis apžiūrimas, ar nėra matomų akių defektų, pvz., kataraktos. Tikrinant regą 6–8 savaitę žiūrima, ar vaikas seka akimis daiktą, judinamą prieš pat jo veiduką.

6 mėnesių amžiaus vaikui patikrinama, ar jis mato ir siekia žaislų. Kai vaikui sueina 2 metai, galima ištirti jo regą tiksliau – prašoma paveikslėliuose nurodyti smulkias detales. Trejų metų vaikui siūloma surasti parodytas raides atitikmenų lentelėje (raidė rodoma kitame kambario gale, vaikas lentelę turi rankose).

KLAUSOS PATIKRINIMAS

Nors paprasčiausias patikrinimas nebūtinai yra tikslus, jis parodo, ar vaikas turi klausos problemų. Be to, galima patikrinti vaiko klausą, žiūrint kaip jis reaguoja į garsus ir motinos balsą. Yra du tyrimai, kurie visai mažiems vaikams atliekami naudojant ausines. Jeigu tokių tyrimų rezultatai nėra patenkinami, vaikas nukreipiamas audiologo apžiūrai.

Tikrinant otoakustinės emisijos būdu į kiekvieną ausį per ausines davikliu paeiliui yra skleidžiami spragsintys garsai. Jeigu ausys funkcionuoja normaliai, sraigėje registruojamos garso sukeltos vibracijos.

Tiriant sukelto potencialo audiometrijos būdu (angl. *BERA*), per ausines irgi skleidžiami spragsėjimai, kurie ausyse sukelia impulsus. Pastarieji perduodami į smegenis. Smegenyse atsiranda elektros impulso atsakas. Atsakas įrašomas ir analizuojamas kompiuteriu.

Nuo maždaug 7–9 mėnesių gali būti atliekami dėmesio patraukimo tyrimai. Tyrėjas sėdi prieš vaiką ir patraukia jo dėmesį. Asistentas aparatu skleidžia aukštus ir žemus garsus už vaiko matymo lauko ribų. Vaikas turėtų pasisukti į garsą.

Nuo 18 mėnesių gali būti atliekamas kalbos pažinimo testas. Tyrėjas sėdi prieš vaiką, pridengia sau burną ranka ir tyliai vardina žaislus. Tyrėjas prašo vaiko parodyti į kiekvieną žaislą, kurie yra sudėti priešais jį ant stalo.

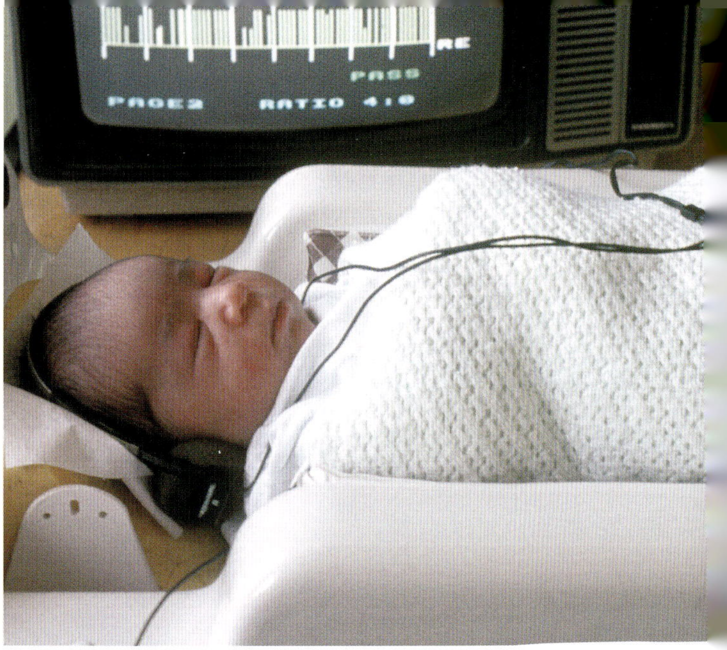

VAIKO APŽIŪRŲ TVARKARAŠTIS

6–8 SAVAITĖS

Šios ir kitų apžiūrų metu įvertinami svarbiausi vystymosi aspektai. Motinos klausiama, ar kūdikis jau šypsosi, kada jis verkia ir kaip reaguoja į garsus (tai svarbu socialinei raidai, kalbai ir klausai).

Kūdikio motorikos raida vertinama pagal jo raumenų tonusą ir galvos valdymo pradmenis. Įvertinant regą gydytojas žiūri, ar kūdikis akimis seka jo regos lauke judinamą daiktą.

Atliekama fizinė apžiūra, t.y., klubų tyrimas, klausoma širdies plakimo, berniukams patikrinama sėklidžių padėtis. Šeimos gydytojas gali apžiūrėti kūdikio akis, ar nematyti kataraktos ir kitų ligų, kuriomis serga maži vaikai, požymių.

6–9 MĖNESIAI

Kūdikio motorika jau gerai išsivysčiusi, todėl bus patikrinta, ar jis pats sėdi, ar stovi palaikomas ir, jeigu jam jau 9 mėnesiai, ar pasilaikydamas atsistoja pats. Kūdikis jau gali mokėti ropoti. Šio amžiaus vaikai jau turėtų siekti žaislų, mokėti perimti juos į kitą ranką.

Gydytojas paklausia apie šiuos motorinius įgūdžius ir apie kalbą, nes nuo 9 mėnesių vaikai jau gali sakyti kokį nors žodį. Šiame amžiuje jau galima ištirti klausą dėmesio nukreipimu (žr. p. 253). Jau formuojasi socialiniai ir savarankiškumo įgūdžiai: nuo 6 mėnesių vaikas gali pats valgyti tokį maistą, kurį sugeba paimti į ranką.

10–12 MĖNESIŲ

Motinos vėl klausiama apie vaiko vystymosi pasiekimus. Tokio amžiaus vaikas turi judėti be perstojo – eiti laikydamasis už baldų ir netgi pradėti eiti nesilaikydamas. Maždaug nuo 10 mėnesių vaikas turi išmokti imti smulkius daiktus nykščiu ir smiliumi, kaip pincetu. Maždaug nuo 12 mėnesių vaikas turėtų sakyti „mama" ir „tėte". Gali sakyti ir dar kelis kitus žodžius. Pradeda valgyti šaukštu, laiko puodelį abiem rankomis.

18–24 MĖNESIAI

Dvimetis vaikas visose vystymosi srityse įgyja naujų įgūdžių. Gydytojas ar kitas vertinantis asmuo gali įtraukti vaiką į žaidimą ir matyti, koks didelis jo vystymosi progresas. Vaikas turėtų tvirtai vaikščioti, gali laikyti pieštuką ir piešti keverzones, pastato bokštą iš 3–6 kaladėlių.

Vaikas jau gali pasakyti ko nori. Jis sako trumpas frazes, pvz., „Noriu pieno". Veikiausiai vaikas jau gali pats valgyti šaukštu.

SKIEPAI

Skiepai saugo vaiką nuo pačių sunkiausių ligų. Neskiepytas vaikas kelia pavojų sau ir šalia esantiems kitiems vaikams. Dažniausiai vaikai skiepijami nuo 11 ligų, kurias sukelia bakterijos ir virusai, tačiau tiems vaikams, kurie serga lėtinėmis ligomis, arba yra rizikos grupėje, dar siūloma sezoniškai skiepytis nuo gripo.

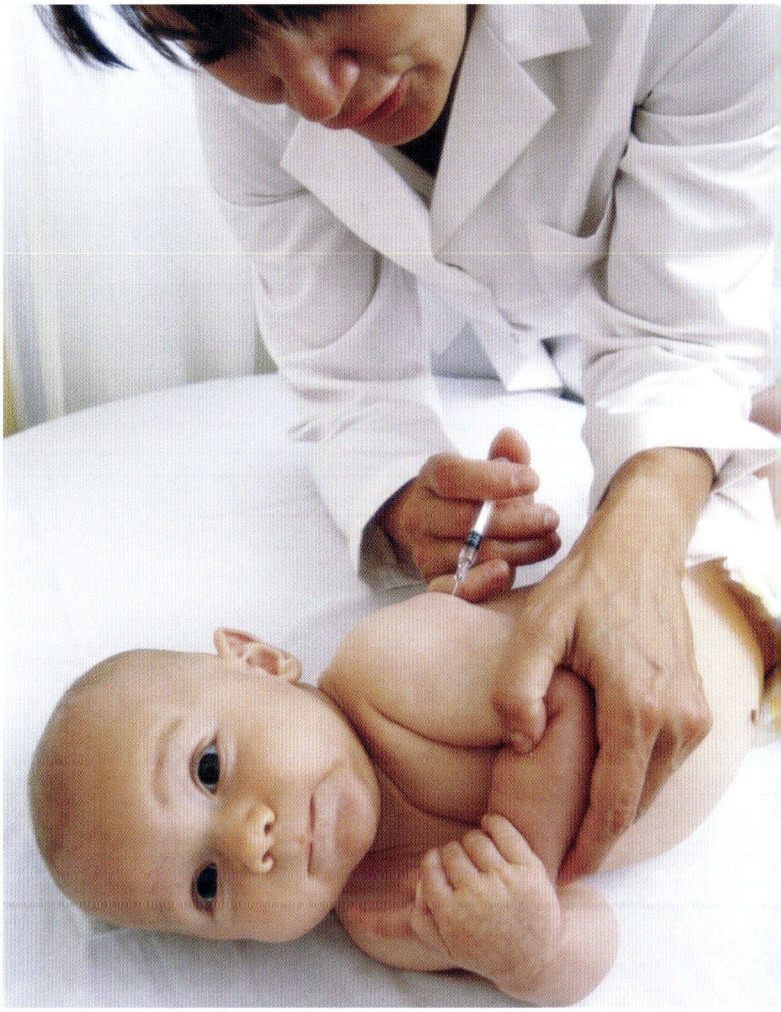

Tuberkuliozė

Tai bakterinė infekcija, kurią perduoda kosėdami sergantys žmonės. Ji prasideda plaučiuose, tačiau gali pažeisti ir kitas kūno vietas. Vaikai, gyvenantys rajonuose, kuriuose didelis sergamumas tuberkulioze, taip pat tie, kurių tėvai ir seneliai gimė šalyse, kuriose tuberkuliozė vis dar pavojinga, priklauso ypatingos rizikos grupei. Yra veiksmingų vaistų, tačiau negydoma tuberkuliozė sukelia negrįžtamus pakitimus ir gali būti pavojinga gyvybei.

Difterija

Ši bakterinė infekcija pažeidžia gerklę ir gali sukelti kvėpavimo problemų. Perduodama, kai sergantys žmonės čiaudi ir kosi. Infekcija gali patekti į kraują ir tapti pavojinga gyvybei (pvz., sustoja širdis).

Stabligė

Tai mirtina bakterinė infekcija, paveikianti raumenis valdančius nervus. Raumenys pradeda spazmuoti. Kai apimami ryklės ir krūtinės raumenys, žmogus nebegali ryti ir kvėpuoti.

Kokliušas

Tai labai mažiems vaikams potencialiai mirtina bakterinės kilmės liga. Dėl jos vaikas kenčia nuo labai stipraus kosulio priepuolių.

EKSPERTO PATARIMAS

Skiepai

Yra tik dvi priežastys, kada galima atsisakyti skiepų. Pirma – kūdikis blogai jaučiasi ir turi temperatūros (dėl kosulio ir peršalimo be temperatūros skiepų atidėti nereikia). Antroji – tai sumažėjęs kūdikio imunitetas (kai jis gydomas nuo vėžio, vartoja imunosupresantus ar serga ŽIV).

Poliomielitas

Tai virusinė liga, kurios pasekmės labai įvairios – nuo nežymių iki labai stiprių (paveikiama nervų sistema, ištinka paralyžius). Virusas perduodamas per sergančiųjų išmatas, neretai ir per užterštą vandenį ar maistą.

Haemophilus influenzae B tipas (HiB)

Tai bakterija, kuri sukelia sunkias, neretai potencialiai mirtinas ligas, tarp jų ir meningitą (žr. p. 257) ir septicemiją (žr. p. 256). Dar ši bakterija gali sukelti epiglotitą (kremzlės, esančios už liežuvio, uždegimą), kuris yra gyvybei pavojinga liga.

Meningokokas C

Tai bakterija, sukelianti gyvybei pavojingą meningitą (žr. p. 257) ir sepsį (žr. p. 256).

SKIEPŲ KALENDORIUS

2 MĖNESIAI
- Difterija, stabligė, kokliušas, poliomielitas ir *Haemophilus influenzae* B skiepai (5 viename, DTP + LPV + HiB).
- Pneumokokinės infekcijos skiepai (vienas skiepas, PCV).

3 MĖNESIAI
- DTP + LPV + HiB, antras skiepas.
- Meningitas C (vienas skiepas, MenC).

4 MĖNESIAI
- DTP + LPV + HiB, trečias skiepas.
- PCV, antras skiepas.
- MenC, antras skiepas

12–13 MĖNESIŲ
- Tymai, epideminis parotitas, raudonukė (1 skiepas, MMR).
- PCV, trečias skiepas.
- Meningitas C ir *Haemophilus influenzae* B ketvirtas skiepas (kartu, HiB + MenC).*

3 METAI IR 4 MĖNESIAI ARBA VĖLIAU
- MMR, antras skiepas.
- Difterija, stabligė, kokliušas, poliomielitas (4 viename ikimokyklinukams, vadinama DTP + IPV).

*Tėvams atsisakius 3 skiepų vieno apsilankymo metu, HiB + MenC skiriama per kitą apsilankymą.

EKSPERTO PATARIMAS

Sepsis
Sepsis dar vadinamas kraujo užkrėtimu. Tai galimai mirtina liga, kuriai būdinga:
- Aukšta temperatūra (bet rankos ir kojos gali būti šaltos).
- Maisto atsisakymas ir vėmimas.
- Baimė, palietimo baimė.
- Mieguistumas, vaiką gali būti sunku prižadinti.
- Išblyškimas ir išbėrimas spuogais.
- Viduriavimas.
- Išglebimas ir nereagavimas.
- Pagreitėjęs kvėpavimas, švokštimas.
- Išbėrimas (gali prasidėti bet kurioje kūno vietoje. Jeigu beria, tai dažniausiai vienas iš paskutinių požymių (žr. p. 257).

Simptomai gali pasireikšti bet kuria tvarka ir nebūtinai visi. Vaikas sunkiai suserga labai greit.

Jeigu manote, kad vaikui gali būti sepsis, reikalinga skubi medicininė pagalba. Nors šeimos gydytojas jus būtų nuraminęs, tuojau pat grįžkite pas gydytoją ar važiuokite į ligoninę, jeigu simptomai pablogėjo arba jūs vis tiek nerimaujate.

Tymai
Tai užkrečiama vaikų liga (žr. p. 266), kuriai būdingas bėrimas ir peršalimą primenantys simptomai. Kai kada tymų komplikacijos yra sunkios ar netgi pavojingos gyvybei (pvz., encefalitas ir smegenų infekcija).

Kiaulytė
Tai dar viena užkrečiama vaikų liga, kuria sergant sutinsta paausinės arba aplink kaklą esančios seilių liaukos. Galimos įvairios komplikacijos (žr. p. 267).

Raudonukė
Tai virusinė liga, kurios simptomai dažniausiai nežymūs, tačiau galimos sunkios komplikacijos, tarp jų ir dar negimusio kūdikio sklaidos pažeidimai (žr. p. 267).

Pneumokokas
Tai sunkias ligas (tarp jų – plaučių uždegimą ir meningitą) sukelianti bakterija (žr. p. 257).

MENINGITAS

Virusinė arba bakterinė infekcija gali sukelti galvos ir nugaros smegenų dangalų uždegimą. Virusinis meningitas mažiau pavojingas už bakterinį; bakterinio meningito simptomai labiau išreikšti ir jis greičiau vystosi. Jeigu bakterinė infekcija patenka į kraujotaką, išsivysto sepsis (žr. p. 256) – tai sunki, gyvybei gresianti liga.

Požymiai, rodantys, kad vaikas gali būti užsikrėtęs:

- ✓ Karščiavimas; rankos ir kojos gali būti šaltos.
- ✓ Blogas apetitas, vėmimas.
- ✓ Mažesnis nei įprasta judrumas.
- ✓ Suglebimas ir mieguistumas.
- ✓ Baimė, nenoras būti paimtam ant rankų.
- ✓ Nereagavimas, apatija.
- ✓ Plonas vaitojantis verksmas ar inkštimas.
- ✓ Įtemptas, pūpsantis momenėlis.
- ✓ Konvulsijos ir priepuoliai.

Vyresni vaikai dar gali skųstis dėl:

- ✓ Stipraus galvos skausmo.
- ✓ Sustingusio kaklo.
- ✓ Šviesos baimės.

Meningokokinį sepsį (žr. p. 256) rodo bėrimas, kuris nepranyksta spaudžiant (žr. priešais Stiklinės testas). Bėrimas gali prasidėti keliomis mažomis dėmelėmis bet kurioje kūno vietoje, greit plinta ir atrodo lyg šviežias nubrozdinimas. Dėmės ir bėrimas atsiranda į poodžio audinius išsiliejus kraujui. Jeigu oda tamsi, bėrimas sunkiau pastebimas, todėl apžiūrėkite šviesesnes kūno vietas ir po akių vokais. Pradžioje bėrimas ir dėmės gali būti laikini, todėl tokią apžiūrą reikia kartoti. Tačiau, kai vaikui darosi akivaizdžiai blogiau, nelaukite, kol jį išbers. Bėrimas gali pasireikšti vėliau arba jo visai nebūna.

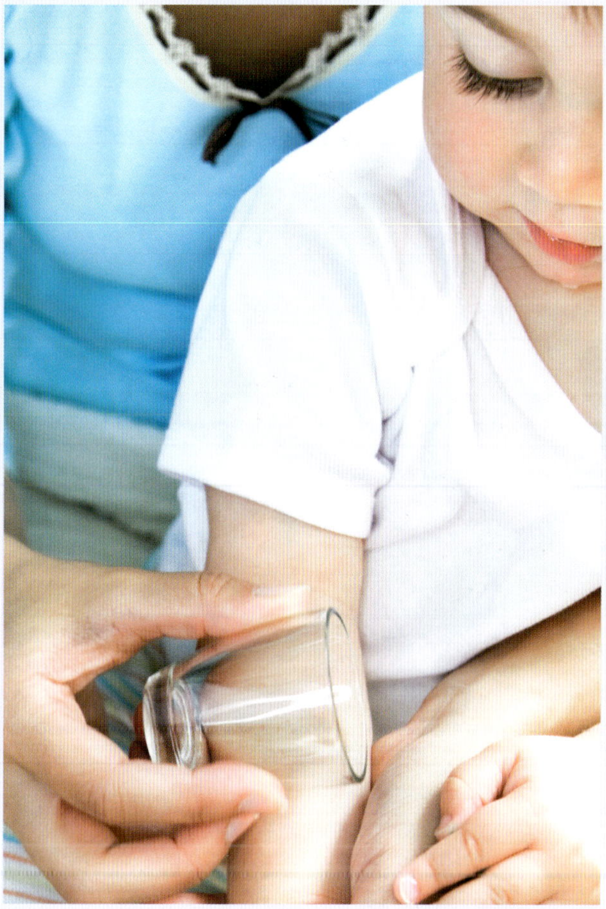

Stiklinės testas

Patikrinkite išbėrimą: prispauskite stiklu bet kurį bėrimą ar didesnę raudoną dėmę ir pažiūrėkite, ar prispaudus jos taps baltos (arba spalva išbluks). Jeigu bėrimas ar dėmės vis tiek matomi per stiklą, skubiai kreipkitės dėl medicininės pagalbos.

Jeigu dėl bet kokios priežasties įtariate meningitą arba bent viena dėmė atrodo įtartina, skubiai kvieskite gydytoją. Galite skambinti šeimos gydytojui, vykti į ligoninės priėmimo skyrių arba kviesti greitąją pagalbą. Bendrosios pagalbos telefonas Lietuvoje – 112. Apibūdinkite simptomus, pasakykite, kad įtariate meningitą arba sepsį.

Sergančio vaiko priežiūra

Visi vaikai kada nors serga, dauguma jų anksčiau ar vėliau susižeidžia. Tėvai visada nerimauja vaikui sergant arba susižeidus, nes jis nedaug ką gali apie tai pasakyti.

Maži vaikai yra didžiausios rizikos grupėje, nes apie tai, kas jiems negerai, negali nieko papasakoti.

Todėl labai svarbu, kad tėvai kuo anksčiau pastebėtų vaiko ligą ir imtųsi priemonių patys arba kreiptųsi į medikus. Prižiūrint mažą vaiką būtina mokėti pamatuoti temperatūrą, duoti vaistų ir dėti šaltus kompresus, taip pat namuose sukurti sveikimui tinkamą aplinką.

TEMPERATŪROS MATAVIMAS

Vaikams tinkamiausi termometrai yra skaitmeniniai arba jutikliniai. Skaitmeniniu termometru kūdikiui temperatūra matuojama pažastyje, didesniam vaikui – burnoje. Bet kokio amžiaus vaikui jutikliniu termometru temperatūrą galima pamatuoti ausyje, bet tik ne tuomet, kai vaikas serga ausų uždegimu ir jam skauda ausį.

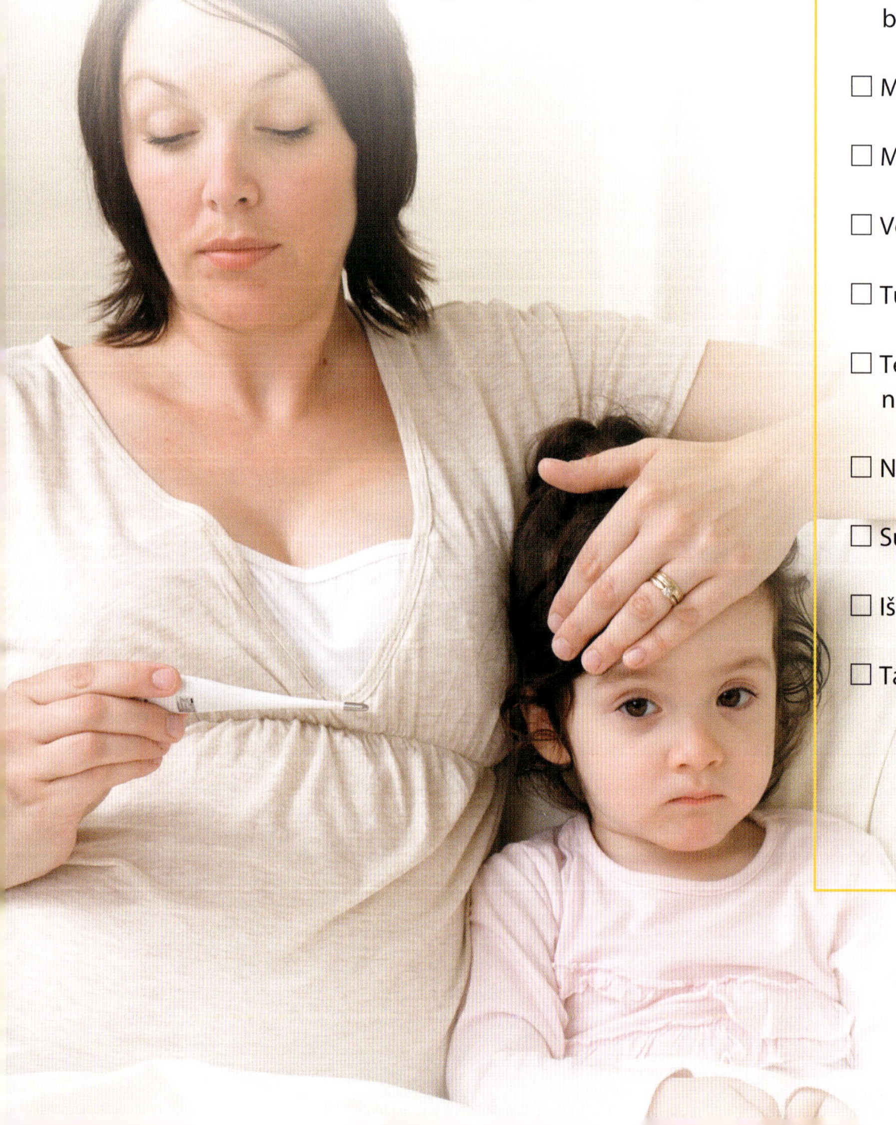

Įprasta vaiko kūno temperatūra yra 36–36,8 °C. Jeigu vaikui mažiau kaip 5 metai, jis karščiuoja, kai kūno temperatūra didesnė kaip 37,5 °C, vyresniems kaip 5 metų vaikams – nuo 38,0 °C.

KADA SKAMBINTI GYDYTOJUI

Jeigu vaikas atrodo ne toks, kaip įprastai (nejudrus, nereaguoja), nedvejojant kreipkitės į gydytoją. Skambinkite gydytojui ar kreipkitės į greitąją medicinos pagalbą (*), jeigu vaikas:

- ☐ Labiau mieguistas, nei visada, nebūna budrus jam įprastu laiku.
- ☐ Labiau išglebęs, nei įprasta (*).
- ☐ Verkia daugiau, nei įprasta, verksmas kitoks, nei būdavo anksčiau (*).
- ☐ Mažiau valgo ir geria.
- ☐ Mažai šlapinasi.
- ☐ Vemia.
- ☐ Tuštinasi su krauju (*).
- ☐ Temperatūra aukšta (daugiau kaip 39 °C) arba ji nesumažėjo, nors ėmėtės priemonių (žr. p. 262).
- ☐ Nuolatos kosėja arba atkosi gleivių.
- ☐ Sunkiai kvėpuoja, švokščia.
- ☐ Išbertas raudonomis dėmėmis (*), dar žr. p. 257).
- ☐ Tampo sau ausį.

KAIP DUOTI VAISTŲ

Geriamųjų vaistų galima duoti švirkštu arba šaukštu. Duodant vaistų reikia pakelti vaiko galvą arba jį pasodinti. Duokite užgerti vaistus vaiko mėgiamu gėrimu, tačiau niekada nemaišykite vaistų su gėrimu, nes nežinosite, kiek vaikas išgėrė. Jeigu leistina, geriamųjų vaistų duokite prieš valgį, kai vaikas yra alkanas.

Lašinant vaistus į ausį pasodinkite ar paguldykite vaiką sau ant kelių. Ausį atsukite atgal ir aukštyn, kad ausies kanalas būtų tiesus ir vaistai nutekėtų tiesiai į vidų. Palaikykite galvą šonu bent 30 sekundžių, kad vaistai neištekėtų lauk.

Kai vaistai lašinami į akis, paguldykite vaiką aukštielninką sau ant kelių ir pakiškite ranką po jo galva. Patempkite apatinį voką žemyn, lašinkite vaistus tarp voko ir akies obuolio. Vienam taip padaryti yra nelengva, todėl suvyniokite vaiką į antklodę, kad nemosuotų rankomis, arba paprašykite partnerio, kad palaikytų vaiką reikiamoje padėtyje, arba atmerktų jam akį.

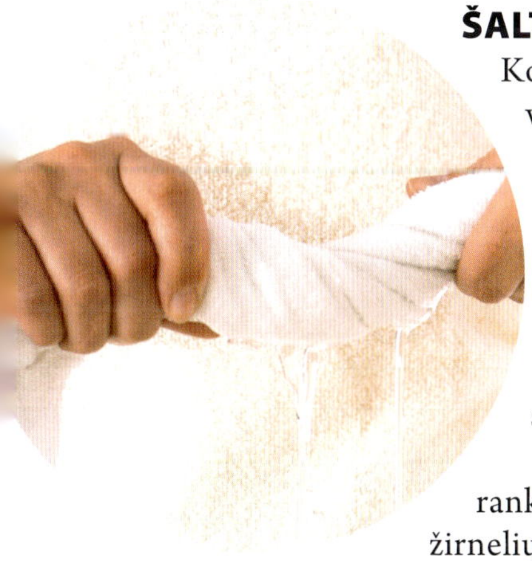

ŠALTI KOMPRESAI

Kompresui šaltame vandenyje sumirkykite gabalą flanelės ar kitos medžiagos. Išgręžkite medžiagą. 5–10 minučių laikykite medžiagą prispaustą prie sutinusios ar sumuštos vietos.

Dedant ledą apvyniokite rankšluosčiu pakuotę šaldytų žirnelių ar kitų daržovių, arba ledo kubelius maišeliuose.

TINKAMOS APLINKOS SUKŪRIMAS

Pakanka nedidelių pakeitimų vaiko kambaryje ir jį ligos metu prižiūrėti bus lengviau. Svarbu, kad vaikas būtų savo kambaryje ir savo lovoje (jeigu tik įmanoma), todėl reikalingas vaiko monitorius. Taip jums reikės mažiau kartų eiti į kambarį pažiūrėti, kokia vaiko savijauta. Pasidėkite netoliese nosinių, servetėlių rankoms ir termometrą, nes šių daiktų reikės dažnai. Jeigu vaikas karščiuoja, šalia turėkite termopaketą su vėsiu vandeniu. Termopakete galite laikyti ir šaltą vandenį vaikui aptrinti. Visi vaistai turi būti užrakinti tokioje vietoje, kuri vaikui yra nepasiekiama.

Kad prablaškytumėte vaiką, pakabinkite keletą ryškių paveikslų, atneškite jam žaislų, knygelių su paveikslėliais. Labai tinka audio įrašai su pasakomis ir dainelėmis, televizorius arba DVD grotuvas.

Apsaugokite nuo infekcijų ✓

Daugelis vaikų ligų, nors ir erzina tiek vaiką, tiek ir jo tėvus (alerginis bėrimas, egzema) yra neužkrečiamos. Tačiau peršalimo ligos ir gripas lengvai perduodami nuo vieno žmogaus kitam oro lašiniu būdu, per kosint ir čiaudint išskiriamus lašelius. Infekcija plinta ir per daiktus – durų rankenas, nosines, rankšluosčius ir pan. Kai prižiūrite užkrečiama liga sergantį vaiką, svarbu nuolat:

- ✓ Paraginti vaiką užsidengti burną ir nosį kosint bei čiaudint. Turėkite pakankamai nosinių.
- ✓ Plauti rankas su muilu arba naudoti alkoholinį rankų losjoną, ypač po to, kai lietėte nosines.
- ✓ Dažnai valyti kietus paviršius (durų rankenas, žaislus ir daiktus) įprastu valikliu.
- ✓ Duoti vaikui tik vaikui skirtus rankšluosčius, kurie būtų laikomi atskirai nuo tų, kuriais naudojasi kiti šeimos nariai.
- ✓ Pasirengti bent kiek izoliuoti sergantį vaiką. Idealiu atveju ligonio kambarys turi būti tvarkingas ir gerai apšviestas, kad galėtumėte lengvai pastebėti blogėjančios sveikatos požymius.
- ✓ Paklausti gydytojo, ar turėtumėte naudoti specialias apsaugos priemones, pavyzdžiui, kaukę ant veido sau ir vaikui.

Nedidelių žaizdų gydymas

Nedidelių sužeidimų išvengti beveik neįmanoma, todėl labai svarbu žinoti, kaip gydyti įpjovimus ir sumušimus, vabzdžių ir gyvūnų įkandimus, nedidelius nudegimus ir rakštis. Visuomet turėkite netoliese pirmosios pagalbos vaistinėlę (žr. p. 194).

SUMUŠIMAI

Nugriuvus ar užsigavus dažnai yra pažeidžiamos smulkios kraujagyslės, kraujas bėga į aplinkinius audinius. Atsiranda mėlynė, sumušta vieta sutinsta.

Gydant sumušimą reikia:

✓ Ant sumuštos vietos 5–10 minučių uždėti šaltą kompresą, kuris sumažins tinimą.

NUBROZDINIMAI, ĮPJOVIMAI IR ĮDRĖSKIMAI

Į atvirą žaizdą gali patekti infekcija, todėl labai svarbu ją nuvalyti ir uždengti. Geriausia būtų tvarkant žaizdą apsimauti vienkartines pirštines, tačiau jų neturint pakaks prieš pradedant rūpestingai nusiplauti rankas.

Gydant nubrozdinimą, įpjovimą ar įdrėskimą, reikia:

✓ Nuplauti žaizdą šaltu tekančiu vandeniu, kad neliktų nešvarumų, tada nuvalyti ją servetėle arba ausų krapštuku. Kiekvieną kartą, kai braukiate per žaizdą, naudokite naują servetėlę. Pirmiausia nuvalykite pačią žaizdą, paskui odą aplinkui – neužterškite žaizdos nuo odos. Nusausinkite švaria marle.

✓ Mažesnes žaizdas užklijuokite pleistru, didesnes pridenkite tamponu, kurį priklijuokite juosta arba sutvirtinkite bintu.

GYVŪNŲ ĮDRĖSKIMAI IR ĮKANDIMAI

Naminiai gyvūnai gali pernešti pavojingų bakterijų. Sutvarkę žaizdą susisiekite su gydytoju, kuris pasakys, ar reikia antibiotikų arba serumo nuo stabligės.

Gydant katės įdrėskimą reikėtų:

✓ Rūpestingai nuplauti ir dezinfekuoti įdrėskimą.

Gydant šuns įkandimą, reikėtų:

✓ Rūpestingai nuplauti įkandimo vietą su muilu.

✓ Nusausinti žaizdą, nuvalyti švariu ausų krapštuku ir apibintuoti steriliu tvarsčiu arba užklijuoti pleistru. Jeigu žaizda kraujuoja, prispauskite prie jos švarų tamponą arba sterilų tvarstį ir pakelkite galūnę aukštyn.

Jeigu žaizda gili didelė, arba nesiliauja kraujuoti, būtina skubiai nugabenti vaiką į artimiausią greitosios pagalbos priimamąjį.

KRAUJAVIMAS IŠ NOSIES

Iš nosies dažniausiai kraujuoja tada, kai šnervėse sutrūkinėja smulkios kraujagyslės. Taip būna arba nuo smūgio į nosį, arba nuo čiaudėjimo, nosies pūtimo ar krapštymo. Kraujavimas iš nosies gali būti pavojingas, jeigu vaikas netenka daug kraujo.

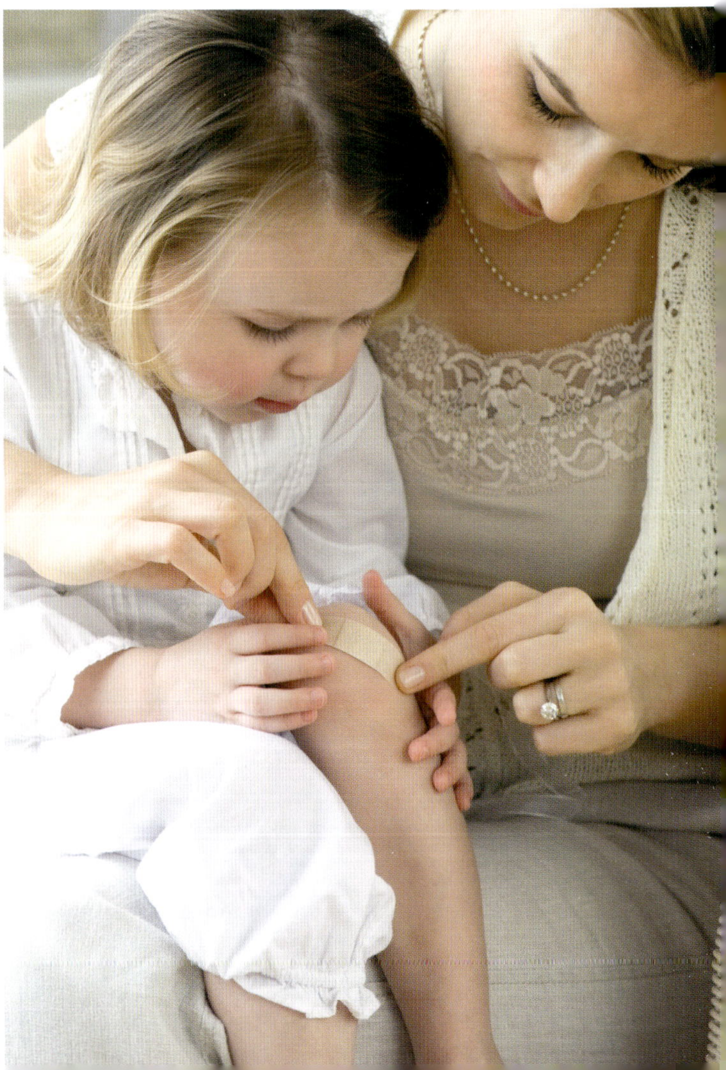

Gydant kraujavimą iš nosies reikėtų:

- ✓ Pasodinti vaiką užvertus jam galvą, kad kraujas šnervėse sudžiūtų. Liepkite... perkelta kvėpuoti per burną (tai jį nuramins), nekalbėti, nenuryti seilių, nekosėti, nesispjaudyti ir nešniurkščioti nosimi, nes tai gali išjudinti nosyje susidariusį kraujo krešulį.
- ✓ Suspauskite minkštąją nosies dalį ir laikykite 10 minučių. Jeigu kraujavimas nesustojo, laikykite nosį užspaudę dar du kartus po 10 minučių.
- ✓ Kai kraujavimas sustos, nuvalykite odą aplinkui nosį drungnu vandeniu (galvą vis dar laikant atloštą). Keletą valandų vaikas privalo būti ramiai ir nepūsti nosies.

Jeigu kraujavimas stiprus, arba kraujuoja ilgiau kaip 30 minučių, reikia gabenti vaiką į artimiausią greitosios medicinos pagalbos priimamąjį; vaiko galva turi būti palenkta žemyn.

NUDEGIMAS SAULĖJE

Vaikas saulėje turi būti tik su kepure ir pateptas apsauginiu kremu, jam nudegus reikėtų nuraminti pažeistą odą.

Gydant nudegimą saulėje reikėtų:

- ✓ Švaria minkšta flanele apiplauti pažeistą vietą šaltu vandeniu, paskui patepti kalaminu arba kitu raminamuoju tepalu.
- ✓ Duoti vaikui gerti vėsaus skysčio, nes būnant saulėje jis galėjo netekti skysčių.

Jeigu nudega didelis plotas, arba atsirado pūslių, reikėtų kreiptis į gydytoją.

VABZDŽIŲ ĮGĖLIMAI

Kad sumažėtų skausmas, reikia pašalinti geluonį.

Gydant vabzdžių įgėlimą reikėtų:

- ✓ Nugrandyti pažeistą vietą kreditine kortele ar panašiu daiktu.
- ✓ Uždėti ledo, tai sumažins skausmą ir tinimą.

RAKŠTYS

Jeigu rakštis matoma iš po odos, reikia ją pašalinti pincetu. Pincetą reikėtų sterilizuoti, palaikant kelias sekundes degtuko liepsnoje, paskui leisti jam atvėsti. Jeigu turite, apsimaukite vienkartines pirštines, kad neužkrėstumėte žaizdos.

Pašalinant rakštį reikėtų:

- ✓ Nuplauti nešvarumus nuo pažeistos vietos tekančiu šaltu vandeniu.
- ✓ Pincetu suimti rakšties galą ir švelniai, bet tvirtai ištraukti ją tokia pat kryptimi, kaip ji įsmigo pro odą.

Jeigu rakštis giliai ir nėra už ko jos suimti, teks kreiptis į gydytoją. Krapštant aplinkui vaikui tik skaudės, o rakštis gali įsmigti dar giliau.

SVETIMKŪNIAI

Kartais vaikai įsikiša ką nors į nosį ar ausį arba praryja.

Jeigu vaikas ką nors įsikišo į ausį, reikėtų:

- ✓ Pažiūrėti į ausį ir įsitikinti, ar daiktas matomas; tada palenkti vaiko galvą, gal jis iškris pats. Jeigu daiktas lieka ausyje, reikėtų kreiptis į gydytoją, nes bandant daiktą ištraukti patiems, galima pažeisti vidinę ausį arba įstumti daiktą dar giliau.

Jeigu daiktas įstrigo vaiko nosyje, reikia kreiptis į medikus, kad jį pašalintų.

Jeigu vaikas ką nors prarijo, kreipkitės medikų patarimo; jums gali pasiūlyti palaukti, kol daiktas pasišalins su išmatomis, arba pasakyti, kad daikto judėjimą žarnose reikėtų patikrinti rentgeno spinduliais. Kartais praryto daikto pašalinimui gali prireikti gydymo.

ARTIMIAUSIAS GREITOSIOS PAGALBOS SKYRIUS

____

Įprastų ligų gydymas

Sergant daugeliu toliau išvardintų ligų tėvai gali patys prižiūrėti vaiką be gydytojų pagalbos, tačiau reikėtų pranešti gydytojui, kad vaikas serga. Kitos, retos ir pavojingos ligos, pvz., meningitas (žr. p. 257) arba sepsis (žr. p. 256), išoriškai primena nepavojingas ligas, todėl tėvai turėtų mokėti pažinti reikiamus simptomus ir žinoti, ką daryti tokiu atveju. Bet kuriuo atveju, jeigu abejojate ar teisingai gydote vaiką, pasitarkite su gydytoju (dar žr. p. 258).

KARŠČIAVIMAS

Vaikystėje karščiuojama dažnai, bet trumpai; pakilusi temperatūra rodo, kad kūnas bando atsikratyti infekcijos. Aukštą temperatūrą būtina gydyti, nes vaikas dėl jos jaučiasi blogai. Retais atvejais vaikui gali prasidėti traukuliai.

Karščiavimas neretai būna lydimas drebulio, galvos skausmo ir dehidracijos. Jeigu vaikas karščiuoja (žr. p. 258, Temperatūros matavimas), jis gali būti suprakaitavęs, palietus jaučiamas karštis. Pamatuokite jo temperatūrą.

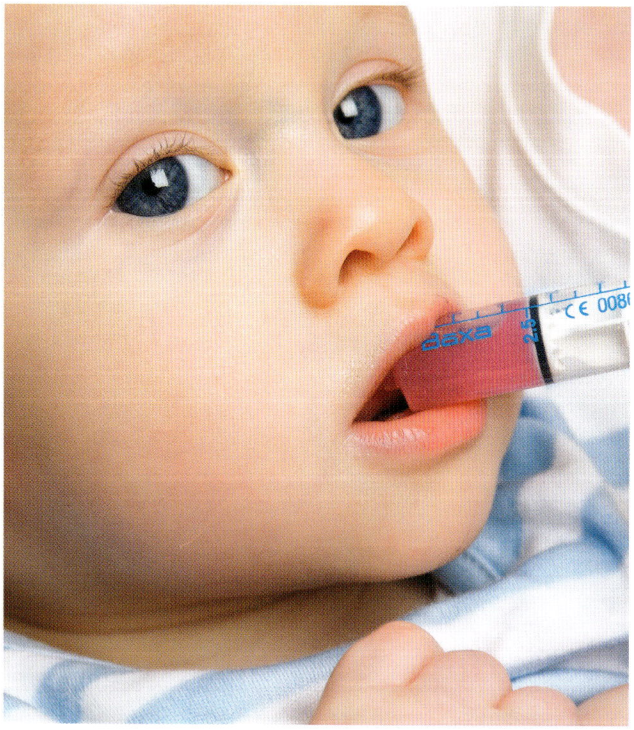

Jeigu ji pakilusi, vykdykite tai, kas nurodyta žemiau. Po 30 minučių (ne anksčiau) pamatuokite temperatūrą dar kartą. Jeigu ji žemesnė, galite ir toliau tęsti vėsinančias priemones, bet jeigu temperatūra laikosi ilgiau nei 24 valandas arba pasireiškia kiti simptomai, reikia kreiptis gydytojo pagalbos.

Kai vaikas karščiuoja, reikėtų:

✓ Duoti jam gerti daug šaltų gėrimų.

✓ Aptrinti vaiką vėsia, bet ne šalta kempine ir taip jį atvėsinti.

✓ Duoti karštį mažinančių vaistų – vaikiško paracetamolio arba ibuprofeno.

✗ Nekloti vaiko per šiltai, nors jis ir dreba. Per šiltai apklojus arba aprengus kūno temperatūra pakils dar daugiau ir vaikas jausis blogiau.

✗ Nešildyti per daug vaiko kambario; jūs turite jaustis gerai su įprastais kambariniais drabužiais.

Jeigu vaikui nuo karščio prasideda traukuliai (kūnas sukietėja ir ima trūkčioti), privalote:

✓ Paguldyti arba švelniai paversti vaiką ant šono; geriau, kad galva būtų žemiau už kūną.

✓ Jeigu traukuliai trunka ilgiau kaip 5 minutes, kvieskite greitąją pagalbą (telefonas 112), arba, priepuoliui pasibaigus, skubiai gabenkite vaiką pas gydytoją.

✗ Nevaržykite vaiko judesių.

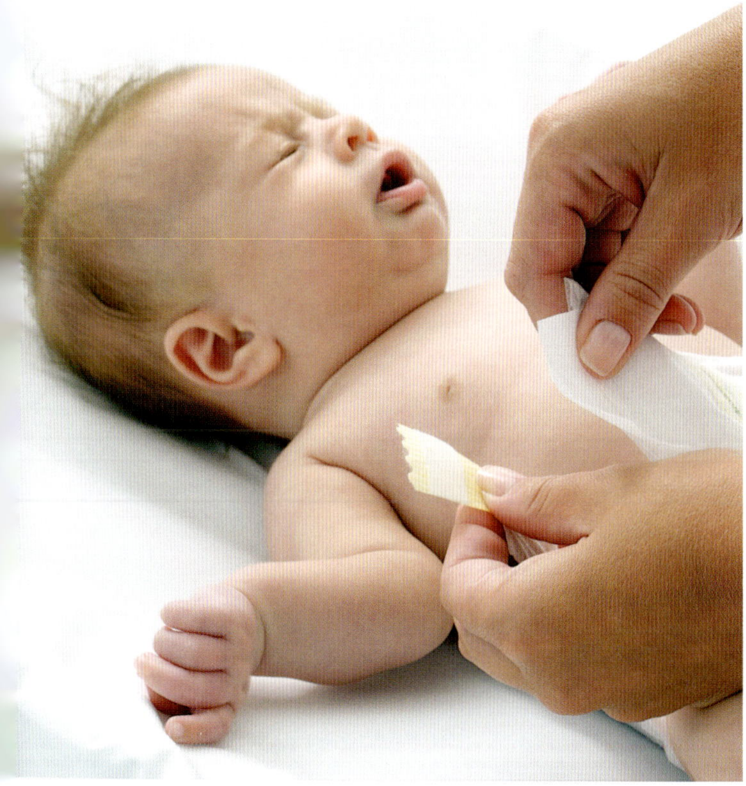

AUSŲ INFEKCIJOS

Vidurinės ausies uždegimas (*otitis media*) vaikams būna dažnai. Daugeliui vaikų uždegimas nuolat kartojasi, nes jų Eustachijaus vamzdis, jungiantis išorinę ir vidinę ausį yra horizontalus, todėl peršalus jame kaupiasi uždegimus sukeliančių išskyrų. Dėl pasikartojančių vidinės ausies uždegimų prasideda lėtinė liga, vadinama sezoniniu otitu.

Stebimi peršalimo simptomai (teka nosis, sniaukrojama, kosima, karščiuojama), vaikas gali tampyti sau ausį, o tai būna skausminga. Gali nustoti valgyti. Kadangi mažas vaikas negali pasakyti, kad jam skauda ausį, jis tiesiog atrodo labai nelaimingas.

Jeigu ausies būgnelio uždegimas labai stiprus, jis gali pratrūkti, nes nuo slėgio viduje atsiranda skylė ir iš ausies išteka skystis. Skylė turėtų užgyti.

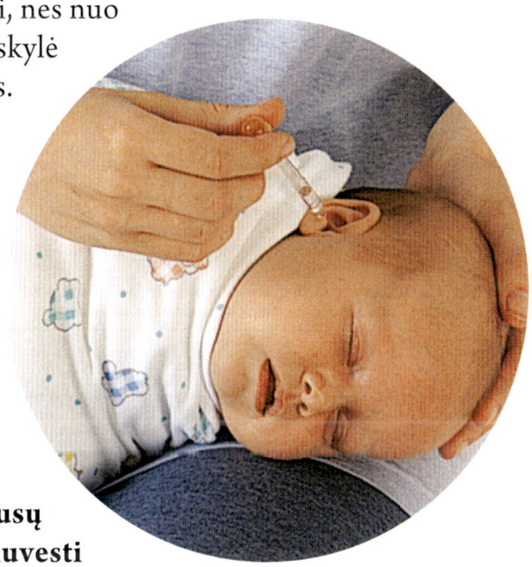

Dėl ligos diagnozės ir gydymo reikia kreiptis į gydytoją. Jeigu ausyje vystosi infekcija, gydytojas gali skirti antibiotikų ir nuskausminamųjų vaistų.

Jeigu įtariate vaikui ausų uždegimą, privalote nuvesti jį pas gydytoją.

PERŠALIMAS

Peršalimą sukelia įvairūs virusai. Pradėjęs lankyti lopšelį ar žaidimų grupę vaikas tampa ypač pažeidžiamas, nes jam tenka susidurti su tokiomis infekcijomis, kurių nugalėti jo imuninė sistema dar neprisitaikė. Vaikas užsikrečia peršalimą sukeliančiais virusais kai kas nors sergantis kosėja ar čiaudi netoliese, arba kai sergantis asmuo perbraukia sau per nosį ir tokiomis rankomis paliečia vaiką. Peršalimo nesukelia išėjimas į lauką be palto arba šlapiais plaukais.

Peršalusiam vaikui iš nosies teka išskyros arba ji užsikemša, vaikas čiaudi, kartais pakyla temperatūra. Kiti simptomai – gerklės skausmas, kosulys, kuris sustiprėja naktį, apetito stoka, mieguistumas ir nuovargis.

Peršalimas trunka apie savaitę, tačiau kai kada sergantiems vaikams prisimeta įvairių komplikacijų, pvz., ausies uždegimas.

Jeigu vaikas peršalo, reikia:

✓ Kad jis jaustųsi patogiai. Duokite gerti pakankamai skysčių.

✓ Duoti karštį mažinančių vaistų (vaikiško paracetamolio, ibuprofeno).

GRIPAS

Tai labai užkrečiama virusinė liga, kuri lengvai plinta su sergančiųjų išskyromis. Simptomai pasireiškia praėjus kelioms dienoms po kontakto; jie panašūs į peršalimą, bet stipresni.

Galite įtarti, kad vaikas serga gripu, jeigu jo temperatūra yra daugiau kaip 37,5 °C (vyresniems kaip 5 metų – daugiau kaip 38 °C), vaikas dreba. Gali sloguoti, sausai kosėti ir čiaudėti. Vaikui gali skaudėti gerklę, sutinti limfmazgiai. Veikiausiai vaikas neturi apetito.

Po kelių dienų simptomai dažniausiai baigiasi, tačiau kūdikiai ir maži vaikai yra ypač jautrūs antrinėms bakterinėms infekcijomis, todėl juos gali tekti gydyti.

KIAULIŲ GRIPAS

Ši nesenai atsiradusi pavojinga viruso atmaina kūdikiams ir vaikams sukelia pavojingą ligą. Simptomai: karščiavimas, staiga prasidedantis kosulys, nuovargis, galvos skausmas, raumenų skausmai, sloga, gerklės skausmas, pykinimas ir viduriavimas. Jeigu įtariate, kad vaikas serga kiaulių gripu, svarbu kreiptis į gydytoją. Gydytojas profilaktikai gali skirti antivirusinių vaistų (dažniausiai Relenzos).

Jeigu manote, kad vaikas serga gripu, reikia:

✓ Sumažinti karščiavimą pagal pateiktas rekomendacijas (žr. p. 262).

✓ Nuvežti vaiką pas gydytoją jeigu jis labai mažas, arba jeigu labai karščiuoja (temperatūra daugiau kaip 39 °C); jeigu simptomai neišnyksta po kelių dienų; jeigu vaikas sunkiai kvėpuoja arba švokščia, jam skauda ausį, iš ausies teka išskyros, labai skauda gerklę, nepaliaudamas kosėja arba jeigu atkosėja gleivių.

KRUPAS

Tai dažna liga, kai virusinė infekcija pažeidžia gerklas (balso stygas) ir trachėją. Krupą sukelia ne vienas virusas, juo dažniau sergama rudenį. Dažniausiai serga nuo 6 mėnesių iki 6 metų, o ypač – 1–2 metų amžiaus vaikai.

Liga prasideda pakilus temperatūrai ir atsiradus peršalimo simptomų (iš nosies teka išskyros, sniaukrojama). Vėliau atsiranda ir svarbiausias požymis – lojantis kosulys, triukšmas kvėpuojant, ypač įkvepiant) ir užkimimas. Būklė pablogėja naktį. Jeigu uždegimas stiprus, sutinsta gleivinė, tampa sunku kvėpuoti.

Jeigu vaikas serga lengva forma, jį galima slaugyti namie. Tačiau, kilus abejonėms, būtinai kreipkitės į gydytoją, ypač jeigu vaikas ir toliau triukšmingai kvėpuoja arba įtraukia krūtinę.

Gydant krupu sergantį vaiką reikia:

✓ Duoti jam gerti daug skysčių.

✓ Duoti temperatūrą mažinančių vaistų (vaikiško paracetamolio arba ibuprofeno).

✓ Kambaryje naudoti garintuvą arba prie radiatoriaus pastatyti dubenį vandens.

KONJUNKTYVITAS IR PŪLIUOJANČIOS AKYS

Konjunktyvitas ir pūliuojančios akys

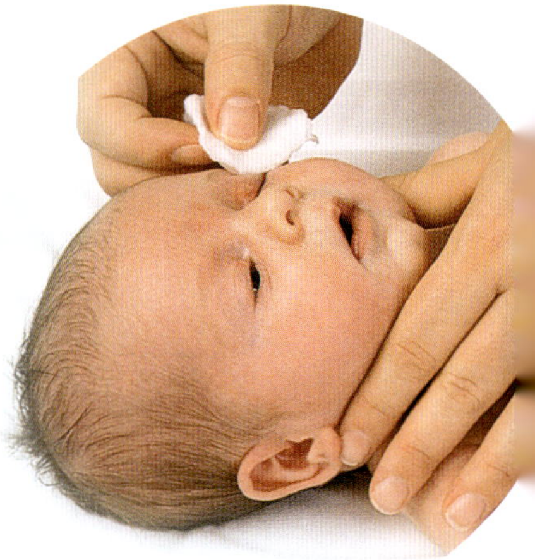

Pirmąją–antrąją savaitę po gimimo vaikams konjunktyvitas (akies obuolį dengiančių audinių uždegimas – paraudimas ir pūliavimas) pasitaiko neretai. Tai dažnas negalavimas, kuris praeina ir negydant; tik kartais prireikia antibiotikų (lašų arba tepalo).

Gydant vaiko konjunktyvitą, reikia:

✓ Pašalinti pūlius, valant akis vata, sumirkyta atvėsintame virintame vandenyje (kiekvienai akiai – naujas gumulėlis vatos).

✓ Nenaudoti vaiko rankšluosčio, nes taip galima pernešti užkratą.

✓ Jeigu paraudimas ir pūliavimas nesiliauja, kreiptis į gydytoją.

GASTROENTERITAS IR APSINUODIJIMAS MAISTU

Kūdikiams ir mažiems vaikams ypač dažnai sutrinka virškinimas, jie greit netenka vandens (dehidracija). Gastroenteritą sukelia įvairios bakterijos ir virusai; kai kurie iš jų plinta su maistu, nesilaikant higienos reikalavimų ruošiant maistą. Dažniausia infekcinio gastroenterito priežastis yra užsikrėtimas rotavirusu. Dažniausiai juo sergama žiemą.

Galite įtarti gastroenteritą, jeigu vaikas viduriuoja, vemia ir karščiuoja, apatiškas, matoma dehidracijos požymių. Vaikas gali skųstis pilvo skausmu.

EKSPERTO PATARIMAS

Dehidracija

Taip dažnai atsitinka vaikiui blogai jaučiantis. Jeigu pastebite bent vieną šių požymių, vaikui trūksta skysčių:

- Mažiau šlapinasi nei įprastai.
- Akys įkritusios.
- Oda ir burnos gleivinė sausa.
- Apsnūdęs.
- Kvėpuoja tankiau nei įprastai.
- Labiau nei įprastai suglebęs.

VĖJARAUPIAI

Šią įprastą ligą sukelia *Varicella zoster* virusas. Virusas išplinta po kūną ir sukelia būdingą bėrimą. Raudonos dėmelės pirmiau atsiranda ant galvos ir liemens, vėliau išplinta į rankas ir kojas, dar vėliau jos virsta pūslelėmis. Sergantis vaikas gali šiek tiek karščiuoti. Dėmės atsiranda per 5 dienas, per kitas dvi dienas pasidengia plutele. Kartais dėmelių būna tik keletas.

Daugumai vaikų daugiausiai nepatogumų kelia bėrimo sukeltas niežėjimas. Jeigu išberia burną, gali atsirasti opų. Labai retai būna komplikacijų, pavyzdžiui, bėrimo vietų bakterinė infekcija. Dauguma vaikų pasveiksta per 10–14 dienų.

Kai bėrimo vietas padengia luobelė, liga nebeužkrečiama.

Jeigu manote, kad jūsų vaikui gastroenteritas, turėtumėte:

✓ Duoti jam gerti pakankamai daug ypač geriamo rehidruojančio tirpalo (kurį rekomenduoja gydytojas ar vaistininkas).

✓ Duokite karštį mažinančių vaistų (vaikiško paracetamolio arba ibuprofeno).

✓ Duokite vaikui pieno ar vandeniu atskiestų pieno miltelių.

Privalote kreiptis į gydytoją, jeigu:

✓ Vaikas vemia ar viduriuoja ilgiau kaip 24 valandas.

✓ Vaikui pastebimi dehidracijos požymiai.

✓ Išmatose yra kraujo.

✓ Vaikas labai karščiuoja.

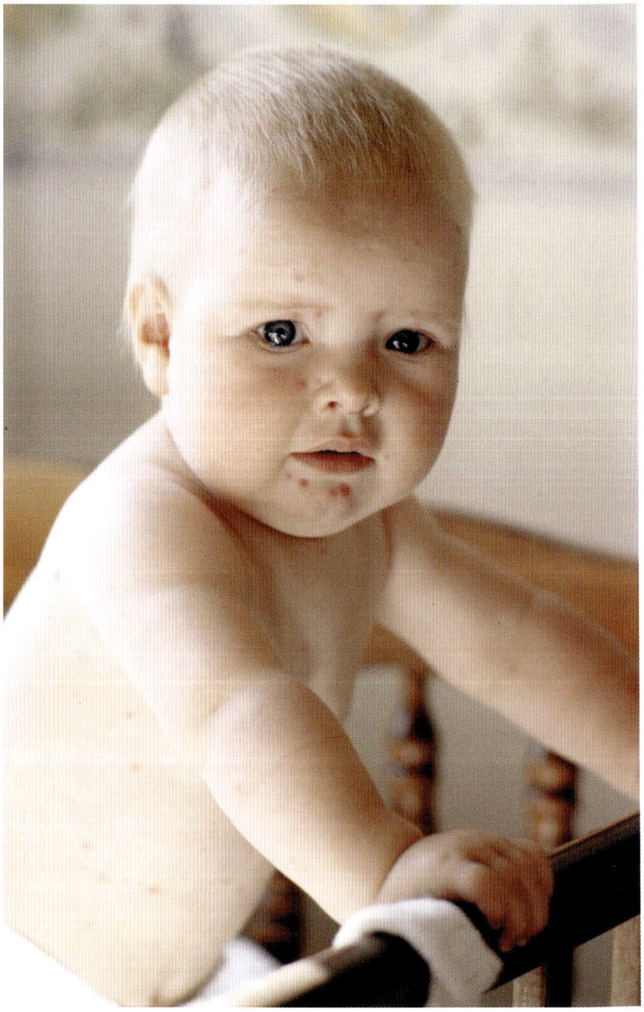

Sergant vėjaraupiais labai niežti; odą raminantis kalamino tepalas palengvins vaiko būklę.

Gydant vėjaraupius reikėtų:

✓ Bėrimo vietas tepti kalaminu ar kitu niežėjimą mažinančiu kremu.

✓ Duoti vaikui karštį mažinančių vaistų (vaikiško paracetamolio arba ibuprofeno).

✓ Jeigu vaiko imunitetas sutrikęs, arba požymiai labai stiprūs, keipkitės pagalbos į gydytoją.

INFEKCINĖ ERITEMA

Šią ligą sukelia parvovirusas, ja sergama bet kuriuo metų laiku, tačiau dažniausiai – pavasarį. Susirgti galima bet kokiame amžiuje. Virusas perduodamas su sergančiojo išskyromis. Vaikams komplikacijos būna retai; galimi sąnarių skausmai ir uždegimas.

Liga prasideda karščiavimu (gali būti nestiprus) ir galvos skausmu. Po savaitės raudonai išberiami skruostai, vėliau bėrimas išplintą į liemenį, rankas ir šlaunis. Gali niežėti. Bėrimas trunka iki 6 savaičių.

Kadangi simptomai nėra grėsmingi, jokio specialaus gydymo nereikia. Sergantis vaikas gali lankyti darželį, jeigu tam neprieštarauja kiti tėvai.

RANKŲ, KOJŲ IR BURNOS LIGA

Ligą sukelia enterovirusas EV71; sergant pūslelių atsiranda burnoje ir ant liežuvio, rankų ir kojų. Pūslelės skausmingos, po savaitės išnyksta. Serga bet kurio amžiaus žmonės, dažniausiai – vaikai iki 10 metų. Jeigu vaikas užsikrėtė, jis bus išblyškęs, galbūt karščiuos, tuomet pradės skaudėti gerklę, burnoje atsiras bėrimų. Pūslelės greit virs skausmingomis opelėmis. Dar po 1–2 dienų išbers rankas ir pėdas, taip pat kojas, sėdmenis, kai kada ir kitas kūno vietas. Bėrimas panašus į vėjaraupius, tačiau mažiau niežti, yra mažesnis ir labiau skauda.

Tai gana nesunki liga. Po savaitės pūslelės išnyksta. Didžiausia bėda šia liga sergančiam vaikui yra skausmas burnoje, todėl jam sunku valgyti ir gerti.

Gydant rankų, kojų ir burnos ligą reikėtų:

✓ Duoti vaikui temperatūrą mažinančių vaistų (vaikiško paracetamolio arba ibuprofeno).

✓ Skausmui vaiko burnoje nuraminti duokite jam šalto gėrimo arba pačiulpti ledukų.

✓ Paskatinti vaiką gerti, nors kelias dienas jam gali skaudėti burną.

✓ Liepti vaikui plauti rankas pasinaudojus tualetu ir prieš valgant. Higienos normų laikymasis labai svarbus, nes liga yra užkrečiama, ypač tol, kol neišnyko opos ir pūslelės. Virusas gali būti perduotas per išmatas.

TYMAI

Ši sunki viruso sukeliama liga darosi retesnė dėl skiepų, tačiau ja vis dar sergama, o pastaruoju metu dažniau, nes mažiau vartojami skiepai nuo tymų, kiaulytės ir raudonukės. Dažniausiai serga tie vaikai, kurių imunitetas pažeistas (pvz., tie, kurie gydomi nuo vėžio).

Sirgdami tymais vaikai blogai jaučiasi, tačiau gyvybei pavojingos komplikacijos pasitaiko labai nedaugeliui. Maždaug vienam iš 5000 sergančiųjų išsivysto smegenų uždegimas (encefalitas) arba kepenų uždegimas (hepatitas).

Iš dažniau pasitaikančių vaikų ligų tymai yra viena pavojingiausių; vaikai gali sirgti labai sunkiai. Pasirūpinkite, kad vaikas būtų paskiepytas nuo tymų.

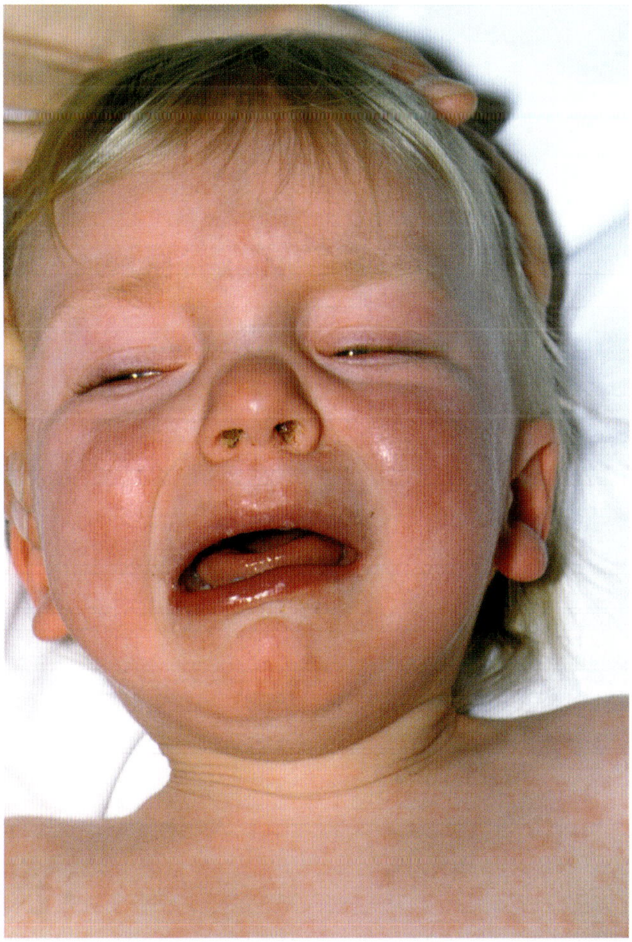

Liga prasideda karščiavimą ir peršalimą primenančiais simptomais (sniaukrojimu, kosuliu, kartais konjunktyvitu). Po maždaug 3 dienų prasideda bėrimas; pirmiausia beria veidą, paskui už ausų, po to – visą kūną. Iš pradžių beriama spuogų grupelėmis, tačiau dar po 3 dienų bėrimo dėmės susilieja. Gali prisimesti ausų ir plaučių uždegimas.

Vaikas užkrečiamas tampa dar iki bėrimo pradžios ir dar 5 dienas jam pasirodžius.

Gydant tymus reikėtų:

✓ Duoti temperatūrą mažinančių vaistų (vaikiško paracetamolio arba ibuprofeno).

✓ Duoti vaikui gerti pakankamai skysčių.

✓ Jeigu vaikui prasideda ausų uždegimas, arba jo būklė pablogėja, kreipkitės į gydytoją – gali reikėti gydyti antibiotikais.

✓ Skubiai kreiptis į gydytoją, jeigu vaikas serga sunkiai, jam skauda galvą, sustingęs kaklas, sutino sėklidės, skauda pilvą arba nuolat skauda ausis.

KIAULYTĖ

Kiaulytė yra nesunki liga; ja sergant vaikui gali nepasireikšti ypatingų simptomų, jis gali karščiuoti 3 dienas. Ligai būdinga paausio liaukų uždegimas ir sutinimas. Kartais būna komplikacijų; persirgus kiaulyte kartais atsiranda klausos problemų. Pažeidžiama tik viena ausis, bet tai trunka neilgai. Labai retai kiaulytė vaikams baigiasi meningitu arba encefalitu.

Sumažėjus trigubos (tymai, kiaulytė, raudonukė) vakcinos gamybai ir naudojimui, neskiepyti vaikai kiaulyte sirgti pradėjo dažniau. Kiaulyte dažniau sergama žiemą ir pavasarį. Kiaulytė plinta per sergančiųjų kūno išskyras.

Pagrindinis kiaulytės požymis – paausinių liaukų sutinimas; iš pradžių gali sutinti viena pusė, tačiau daugeliu atvejų per kelias dienas sutinsta ir antroji. Sutinusios liaukos yra skausmingos; skauda ryjant, gali skaudėti ir ausis. Sutinimas trunka 5–10 dienų. Liga užkrečiama savaitę nuo to laiko, kai sutinsta paausinės liaukos.

Gydant kiaulytę reikėtų:

✓ Duoti vaikui daug skysčių; jeigu skauda ryjant, maitinti minkštu maistu.

✓ Duoti temperatūrą mažinančių vaistų (vaikiško paracetamolio arba ibuprofeno).

KŪDIKIŲ ROZEOLĖ

Tai dažna virusinė liga, kuriai būdingas bėrimas ir aukšta temperatūra. Dažniausiai serga nuo 6 mėnesių iki 2 metų vaikai.

Pirmasis požymis – stiprus karščiavimas, sausas kosulys, ausų skausmas, kaklo limfmazgių sutinimas; kai kurie vaikai šiek tiek viduriuoja. Po kelių dienų veidą ir liemenį išberia smulkiais taškeliais. Negydant bėrimas dažniausiai praeina per savaitę.

Gydant kūdikių rozeolę, reikėtų:

✓ Duoti temperatūrą mažinančių vaistų (vaikiško paracetamolio arba ibuprofeno), nes aukšta temperatūra gali sukelti traukulius.

✓ Duoti gerti daug skysčių.

RAUDONUKĖ

Šia virusine liga galima persirgti nepastebimai, tačiau nėštumo metu raudonukė pažeidžia vaisių. Infekcija plinta per sergančiųjų išskyras.

Mažos raudonos dėmelės pirmiausia išberia veidą ir liemenį, po to – visą kūną. Išbėrimas laikosi iki 5 dienų. Gali sutinti limfmazgiai, nežymiai pakilti temperatūra; kitokių ligos apraiškų nebūna. Labai retais atvejais raudonukė komplikuojasi sąnarių uždegimu (artritu) arba smegenų uždegimu (encefalitu).

Gydant raudonukę reikėtų:

✓ Duoti temperatūrą mažinančių vaistų (vaikiško paracetamolio arba ibuprofeno).

✓ Jeigu esate nėščia ir nebuvote skiepyta nuo raudonukės bei ištirta, ar turite šios ligos antikūnų, nedelsiant praneškite gydytojui.

IMPETIGA (PŪLINELINĖ)

Tai dažna odos liga, kurią sukelia bakterinė infekcija; ja labai lengva užsikrėsti. Impetiga ypač dažnai sergas maži vaikai, jis išsivysto jau pažeistose odos vietose (pvz., ten, kur yra egzema, žr. toliau).

Ant vaiko veido ir rankų atsiranda paraudimai ir pūslės; greit pažeidžiama oda ir kitose vietose. Pūslės pratrūksta ir išteka, lieka luobelė, kuri dažniausiai būna medaus spalvos.

Jeigu įtariate, kad vaikui impetiga:

✓ Pasikonsultuokite su gydytoju. Veikiausiai jis paskirs antibiotikų. Jeigu liga nesunki, gali būti naudojamas tepalas, kitais atvejais geriau vartoti antibiotikus.

✓ Vaikas turi būti namuose, kol pažeistos vietos visai sugis, nes ši liga labai užkrečiama.

EGZEMA

Egzema – tai lėtinė liga, kurią gydyti gali tik specialistas. Pasitaiko gana dažnai (egzema serga apie 20 % vaikų). Dažniausiai simptomai palengvėja laikantis žemiau nurodytų priemonių; vaikui augant liga pasireiškia mažiau. Egzema neretai atsiranda jau pirmaisiais kūdikio gyvenimo metais. Dažnai sergančių vaikų šeimos nariai patys serga alerginėmis ligomis (pvz., astma arba šienlige). Vaikui sergant egzema padidėja ir tikimybė susirgti astma. Kai kurie sergantys vaikai yra jautrūs kuriam nors maistui ar jo sudedamosioms dalims.

Oda gali labai parausti ir niežėti; sunkiausiai sergantys blogai miega naktį. Karštame ore niežti dar labiau. Vaiko nudraskytos vietos šlapiuoja, susidaro plutelė. Jeigu nudraskoma pakartotinai, oda sustorėja. Kūno visa oda išsausėja, ją tenka dažnai tepti drėkinančiu losjonu. Kartais į egzemos pažeistą odą patenka bakterijų. Pažeistą odą gali užkrėsti ir virusai, pavyzdžiui, pūslelinės sukėlėjai. Kai kurių vaikų būklė pablogėja tuomet, kai jie patiria stresą.

Vaikui augant, egzemos pažeistos odos vietos keičiasi.

Kūdikiams dažniausiai pažeidžiamas veidas, kaklas, kartais galvos oda. Vyresniems vaikams išberia ir sąnarių odos raukšles.

Jeigu vaikui atsiranda egzema, reikia kreiptis į gydytoją. Gydytojas gali paskirti steroidinio tepalo arba geriamųjų vaistų (antihistaminų) niežėjimui sumažinti. Jeigu atsiranda bakterinė arba virusinė infekcija, skiriama dar vienų vaistų. Kartais egzemą tenka gydyti ligoninėje.

Egzemos pažeista vieta parausta ir niežti. Egzema gali susirgti labai mažas vaikas; vaikui augant egzemos intensyvumas mažėja.

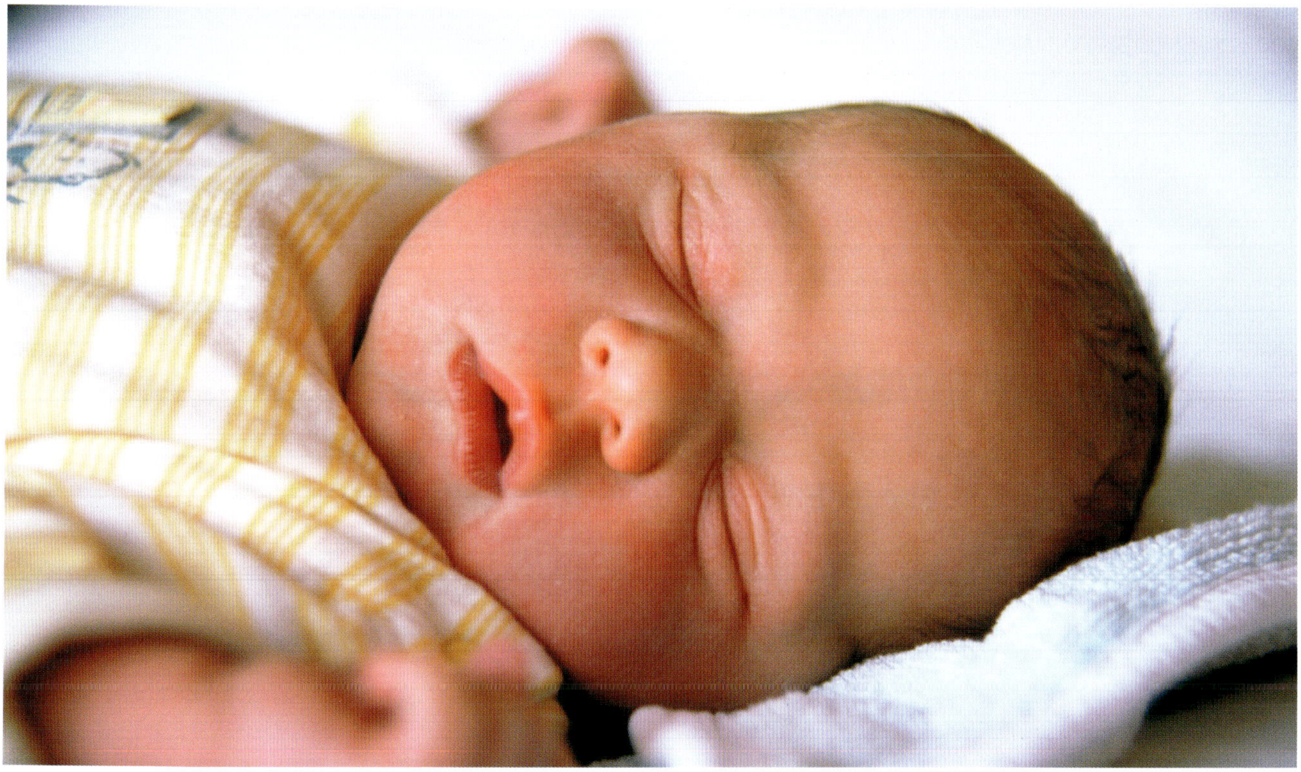

Vaiko egzemą gydykite:

✓ Trumpai kirpkite nagus, venkite odą galinčių sudirginti medžiagų (muilo ir kvepiančių losjonų, vietoj jų galite naudoti muilo pakaitalus) ir sintetinių drabužių.

✓ Naudokite tik gydytojo paskirtą kremą arba tepalą ir vadovaukitės nurodymais.

SPALINĖS

Spalinėmis dažnai serga vaikai, ypač tie, kurie lanko darželį. Kirmėlės gyvena žarnoje, bet naktį patelės iššliaužia laukan ir deda kiaušinius ant odos šalia išangės. Mažytės kirmėlaitės gali būti matomos išeinamojoje angoje. Kasantis kiaušinėliai prilimpa prie pirštų, tada patenka į burną, praryjami ir kirmėlės gyvenimo ciklas kartojasi.

Spalinės greitai plinta. Norint jų atsikratyti visam laikui, reikia laikytis griežtų higienos reikalavimų. Dėl kirmėlių vaikui labai niežti sėdmenis, kartai ir lyties organų sritį. Gali skaudėti. Tačiau kai kuriems kirmėlių turintiems vaikams jokių požymių nepasireiškia, todėl kurį laiką liga nepastebima.

Jeigu įtariate, kad vaikas turi kirmėlių, kreipkitės į gydytoją. Jis gali paskirti įvairių vaistų, kuriuos teks vartoti visiems šeimos nariams. Vaistai nesunaikina kirmėlių kiaušinių, todėl visos higienos priemonės turi tęstis šešias savaites (tiek laiko gyvena spalinės). Spalinės gali neišnykti netgi geriant vaistus ir laikantis higienos. Jeigu taip atsitiktų jūsų vaikui, gydytojas paskirs kitų vaistų ir nurodys kitus higienos būdus.

Gydant vaiką nuo spalinių reikia:

✓ Trumpai kirpti vaiko nagus ir mauti jam medvilnines pirštines, kad nesikasytų. Kiek įmanoma stenkitės, kad vaikas nečiulptų piršto ir negraužtų nagų.

✓ Žiūrėkite, kad vaikas dažnai ir rūpestingai plautų rankas ir nesidalintų rankšluosčiu su kitais šeimos nariais.

✓ Kasdien keiskite vaiko apatinius ir naktinius drabužius.

✓ Lovos skalbinius, rankšluosčius, apatinius ir naktinius vaiko drabužėlius skalbkite ypač kruopščiai.

GALVINĖS UTĖLĖS

Jų dažnai būna lopšeliuose ir mokyklose, kur vaikai artimai bendrauja tarpusavyje. Galima įtarti, kad vaikas turi utėlių, jeigu jo galvos odą pradeda labai niežėti. Galiausiai ant galvos galite pamatyti utėlių, ant plaukų – prilipusių jų kiaušinių. Utėlių kiaušiniai šnekamojoje kalboje vadinami glindomis. Jos prilimpa prie plaukų. Plaukui augant glinda tolsta nuo odos.

Gydymo metodai gali skirtis, nes utėlės tampa atsparios kai kuriems vaistams. Gydant bet kuriuo būdu, galva ištrinama vaistais, plaukai skalaujami. Kartais utėlės iššukuojamos specialiomis tankiomis šukomis.

Jeigu ant vaiko galvos radote glindų:

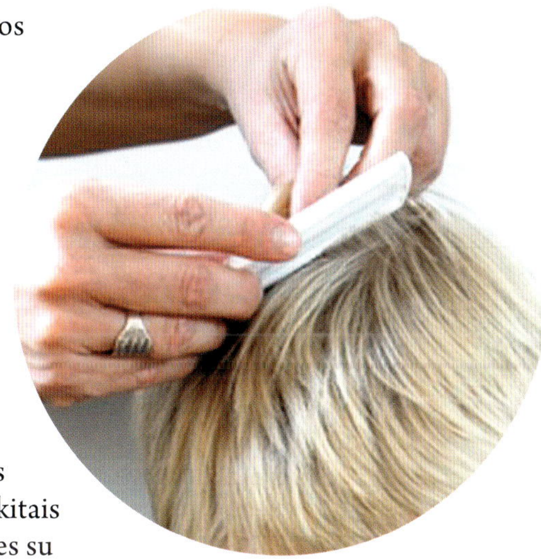

✓ Paklauskite šeimos gydytojo arba vaistininko, kaip geriausiai jų atsikratyti.

✓ Rūpestingai valykite vaiko plaukų šepečius, šukas, rankšluosčius. Nesidalinkite plaukų priežiūros priemonėmis su kitais šeimos nariais, nes su jomis galima pernešti utėles.

Neatidėliotina pirmoji pagalba

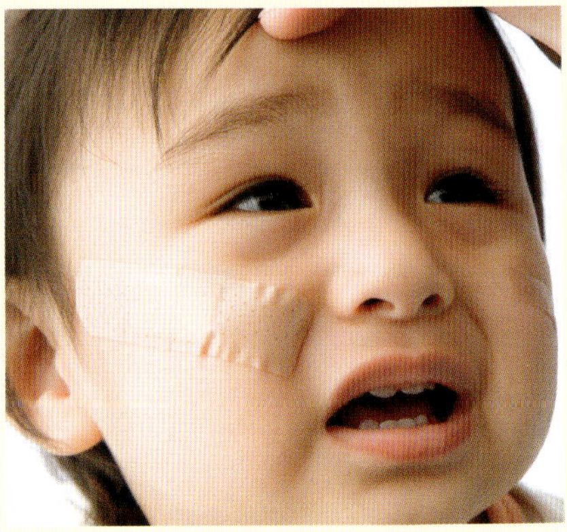

Kai kuriose situacijose gresia pavojus gyvybei, taip atsitikus turite skubiai kviesti greitąją medicinos pagalbą (bendrasis telefonas 112). Taip pat būtina žinoti pirmosios pagalbos pradmenis ir būdus, kad, vaikui praradus sąmonę, užspringus ar nustojus kvėpuoti, galėtumėte jam padėti. Pagalbos būdai priklauso nuo vaiko amžiaus. Jeigu trauma buvo sunki, turite vaiką paguldyti į gelbėjimo padėtį ir, jeigu reikia, šiltai apkloti.

GELBĖJIMO PADĖTIS

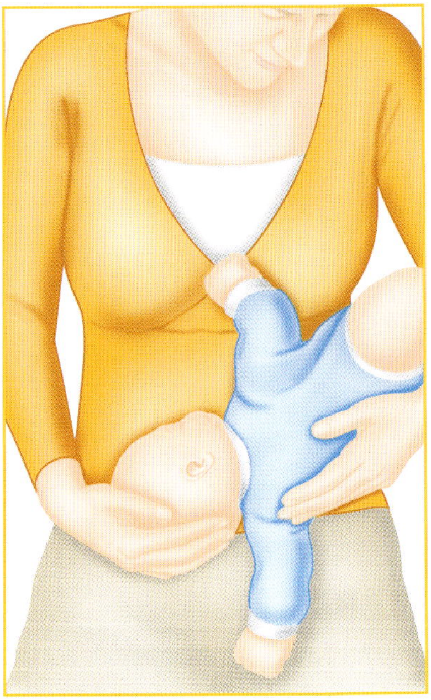

Ši padėtis užtikrina, kad vaikas gali kvėpuoti. Jeigu vaikas neteko sąmonės, tačiau kvėpuoja, turite jį paguldyti į gelbėjimo padėtį. Kol atvyks pagalba, stebėkite vaiko gyvybės požymius: nustatykite jo sąmoningumo lygį (prarado sąmonę ar ją tebeturi), ar yra pulsas, ar tebekvėpuoja. Jeigu vaikas nustoja kvėpuoti, reikia vykdyti priemones lyg vaikas dustų (žr. p. 271).

Kūdikis
Laikykite kūdikį apkabinę, tačiau jis turi gulėti ant šono, jo galva turi būti žemiau už pilvuką ir pasukta.

Vaikas
Paguldykite vaiką ant šono taip, kad apačioje esanti ranka būtų stačiu kampu į kūną. Tada kitą ranką sulenkite taip, kad plaštakos viršutinė pusė būtų pakišta po skruostu. Viršuje esančios kojos kelį patraukite aukštyn, kad koja būtų sulenkta stačiu kampu, pėda remtųsi į grindis. Pakelkite vaiko smakrą, kad kvėpavimo takai būtų atviri. Kol atvyks pagalba stebėkite, ar vaikas kvėpuoja.

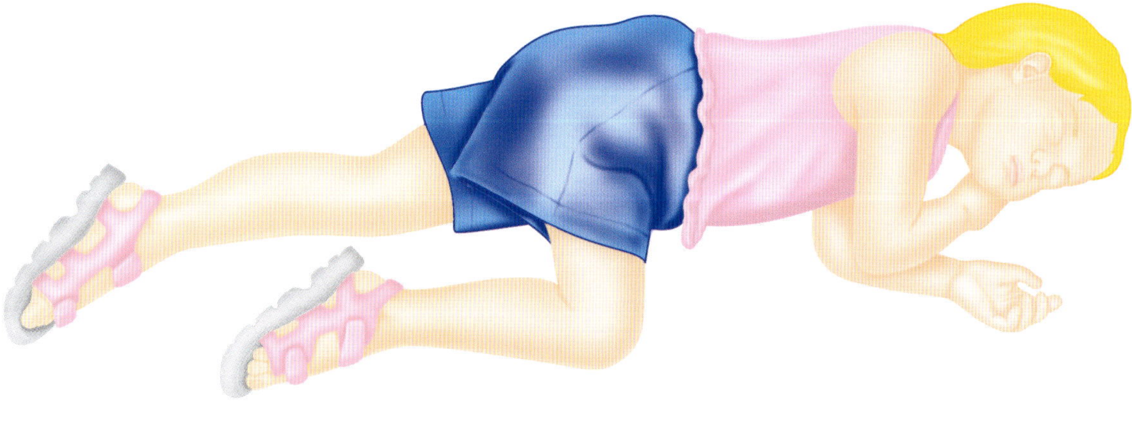

KAIP ELGTIS, KAI VAIKAS UŽSPRINGO

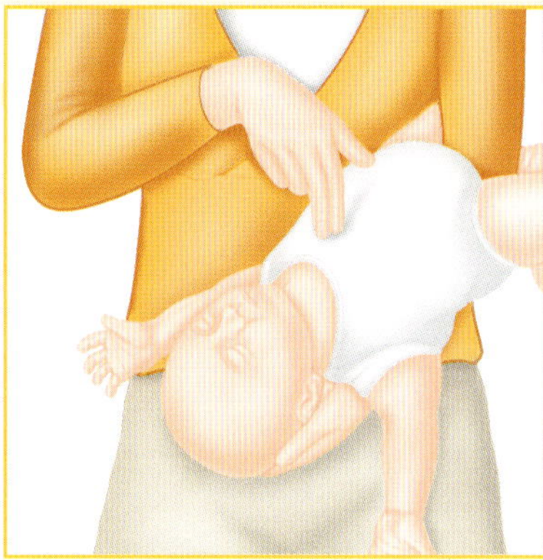

Kai vaikas dūsta, tačiau dar gali kalbėti arba verkia, veikiausiai kažkas yra įstrigęs kvėpavimo takuose; gali būti, kad takai atsilaisvins savaime. Jeigu vaikas nekalba, tik mojuoja rankomis ir blaškosi, reikia stuktelėti jam per nugarą arba spustelėti krūtinę (žr. žemiau). Jeigu po 3 kartus pakartotų veiksmų kliūtis iš kvėpavimo takų nepasišalina, skambinkite 112 greitajai pagalbai ir tęskite gaivinimą. Kai vaiko būklė pablogėja (jis netenka sąmonės) atlikite dirbtinį kvėpavimą (žr. p. 272). Jeigu teko spausti kūdikio pilvuką, reikia po to parodyti vaiką gydytojui.

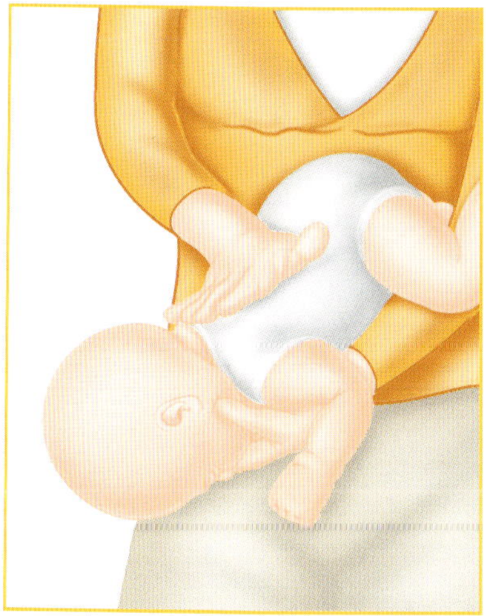

Iki 1 metų

1 Paguldykite vaiką veidu žemyn sau ant rankos taip, kad galva būtų žemiau krūtinės. Kitos rankos riešu 5 kartus tvirtai stuktelėkite vaikui tarp menčių (kaip parodyta piešinyje). Po kiekvieno stuktelėjimo greitai patikrinkite burną ir pašalinkite bet koką ten atsirandančią kliūtį. Jeigu kliūtis nepasišalino

2 reikia apversti kūdikį ant nugaros ir spausti jam krūtinę. Dviem pirštais turite spausti jo krūtinkaulį pirmyn ir žemyn, iki 5 kartų. Po kiekvieno spustelėjimo greit patikrinkite burnytę. Jeigu kliūtis nepasišalino po 3 stuktelėjimų ir spaudimų pakartojimų, reikia kviesti greitąją medicinos pagalbą ir tęsti stuktelėjimus per nugarą bei krūtinės spaudimą iki atvykstant pagalbai.

Daugiau kaip 1 metai

1 Delno pagrindu iki 5 kartų trinktelėkite vaikui per nugarą tarp menčių; po kiekvieno smūgio patikrinkite burną ir pašalinkite bet kokią kliūtį, trukdančią kvėpuoti. Jeigu kliūtis vis dar lieka...

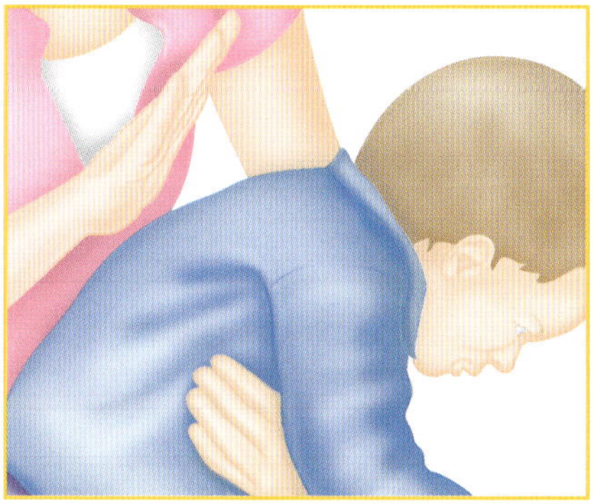

2 reikia 5 kartus spustelėti vaikui pilvą. Sugniaužtu kumščiu spauskite pilvą (tarp bambos ir krūtinkaulio apačios) aukštyn ir gilyn; po kiekvieno spustelėjimo patikrinkite vaiko burną. Jeigu kliūtis nepašalinama, po 3 stuktelėjimo per nugarą ir pilvo spaudimo ciklų kvieskite greitąją medicinos pagalbą. Kol ji atvyks, tęskite tą pačią procedūrą (smūgiai per nugarą ir pilvo spaudimas).

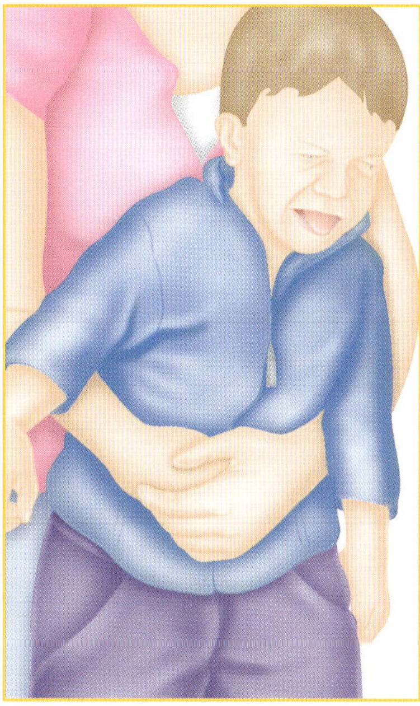

ŠIRDIES IR PLAUČIŲ VEIKLOS ATSTATYMAS (ŠPVA)

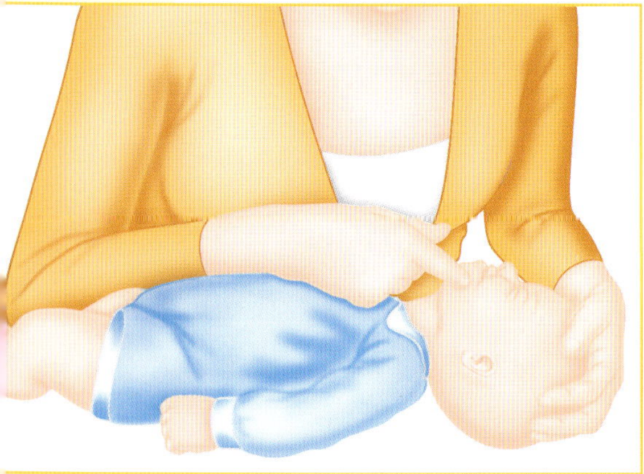

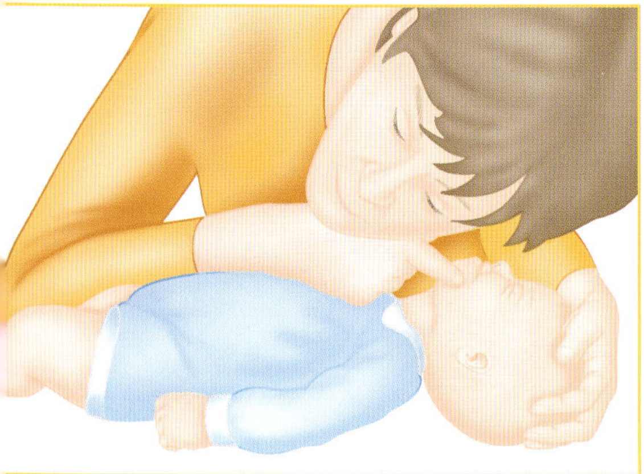

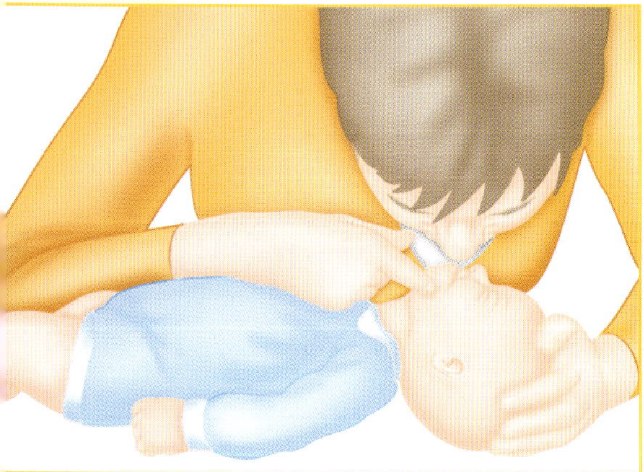

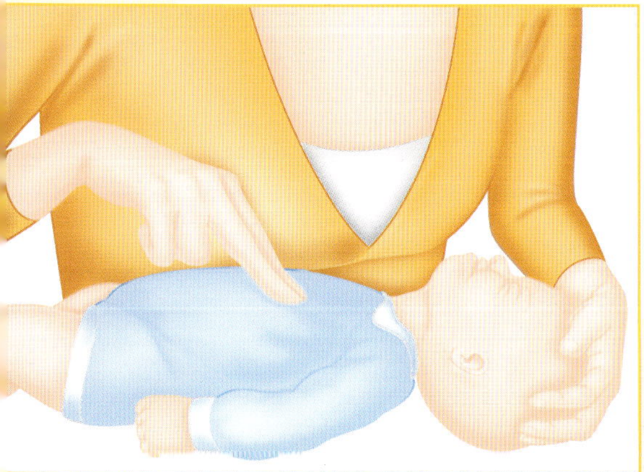

Jeigu kūdikis ar vaikas nereaguoja šaukiamas vardu arba paplekšnojus per koją, reikia imtis tokių veiksmų:

Iki 1 metų

1 Viena ranka paimkite kūdikiui už kaktos, atlenkite jo galvą atgal ir pakelkite smakrą. Pirštu pašalinkite visus matomus svetimkūnius iš jo burnos ir nosies.

2 Per 10 sekundžių įsitikinkite, ar kūdikis kvėpuoja: pažiūrėkite, paklausykite, priglauskite skruostą ir pajauskite. Jeigu kūdikis nekvėpuoja, 3 ir 4 punktus kartokite 1 minutę, tada skambinkite 112 ir kvieskite greitąją medicinos pagalbą. Jeigu šalia yra kitas žmogus, tegul jis kviečia greitąją pagalbą nedelsiant.

3 Įkvėpkite oro, apžiokite kūdikio burną ir nosį ir švelniai, tačiau tvirtai 2 kartus įpūskite oro. Žiūrėkite į kūdikio krūtinę. Kai ji pakyla, nustokite pūsti ir leiskite jai vėl nusileisti.

4 Dabar uždėkite 2 pirštus ant krūtinkaulio vidurio ir paspauskite žemyn maždaug vieną trečdalį krūtinės gylio. Maždaug 100 kartų per minutę greičiu paspauskite krūtinę 30 kartų, tada vėl 2 kartus įpūskite oro (žr. 3 punktą). Tęskite gaivinimą (2 įpūtimai, 30 paspaudimų) iki atvykstant pagalbai.

Nuo 1 metų iki brandos

1 Viena ranka paimkite kūdikiui už kaktos, atlenkite jo galvą atgal ir pakelkite smakrą. Pirštu pašalinkite visus matomus svetimkūnius iš jo burnos ir nosies.

2 Tada pirštais užspauskite vaiko nosį. Prispaudę lūpas prie vaiko burnos įpūskite oro į jo plaučius 2 kartus, stebėdami tuo metu jo krūtinę. Kvėpuokite negiliai, neišpūskite sau iš plaučių viso oro. Kai vaiko krūtinė pakils, nustokite pūsti ir leiskite orui išeiti.

3 Ištieskite ranką, uždėkite delną ant vaiko krūtinės vidurio ir delno pagrindu spauskite žemyn maždaug ⅓ krūtinės aukščio. 100 kartų per minutę greičiu spauskite 30 kartų. Priklausomai nuo vaiko dydžio, gali tekti spausti abiem rankomis. Po kiekvienų 30 paspaudimų įpūskite oro 2 kartus (žr. 2 punktą).

4 Kartokite ciklą (30 paspaudimų ir 2 oro įpūtimai), kol atvyksta pagalba.

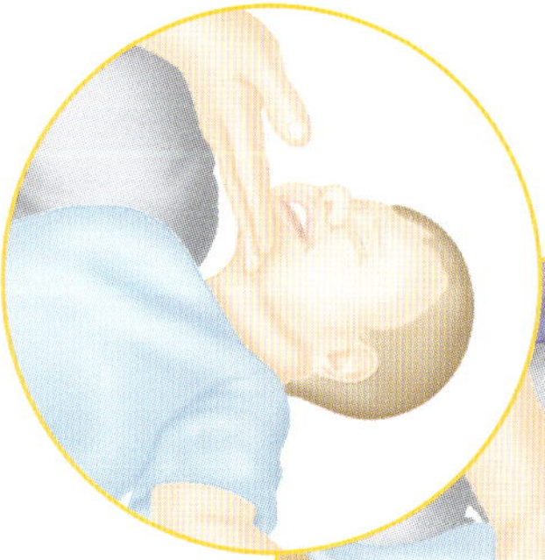

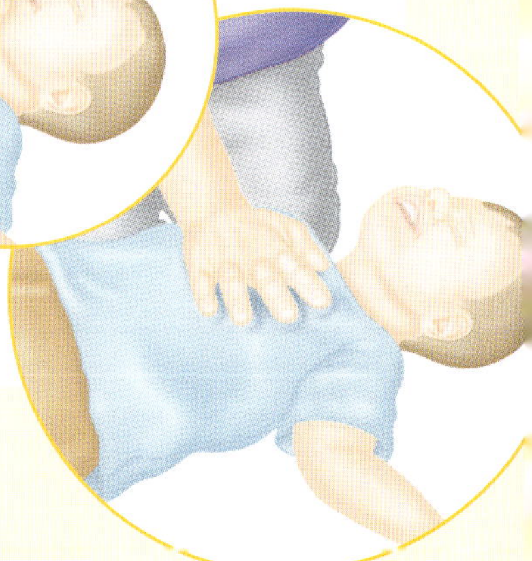

APSINUODIJIMAS

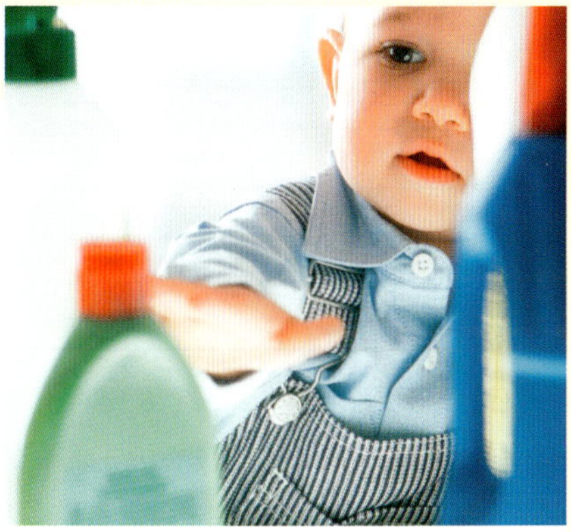

Jeigu vaikas praryja kažką nuodingo, arba jūs įtariate, kad taip atsitiko, arba dirginantis skystis paveikė vaiko akis ir odą, nedelsiant telefonu 112 kvieskite greitąją medicinos pagalbą.

Pabandykite išsiaiškinti, ko nurijo vaikas ir prieš kiek laiko, kad galėtumėte pasakyti atvykusiems paramedikams arba gydytojui. Nebandykite vaiko vimdyti, jeigu vemia pats, išsaugokite tai, ką jis išvėmė. Galite duoti gurkštelėti vandens, tačiau daug gerti negalima. Jeigu vaikas kvėpuoja ir yra be sąmonės, paguldykite jį į gelbėjimo padėtį (žr. p. 270).

NUDEGIMAI IR NUPLIKYMAI

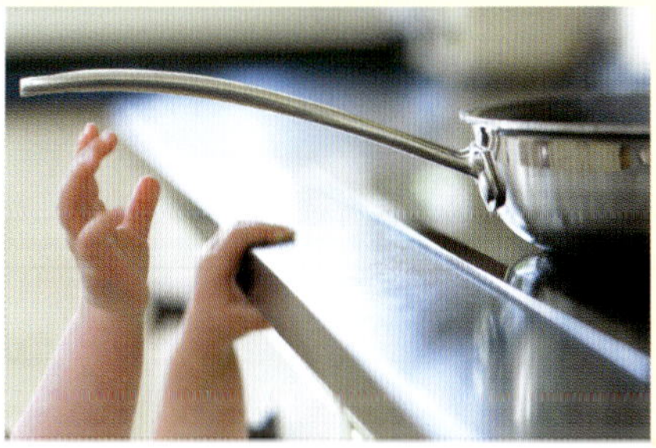

Nusideginusiam vaikui, nors nudegimas būtų ir paviršinis, reikia skubios medicininės pagalbos.

Kaip galite greičiau atvėsinkite nudegintą vietą – pakiškite ją po šaltu tekančiu vandeniu bent 10 minučių.

Netepkite jokiais kremais, nes galite užkrėsti žaizdą, tik pridenkite sužalotą vietą sterilia nelimpančia danga, pavyzdžiui, nosine. Kad raištis nenuslinktų, jį laisvai užbintuokite. Pakelkite galūnę, kad ji mažiau tintų.

KRAUJAVIMAS

Kai vaikas kraujuoja, pagrindinis uždavinys yra sustabdyti kraujavimą tol, kol atvyks pagalba (skambinkite 112 arba 03), arba kol nuvešite vaiką į ligoninę. Jeigu turite, apsimaukite vienkartines pirštines, tai sumažins žaizdos užkrėtimo tikimybę. Pažiūrėkite, ar nėra ko nors įstrigusio žaizdoje.

Jeigu žaizdoje nieko nėra, užspauskite ją ranka, dar geriau – minkštu tamponu ir pritvirtinkite tvarsčiu. Jeigu žaizda yra rankoje ar kojoje, pakelkite galūnę aukščiau širdies lygio.

Kai matote žaizdoje ką nors, nespauskite to daikto; žaizdą prispauskite iš šono, aplinkui ją padarykite volelį iš marlės ir tik tada tvarstykite, kad nepajudintumėte įstrigusio daikto.

ELEKTROS ŠOKAS

Nedelsiant skambinkite 112 arba 03 ir kvieskite greitąją medicinos pagalbą. Po to nutraukite kontaktą tarp vaiko ir elektros srovės – išjunkite elektros saugiklius.

Jeigu negalite išjungti saugiklio, atsistokite ant sausos izoliuojančios medžiagos, pvz., telefonų knygos, kad apsisaugotumėte. Tada nelaidžiu elektrai daiktui (pvz., mediniu šluotos kotu) nustumkite vaiką nuo elektros srovės šaltinio arba šaltinį tolyn nuo vaiko.

Jeigu vaikas nustoja kvėpuoti ir netenka sąmonės, laikykitės nurodymų dėl ŠPVA (žr. p. 272), tada, kol atvyks pagalba, paguldykite jį į gelbėjimo padėtį (žr. p. 270).

SKENDIMAS

Jeigu rasite vaiką po vandeniu, tučtuojau iškelkite jį iš vandens ir laikykite taip, kad jo galva būtų žemiau už kūną. Tai neleis vandeniui (arba skrandžio turiniui jeigu vaikas vemtų) patekti į plaučius. Jeigu vaikas be sąmonės, bet pats kvėpuoja, kol skambinsite 112 arba 03, paguldykite jį į gelbėjimo padėtį. Jeigu vaikas nebekvėpuoja, pradėkite jį gaivinti (žr. p. 271, Užspringimas). Jeigu plaučiuose yra vandens, jums teks stipriau pūsti vaikui orą, kad plaučiai išsiplėstų.

Rodyklė

Padėkos

Leidėjai norėtų padėkoti šiems asmenims ir įstaigoms:

UŽ ILIUSTRACIJAS
Amanda Williams

UŽ NUOTRAUKAS/ĮRENGIMUS, PRODUKTUS:
Mothercare p.86-87, p.88, p.97 ir p.204
Babybjorn p.182 ir p. 206

PHOTOLIBRARY.COM

Jacket, p.6, p.7, p.8-9, p.12, p.14, p.15 (viršuje dešinėje ir viduryje kairėje), p.18-29, p.32, p.39, p.40, p.41, p.43, p.46, p.47, p.48, p.58, p.60, p.67, p.68, p.76-77, p.79, p.93, p.104-105, p.106-107, p.108, p.110, p.111, p.113, p.115, p.116, p.118-119, p.120, p.122, p.123, p.137, p.139 (kairėje ir viduryje), p.140-141, p.142, p.147, p.150-151, p.166, p.170, p.177, p.183, p.184, p.185, p.186, p.188-189, p.191, p.192 (apačioje kairėje), p.193 (apačioje kairėje), p.196, p.198, p.207, p.210, p.212, p.216-217, p.220, p.222, p.225, p.226, p.227, p.230, p.231, p.232, p.234, p.236, p.240, p.247, p.248, p.249, p.250-251, p.252, p.253, p.254, p.255, p.260, p.265, p.268, p.269, p.270, p.273.

SCIENCE PHOTO LIBRARY

p.15 Saturn Stills (viršuje kairėje) Mendil (viduryje dešinėje), p.117 Mark Clarke, p.128 Dr p. Marazzi, p.143 Mike Devlin (viršuje kairėje), Dr p. Marazzi (viršuje dešinėje), Dr p. Marazzi (apačioje kairėje) Dr p.Marazzi (apačioje dešinėje), p.157 Tek Image, p.257 Gustoimages, p.266 Dr M.A. Ansary.

GETTY IMAGES

p.33, p.187 ir p.206.

Užrašams